CHIRURGIE IN EINZELDARSTELLUNGEN

BAND 18

O. HÄUPTLI / DIE ASEPTISCHEN CHONDRO-OSTEONEKROSEN

DIE ASEPTISCHEN CHONDRO-OSTEONEKROSEN

VON

Dr. med. O. HÄUPTLI

CHEFARZT DER CHIRURGISCHEN ABTEILUNG
DES KANTONSPITALS

Mit 147 Abbildungen

1954

WALTER DE GRUYTER & CO.

vormals G. J. Göschen'sche Verlagshandlung — J. Guttentag, Verlagsbuchhandlung
Georg Reimer — Karl J. Trübner — Veit & Comp.

BERLIN W 35

Berlin W 35
Archiv-Nr. 515254/18 Printed in Germany
Satz und Druck: VEB Graphische Werkstätten Leipzig. III 18/97

Vorwort

Die Krankheit der Osteochondritis dissecans war ursprünglich ein rein klinischer Begriff. Für König war der pathologisch anatomische Prozeß, welcher der Erkrankung zugrunde liegt, unbekannt. Nach und nach wurden histologische Befunde bekannt. Ihre Deutung bereitete aber große Schwierigkeiten. Bis heute konnte das pathologische Geschehen nicht restlos aufgeklärt werden. Aus diesem Grunde bestehen auch heute noch verschiedene Theorien über die Pathogenese dieser Krankheit. Heute stehen noch die gleichen Fragen zur Diskussion, um die seit 1887 König, Barth, Axhausen und viele andere z. T. leidenschaftlich gekämpft haben. Es handelt sich heute nicht mehr um klinische, sondern ausschließlich um pathologisch-anatomische, biologische Probleme. Aus diesem Grunde mußte in der vorliegenden Abhandlung den histologischen Fragen ein besonders großer Raum zur Verfügung gestellt werden. Ohne Klarlegung des histologischen Geschehens kann keine Stellung zu den vorliegenden Problemen eingenommen werden.

Nach der Fertigstellung der vorliegenden Arbeit hat sich die Drucklegung derselben aus verschiedenen äußeren Gründen sehr lange verzögert. In dieser Zwischenzeit hat sich die operative Behandlung der Hüftgelenkleiden weitgehend geändert. Die plastischen Operationen des Hüftgelenkes nach Smith-Petersen, Judet usw., die bei der Fertigstellung dieses Buches noch im Versuchsstadium waren, wurden unterdessen zu Standardmethoden der Chirurgie ausgebaut. Es wurde deshalb in einem Nachtrag Stellung zu diesen modernen Methoden genommen.

Der freundlichen, unermüdlichen Mitarbeit meines Oberarztes, Dr. Andre Berner, und der liebenswürdigen Überlassung prächtiger Röntgenbilder durch die Herren Prof. Scherb, Direktor des Balgrist-Institutes in Zürich, und P. D. Dr. Brochers in Genf und Dr. Heinemann in Schinznach-Bad wurde mir die Zusammenstellung der Abhandlungen wesentlich erleichtert.

Ich möchte diesen Mitarbeitern meinen herzlichsten Dank aussprechen.

Aarau, im Jahre 1954

Dr. O. Häuptli

Inhalt

Begriff der Osteonekrosen, seine Abhängigkeit von der allgemeinen Knochenpathologie

Die aseptische Osteonekrose umfaßt eine große Gruppe von Erkrankungen, die an einem Großteil der Knochen des menschlichen Skelettes vorkommen. Sie sind lokalisiert an den Epiphysen der Knochen, hier und da aber auch an den Apophysen, sehr selten auch an den Diaphysen. Die Epiphysen sind die Knochenenden, die in ihrer Anlage und in ihrem Wachstum einen eigenen Knochenkern und eine Knorpelleiste besitzen, welche zu eigenem enchondralem Knochenwachstum fähig ist und die Beziehung zu einem Gelenk haben. Die Epiphyse setzt sich zusammen aus Gelenkknorpel, aus einem Epiphysenkern und einer Epiphysenfuge. An die Epiphyse schließt sich die Metaphyse an, welcher die Diaphyse folgt. Die Apophysen sind auch wieder Knochenenden, die in Anlage und Wachstum einen eigenen Knochenkern und eigene Knorpelleiste haben, welche ebenfalls eigenes enchondrales Knochenwachstum besitzen, die aber keine Beziehungen haben zu einem Gelenk. Man nannte früher die Krankheitsgruppe die Epiphyseonekrosen. Der Name wird aber der Lokalisation in den Apophysen und Diaphysen nicht gerecht. Die Erforschung der Fragen der aseptischen Nekrosen hat in den letzten Jahren solche Fortschritte in der Erkenntnis gemacht, daß es heute wahrscheinlich ist, daß eine umfassende Pathologie der Knochen andere Gruppierungen und Namengebungen bringen wird, welche auch die Bezeichnung aseptische Osteonekrosen als zu eng gefaßt ablehnen und ersetzen wird. Die historische Betrachtung der langsamen Entwicklung der Erkenntnisse über diese Krankheitsgruppe zeigt, wie nach und nach zum ersten Baustein der Osteochondritis dissecans (König) immer weitere Bausteine gekommen sind, welche immer neue Lokalisationen gleichartiger Veränderungen zeigten und immer weitere Skelettabschnitte in die Krankheitsgruppe einbezogen. In den letzten Jahren hat sich gezeigt, daß die Pathologie der Knochen, die früher einfach und engbegrenzt erschien, immer weiter und mannigfaltiger wird. Man hat erfahren, daß der Knochen ein hochdifferenziertes Organ ist, das an der Pathologie und Biologie des ganzen menschlichen Körpers teilnimmt. Veränderungen der Knochen findet man bei immer zahlreicheren krankhaften Zuständen aller Organe, bei Infektionen, Intoxikationen, Stoffwechselstörungen, Störungen der inneren und äußeren Sekretionen, Störungen der Ernährung (Hunger, Vitaminversorgung), Magen-Darmerkrankungen, Störungen der Blutbereitung, Tumorbildungen usw. Damit ist die Knochenpathologie, die früher weit an der Peripherie des allgemein medizinischen Interesses lag, nahe zum Zentrum gerückt. Es ist deshalb zu erwarten, daß auch für die Beurteilung unserer Krankheitsgruppe andere Gesichtspunkte und Tatsachen gefunden werden, die eine weiter gefaßte und weiter blickende Beurteilung ermöglichen werden.

Aus der Literatur geht folgende ***historische Entwicklung*** der Lehre von der Osteochondritis dissecans hervor. Im folgenden halte ich mich an die Ausführungen von PAITRE et DU BOURGUET, die über den geschichtlichen Aufbau der Fragen der Osteochondritis dissecans bis zum Jahre 1927 einen ausgezeichneten Überblick geben. Sie führen auch ein Verzeichnis der einschlägigen Literatur an bis zu jenem Jahre. Die ersten Beobachtungen von Gelenkmäusen wurden im Mittelalter an Sektionsbefunden gemacht. Man war allgemein der Ansicht, diese Mäuse seien traumatisch entstanden. Von KÖLLIKER und LUSCHKA wurde die Theorie der traumatischen Genese in Zweifel gezogen. Schon sie stellten die Lehre auf, daß die Gelenkmäuse extraartikulär in der Epiphyse des Gelenkknochens entstehen, sich ablösen und ins Gelenk hineingelangen. Da diese neue Lehre nicht alle Wissenschafter überzeugte, sprach man in der Folge von traumatisch und pathologisch entstandenen Gelenkkörpern. POULET et VAILLARD berichten 1885 zum erstenmal von einer Gelenkmauskrankheit, die bei jungen Leuten auftrete und nur ein Gelenk befalle mit einer bestimmten Lokalisation. Sie sprechen von einer unbestimmten, schleichenden Krankheit, die zur Ausstoßung eines Knochenfragmentes führt. 1886 erweiterte KRAGELUND die These von POULET et VAILLARD. Er sagt, daß die epiphysäre Nekrose traumatisch bedingt sei. Das Trauma rufe eine Störung in der Ernährung der Epiphyse hervor und eine dissezierende Entzündung, die zur Ablösung des Sequesters führe. 1887 publizierte KÖNIG seine Arbeit über Osteochondritis dissecans. Er zieht aus seiner Arbeit folgende Schlußfolgerungen: 1. Die plötzliche traumatische Aussprengung eines Teils der Oberfläche eines gesunden Gelenkes ist selten und verlangt ein erhebliches Trauma. 2. Durch ein heftiges Trauma können Stücke aus der Gelenkoberfläche ausgerissen werden durch Bänderzug oder durch Hebelwirkung. Dagegen ist ein Trauma nicht imstande, aus einer freien Gelenkfläche flache Stücke auszusprengen, wie man sie bei der Osteochondritis am Knie oder Ellbogen sieht. 3. Ein Trauma kann auf einer freien Gelenkfläche eine schwere Kontusion verursachen, die zu einer Nekrotisierung der gequetschten Gewebspartie führt, die sich durch eine dissoziierende Entzündung loslöst. 4. Es gibt eine spontane Osteochondritis dissecans, die ohne sichtbare andere Läsion des Gelenkes zur Auslösung eines Fragmentes der Gelenkfläche führt. Die meisten Gelenkmäuse, die bis jetzt als traumatisch angesehen wurden, müssen auf diese spontane Osteochondritis zurückgeführt werden. Die Ursache und der pathologisch anatomische Prozeß dieser Krankheit ist bis jetzt unbekannt.

KÖNIG gibt also 3 Ursachen für die Entstehung der Gelenkmäuse an. Er hat den Krankheitsbegriff der Osteochondritis dissecans als selbständige Krankheit geschaffen. BARTH anerkennt die Osteochondritis dissecans als Krankheit nicht. Er führt alle Gelenkmäuse einzig und allein auf ein Trauma zurück. BARTH findet sehr viele Anhänger für seine Theorie, währenddem KÖNIG, dessen Lehre anfänglich großes Aufsehen erregte, immer einsamer wurde. Die Theorien von KÖNIG und BARTH stehen bis heute im gegenseitigen Kampfe. Dieser Streit dreht sich nur um die Pathogenese der Krankheit, die immer mehr in den Vordergrund trat.

Nach der Ansicht von KÖNIG entsteht die Großzahl der Gelenkmäuse durch die Osteochondritis dissecans. Sie nehmen ihren Anfang in einer spontanen, aseptischen, umschriebenen Nekrose des Knochens. Diese bedingt eine entzündliche Reaktion der Umgebung und einen sekundär dissezierenden Prozeß, der das nekrotische Fragment von der Epiphyse löst. Die Ursache der primären Nekrose ist unbekannt. König anerkennt, daß diese Ursache ein Trauma sein kann. Er bestreitet aber, daß ein Trauma allein, ohne nachfolgenden biologischen Prozeß, einen Knochenkörper von der Art der Osteochondritis dissecans auslösen könne. Er nimmt Zuflucht zu einem dissezierenden Prozeß, mit dem er den Vorgang erklärt, weil oft in der Anamnese das adäquate Trauma fehlt, weil experimentell ein entsprechender Gelenkkörper traumatisch nicht erzeugt werden konnte, weil nur so die langsame Entwicklung der Krankheit zu erklären war und weil der histologische Befund mit seiner Nekrose und dem abschließenden bindegewebigen Pannus in den Rahmen paßte. Diese 4 Argumente blieben bis heute die Stützen der Theorie der Osteochondritis dissecans.

Barth blieb der unversöhnliche Gegner der Theorie von König. Er verfocht seine traumatische Theorie mit großer Hartnäckigkeit. Er führt aus, daß das Fehlen des Traumas in der Anamnese auf einem Vergessen beruhe. Er betont die Häufigkeit, mit der Knochenteile durch Gelenkbänder ausgerissen werden (hinteres Kreuzband des Knies). Das ausgerissene Knochenstück werde durch Adhärenzen mit der Synovialmembran in seinem Bette festgehalten. Mit der Zeit bilden diese Adhärenzen einen Stiel, der nach und nach torquiert und zerrissen werde. Damit sei das Fragment gelöst.

König kann den Ursprung der Nekrose nicht erklären und den Vorgang der Dissektion nicht ohne entzündliche Reaktion verstehen. Barth muß ein Trauma postulieren, das oft nicht bewiesen werden kann.

Es fehlte nicht an Vermittlungsversuchen zwischen beiden Ansichten. Im ganzen blieben aber die grundlegenden Lehren des Leidens nebeneinander bestehen, nämlich die Lehre von der rein traumatischen Entstehung der Krankheit, von der reinen Osteochondritis dissecans als eigenem Krankheitsbegriff und von der sekundären Nekrose nach einem Trauma.

Von den übrigen Theorien beschäftigen sich zahlreiche nur mit dem Kniegelenk. Ludloff schuldigt 1908 als Ursache der Gelenkmauskrankheit Störungen in der Blutversorgung des Knochens an durch Läsionen der Gefäße, die in den Kreuzbändern des Knies verlaufen. Weil unterstützt diese Ansicht. Andere Theorien stützen sich auf die Gelenkmechanik, speziell des Kniegelenks. Fick schuldigt die Patella an, die beim gebeugten Kniegelenk gegen die Femurkondylen gepreßt wird, im Bereich der Fossa intercondyloidea. Freiberg findet, daß die Eminentia intercondyloidea der Tibia bei gewissen Kniegelenkstellungen die Kondylen mechanisch schädigt. Schmidt und Roesner sehen, daß die hintere Tibiakante in ähnlicher Weise die Kondylen imprimieren kann. Allgemeine Erkrankungen sollen die Ernährung von Knorpel und Knochen der Epiphysen schädigen und sie widerstandslos gegen Traumen machen; Rachitis (Lind und Fromme), endokrine Störungen (Lob usw.), Tuberkulose, konstitutionelle Schwäche der Epiphysen als Systemerkrankung (Lehmann), Syphilis (Policard) usw.

Eine wichtige Förderung der Frage nach dem Wesen der Gelenkmauskrankheit brachte Axhausen, der sich seit 1911 mit diesen Fragen beschäftigte. Er schuf den Begriff der aseptischen Osteonekrose. Er reihte die Osteochondritis dissecans in die Gruppe der Epiphysitiden ein. Axhausen stellt fest, daß die Krankheit von Köhler, Schlatter, Perthes und die Osteochondritis dissecans, König, gleichartige Affektionen seien, die auf einer Osteonekrose beruhen, hervorgerufen durch eine aseptische Embolie. LIECK anerkennt die Zusammenfassung AXHAUSENS, macht aber als Ursache der Osteonekrose endokrine Störungen verantwortlich.

1918 modifizierte BARTH seine Theorie, indem er Konzessionen machte an AXHAUSEN. BARTH gibt zu, daß die Gelenkmäuse nicht primär durch ein Trauma ausgestoßen werden. Er hält aber daran fest, daß die Mäuse durch ein Trauma wie eine inkomplette Fraktur gelockert werden. Diese unvollständige Fraktur könne dann nicht konsolidieren wegen den Gelenkbewegungen. Die Kallusbildung sei auch mangelhaft wegen Gefäßarmut der Epiphysen und wegen dem Fehlen von Periost. Es könne sich nur ein bindegewebig-knorpliger Kallus bilden. Es entstehe eine Art Pseudarthrose. Ein zweites Trauma lockere dann die Pseudarthrose. BARTH verlangt nun also 2 Traumen. Ein erstes verursacht eine unvollständige Fraktur und ein zweites sprenge die pseudarthrotische Verbindung zwischen den Fragmenten.

In der Folge werden weitere Theorien aufgestellt, welche die Thesen von BARTH unterstützen. GOETJES, ZIEGNER und KIRSCHNER erklären, daß durch starke Anspannung nur einzelner Teile eines Kreuzbandes ein Knochenfragment ausgerissen werden könne, ohne daß das Band selber insuffizient zu werden brauche. Solche Knochenausrisse brauchen für den Kranken nicht einmal schmerzhaft zu sein. KAPPIS fand im Osteochondritisbett histologisch Blutextravasate. Er stützt mit diesem Befund die traumatische oder wenigstens mechanische Genese der Gelenkmausbildung. 1924 zeigte BURKHARDT, daß bei Gelenkbewegungen unter natürlichen Verhältnissen ganz erhebliche mechanische Kräfte auf die Gelenkenden einwirken, die stark genug sind, um Frakturen zu verursachen. Dies soll auch wieder möglich sein, ohne daß der Kranke Schmerzen empfinde. In dieser Zeit gewann die Theorie BARTH's so viel Boden, daß KÖNIG mit seiner Ansicht weit in den Hintergrund trat.

AXHAUSEN brachte dann durch seine zahlreichen experimentellen, histologischen und klinischen Arbeiten die grundlegenden Fragen der Osteochondritis wieder in Diskussion. AXHAUSEN hat seine ursprüngliche Theorie ergänzt und ausgebaut. Er erkennt die Osteochondritis dissecans als Teilerscheinung einer epiphysären Nekrose. Die Grundlage seiner Idee ist die Erkenntnis, daß die Gelenkmausbildung nur ein Glied in einer Reihe pathologisch-anatomischer Prozesse ist, die sich an verschiedenen Epiphysen abspielen. Die Osteochondritis dissecans spielt sich in 3 Etappen ab. 1. Primäre aseptische, epiphysäre Nekrose. 2. Sekundärer dissoziierender Prozeß. 3. Spätere Lösung der Maus. Wir haben hier wieder die gleichen Stufen, die in der Theorie von KÖNIG stecken. AXHAUSEN wirft aber neues Licht auf die Ursache der primären Nekrose und auf den Dissektionsvorgang. Der Dissektionsprozeß ist nicht die obligate Folge der Nekrose. Ihre primäre Folge ist die Erregung intensiver regeneratorischer Vorgänge zur Eliminierung des toten Knochenfragmentes und zum Ersatz desselben durch lebendes Gewebe. Deshalb erfolgt eine rasche Proliferation von Bindegewebe. Von ihm aus setzt eine Knochenresorption und eine Knochenneubildung ein. Zur Elimination des nekrotischen Fragmentes braucht AXHAUSEN ein neues Moment, er findet das in einer pathologischen Fraktur der nekrotischen zerbrechlichen Epiphyse. Die nekrotischen Knochenbalken brechen ein unter der Körperlast beim täglichen Gebrauch des Gelenkes. Es handelt sich um eine schleichende Spontanfraktur. Die Fraktur braucht nicht der Grenze der Nekrose zu folgen.

Die Gelenkmaus kann flach werden und nicht keilförmig. Die Frakturfragmente werden durch den Gelenkgebrauch gegenseitig gerieben und zerrieben zu einem Knochentrümmermehl. Dieses Mehl bildet einen regelrechten Wall zwischen den Fragmenten, bestehend aus Knochentrümmern und totem Mark. Der Trümmerwall hindert die normale Proliferation des Knochengewebes. Vom Wall aus erfolgt sehr langsam eine Resorption des nekrotischen Fragmentes. Es wächst Bindegewebe ein, welches in einer Schicht das Fragment von der Epiphyse trennt. Damit ist die Dissektion KÖNIG's erreicht. Der Eliminationsprozeß ist also ein Regenerationsprozeß, gestört durch die Fraktur.

AXHAUSEN konnte die genaue histologische Übereinstimmung zwischen der Osteochondritis dissecans mit den Krankheiten nach KÖHLER, KIENBÖCK, PERTHES nachweisen.

Als Ursache für die primäre Nekrose kommt für AXHAUSEN nur eine Störung der Blutzirkulation in Betracht. Für ihn wird die Blutzirkulation unterbrochen durch eine blande mykotische Embolie. Es handelt sich also um eine septische Embolie, der eine aseptische Nekrose folgt. Ob die mykotischen Emboli Tbc.-Bazillen enthalten oder pyogene Kokken, ist nicht entschieden. Diese Keime werden zerstört, bevor sie ihre spezifische Wirkung entfalten können. Entweder finden die Keime ungünstige Lebensbedingungen im neuen Gewebe oder aber ist ihre Virulenz zu gering. Bei Tuberkulosekranken hat AXHAUSEN keilförmige Nekrosen gefunden an entsprechender Stelle des Condylus medialis femoris. SCHMORL hat analoge Beobachtungen gemacht bei Autopsien von an Tuberkulose gestorbenen. Diese aseptische Osteonekrose ist weder makroskopisch noch radiologisch zu erkennen, sie ist nur histologisch nachweisbar. Die Hypothese der myko-embolischen Infarkte wurde heftig bekämpft. NUSSBAUM führte dagegen an: Ein embolischer Gefäßverschluß sei nicht möglich, weil es keine epiphysären Endarterien gebe. Wäre sie möglich, so würde sie keilförmige Infarkte hervorrufen und nicht lamelläre. AXHAUSEN erklärt, daß trotz anatomisch feinen Anastomosen die Arterien praktisch Endarterien seien, da die Anastomosen physiologisch insuffizient seien. Die Dissektion entspreche nicht der Grenze der Nekrose, sondern dem Verlauf der sekundären Fraktur. Über die aseptische Entwicklung der Infarkte führt AXHAUSEN aus, daß an anderen Stellen des Körpers aseptische Infarkte (genannt blande Infarkte) vorkommen (Zunge, Niere, Milz). Sie erzeugen reine Gewebsnekrosen, sind keilförmig und leiten die üblichen Regenerationsvorgänge ein.

Es bleiben also in der Literatur die 5 grundsätzlichen Theorien: 1. Theorie von KÖNIG: Primäre Nekrose unbekannter Ursache: spontane Lösung der nekrotischen Partie. 2. Alte Theorie, übernommen von POULET et VAILLARD als I BARTH'sche Theorie: Aussprengung der Gelenkmaus durch einmaliges Trauma. 3. II BARTH'sche Theorie: Trauma verursacht Aussprengung einer Maus durch inkomplette Fraktur, der eine unvollständige Heilung mit Pseudarthrose folgt. Ein zweites Trauma löst dann den pseudarthrotisch verheilten Körper ab. 4. I AXHAUSEN'sche Theorie: Ein initiales Trauma stört durch Kontusion die Ernährung der Epiphyse. Es folgt eine Nekrose. Ihr folgt ein biologischer Prozeß zur Dissektion. 5. II AXHAUSEN'sche Theorie: Eine primäre blande mykotische Embolie führt zur aseptischen Osteonekrose. Ihr folgt eine sekundäre pathologische Fraktur, welcher sich durch Knochenresorption und Bindegewebsentwicklung der Dissektionsvorgang anschließt.

Die Ursache der primären Nekrose ist noch nicht unumstößlich festgelegt. Die Theorie von AXHAUSEN ist sehr überzeugend, sie ist aber noch nicht vollständig bewiesen.

In neuerer Zeit sind die Ansichten in der Literatur weitgehend beeinflußt durch die Theorie AXHAUSEN's. Die primäre aseptische Osteonekrose wird allgemein anerkannt. Die sekundäre pathologische Fraktur in den durch Resorptionsvorgänge geschwächten, nekrotischen Spongiosabälkchen findet keinen ernthaften Widerspruch. Ein dissoziierender Vorgang zur Auslösung des nekrotischen Knochenteils wird nirgends bestritten, wenn auch über das genaue pathologische Geschehen bei dieser Dissektion die Ansichten auseinandergehen.

Als Ursache der primären aseptischen Osteonekrose nehmen viele jüngere Autoren mit AXHAUSEN Störungen in der Blutversorgung an. Die von AXHAUSEN postulierte blande mykotische Embolie als Ursache der Unterbrechung des Blutstromes wird in jüngerer Zeit ziemlich allgemein abgelehnt. Über die Ursache des Versiegens der Blutzirkulation wurden mehrere Theorien aufgestellt.

RIEGER erklärt den primären Gefäßverschluß mit Fettembolien und schließt sich im weiteren AXHAUSEN an. Auch auf die Endangitis obliterans als Ursache des Gefäßverschlusses wird verwiesen (RAUCH, ZWEIG, KÖNIG, KONJETZNY). Von verschiedenen Autoren wird ein Gefäßverschluß durch Zerrung, Dehnung oder Schwellung des Bandapparates angeschuldigt, der zur Ischämie und damit Nekrose des Knochenbezirkes führen soll (LÖHR). Besonders in neuerer Zeit hat diese Entstehungstheorie an Boden gewonnen, besonders mit der Präzisierung, daß hauptsächlich das chronische oder Mikrotrauma durch die immer wiederkehrende Bänderzerrung eine periodische Gefäßverlegung bewirke, die schließlich durch Ischämie und Anoxämie zur Nekrose führe.

SCHÄFER erklärt den Blutstrombahnverschluß durch nervösen Einfluß. Durch zentral bedingte, im Zwischenhirn lokalisierte Erregung des Gefäßnervensystems kommen funktionelle Kreislaufsveränderungen zustande, die in terminalen Strömungsgebieten zum Gewebstod durch Stase führen. Die gleichen Störungen können auch reflektorisch durch einmaliges oder wiederholtes Trauma hervorgerufen werden. Die Steigerung der Erregbarkeit der Gefäßnerven ist durch Anlage konstitutionell bedingt. Einmaliges Trauma kommt selten in Frage. Meist handelt es sich um viele kleine Traumen. Auch LEHMANN schließt sich dieser Theorie an. Die Nekrose sei nur durch einen Gefäßverschluß denkbar. Wegen des zentral bedingten Gefäßverschlusses trete die Krankheit oft doppelseitig und häufig multipel auf. Eine funktionelle Überlastung bilde einen lokalen, reflexauslösenden Reiz. Darum entstehe die Osteochondritis cubiti beim Schreinerlehrling, die SCHLATTER'sche Krankheit beim Fußballspieler, Wirbel- und Hüftgelenkerkrankungen bei jugendlichen Schwerarbeitern in der Landwirtschaft.

Nach NIELSEN müsse im Verhalten der Gefäße während der Entwicklung ein labiles, nicht erforschtes, ätiologisches Prinzip verborgen sein.

Mit der zunehemenden Kenntnis der Osteochondritis dissecans und dem vermehrten Studium dieser Krankheit mehrten sich die Beobachtungen über ein familiär gehäuftes Auftreten derselben. Auch auffälliges Befallensein ganzer Sippen wurde festgestellt. So wurden mehrfach aseptische Osteonekrosen der Hüftgelenke bei Großeltern, Eltern, Kindern und Kindeskindern beschrieben. Mit diesen Beobachtungen wird auch eine Erblichkeit der Erkrankung postuliert. HOWALD spricht von einer angeborenen konstitutionellen Epiphysenschwäche als Disposition. LEHMANN prägte den Namen der konstitutionellschwachen Epiphyse als Konstitutionsanomalie. Nach dieser Theorie ist die Anlage des Knochens von Anfang an mangelhaft. Die Störung sei latent und trete erst in ganz bestimmten Altersstufen in Erscheinung (RIBBING, TIDORO). Als Stütze für die Erblichkeit der Krankheit wird die Tatsache angeführt, daß die Osteonekrosen des Hüftgelenkes häufig bei Kindern mit kongenitaler Hüftluxation vorkommen. Im Kopf der reponierten kongenitalen Hüfte entwickelt sich oft eine PERTHES'sche Krankheit. Bei einseitiger, angeborener Luxation bildet sich gelegentlich auf der Gegenseite eine PERTHES'sche Krankheit oder eine Coxa vara, oft auch ein Coxa valga aus. Es lassen sich ganze Reihen von Entwicklungsstörungen beobachten mit Übergang vom normalen Hüftgelenk, über Hypoplasie des Kopfes oder der Pfanne, zur flachen Pfanne, zur Subluxation, zur angeborenen Luxation, zur Coxa vara und zum Perthes.

Unter diesen Gesichtspunkten ist die Theorie verständlich, welche die Osteonekrosen zu den Chondrodysplasien rechnet. Im allgemeinen geht aber die Ansicht dahin, daß die knorpeligen Knochenanlagen normal seien, daß die Krankheit in einer Störung des Verknöcherungsprozesses bestehe (MÜLLER).

Nicht selten sind auch die Stimmen, welche in der Osteonekrose eine Systemerkrankung sehen, die eine Anfälligkeit aller Epiphysen für die Osteonekrose bedinge. Sie stützen ihre Theorie mit der Tatsache, daß die aseptischen Nekrosen oft multiple und verschiedene Epiphysen beim gleichen Patienten befallen. Man beobachtet nicht so selten, daß der gleiche Kranke mit verschiedenen Lokalisationen der Nekrose erkrankt, die in der für die betreffende Lokalisation typischen Altersstufe eintreten. PURPIN spricht von einer hereditären Systemerkrankung. Ähnlich denkt FAUBEL, der eine Systemerkrankung annimmt, die durch ein Mißverhältnis zwischen mechanischer Beanspruchung und Leistungsfähigkeit ausgelöst werde.

Sehr große Verbreitung fand die Theorie, daß die Osteonekrosen durch Störungen der inneren Sekretion hervorgerufen würden. Schon früh wurde auf die Bedeutung der inneren Sekretion für die Knochenentwicklung aufmerksam gemacht. Besonders auffällig ist der Einfluß der Schilddrüsen und der Geschlechtsdrüsen auf die Knochenpathologie. Ganz schwere multiple Osteonekrosen wurden immer wieder bei Hypothyreosen beschrieben. Es liegt deshalb sehr nahe, daß viele Autoren alle aseptischen Osteonekrosen auf Störungen der endokrinen Drüsen zurückführen. Neben den Schild- und Geschlechtsdrüsen soll auch die Hypophyse an der fehlerhaften Entwicklung schuld sein.

Zusammenstellungen der Einwirkungen der endokrinen Drüsen auf die Knochenbildung haben CORYN und HERSKOWITS gegeben. CORYN schreibt, daß Hypo- und Hyperfunktion der Hypophyse keine Störungen des Knochenwachstums bedingen. Nach HERSKOWITS bedingt Hyperfunktion des Hypophysenvorderlappens Akromegalie und proportionierten Gigantismus. Hypofunktion der Hypophyse verursacht hypophysären Zwergwuchs. Eine deutliche Wirkung auf das Knochenwachstum haben die Keimdrüsen. Beim Fehlen oder bei der Hypofunktion derselben bleiben Wachstum und Knochenbildung der Knorpelzellen zurück. Nach HERSKOWITS bedingt Hypofunktion oder Fehlen des interstitiellen Hodengewebes proportionierten Gigantismus. Bei Hyperfunktion oder Injektionen von Keimdrüsenhormon tritt eine

Beschleunigung des Wachstums der Knorpelzellen und damit der Knochenbildung auf. Ihre Wirkung erfolgt über die Hypophyse. Die Keimdrüsenhormone seien Zügler und Regler der Hypophyse. Die Nebenschilddrüsen haben keinen Einfluß auf die Zellproliferation. Hingegen beeinflussen sie den Mineralstoffwechsel (Kalziumphosphorsalze). Nach HERSKOWITS bedingt Hyperparathyreoidismus die Ostitis fibrosa cystica generalisata (RECKLINGSHAUSEN). Hypoparathyreoidismus macht die Marmorkrankheit der Knochen (ALBERS-SCHÖNBERG). Hyperfunktion der Schilddrüse verursacht nach CORYN beim Kind beschleunigtes Knochenwachstum mit prämaturer Verknöcherung der Epiphysenfuge. Nach HERSKOWITS beim Erwachsenen generalisierte Osteoporose. Hypofunktion der Schilddrüse bedingt beim Kind Wachstumsstillstand der Knochen mit Fortbestehen der Epiphysenfugen. Es treten Gelenkdeformationen auf (CORYN). Nach HERSKOWITS disproportionierter Zwergwuchs mit aseptischen Epiphyseonekrosen mit Schwund der Ossifikationszentren.

Die Einflüsse der sehr zahlreichen Hormone auf das Knochenwachstum einerseits und andrerseits auf die endokrinen Drüsen selber sind so vielgestaltig und kompliziert und hängen so weitgehend von den Dosierungen ab, daß man sich nur sehr schwer ein genaues Bild über den Einfluß der Hormone auf die Physiologie und die Pathologie des Knochens machen kann.

SCHÄFER hat in einer statistischen Arbeit bei 258 Kindern im Alter von 8—15 Jahren mit Verdacht auf eine endokrine Störung bei 91 = 35,2% eine Chondroepiphysitis gefunden. 218 Kinder hatten Hypothyreoidismus. Von diesen zeigten 85 = 39% Störungen in der Entwicklung der Epiphysen. Alle Chondroepiphysitiden außer 6 waren mit Hypothyreoidismus verbunden. Bei 99 Kindern ohne endokrine Störungen fand er unter 2200 Röntgenaufnahmen 7mal Zeichen von Chondroepiphysitiden. Behandlung der Hypothyreotiker mit Schilddrüsenextrakt führte zur völligen Heilung der Knochenentwicklung. Die Knochenstörungen waren in den meisten Fällen symptomlos geblieben.

KIENBÖCK fand bei einem 56jährigen Mann mit Infantilismus und Kropf bei Entartung der Hypophyse und der Schilddrüse an beiden Hüften persistierende, knorplige Kopfepiphysenfugen. Auf der einen Seite bestand eine Epiphysiolyse.

Zahlreich sind auch die Stimmen, die mit endokrinen Störungen kombiniert konstitutionelle Momente anführen, die zur Osteonekrose führen (WALTER). Nach STEVENSON soll auch eine temporäre Überfunktion der Keimdrüsen als Krankheitsursache genügen.

Mit der Entdeckung der Vitamine wurde bekannt, daß Vitaminmangelzustände schwere Störungen im Bau und in der Entwicklung der Knochen hervorrufen können (Rachitis usw.). Es fehlt deshalb nicht an Autoren, welche alle Osteonekrosen auf Vitaminmangel, auf Avitaminosen zurückführen wollen (JAKOB). Beliebt ist auch die Theorie einer kombinierten Störung der endokrinen Organe und des Vitaminstoffwechsels (SCHNEIDER).

Die Vitaminmangeltheorie als Ursache der Osteochondritis hat viele Anhänger gefunden.

In einer experimentellen Arbeit stellt MOURIQUAND fest, daß vitamin-C-freie Ernährung bei Tieren zu einer Entkalkung der epi- und metaphysären Zonen der Knochen der hinteren Gliedmaßen führt. Es bildet sich eine reaktive Periostitis, oft mit echter Osteophytenbildung. Die Entkalkungen sind irreversibel.

Fromme stellt fest, daß Spätrachitis im Entwicklungsalter und beim Erwachsenen viel häufiger sei als man annehme. Ihre Symptome seien Verdickung der Wachstumszonen an den oberen und unteren Extremitäten. Die Wachstumslinien werden unregelmäßig. Schmerzen treten spontan und auf Druck auf. Durch eine Dauerbelastung senken sich die knöchernen Diaphysen in die erweichten und verbreiterten Epiphysen ein. Dadurch erklärt Fromme die Coxa valga und die Coxa vara, die Osteochondritis coxae, ferner Genua vara und valga, Plattfußbildung usw.

Andrerseits werden auch Störungen des Stoffwechsels als Ursache der Osteonekrosen angeschuldigt. Infektionen, Noxen, sollen wieder zu den Störungen des Stoffwechsels Veranlassung geben.

Mehrfache Ursachen der Osteonekrosen werden von zahlreichen Autoren angegeben. Weiss nennt 3 Ursachen: 1. Statisches Exponiertsein (nach Santelmann). 2. Lokale Ungunst der Heilungsvorgänge. 3. Lokale oder allgemeine Minderwertigkeit des Skelettes. Dazu komme ein Mißverhältnis zwischen Beanspruchung und Widerstandskraft. Block unterscheidet zwischen einer physikalischen und einer chemischen Komponente. Zur physikalischen gehören einmalige oder wiederholte Traumen, auch Dauertraumen, Arbeitsüberlastung (statisch oder dynamisch). Zur chemischen Komponente wird gerechnet: Alimentäre, endokrine, nervöse Schädigung, konstitutionelle Schwächung, toxische Schädigung. Der Anteil der einen oder anderen Komponente kann variieren. Walter schuldigt 3 ätiologische Faktoren an: 1. Störung der endokrinen Ossifikation. 2. durch dauernde Belastung bedingten Umbauprozeß. 3. blande Infektion des Knochengewebes. Wenig präzis formuliert Hirsch die Ursache als zeitweises Versagen der Regulierungsvorgänge für das Wachstum. Diese Regulierungsvorgänge stellen in den Zeiten intensiven Wachsens einen Locus minoris resistentiae dar.

In den letzten Jahren kam nach und nach die Lehre von den Überlastungsschäden der Knochen immer mehr zur Anerkennung. Immer überzeugender wurde dargelegt, daß die aseptische Osteonekrose zu diesen Überlastungsschäden zugehöre. Stark gefördert wurde diese Lehre von Rostock. Er hat augenfällig dargelegt, welche Rolle die Arbeitsüberlastung bei der Osteochondritis des schwer manuell Arbeitenden, besonders bei der Bedienung der Preßluftwerkzeuge, spielt. Er hat die aseptischen Osteonekrosen zu den Ermüdungsbrüchen und damit zu den Überlastungsschäden der Knochen gezählt. Auch Rostock legt den Knochennekrosen eine Unterbrechung der Blutzirkulation zugrunde, die oft durch chronisches Trauma bedingt werde. Walter führt im Hinblick auf die Überlastungsschäden der Knochen aus, daß eine Übermüdung eintrete durch erhöhte Biegungsbeanspruchung, durch lange Zeit rasch sich wiederholender Bewegungen. Die Einzelleistung überschreite die Elastizitätsgrenze des Knochens nicht. Das Intervall zwischen den einzelnen Bewegungen lasse aber dem Knochen nicht die nötige Zeit zum Umbau im Sinne der Hyperthrophie. Looser'sche Umbauzonen, Pseudarthrosen, aseptische Nekrosen seien nur graduelle Unterschiede desselben Vorganges, verschiedene Stadien eines Prozesses. Nach Walter bildet die Grundlage des Überlastungsschadens eine konstitutionelle oder endokrine Störung.

Der Begriff Überlastungsschaden stammt aus der Mechanik. Dort wird er bei toten Materialien hauptsächlich bei den Metallen angewendet. Man hat da die Erfahrung gemacht, daß mit dem Überschreiten der Elastizitätsgrenze ein dauernder

Elastizitätsverlust eintritt. Bei weiter dauernder überdimensionierter Belastung treten im Metall „Ermüdungserscheinungen“ auf, die schließlich zum Bruch des Materials führen. Man beobachtet als Ursache der Materialermüdung Veränderungen der kristallinischen Struktur. Ganz ähnliche Ermüdungserscheinungen und Ermüdungsbrüche beobachtet man am Knochen. Man darf aber totes und lebendes Material nicht direkt zusammen vergleichen. Der Knochen ermüdet nicht gleich wie ein Eisenstab dadurch, daß sich nur seine kristallinische Struktur ändert. Der lebende Anteil des Knochens unterliegt anderen Gesetzen. Der Knochen reagiert auf vermehrte Beanspruchung durch Anbau, durch Hyperthrophie. Die Überlastung beim Knochen tritt erst dann auf, wenn die Belastung auch die Regenerationskraft des Knochens übersteigt und wenn durch Zeitmangel die Regenerationskräfte nicht in Erscheinung treten können. Überschreitung der Elastizitätsgrenze beim lebenden Material ruft einen Elastizitätsverlust hervor. Dieser ist aber bei Einschaltung einer Erholungszeit reperabel. Er wird erst irreperabel, wenn die Ruhezeit fehlt. Am Röhrenknochen der Erwachsenen kommen die Überlastungsschäden an den Spannungsspitzen (Küntscher) zur Auswirkung. Sie bewirken hier eine schleichende oder Spontanfraktur. Beim wachsenden Knochen macht sich die Überlastung nicht wie beim Erwachsenen an den Spannungsspitzen geltend, sondern in ihrer Nachbarschaft an den empfindlichsten Stellen. Dies sind die Knochenwachstumszentren, die Epiphysenfugen.

Je nach dem Alter verursacht die Überlastung verschiedene Schäden. Beim Jugendlichen treten Epiphysenschäden, Epiphyseonekrosen auf, beim Erwachsenen schleichende Frakturen.

In anderer Weise wirkt sich die Überlastung aus auf die Gelenkenden der langen Röhrenknochen und auf die kleinen Knochen von Hand- und Fußwurzel, von Mittelhand und Mittelfuß, Finger und Zehen. An den Gelenkenden treten an bestimmten Prädilektionsstellen aseptische Osteonekrosen auf. Ähnliche Veränderungen sieht man an den kleinen Knochen der Hände und Füße. Wieder anders reagieren die Wirbel auf die Überlastung. Fördernd können besonders bei Kindern hormonale Dysfunktionen, Hypovitaminosen mitspielen, die klinisch nicht in Erscheinung treten müssen und die daher höchstens als Dispositionen bewertet werden können. Außerdem wirken besonders beim Erwachsenen oft zufällige, sekundäre Momente mit, wie statische Störungen, allgemeine Asthenie, Schwächezustände nach überstandenen Krankheiten, große mechanische Beanspruchung ohne vorbereitendes Training.

Sehr bemerkenswert sind die Forschungen des Japaners Nagura, der Anfang der 30er Jahre die aseptischen Osteonekrosen klinisch und experimentell studiert und darüber 22 Arbeiten veröffentlicht hat. Von besonderem Interesse sind seine histologischen Befunde und ihre Interpretation. Das primäre Geschehen bei jeder aseptischen Nekrose ist nach Nagura eine subchondrale, geringfügige Fraktur. Jede Osteonekrose entsteht für ihn traumatisch. Nach dieser geringfügigen Zusammenhangstrennung schließen sich eigenartige Wiederherstellungsvorgänge an, die charakteristisch sind für die Osteonekrosen der Gelenkenden und die ganz aus dem Rahmen der gewöhnlichen Frakturheilung fallen. Nagura schreibt, daß sich nach der Zusammenhangstrennung ein Knochenkallus bilde. Daran schließe sich eine Aufeinanderfolge von sekundären Ab- und Aufbauerscheinungen (von Nagura die N-Erscheinungen genannt). Es entwickelt sich zuerst eine Nekrose des Knochens. Durch Zerreibung und Zertrümmerung von Knochen und Knorpel entstehen in der Umgebung der Nekrosen Detritusmassen. Die nun einsetzende Regeneration bringt eine Wucherung von Knorpel und Knochen. Durch Entwicklung einer knorpeligen Granulationszone erfolgt eine Abgrenzung der veränderten Gewebe vom Gesunden. Durch spätere neue Druckwirkungen treten erneute Knorpelzerreißungen auf, die erneute Abbauprozesse einleiten, die dann zu einem definitiven Aufbau überleiten können. Das allgemeine Frakturheilungsgesetz gilt im Bereiche des Gelenkknorpels und der knöchernen Epiphyse nicht. NAGURA fand, daß alle aseptischen Osteonekrosen traumatischen Ursprungs seien und von einer primären subchondralen Fraktur ausgehen. Je nach der Lokalisation der primären Läsion entstanden verschiedene Krankheitsbilder (PERTHES, Coxa vara).

1948 hat BURCKHARDT unter Mitarbeit von WERTHEMANN die Experimente NAGURAS in modifizierter Ausführung wiederholt und seine Befunde bestätigt.

Wegen der großen Bedeutung für die Fragen der Ätiologie der aseptischen Osteonekrosen erlaube ich mir ausführlich auf die Arbeit BURCKHARDT's einzugehen.

BURCKHARDT experimentierte an 7 Kaninchen. Er erzeugte Läsionen durch Traumatisierung im Bereiche des Schenkelhalses und der proximalen Epiphyse des Femurs. Er ging so vor, daß er mit einem stumpfen, meißelartigen Instrument (Vorschlaginstrument) und einem Hammer feine, zarte Schläge gegen den Femurkopf ausführte. Der Gelenkknorpel wurde nicht lädiert. Hingegen fand eine leichte Läsion des Knochens unter dem Knorpel statt. Die Form des Femurkopfes blieb erhalten. Der Gelenkknorpel federt nach dem Schlag zurück, während darunter eine Infraktion der Spongiosabälklein entstanden war. Schon $^1/_2$ Stunde nach der Operation gingen die Kaninchen wieder herum. Die Versuchsdauer wurde ausgedehnt über wenige Stunden bis zum Abschluß der Wachstumsperiode. In einigen Fällen wurde eine zusätzliche Belastung erzielt mit der Lauftrommel. Es zeigte sich bei den in der Lauftrommel bewegten und den ruhig im Stall belassenen Tieren kein Unterschied.

Beim ersten Versuchstier, das 20 Minuten nach der Operation zur Untersuchung kam, fand man mikroskopisch eine kleine Fissurlinie am Orte der Traumatisation.

Das zweite Versuchstier, das 12 Stunden nach der Operation untersucht wurde, zeigte an der Quetschungsstelle die rittlings über der Epiphysenlinien lag, ein Hämatom. In den Knochenbälklein sah man deutliche Fissuren. Die jungen Knochenbälklein waren subchondral bereits umgebildet. Die Knochensubstanz war noch als Knochentrümmermehl vorhanden oder war schon resorbiert. Der Hohlraum, der durch den Zerfall des Knochens hätte entstehen müssen, war schon durch Knorpelgewebe ausgefüllt.

Das dritte Kaninchen wurde nach 5 Tagen untersucht. Der Knorpel der verletzten Stelle zeigte äußerlich keine Veränderung, höchstens eine etwas weißlichere Farbe als die Umgebung. Mikroskopisch sah man, daß die subchondrale Fraktur die Diaphysenecke abgesprengt hatte. Die Knochenbälklein waren in hyalinen Knorpel zurückgewandelt. Die ehemalige Fissurlinie war beiderseits durch Knorpel begrenzt. Im Knorpel bestand Säulenstruktur als Anfang einer neuen Verknöcherung. Die ehemaligen Osteoblasten sind zu Knorpelzellen geworden. Die Regeneration hat also schon begonnen.

Das vierte Tier zeigte 6 Wochen nach der Operation im Röntgenbild eine leichte Entrundung des Kopfes mit Aufhellung an der traumatisierten Stelle. Nach 13 Wochen war im Röntgenbild die Aufhellung größer geworden. Die anatomische Untersuchung des Kopfes, die anschließend an die zweite Röntgenkontrolle vorgenommen wurde, zeigte leichte Abflachung. Der Gelenkknorpel war glatt, unversehrt, an der Quetschungsstelle von bläulich-weiß gefleckter Farbe. Die vordere Epiphysenecke war zerstört. Die Knochenecke war in Knorpel umgewandelt. Darin sah man noch die ehemalige Fissurlinie neben Einschlüssen von zertrümmerter Knochensubstanz und Faserbündeln, welche den Gefäßen und Markräumen entsprechen. Einzelne Knorpelteile zeigten Säulenanordnung der Knorpelzellen. Diese Knorpelpartien sind also zur Ossifikation bereit. Man findet also hier nebeneinander Knochenabbau und -aufbau. Es hat sich also hier ein regelrechter Knorpelkallus gebildet, der noch im Umbau begriffen ist.

Das fünfte Tier erschien klinisch gesund. Im Röntgenbild nach 6 Wochen waren keine Veränderungen zu sehen. Nach 3 Monaten sah man im Röntgenbild eine kleine Aufhellung im Kopf mit kleinem zentralem Kalkschatten. Das Tier wurde nach 5 Monaten untersucht. Der Knorpel des Kopfes war weißlich verfärbt. Histologisch fand man eine Verbreiterung des Gelenkknorpels, der unregelmäßig gebaut war. In der Tiefe zog sich die Knorpelnarbe um eine Knocheninsel herum. Diese Knocheninsel war von der übrigen Epiphyse durch den Knorpelmantel abgeschnitten, d. h. sie war disseziert. Es handelte sich also um eine Osteochondritis dissecans. In der Knocheninsel fand man lebende Knochenbälklein mit vermehrtem Abbau neben Knochennekrosen. Die Knochensubstanz war im Umbau in Knorpelsubstanz. An der ursprünglichen Verletzungsstelle entstand zuerst eine subchondrale Fissur mit geringer Nekrose. Hier hat sich ein knorpeliger Kallus gebildet. Durch fortgesetzten Umbau resultierte eine Verbreiterung der Gelenkknorpelschicht und eine Umwachsung des Knochenstückes. Die gewöhnliche mechanische Belastung hat zu diesem Umbauprozeß angeregt. Eine Verletzung des Gelenkknorpels hat auch hier primär nicht stattgefunden. Der dissoziierte Knochen lag hier fest eingebettet in dem Knorpelkallus. Wahrscheinlich hätte eine intensivere mechanische Beanspruchung vermehrte Nekrosen erzeugt und damit zur völligen Dissektion des Knochenstückes geführt. (NAGURA hat für völlige Dissektionen stärkere Verletzungen mit scharfen Instrumenten gesetzt.)

Das sechste Tier war täglich 15 Minuten in der Lauftrommel bewegt worden. Im Röntgenbild sah man nach 6 Wochen eine leichte Verbreiterung der Epiphysenlinie, nach 3 Monaten eine leichte Coxa vara. Der Hals war medial etwas kürzer geworden, der Kopf etwas flacher. Die Untersuchung des Gelenkes 5 Monate nach der Operation zeigte einen etwas abgeflachten und überhängenden Kopf. Histologisch bestand eine weitgehende Veränderung des medialen Diaphysenendes und der Epiphysenfuge. Die Epiphyse selber war fast völlig normal. Die Wachstumsfuge hat die normale Säulenstruktur verloren. Ein Teil des Diaphysenknochens ist darin untergegangen. Die Diaphyse ist hier im Wachstum zurückgeblieben. Es entstand deshalb eine Coxa vara. 5 Monate nach dem Trauma war also noch starker Knochenumbau vorhanden.

Das siebente Tier zeigte im Röntgenbild nach 2 Monaten eine leichte Demineralisation der medialen Diaphysenecke. Das Röntgenbild läßt nach 4 Monaten eine leichte Abflachung des Kopfes und eine leichte Coxa-vara-Stellung erkennen. Im Röntgenbild ist nach 6 Monaten die Epiphysenfuge bereits beidseits geschlossen. Es besteht weiter eine Coxa vara mit abgeflachtem Kopf. Die jetzt vorgenommene histologische Untersuchung zeigt in der Epiphyse und in der Diaphyse noch teilweise nekrotische Spongiosabälklein. Auch hier findet man nebeneinander Ab- und Aufbauzustände.

In der beurteilenden Betrachtung stellt BURCKHARDT fest, daß es sich in seinen Experimenten um einen Sonderfall der Knochenbruchheilung handelt. Die experimentelle Fraktur betraf die Epiphysenfuge selber oder aber die Knochenpartien unmittelbar an der knorpeligen Wachstumszone. Als Reaktion auf die Verletzung entstand ein Knorpelkallus. Die Knochengrundsubstanz wird resorbiert und ersetzt durch hyalinen Knorpel. Maßgebend ist die geringfügige Läsion, die nur zur Quetschung der knöchernen Grundsubstanz geführt hat (wohl auch mit Zerstörung einzelner Zellen). Die weitaus größte Zahl der Knochenzellen blieb am Leben. Aus den Markräumen wachsen zelluläre Elemente in die Verletzungsstelle hinein. Es folgt so ein fibröser Aufbau. Der Gelenkknorpel federt bei der Verletzung unversehrt zurück. Der Hohlraum unter dem Knorpel wird ausgefüllt durch Knorpelkallus. Osteoblasten werden dabei zu Chondroblasten. Wegen der elastischen Zurückfederung des Gelenkknorpels wechseln Zug und Druck ständig, je nach der Belastung. Darum erfolgen die Heilungsvorgänge so verzögert. Der Knochenumbau erstreckt sich auch auf primär unverletzte Knochenpartien. Die physiologische Belastung genügt zur Unterhaltung dieser Umbauprozesse. Die Lauftrommel verschlimmert sie nicht. Auch diaphysäre Knochenbrüche können mit Knorpelkallus reagieren.

Ausblick auf die menschliche Pathologie: Auf geringfügige subchondrale Knochenverletzung reagiert der Körper mit Knochenumbau. Eine Mithilfe des Periostes beim Knochenumbau fehlt. Die Frakturheilung erfolgt mit Bildung eines Knorpelkallus. Die Histologie der menschlichen PERTHES'schen Krankheit, der Osteochondritis dissecans oder der Coxa vara, stimmt mit den Befunden der obigen Experimente überein. Es findet auch hier der gleiche Umbau statt. Bei all den genannten Krankheiten besteht anfänglich eine einfache subchondrale Fraktur. Die traumatisch-mechanische Entstehung ist viel häufiger als früher angenommen wurde. Durch diese Tatsache ist das gehäufte familiäre Auftreten der genannten Krankheit nicht erklärt. BURCKHARDT nimmt zu dieser Erklärung eine hereditäre minderwertige Knochenkonstitution an. Dabei können auch hormonale Störungen (Hypophyse) eine Rolle spielen. Subchondrale Frakturen können sich in ihrem Verlauf über Monate und Jahre erstrecken und führen dabei zu den bekannten Krankheitsbildern der PERTHES'schen Krankheit, der Osteochondritis dissecans und der Coxa vara. Nach Abschluß des Knochenwachstums ist die Störung noch nicht abgeschlossen. Es entsteht weiterhin aus ihr die Arthrosis deformans. Diese unterscheidet sich nur graduell und nach dem Zeitpunkt ihres Auftretens von der Osteochondritis dissecans. Es braucht recht lange Zeit, bis die groben morphologischen Deformierungen sich auch klinisch geltend machen. Es bilden sich inkongruente Gelenkflächen und durch einseitige Belastung ungleiche lokale Abnutzung. Auch der Gelenkknorpel wird dabei stellenweise abgenützt. Der Abbau dominiert im Alter über den Aufbau. Das Knochenmark zeigt fettige Entartung. Der Beginn der späteren Arthrosis deformans liegt schon bei den ersten Läsionen. Die Arthrosis deformans ist also auch als Umbaukrankheit aufzufassen. Kompliziert wird das Verhältnis, wenn zu den genannten traumatischen Veränderungen noch toxische Momente hinzukommen und sich die Arthritis zur Arthrose gesellt.

BURCKHARDT faßt die Gruppe der Osteonekrosen als eine Umbaukrankheit auf. Er spricht von einem osteochondritischen Umbauprozeß. Zu diesen Osteonekrosen gehören PERTHES, Coxa vara infantum, KIENBÖCK, Lunatum malacie, Osteochondritis dissecans des Ellenbogens, des Knies usw., Hallux rigidus. Die Übergänge zur Arthrosis deformans sind fließend. Histologisch finden wir den Knochenabbau bis zur aseptischen Nekrose mit Zerfall der Knochenbälklein bis zum Knochentrümmermehl. Daneben geht der Knochenaufbau durch enchondrale Ossifikation. Der Deformierungsprozeß hängt weitgehend von mechanischen Momenten ab, vom Druck und Gegendruck, durch die Belastung und besonders von den abscherenden Kräften. Diese mechanischen Kräfte hemmen die knöcherne Restitution in der ursprünglichen Form.

Seit die aseptischen Osteonekrosen bekannt geworden sind, haben die Fragen ihrer Histologie und ihrer Ätiologie die Forscher immer in erster Linie beschäftigt. Lange Zeit fehlten histologische Befunde ganz, und wenn sie vorhanden waren, so konnten sie nur mangelhaft gedeutet werden. Die neueren histologischen Arbeiten sind für unsere modernen Auffassungen von grundlegender Bedeutung. Ich erlaube mir deshalb sehr ausführlich auf die Arbeit SÄGESSER's aus dem anatomisch-pathologischen Institut aus der Universität Genf einzugehen.

Die Arbeit SÄGESSER's über die traumatische Osteonekrose untersucht eingehend die histologischen Verhältnisse der aseptischen Osteonekrosen. Der folgende Text folgt im großen und ganzen genau den Ausführungen des Autors. Er gibt vom anatomisch-pathologischen Gesichtspunkte aus interessante Ausblicke auf die Entstehung und den Verlauf der aseptischen Osteonekrosen, die im folgenden auch kurz erwähnt werden.

Aus der Genfer Schule von RUTISHAUSER sind mehrere wichtige Arbeiten über Knochen- und Knorpelmorphologie und -pathologie hervorgegangen, welche diejenigen Krankheitsbilder, die wir unter dem Namen der Epiphyseonekrose zusammenfassen, in ein einheitliches pathologisch-anatomisches Geschehen zusammenfassen. Im Gegensatz zu der früheren Ansicht wird die wichtige Stellung und Tätigkeit der Knochenzellen, der Osteozyten und des Knochengewebes selbst hervorgehoben. Zum Verständnis des Vorganges ist es zweckmäßig, von den Heilungsvorgängen eines Knochenbruches auszugehen. Der Frakturherd wird gleich nach Entstehung von einem großen Bluterguß überschwemmt und durchtränkt. Diesem folgt Ödem, Rundzellinfiltration und Hyperämie der Umgebung. Vom Bindegewebe des Frakturherdes beginnt nach einigen Tagen eine Organisation des Blutergusses durch Granulationen. Aus den Granulationen sprossen junge Bindegewebszellen mit neuen Blutgefäßen, welche die Knochenfragmente umwachsen. Vom Periost und vom Endost, wahrscheinlich auch von den jungen Bindegewebszellen aus, entstehen Osteoblasten, bereit zur Bildung von neuem Knochengewebe, zuerst in Form des Osteoids, der kalklosen Knochensubstanz. Aus diesen Osteoidbildungen entsteht durch entsprechende Anordnung und durch Kalkeinlagerung der parostale Kallus. Dieser provisorische Kallus wird sofort umgebaut in eine definitive lamelläre Knochennarbe. Im bindegewebigen Kallus treten mehr oder weniger zahlreiche Knorpelinseln auf, die von Blutgefäßen durchwachsen, enchondral verknöchern und in den definitiven Kallus einbezogen werden. Als erste Folge der Fraktur tritt an den Fragmenträndern eine Knochennekrose auf. Diese Nekrosen werden umgebaut. Ihren Abbau besorgen Osteoklasten. Vom Periost und Endost treten Reihen von Osteoblasten auf, die den Knochenanbau besorgen, zuerst als osteoide Säume, die durch Kalkeinlagerung zum definitiven Knochen werden. Die Knorpelbildung im bindegewebigen Kallus ist um so reichlicher, je weniger die Fraktur ruhig gestellt ist. Die Bruchheilung erfolgt also unter gleichzeitigem Knochenabbau und Knochenanbau. Der nekrotische, tote Knochen wird also ersetzt durch lebendes Gewebe. Diese Regeneration erfolgt gleichzeitig in der Narbe im periostalen, endostalen und interfragmentären Anteil. Im letzteren wandeln sich die Zellen des jungen Bindegewebes in Knochen- oder Knorpelzellen um. Von allen diesen proliferierenden, knochenbildenden Zellen entsteht fibrilläre Knochengrundsubstanz. Das junge Bindegewebe differenziert sich also in definitives Knochengewebe. Vorgängig der Regeneration muß sich die Knochennekrose und der Knochenabbau vollziehen, der erst die Knochenneubildung ermöglicht und direkt hervorruft. Der Knochenabbau liefert das kalkhaltige Material zum Knochenaufbau. Die Kalkeinlagerung ins osteoide Gewebe ist abhängig von physikalisch-chemischen Vorgängen, die sich im Knochenbildungsherd abspielen. Die Anwesenheit von Phosphatase ist notwendig zur Befreiung der Kalzium- und Phosphorionen aus ihrer organischen Bindung, damit sie sich im osteoiden Gewebe niederschlagen können. Die Phosphatase ist ein Sekretionsprodukt der Osteoblasten. Anwesenheit großer Mengen von Phosphatase deutet auf rege Osteoblastentätigkeit hin.

Die embryonale Osteogenese ist scharf zu trennen von der Knochenneubildung im postnatalen Leben, die sich unter ganz anderen Bedingungen abspielt. Das vorbestandene Knochenmaterial beherrscht weitgehend die Regeneration. Von größter Wichtigkeit ist ein Vorrat von kalkhaltigem Material. Die Knochennekrose ist damit unerläßliche Vorbedingung für die Knochenneubildung. Die primäre Knochennekrose befreit das Kalzium des abgestorbenen Knochens aus der durch die lebenden Osteozyten erzwungenen Verankerung in der Knochengrundsubstanz. Dadurch entsteht im Nekroseherd ein Überschuß an verwendungsfähigem Kalzium, der erst die definitive Knochenneubildung ermöglicht.

Bei jeder Fraktur werden die Fragmentenden mehr oder weniger weit nekrotisch. Die Knochennekrose ist zur Knochenneubildung absolut notwendig. Sie liefert das nötige Material zum Knochenaufbau. Das Periost liefert zur Knochenheilung den ebenso unerläßlichen mesenchymalen Anteil. Nach dem Tod der Osteozyten verschwinden die Kalksalze aus dem nekrotischen Knochen. Dies nennt man die Osteolyse. Der Rest des toten Knochens wird abgebaut durch die Tätigkeit der Osteoklasten.

Experimentelle Studien halfen das Verständnis der traumatischen Frakturen vertiefen. Sägesser experimentierte an Katzen, Meerschweinchen, Kaninchen und Hunden. Der freigelegt, mit unversehrtem Periost bedeckte Knochen wurde leicht mit der Rückseite des Skalpells angeschlagen oder der Knochen wurde durch die Weichteile mehrmals leicht gequetscht. Nach der Läsion wurde die geschädigte Extremität völlig normal gebraucht. Erst nach 14 Tagen begannen mehrere der vorbehandelten Tiere zu hinken. Der lädierte Knochen wurde serienmäßig untersucht, nach Ablauf einer Zeitspanne von 1 Tag bis zu 4 Monaten.

Histologische Befunde: 24 Stunden nach der Traumatisierung fand man einige kleine Knochensplitter von der Cortica gelöst. Die Kerne der Osteozyten in den gelösten Knochensplittern waren leicht verwaschen. Die ersten Knochenveränderungen machten sich also an den Osteozyten geltend. Am 4. Tage ist das Periost ödematös. Die Knochenlamellen der Cortica und die Osteozyten sind nekrotisch geworden. Ihr Kern ist kaum mehr sichtbar, die Zellgrenzen sind nur mehr schwer zu erkennen. Die Knochennekrosen liegen in kleinen Inseln. Sie sind nicht durch Demarkationen vom gesunden Knochen getrennt. Die Knochengrundsubstanz in den nekrotischen Partien erscheint etwas krümelig.

Am 5. Tag ist das Periost verdickt und enthält Rundzellinfiltrate. Gleichzeitig sieht man auch eine beginnende Markfibrose. Am 6. Tag treten entzündliche Veränderungen auf. Am 7. Tag macht sich erhebliche Schwellung der Weichteile in der Nachbarschaft des lädierten Knochens geltend. Das Periost ist zerfallen, der angrenzende Knochen ist im ganzen nekrotisch. Die Knochenhöhlen sind vergrößert rundlich geworden, ihr Rand ist unscharf. Die umgebende Knochengrundsubstanz ist blaß, unhomogen geworden. Scharfe Grenzen zwischen nekrotischem und gesundem Knochen fehlen. Die Gefäße in der traumatisierten Zone sind undurchgängig geworden durch Verdickung ihrer Wand und Proliferation der Intima. Am 8. Tage sind die Arterienwände verdickt, die einzelnen Wandschichten sind nicht mehr deutlich zu erkennen. In der Umgebung der nekrotischen Knochenteile sind Herde von Osteoklasten zum Abbau des Knochens. Das Knochenmark wird zellreich. Am 10. Tage sieht man im verdickten Periost etwas Knochentrümmermehl. Unter dem Periost treten auf dem nekrotischen Knochen feine Osteophyten auf. Osteoblastensäume umgeben die Knochenbälklein.

Am 10. Tage also beginnt die Osteophytenbildung auf den nekrotischen Knochenlamellen. Am 11. Tag sind die HAVERS'schen Kanälchen im nekrotischen Knochen leer, während die Umgebung des lebenden Knochens reichlich vasikuliert ist. Die osteophytären Knochenbälklein werden deutlicher. Zwischen den Knochenbälklein findet man junges Bindegewebe, ausgehend vom Periost. Bis jetzt ist das Endost inaktiv. Am 17. Tag hat sich in ganzer Länge der nekrotischen Knochenpartien trabekulärer, neuer Knochen gebildet, von der Dicke der ehemaligen Corticalis. Zwischen den Knochenbälklein ist reichlich vaskularisiertes Bindegewebe. Die osteophytären Bälklein tragen osteoide Säume. Die Knochennekrose schreitet in die Tiefe fort. Die alte Corticalis wird von Gefäßen durchwachsen, mit fibro-osteoklastischen Herden, womit der Umbau der Corticalis begonnen hat. Perivaskuläre Apposition neuer Knochenbälklein. Am 20. Tag findet man an der Stelle der mehrfachen Quetschungen des Knochens eine Fraktur. Die Fragmente zeigen frische Onkose. Die Knochenhöhlen sind vergrößert und vermehrt. Man bemerkt sehr starke osteophytäre Knochenneubildungen. Seltene Osteoklasten erodieren die Bruchfragmente. Der Abbau der Knochenbruchstücke vollzieht sich hauptsächlich durch Onkose, durch osteozytäre Osteolyse. Die Fraktur ist jünger als das Trauma. Sie sitzt in der alten Cortica, da wo die Onkose am lebhaftesten ist.

Am 21. Tag sieht man erhebliche Verdickung der äußeren Corticalis durch Auflagerung neuer Knochenbälklein unter dem Periost. Das Periost selbst ist verdickt, fibrös ohne entzündliche Infiltration. Die alte Cortica zeigt weitgehende Onkose mit leeren Knochenhöhlen. Hie und da sieht man im jungen Bindegewebe in der Nachbarschaft der Osteophyten Knorpelinseln. In den nekrotischen Partien findet man keine Gefäße. Die Knochenneubildung beschränkt sich streng auf die nekrotischen Partien. Die alte Cortica, die am Leben geblieben ist, zeigt lebhaften Umbau. Die Nekrose dringt in die Tiefe. Der Knochenumbau erstreckt sich bis zur zentralen Corticalis.

Am 22. Tag geht die osteophytäre Knochenneubildung jetzt auch vom Endost aus. Der neugebildete Knochen ist dicht und enthält fibröses Mark mit reichlicher Vaskularisation. Man sieht deutlich wie sich die Nekrose der Corticalis unter der Form von aseptischen Mikronekrosen entwickelt, eine eigentliche Nekrobiose in kleinen Inseln. Um die Gefäße sieht man nun regelmäßige, lamelläre Knochenapposition. Der Knochenumbau ist so weit vorgeschritten, daß neugebildete Knochenvorsprünge die alte Cortica in allen Richtungen durchsetzen neben den onkotischen Corticateilen. Das ganze erinnert an die LOOSER'schen Umbauzonen.

Die ganze Cortica ist nun im Umbau und wird durch eine neue ersetzt.

Am 29. Tag beginnt der neugebildete Knochen seine Trabekel in Längsrichtung zu orientieren. Osteoklasten arbeiten am Abbau der nekrobiotischen Knochenteile. Neugebildete Gefäße folgen den neuen Knochentrabekeln.

Am 30. Tag findet in allen Teilen intensiver Umbau statt. Zwischen den neugebildeten Knochenpartien sieht man zahlreiche Inseln der alten Cortica, von denen die meisten nekrotisch sind. Die onkotischen Partien zeigen sehr zahlreiche vergrößerte Knochenhöhlen. Die Knochengrundsubstanz wird krümelig. Der neugebildete Knochen ist jetzt immer konzentrisch angeordnet um neue Gefäße. Man sieht sehr wenig Osteoklasten.

Am 42. Tag: Im umgebauten Knochen bleiben noch einzelne onkotische Partien zurück, die in Auflösung begriffen sind.

Am 55. Tag: Die neue Corticalis wird regelmäßiger, vom Periost und Endost dringen Gefäße nach allen Richtungen in den Knochen. Von ihnen aus geht der vaskuläre Umbau vonstatten. Die Knochenstruktur ist noch unregelmäßig.

Am 69. Tag: Der nekrotische, krümelige Knochen ist am Verschwinden.

Am 91. Tag: Die Nekrosen sind verschwunden. Der neugebildete Knochen ist noch unregelmäßig gebaut. Die Gefäße verlaufen noch in allen Richtungen. Das Periost ist fibrös geworden. Entzündliche Erscheinungen fehlen.

Am 134. Tag: Der neugebildete Knochen ist wieder umgebaut. Die Gefäße sind longitudinal gerichtet. Der perivaskuläre Knochen ist lamellar gebaut. Die Cortica ist noch verdickt, zeigt aber wieder normale Struktur. Im ganzen herrscht aber noch lange nicht die normale Regelmäßigkeit.

Die experimentell gefundenen Tatsachen lassen sich wie folgt zusammenfassen: Die Traumatisierung hat die mechanische Funktion des Knochens nicht zerstört. Mikroskopisch findet man aber vom 1. Tag an deutliche Veränderung. Das Periost und seine Gefäße sind verletzt. Der angrenzende Knochen wird nekrotisch. In der Folge werden auch die tieferen Schichten der

Cortica nekrotisch. Die Nekrobiose breitet sich aus in kleinen Partien. Die Knochenzellen werden zuerst verändert und erzeugen Bilder von Onkose. Daraufhin erleidet die Knochengrundsubstanz Veränderungen im Sinne der Degeneration. Nach 10 Tagen findet man Apposition von periostalem Knochen neben Umbau der Nekrose. So wird langsam der tote Knochen durch neugebildeten ersetzt. Gegen den 28. Tag ist die alte Cortica zusammengesetzt aus nekrobiotischen Partien und aus neugebildetem Knochen mit reichlichem Osteoid. In diesem Moment ist der Knochen sehr brüchig. Nach und nach wird die Cortica durch neuen Knochen ersetzt in noch unregelmäßiger Anordnung. Daraufhin geht noch ein weiterer Umbau vor sich mit der Tendenz, die normale Struktur wieder zu erreichen mit den HAVERS'schen Kanälchen und den sie umgebenden Knochenlamellen. Lange Zeit, vielleicht für immer, bleibt aber ein narbiger Rest der Traumatisation in Form einer leichten, lokalen Sklerose zurück.

Als wichtige Tatsachen müssen folgende Grundsätze festgehalten werden:

1. Neben der bekannten Osteonekrose mit Sequesterbildung gibt es eine zweite wichtige Form der Nekrose unter dem Bild der zahlreichen onkotischen Herde. Die herdförmige Nekrose ist die regelmäßige Nekroseform bei den posttraumatischen Knochenveränderungen. Die Osteozyten sind sehr empfindliche Zellen, die schnell auf jede Schädigung reagieren. Ihre degenerativen Veränderungen erzeugen das Bild der Onkose, die als eine Knochendestruktion durch Knochenzellveränderungen aufzufassen ist (osteozytäre Osteolyse). Die abgestorbenen Knochenzellen haben ihren erhaltenden Einfluß auf die Knochengrundsubstanz verloren, womit der Stoffwechsel der Knochengrundsubstanz grundlegend gestört wird. Ihre Kalksalze werden frei und bilden das Kalziumdepot zum Aufbau des neuen Knochens, der jeder Knochennekrose folgt. Der nekrotische Knochen ist also die Voraussetzung jeder reparativen Knochenneubildung.

2. Die experimentell gesetzten Läsionen und die nach ihnen beobachteten destruktiven und reparativen biologischen Veränderungen zeigen weitgehende Übereinstimmung mit den beim Menschen beobachteten Veränderungen, bei den aseptischen Knochennekrosen. Bei diesen spielt die Nekrose, hervorgerufen durch vasikuläre Störungen, eine Hauptrolle. Diese Nekrose verursacht ebenfalls die Erscheinungen der Knochenregeneration, die je nach ihrer Lokalisation verschiedene Gestaltung aufweist.

Die Morphologie der Osteozyten. Der Knochen besteht aus einer kollagenen Grundsubstanz, die mit Kalksalzen imprägniert ist. In dieser Grundsubstanz liegt ein System von Höhlen und verzweigten Kanälchen, in denen die Knochenzellen mit ihren Ausläufern eingelagert sind. Das eigentlich lebende Element dieses Gebäudes ist die Knochenzelle. Während des Aufbaues des Knochens wird ein Teil der Osteoblasten in die Grundsubstanz eingebaut. Diese Osteoblasten sind untereinander verbunden durch ein Synzytium. Die in der Grundsubstanz eingeschlossenen Osteoblasten sind zu den Knochenzellen, den Osteozyten, geworden. Die interzellulären Beziehungen sind aufrechterhalten durch die Protoplasmafortsätze der Osteozyten. Diese unter sich verbundenen Knochenzellen regulieren den Stoffwechsel der Knochengrundsubstanz. In jedem lebenden Knochen findet man die Osteozyten. Die leicht basophilen einzelligen Knochenzellen sind protoplasmareich. Man zählt im Durchschnitt 750 Knochenzellen auf 1 mm^3.

Bis jetzt wurden in der Knochenpathologie die Knochenzellen absolut vernachlässigt. Und doch haben sie wichtige Funktionen. Mit dem Tod der Knochenzellen vermindert sich die Widerstandskraft des Knochens. Die Onkose entspricht der herdförmigen aseptischen Knochennekrose (aseptische Mikronekrose). Diese entwickelt sich ganz unbemerkt. Radiologisch erscheint der Knochen völlig normal. Ein röntgenbestrahlter Knochen erscheint z. B. klinisch und im Röntgenbild völlig normal. Und doch kann eine zusätzliche Schädigung plötzlich zu einem völligen Versagen des Knochens führen. So kann z. B. unter dem Einfluß von Phosphor oder von Röntgenbestrahlungen plötzlich eine Nekrose und Osteomyelitis des Unterkiefers auftreten, die oft erst nach längerer Zeit, ausgelöst durch eine geringfügige sekundäre Schädigung, plötzlich in Erscheinung tritt. Die primäre Schädigung des Knochens durch Röntgenstrahlen oder Phosphor hat eine größere oder kleinere Zahl der Knochenzellen getötet. Damit ist die Vitalität des Knochens entsprechend gesunken. Sie kann nun durch geringe äußere Schädigung völlig vernichtet werden. Der Knochen in seiner Grundsubstanz mit seinem Phosphor-Kalkstoffwechsel ist in das Protoplasmanetz der Osteozyten und ihrer Fortsätze eingebaut und von der Funktion des Zellplasmas abhängig. In den obigen experimentellen Knochenschädigungen äußerte sich die Läsion sowohl an den Zellen wie an der Grundsubstanz.

Die Onkose. RUTISHAUSER unterscheidet zwischen einer physiologischen und einer degenerativen Onkose. Im folgenden ist immer von der degenerativen Onkose die Rede. Bei den oben beschriebenen Versuchen erzeugte die Knochenschädigung aseptische Mikronekrosen, welche einen weitgehenden sekundären Knochenumbau hervorriefen. Am geschädigten Knochen bemerkte man vor allem eine Veränderung der Osteozyten, die Onkose. Der Begriff der Onkose wurde geschaffen von v. RECKLINGHAUSEN in einer Schrift über Rachitis mit Osteomalazie. Er fand bei rachitischen Knochen eine Veränderung der Osteozyten, die er Onkose nannte. Er beobachtete eine Anschwellung und Verdickung der Knochenzellen und eine Segmentation der Plasmafortsätze, die als regressive Veränderungen der Knochenzellen, als erste Zeichen eines Zelltodes anzusprechen sind. Dieser Anschwellung folgt die völlige Zerstörung der Zelle und dieser ein weitgehender Umbau der Knochengrundsubstanz. Von v. RECKLINGHAUSEN erklärt die Onkose als eine Art Knochenresorption durch fermentative Vorgänge. Die Onkose bildet sehr wahrscheinlich das morphologische Bild desjenigen Vorganges, der im allgemeinen als Osteolyse bezeichnet wird. RUTISHAUSER beschreibt diesen Vorgang folgendermaßen: „Die Knochenhöhle (Cavum der Osteozyten) vergrößert sich. Ihre Grenzen werden unscharf. Die Osteozyten sterben ab, nachdem sie sich oft vorübergehend vermehrt haben, ohne daß sich Riesenzellen gebildet hätten. Die Störung zeigt sich in einer Demineralisation (der Grundsubstanz) und in einer Veränderung der Osteozyten. Es können sich z. B. in einer Corticalis des Femurs Stellen bilden, in denen kein Osteozyt mehr färbbar ist, in denen durch gegenseitige Annäherung der alten Knochenhöhlen ganz eigenartige, spezifische Knochengebilde entstehen. Die Knochengrundsubstanz ändert auch ihre Färbbarkeit. Diese Erscheinung wird als osteozytäre Osteolyse gedeutet.

Die Onkose ist eine Nekrobiose.

Es handelt sich hier nicht um postmortale Kunstprodukte, denn am mazerierten Knochen verschwinden wohl die Osteozyten, die obigen Veränderungen der Knochenhöhlen treten aber niemals auf. Die Onkose tritt im allgemeinen in Herden auf. Die onkotischen Osteozyten scheinen sich vorübergehend zu vermehren. Diese Mikronekrosen findet man meistens in Gebieten verminderter Vitalität des Knochens, oft in Beziehung mit den Nahtlinien, welche Partien von Knochengrundsubstanz verschiedenen Alters voneinander trennen. Oft sind die onkotischen Herde begrenzt durch dichte Arretierungslinien, welche den toten vom lebenden Knochen trennen. Die Onkose ist in Wirklichkeit ein sehr häufig auftretender Vorgang. Sie tritt nur auf an geschädigten Knochen und ist immer Ausdruck einer regressiven Knochenveränderung. Die Stoffwechselstörungen des Knochens machen sich nicht primär an der Knochengrundsubstanz geltend, sie wirken sich immer zuerst an den Knochenzellen aus und von diesen aus erst sekundär an der Knochengrundsubstanz. Die Onkose kommt an allen Knochen vor. Bemerkenswert ist, daß bei fast fehlendem Knochenabbau durch Osteoklasten reichlich Onkoseherde vorhanden sein können. Die Onkose wird auch beobachtet bei Intoxikationen, z. B. bei akuten Nephropathien (BERNER) mit sehr geringer Osteoklasie. Die Onkose ist das Resultat einer Ernährungsstörung durch Ischämie, chemisch-toxische Schädigung usw. RUTISHAUSER und seine Schüler haben die Onkose bei den verschiedensten Krankheitsbildern festgestellt; bei den toxischen Osteopathien endogenen und exogenen Ursprungs, bei den lokalen Knochenveränderungen, Radionekrosen, SUDECK'scher Knochenatrophie, Zirkulationsstörungen, Metastasen maligner Tumoren. SÄGESSER beschreibt nun einige von ihm histologisch untersuchte Fälle. 1. Eine Osteochondropathia dissecans im Mittelgelenk des dritten Fingers bei einem mit Preßluftwerkzeug arbeitenden Manne. Makroskopisch sah das Gelenk aus wie durch Arthrosis deformans verändert.

Im mikroskopischen Schnitt ist der Gelenkknorpel erhalten. Auf seiner Oberfläche stellenweise leichte schleimige Degeneration. Stellenweise sieht man Nekrose und fibröse Degeneration. Am Rande der Gelenkfläche findet man osteocartilaginäre Randwulstbildungen, deren Knochenbälklein oft osteoide Säume tragen. Im Knochen sieht man Strecken mit osteozytärer Nekrose.

In ihrem Bereiche Knochenumbau und Osteoidebildung. In der Cortica sehr zahlreiche Herde mit Onkose. In der Spongiosa findet man neugebildeten Knochen, der wieder nekrotisch geworden ist. Selten sieht man auch Osteoklasten. Das Periost ist ödematös. Am Kapselansatz sieht man feine Risse. Es handelt sich um eine Osteochondritis dissecans.

Die Analogie dieses Falles mit denen von Fritz König 1887 beschriebenen, fällt in die Augen. Diese Krankheit gehört zu einer Serie gleichartiger Veränderungen, die unter dem Namen Epiphysenmalazie zusammengefaßt werden.

Sägesser findet, daß die häufigen Mikrotrauma, welche dieses Gelenk betrafen, kleine Ligament- und Kapseleinrisse setzten, welche feine vaskuläre Störungen verursachten, die wiederum herdförmige Nekrobiosen auslösten. Diese Nekrobiosen sind das primäre Geschehen, welches alle folgenden Veränderungen bedingt, wie die Knochenneubildung mit ihrer Irregularität der Verkalkungsvorgänge. Diese Irregularität, ferner die Destruktionen und Sklerosen verursachen im Röntgenbild die ungleichmäßige Dichte der Struktur, die oft vakuoläre oder zystische oder gefleckte Bilder verursacht.

Die gleichen Bedingungen rufen nicht bei jedem Individuum die gleichen Läsionen hervor. Ihr Auftreten ist auch von den anatomischen Verhältnissen, vom Zustand des Gefäßsystems, von der Vitalität der Gewebe, von der individuellen Körperbeschaffenheit abhängig. Wegen Mangel von entzündlichen Vorgängen möchte Verfasser den Namen Osteochondritis dissecans abändern in Osteochondrodystrophia dissecans.

Die gleichen Veränderungen findet man in allen Epiphysen in der Nachbarschaft der großen und kleinen Gelenke mit oder ohne freie Gelenkkörper. Gewisse klassische Lokalisationen sind häufig: So die Osteochondritis dissecans von König, die Köhler'sche oder Perthes'sche Krankheit. Sägesser teilt die Ansicht Burckhardt's, der die Osteochondritis dissecans in engste Beziehung bringt mit diesen epiphysären Malazien. Bei beiden ist die Ätiologie traumatisch und die Pathogenie vaskulär. 2. Parakondyläres Osteom oder Pellegrini-Stieda'sche Krankheit. Der ausgeschnittene Begleitknochen zeigte einen knöchernen Kern, umgeben von Knochengewebe in sehnigen Weichteilen. Im mikroskopischen Präparat sieht man, daß kein Knochenausriß besteht, sondern eine Knochenbildung im zerrissenen Seitenband, meist am Übergang des Seitenbandes ins Periost. In der Cortica des Condylus femoris sieht man onkotische Herde, welche das Kalzium liefern für die Knochenbildung im nekrotischen zerrissenen Sehnengewebe.

3. Die Lunatumalalazie. Im mikroskopischen Bild sieht man auf der Gelenkfläche gegen den Radius zu eine Infraktion des Gelenkknorpels. Dieser Knorpel hat sich vom Knochen abgelöst. Der Knochen hat sich weitgehend verkleinert, so daß eine große Höhle besteht zwischen Knochen und Knorpel. Im Knorpel sieht man einzelne Herde von Nekrose. Der losgelöste Knochen zeigt eine Art osteo-cartilagino-fibrösen Callus. Auf seiner Oberfläche trägt er ein fribröses Gewebe. Darunter folgt eine dünne Knorpelschicht, die stellenweise in muköser oder fibrillärer Umwandlung ist. In dieser Partie von Knorpel- und Bindegewebe findet man Inseln von nekrotischem Knochen im Sinne von Knochenstaub (Trümmermehl). Angrenzend an den Knorpel findet man Knochenbälklein mit osteoiden Säumen. In diesem Knochengewebe sieht man eine kleine Spalte, welche einige Erythrozyten enthält. Die Osteozyten dieser Knochenpartie sind nekrotisch. Es handelt sich hier um die alte Cortica. Nahe dieser beschriebenen Corticareste findet man sklerotische Knochenbälklein, die herdförmig nekrotisch sind. Die Knochengrundsubstanz ist krümelig und bläulich tingiert. Stellenweise sind osteoide Säume vorhanden. In weitem Umkreis findet man nekrotische Herde im Knochen mit Resorptions- und Appositionsvorgängen. Überall sieht man Knochenbälklein in Resorption mit leeren, großen, flauen, dichtstehenden Knochenhöhlen und einer Grundsubstanz von blauer Farbe, krümeliger Struktur und vakuolären Veränderungen. Das Knochenmark ist fibrös und zeigt oft ödematöse Durchtränkung als Ausdruck einer Gefäßschädigung. Hier sieht man selten in einer Stromazelle etwas Hämosiderin. Der fibrös knorpelige Callus bildet eine Art Pseudarthrose. Zusammenfassend handelt es sich um eine Infraktion des Lunatum, z. T. ausgefüllt mit fibrös-knorpeligem Callus mit Osteosklerose. Zirkulationsstörungen haben Nekrosen verursacht, welche zu den beschriebenen Knochenumbauvorgängen führen. Die gleichen Knochenumbauvorgänge findet Verfasser in anderen untersuchten Fällen noch 1 Jahr nach Beginn der Krankheit. Da steht die Knochenresorption im Hintergrund bei der stellenweise die fibro-osteoklastische Form überwiegt. Man findet häufiger Markfibrose mit Knochenanbau. Mukoides Ödem des Markes ist sehr deutlich. Auch hier sieht man wieder Bildung von Faserknorpel. Da und dort besteht Nekrose des Knorpels und des Knochens. Der neugebildete

Knochen ist unregelmäßig gebaut, stellenweise unter dem Bild der „Structure en agathe". Zum Unterschied von den Arthrosen findet man hier Knorpelgewebe in der Tiefe des Knochens mit Nekrose und Umbau. Bei dem Knorpel in der Tiefe handelt es sich z. T. um traumatisch verlagerte Knorpelpartien vom oberflächlichen Gelenkknorpel her. Andernteils liegt aber auch neugebildeter Knorpel vor, der an Ort und Stelle entstand durch eingewachsenes Bindegewebe (vom Periost oder Endost aus), das osteo- und chondrogenetische Tätigkeit entfaltet. Das gleiche eingewachsene Bindegwebe entfaltet an anderen Stellen wieder osteoklastische Resorption. Man sieht am gleichen Knorpel Teile in Nekrose und andere in Regeneration. Auch hier hat man den Eindruck einer Pseudarthrose mit fibrösem Callus.

Die ernährenden Gefäße der Handwurzelknochen verlaufen durch die Gelenkbänder. Die Bänder spielen die Rolle von gefäßführenden Mesenterien (Oltramare). Durch die Zerrung der Bänder werden die ernährenden Gefäße geschädigt, womit die Ernährung der Knochen leidet. In der Folge entwickelt sich die aseptische Nekrose des Knochens. Dadurch wird der Knochen erweicht und widerstandslos. Andererseits entwickelt sich als Folge der Nekrose eine Knochenneubildung mit Formation „d'os en agathe", also eine Sklerose. Diese sekundäre Sklerose veranlaßt wieder eine aseptische Nekrose, der wieder ein Knochenumbau folgt. In allen untersuchten Fällen von Lunatummalazie fand Verfasser immer Veränderungen der Osteozyten im Sinne der Nekrose. In den leichtesten Fällen beschränkte sich die Nekrose nur auf wenige oberflächliche Knochenlamellen. Daß Knochennekrosen in allen Fällen von Lunatummalazie gefunden werden, kann nicht bezweifelt werden. Diese Nekrose spielt eine wichtige Rolle. Sie bedingt die Knochenneubildung, welche dem Knochen die Struktur „en agathe" verleiht (fleckförmig atrophisch-sklerotische Struktur im Röntgenbild).

Die Malazie tritt immer auf nach aseptischer Nekrose des Knochens. Die Nekrose verursacht durch sekundären Umbau Sklerose abwechselnd mit Knochenzonen, die reich sind an fibrösem Mark. Aber nicht jede Nekrose ist verursacht durch eine Fraktur. Die Störungen der Blutzirkulation können bedingt sein durch Zerreißung von Ligamenten oder durch häufig wiederholte Gefäßkompressionen durch Mikrotraumen (Drucklufthammer) als Summation kleiner, traumatischer Störungen, welche eine kürzer oder länger dauernde Ischämie bedingen. Die Knochenzelle ist sehr empfindlich. Ein großer Teil der Malazien entsteht ohne vorausgehende Fraktur oder Fissur.

Wie die KIENBÖCK'sche Krankheit, so ist auch diejenige von PREISER, MOUCHET, KÖHLER eine morphologisch-pathologische Einheit. Alle sind Ausdruck einer traumatischen Läsion, charakterisiert durch herdförmige Nekrobiosen in größerer oder kleinerer Ausdehnung.

Wird in den spärlichen Aufhängebändern der Karpalknochen eine Arterie gequetscht oder gezerrt, so zerreißt in erster Linie die Intima. Sie retrahiert sich und gibt Veranlassung zur Bildung einer kleinen Thrombose. Die folgende Ischämie verursacht eine Nekrobiose im zugehörigen Knochenteil von größerer oder kleinerer Ausdehnung. Es ist also hier eine traumatische Gefäßschädigung eingetreten ohne Gefäßzerreißung, ohne Blutung, ohne Hämosiderinbildung.

Traumatische corticale Osteophytenbildung. SÄGESSER untersucht eine Probeexzision aus der Tibia bei einem 21jährigen Soldaten. Es handelt sich um eine schleichende Fraktur. Mikroskopisch sieht man wenig Periost mit vorwiegend resorptiver Tätigkeit. Vom Periost aus sieht man bindegewebig-vaskuläre Auswüchse, die senkrecht in den lamellären Knochen eindringen. Im Innern des Knochens findet man Resorptionszonen mit sehr zahlreichen HAVERS'schen Kanälchen. Die benachbarte Knochengrundsubstanz ist bald bläulich, bald rosa färbbar. Die Verteilung der Osteozyten ist sehr ungleich. Man sieht sehr zahlreiche herdförmige Mikronekrosen neben osteophytären Regenerationsherden. Die Herde mit Fibroosteoklasie sind selten. Auf der alten Cortica der Tibia sind neue Knochenlamellen aufgelagert als subperiostale Osteophyten. Nekroseherde findet man überall im alten wie im neugebildeten Knochen. Es handelt sich also im ganzen um einen Umbau der Cortica mit subperiostaler Neubildung von konfluierenden Osteophyten. In weiteren analogen Fällen findet man weniger weit vorgeschrittene Veränderungen, wie eine einheitliche subperiostale Knochenschale statt der Osteophytenbildung. Hier findet man mikroskopisch ein stark verdicktes Periost. Unter dem Periost sieht man metaplastische Knochen als osteophytäre Trabekel, die umgeben sind von breiten osteoiden Säumen. Das fibröse Mark zwischen diesen Trabekeln ist stark vaskularisiert. Die Arterien haben hypertrophische Wände, das Venenendothel ist verdickt. Stellenweise stehen die Knochentrabekel sehr dicht, an anderen Stellen findet man sehr viele Markräume. Die Osteozyten sind unregelmäßig verteilt, man findet zahlreiche onkotische Herde. Er hält diese Fälle für schleichende Frakturen in der Tibiadiaphyse. Diese Veränderungen treten immer auf nach mechanischen Beeinflussungen, welche unter der Schwelle grober Schädigungen des Knochens bleiben und nach und nach eine Veränderung der Knochenstruktur hervorrufen, die zu einem Umbau der ganzen Cortica führt. Die Cortica wird zerbrechlich und frakturiert leicht. Aber die Fraktur ist nicht das Wesentliche der Krankheit. Die Veränderungen treten immer auf bei großer körperlicher Beanspruchung, spez. im Militärdienst bei großen Marsch- und Exerzierleistungen (Taktschritt, Vollpackung). Die Wirkung der mechanischen Einwirkung auf den Knochen macht sich geltend durch größere oder kleinere Traumen oder durch Muskelzug. Die ungewohnte Muskelanstrengung fördert Störungen in der Blutverteilung, die zu Störungen in der Ernährung der Knochen führt. Die empfindlichsten Teile des Knochens, die Osteozyten, sterben ab. Dadurch entstehen irgendwo in der Cortica Herde von Mikronekrosen, von Onkose. Die Onkosen verursachen die lokalisierte Knochenneubildung in ihrer Umgebung. Der neugebildete Knochen kann seinerseits wieder nekrotisch werden. Wir sehen also, daß diese osteoiden Osteome nichts anderes sind als Reaktionen des Knochens auf eine lokale Ernährungsstörung durch Mikrotraumen. SÄGESSER schlägt für diese Gebilde den Namen „Corticale, traumatische Osteophytose“ vor.

Im Zusammenhang mit jeder mechanischen Überlastung vollziehen sich in der mikroskopischen Struktur verwickelte Vorgänge, die morphologisch gekennzeichnet sind durch die Onkose, die hervorgerufen wird durch Störungen der Blutzirkulation, bedingt durch Störungen der arteriellen Blutversorgung, durch vielleicht vorübergehende Kompression der Arterien. Die traumatischen, kortikalen Osteophytosen sind nicht die Folge von zufälligen, äußerlich einwirkenden Faktoren, sie fallen also nicht unter den juristischen Begriff des Unfalls. Trotzdem sind es aber Folgen einer mechanischen, traumatischen Läsion, die ausschließlich auftreten bei Soldaten, Arbeitern und Sportlern.

Zusammenfassung der mikroskopischen Beobachtungen.

Die charakteristische Läsion der traumatischen Knochenveränderungen ist die Nekrose. Diese erscheint in der Form der aseptischen Mikronekrose, der Nekrobiose, bedingt durch eine lokale Schädigung der Blutversorgung. Wir finden dabei die Veränderungen der Osteozyten im Sinne der Onkose. Maßgebend und konstant sind in der Humanpathologie, wie in den experimentellen pathologischen Zuständen bei den traumatischen Schädigungen der Knochen die Veränderungen der Osteozyten. Die Veränderungen von Periost und Endost sind sekundär, sie bedingen aber die endgültige Form der Läsion.

SÄGESSER weist im folgenden darauf hin, daß die beschriebenen Knochenveränderungen durch Mikrotraumen hervorgerufen werden und daß alle Veränderungen, die mit dem Namen: Pathologische Fraktur, schleichende Fraktur, Ermüdungsfraktur, Überlastungsschaden, Erschöpfungsfraktur usw. belegt werden, in eine zusammengehörige Gruppe vereinigt werden müssen. Meistens betreffen sie gesunde Individuen. Zufällig können sie auch zusammentreffen mit endokrinen Störungen. Weiterhin haben sie als gemeinsames Merkmal die Tendenz zur Spontanheilung, wenn die ursächliche mechanische Schädigung ferngehalten wird.

Nach der Ansicht von SÄGESSER verursacht jede Knochennekrose durch ihre bloße Gegenwart eine Knochenneubildung unter der Bedingung, daß verknöcherungsfähiges Gewebe in der Nachbarschaft vorhanden ist. Während des Umbaus des nekrotischen Knochens wird das Gleichgewicht zwischen den resorptiven und den konstruktiven Vorgängen gestört, es entsteht eine Umbauatrophie, die radiologisch zum Ausdruck kommt durch verwaschene Zeichnung der Kontur und der Knochenstruktur, wodurch unregelmäßige, fleckige Bilder entstehen. Dieser Umbauphase entspricht eine erhöhte Brüchigkeit des Knochens, eine verminderte Widerstandskraft desselben gegen äußere mechanische Ansprüche. Bei den Epiphysen verursacht diese Brüchigkeit Deformationen in größerem oder geringerem Ausmaß. Im nekrotischen Knochengewebe der Epiphyse führt schon die normale, mechanische Inanspruchnahme zu subchondralen Frakturen der Knochenbälklein. Die kleinen Knochenfragmente werden mechanisch zusammengestaucht. Dadurch erscheinen im Röntgenbilde Verdichtungen. Am Ende des Umbauprozesses enthält die Epiphyse wieder normalen Knochen. Die Formveränderungen, die aber durch die Infraktionen eingetreten sind, wurden dadurch, wenigstens beim Erwachsenen, definitiv. Bei den epiphysären Nekrosen im Wachstumsalter vermindert sich im Gelenkknorpel die enchondrale Ossifikation. Deswegen nimmt er an Dicke zu. Röntgenologisch erscheint dadurch der Gelenkspalt verbreitert.

In einem bestimmten Moment kann man unter dem Mikroskop Stellen des nekrotischen Knochens sehen, die auf der einen Seite von jungem Bindegwebe, auf der anderen Seite von Gelenkknorpel begrenzt sind. Dies entspricht dem Bilde der KÖNIG'schen Osteochondritis dissecans. In den Gelenken werden diese nekrotischen Fragmente mit dem bedeckenden Gelenkknorpel oft ausgelöst aus ihrem Bett. Daraus resultieren die freien Gelenkkörper, die oft vor der völligen Lösung gestielt sind. In der Folge der Osteonekrosen entsteht in den Gelenken die Arthrosis deformans, die immer sekundärer Natur ist. Die larvierten Traumen BURCKHARDT's sind mechanische Schädigungen, die sich einstellen ohne oder mit geringfügigen Symptomen.

Es gibt demnach eine Reihe von Knochenläsionen, deren traumatische Ätiologie sicher ist und die pathologisch-anatomisch übereinstimmend charakterisiert sind durch eine aseptische Knochennekrose, die einen Knochenumbau hervorruft, der vom Periost und vom Endost ausgeht und der dem Umbau das bleibende Gepräge gibt.

Die meisten Autoren anerkennen die Wichtigkeit der Mikrotraumen. Sie sind sich aber nicht einig über die Morphologie ihrer Wirkung.

SÄGESSER fand auch in seinen experimentellen Untersuchungen und in seinen Studien an menschlichen Operationspräparaten traumatische Veränderungen der Arterien. Im Ausbreitungsgebiet der veränderten Arterien fand er konstant Herde von Mikronekrosen und Onkosen. Später bildet sich in diesem Gebiet neugebildeter osteoider Knochen, sei es im Gebiete von Periost und Endost, sei es im Bereiche der Cortica.

Die Veränderungen stellen sich immer an den meist gebrauchten Körperstellen ein. So an den Füßen bei den Läufern und Springern, an den Apophysen bei den Handwerkern und Sportlern. (Bei mechanisch insuffizientem Knochen, wie bei Osteomalazie, Hungerosteopathie treten diese Veränderungen auch an Orten auf, die relativ gering beansprucht werden.)

Diese Veränderungen der Knochen entwickeln sich nicht am pathologischen Knochen, sondern bei gesunden Rekruten, bei Sportlern, die sich ohne Training überanstrengen.

Diese Verletzungen treten in den Knochengebieten auf, die vorübergehend oder dauernd von der Blutzirkulation abgeschnitten sind, sei es durch die funktionelle Beanspruchung oder durch traumatische Läsion einer Arterie. Zum Gefäßverschluß durch funktionelle Beanspruchung genügen lange Märsche mit Vollpackung, bei der Arbeit langes Halten eines schweren Werkzeuges in einer erzwungenen Stellung, lange Zeit ausgeführte gleichförmige Bewegungen. Bevorzugt sind also Handarbeiter, Soldaten, Sportler.

Die Ätiologie ist also traumatisch, die Pathogenie vaskulär im Sinne einer stenosierenden Verletzung oder eines vorübergehenden Verschlusses einer Arterie durch die Funktion (Trauma durch Funktion von BAETZNER).

Unter verschiedenen klinischen Bildern zeigt sich ein einheitlicher Prozeß im anatomisch-pathologischen Sinn. Bei allen diesen Krankheiten zeigt das histologische Geschehen eine primäre ossale (kortikale oder spongiöse) Erkrankung mit sekundärer Schwellung des Periosts. Primär ist eine herdförmige Nekrose in größerer oder geringerer Ausdehnung. Die periostale Reaktion auf diese primäre Nekrose ist die allgemein übliche (die einzig mögliche) Reaktion des Periostes in der Gestaltung des Knochens, nämlich die Neubildung auf dem Boden der Nekrose. Die Nekrose bedingt die Neubildung, den Ersatz. Der neugebildete Knochen zeigt alle Eigenschaften des jungen Knochengewebes mit osteoiden Rändern mit einem fibrösen, reich vaskularisierten Mark. Es ist verständlich, daß dieses kalkarme Gewebe mechanisch wenig widerstandsfähig ist und daß geringe Gewalteinwirkungen genügen, um eine Fraktur oder Fissur zu verursachen. Fraktur oder Fissur sind aber immer sekundär. Erst in der Folge entsteht das definitive Narbengewebe.

Zusammenfassend führt SÄGESSER aus: Die Ernährungsstörungen führen zu nekrotischen Herden einer speziellen Art. Der weitere Umbau dieser in ihrer Vitalität verminderten Knochen, bei denen die Destruktion die Regeneration überwiegt, verleiht der Krankheit eine sichtbare Gestalt. Die Osteozyten zeigen regelmäßig das Bild der Onkose, das bis jetzt von keinem Untersucher erwähnt wurde. Wir haben hier Bilder, analog denjenigen, die wir bei den Tierexperimenten beobachten konnten, bei denen aseptische, nicht frakturierende Traumen gesetzt wurden.

Die Onkose ist nicht nur allein traumatischen Ursprungs. Der Ausdruck Nekrobiose, der die zwei Worte vom Tod und vom Leben in sich vereinigt, will den Gedanken ausdrücken von isolierten Lebensvorgängen in einem lebenden Organismus, die sich abspielen in einem geschädigten Körperteil, in dem die Blutzirkulation aufgehört hat. Andere Schädigungen außer der Zirkulationsstörung fehlen. Der partielle aseptische Gewebstod ist die charakteristische Veränderung, die wir Osteochondrose genannt haben. Diese Nekrose zeigt feine Veränderungen der Osteozyten, die bis heute völlig vernachlässigt wurden. Das Studium der Osteozytenveränderungen, ein wichtiger Bestandteil der Knochenpathologie, ist ein völlig neues Gebiet. Die Veränderungen der Knochenzellen sind bei weitem nicht nur traumatischen Ursprungs. Die Wichtigkeit und die Häufigkeit der Veränderungen des lebenden Teils des Knochengewebes tritt in der Pathologie immer wieder in Erscheinung unter verschiedenen Umständen. MENTHA fand sie bei den endogenen, toxischen Osteopathien, wie sie beim Diabetes mellitus bei dekompensierter Azitose vorkommen. Auch hier gehen die Veränderungen der Osteozyten unter dem Bilde der herdförmigen Onkose einher. Man findet sie fern von den Gefäßen an den Stellen, an denen die Zirkulation am geringsten ist. Man weiß, daß die Gewebsazidose von Stase begleitet ist. Demnach hält MENTHA die Onkose für eine Manifestation der Azidose. MAJOR und BERNER fanden die Onkose bei hepatogener und nephrogener Osteopathie. ROSSELET fand auch Onkose bei exogenen toxischen Osteopathien der Toxikomanen. Auch hier war die Onkose an den Stellen nachweisbar, an denen schlechte Blutversorgung vorhanden ist. Morphium und Kokain wirken auf die Knochenzellen an den Stellen, an denen der Blutstrom nicht kräftig genug ist, um die toxischen Stoffe zu neutralisieren. ROSSELET erklärt bei der Morphium- und Kokainintoxikation die schädigende Wirkung auf die Knochenzellen auch durch Azidose, welche entsteht durch toxische Störung des Säuren-Basen-Gleichgewichtes in den Knochenzellen. DE SENARCLENS fand die Onkose auch bei den Osteopathien durch Fluorvergiftung. BIANCHI stellte sie fest bei Radionekrosen. Auch da zeigt sich die Schädigung primär an den Zellen. Im Bereich der Blutgefäße können die schädigenden Stoffe fortgeschafft werden, so daß auch hier die Onkose fern von den Gefäßen in Erscheinung tritt. JENTZER und MENTHA fanden bei Radiumnekrosen eine deutliche zytokaustische Wirkung, die besonders am Knochen deutlich wird. BADE, KÜNTSCHER und ZÖLLNER betonen, daß die Knochenzellen besonders empfindlich sind für Röntgenstrahlen, empfindlicher als die meisten anderen Körperzellen. Spontanfrakturen sind nicht selten nach intensiven Bestrahlungen. DADKALS beschreibt die Onkose bei der chronischen Form der SUDECK'schen Knochenatrophie und mißt ihr bei dem krankhaften Geschehen eine wichtige Rolle zu.

Es ist besonders interessant, die Herde von Mikronekrosen speziell zu finden bei allen möglichen Ernährungsstörungen des Knochens. Bei Arteriosklerose der Aorta abdominalis zeigte die histologische Untersuchung der Knochen im zirkulationsgeschädigten Gebiet deutliche Onkose. In leichten Fällen lokalisierten sich die onkotischen Herde an den Stellen der schlechtesten Zirkulation, während die Knochenlamellen um die HAVERS'schen Kanälchen noch lebende Osteozyten beherbergten. Bei den schweren Formen der Arteriosklerose wird die ganze Cortica nekrotisch. Diese Nekrosen stellten auch BURCKHARDT und MÜLLER fest. Auch diese Autoren fanden in der Knochengrundsubstanz der nekrotischen Herde spezielle Strukturveränderungen. Auch bei gewissen chronischen Infektionen der Knochen, wie bei der chronischen Osteomyelitis des Oberkiefers, spielt die Onkose eine wichtige Rolle. ASKANAZY stellte zahlreiche onkotische Herde fest bei den Knochenmetastasen maligner Tumoren. Die Nekrose ist gebunden an das Versorgungsgebiet von Kapillaren, die durch neoplastische Thromben verlegt sind. Der onkotische Knochen ist also nicht nur ein Stück toten Knochens, das seine mechanische Funktion erfüllt und dessen einzige mikroskopische Veränderung das Verschwinden der Osteozyten darstellt. Es vollziehen sich in seinem Bereiche vielmehr wichtige biologische Phänomene, die zu einer osteozytären Osteolyse führen.

Nach unseren neuen Anschauungen über das Wesen der aseptischen Ost eonekrosen gehören diese in die große Gruppe der Überlastungsschäden. Es erscheint mir deshalb von größter Wichtigkeit, das Wesen der Überlastung des Knochensystems soweit als möglich klarzustellen. Ich erlaube mir zu diesem Zwecke ausführlich auf eine Arbeit von RUTISHAUSER einzugehen, welche sich mit der Histologie und der Pathologie dieser Affektionen auseinandersetzt. RUTISHAUSER hat in einer Serie von Tierexperimenten die Überlastung des gesunden Knochens eingehend studiert. Er resezierte bei Hunden ein Stück des normalen Radius und ließ die Versuchstiere auf ihrer Ulna allein herumgehen. Er stellte dabei die folgenden Beobachtungen an:

Die Überlastung und die Traumatisierung der Knochen werden durch mechanische Ursachen ausgelöst. Sie haben also die gleiche Ätiologie, hingegen nicht die gleiche Pathologie.

Bei den mechanischen Läsionen des Knochens unterscheidet RUTISHAUSER die direkte traumatische Schädigung (Trauma) und die indirekte (Überlastung).

Die Ursache der direkten Schädigung ist exogen, der indirekten endogen durch Kompression eines Knochens gegen den andern oder durch übermäßigen Muskelzug. Die Krafteinwirkung tritt bei der direkten Gewalt an der Stelle der Applikation in Erscheinung, bei der indirekten Gewalteinwirkung an den Spannungsspitzen. Übertrifft das Trauma die Widerstandskraft des Knochens, so entsteht die direkte Fraktur. Bleibt die Kraft des Traumas unter der Widerstandskraft des Knochens, so entsteht eine lokale Osteonekrose, der sich eine posttraumatische Osteopathie anschließt als Folge der traumatischen Schädigung der Osteozyten. Beim indirekten Trauma erfolgt eine dauernde Überlastung des Knochens, die als Ermüdung des Knochenmaterials des ganzen Knochens als Organ bezeichnet werden kann. Übertrifft die Wucht des indirekten Traumas die Grenzen der Widerstandsfähigkeit der Osteozyten, so entsteht eine Osteonekrose, die bei Weiterdauern der indirekten Gewalteinwirkung zur schleichenden Fraktur führt oder zur Entstehung einer Umbauzone. Bleibt die Wucht der indirekten Gewalteinwirkung unterhalb der Grenze der Widerstandskraft der Osteozyten, so entsteht die Knochenhypertrophie.

Die indirekte Gewalteinwirkung, also die Überlastung, kann verschiedene Intensitätsgrade erreichen.

Bei hochgradiger intensiver Überlastung entsteht die sofortige Fraktur, die innerhalb 24 Stunden in Erscheinung tritt. Hier erfolgt eine Krafteinwirkung, welche die Grenze der mechanischen Widerstandskraft des Knochens erreicht.

Die schleichende oder Ermüdungsfraktur tritt am 4.—11. Tage der indirekten dauernden Gewalteinwirkung auf. Die Wucht der einzelnen Gewalteinwirkung bleibt unter der Grenze der mechanischen Widerstandskraft des Knochens.

Die Umbauzone oder die pathologische Hypertrophie des Knochens tritt bei der dauernden Einwirkung der indirekten Traumatisierung innerhalb 5—6 Wochen auf. Tritt hier eine eigentliche Fraktur ein, so handelt es sich dabei um ein sekundäres Ereignis.

Die schleichende Fraktur zeigt im Röntgenbild einen Querbruch ohne Splitterung, der am Orte der Spannungsspitze des Knochens sitzt. Mikroskopisch findet man bei der schleichenden Fraktur die Zeichen der Osteonekrose. Man sieht herdförmige Nekrosestellen längs in der Cortica der Diaphyse im Bereiche der Spannungsspitze. Die einfache Nekrose ist dadurch gekennzeichnet, daß die Osteozytenkerne nicht mehr färbbar sind. Beim degenerativen Typus der herdförmigen Nekrose tritt die Onkose in Erscheinung (v. RECKLINGHAUSEN). Bei der Onkose schwellen die Osteozyten an. Ihre Kerne verlieren nach und nach die Färbbarkeit. Zudem treten Veränderungen in der Grundsubstanz auf.

Als weitere Erscheinung findet man die Osteophytose. Osteophyten bilden sich am Periost und am Endost längst dem Frakturherd. Auf dem gesunden Knochen treten osteoide Auflagerungen auf. Das Osteoid bildet Bälklein, die sich frei verästeln im Knochenmark und unter dem Periost. Die Verästelungen anastomisieren gegenseitig.

In den Maschen der osteoiden Bälklein entsteht ein sehr zellenreiches Markgewebe. Am Rande der Osteoidbälklein sitzt eine Osteoblastenschicht. Die Osteoidbildung erstreckt sich auf größere Bezirke des gesunden Knochens und nicht nur auf die nekrotischen Teile. Gefäßveränderungen fehlen.

Pathologische Hypertrophie mit Umwandlungen in Umbauzonen: Im Röntgenbild findet man bei diesem Prozeß eine quere Aufhellungszone, welche den Knochen oft nur teilweise durchsetzt. Das mikroskopische Bild zeigt in der Nachbarschaft der Umbauzone eine schwere Osteosklerose. In diesem Gebiet sind die Knochenbälklein verdickt. Die Markräume sind verschmälert, stellenweise völlig obliteriert durch neugebildeten Knochen. Die Überlastung hat also hier eine Knochenneubildung erzeugt. In diesem sklerotischen Knochen findet man osteonekrotische Herde, die um so dichter stehen, je näher man zur Umbauzone kommt. Die Umbauzone selber enthält keinen lebenden Knochen mehr. Sie bildet ein quer im Knochen verlaufendes Band, indem die Knochenstruktur verlorengegangen ist. Die Umbauzone besteht aus einer externen, fibrösen Partie, in der der Knochen durch fibröses Gewebe ersetzt ist. In der tieferen knöchernen Partie der Umbauzone ist der Knochen angenagt durch zahlreiche fibrokapilläre Kanälchen. RUTISHAUSER nennt diese Partie die mikrospongiöse Zone. Diese ist scharf abgegrenzt gegen den sklerotischen Knochen mit einer honrizontalen Grenze. Die Mikrospongiose entstand durch Resorption des sklerotischen oder des kompakten Knochens durch fibrokapilläre Zerstörung. Die Resorption wird nicht kompensiert durch eine entsprechende Apposition. Es bildet sich als Anfang einer Regeneration wohl osteoides Gewebe. Dieses hat aber keine Tendenz zur Verkalkung. Der größte Teil des resorbierten Knochens wird ersetzt durch zellreiches Bindegewebe. Darin sind einzelne Inseln von chondroidem Gewebe. Der Resorption durch Mikrospongiosierung folgt also eine fibröse Substitution. Außen ist die Umbauzone begrenzt durch eine fibröse Gewebsschicht, die übergeht ins Periost. Das mesenchymale fibröse Gewebe der Umbauzone enthält stellenweise osteoides und chondroides Gewebe. Aus dem sklerotischen Knochen entsteht also durch Spongiosierung und fibröse Substitution die Umbauzone. Das angrenzende Knochengewebe enthält große nekrotische Bezirke. Auch diese nekrotischen Teile werden angenagt von Kanälchen aus, welche resorbierendes fibro-kapillares Gewebe enthalten. In den Randpartien der Umbauzone sieht man Mikrofissuren, die entstanden sind durch die mechanische Überlastung, durch sogenannte Mikrotraumen. Die Mikrofissuren entstehen am Ort des geringsten mechanischen Widerstandes. Von hier aus wird letzten Endes die durchgehende Fraktur ausgehen.

Einfache Hypertrophie durch Anpassung kommt zustande durch relativ geringe Überlastung. An Stelle der Spannungsspitze entsteht eine spindelförmige Knochenverdickung. Die Knochenstruktur im Röntgenbild wird flau. Die Hypertrophie entsteht in 3 Entwicklungsphasen. 1. bildet sich eine Osteosklerose; 2. wird die Sklerose porosiert durch osteoklastische Resorption; 3. bilden sich neue Knochenappositionen, die zu den stabilen Verhältnissen überleiten. Bei der Hypertrophie entstehen keine Nekrosen, auch keine Osteophyten. Die Sklerose bildet sich durch Verbreiterung der Trabekel und Ausfüllung der HAVERS'schen Kanälchen durch lamellären Knochen. Man findet kein Anzeichen von Mikrospongiose mit fibroosteoider Substitution. Es handelt sich also nicht um einen pathologischen Umbau, sondern um einen vermehrten physiologischen Umbau.

Aus den beschriebenen Tatsachen lassen sich die folgenden Schlüsse ziehen: Bei der schleichenden Fraktur oder dem Ermüdungsbruch frakturiert die einzelne Gewalteinwirkung den Knochen nicht. Durch die ständige Wiederholung der mechanischen Einwirkung sinkt die Grenze der mechanischen Widerstandskraft des Knochens nach und nach ab. Der Knochen „ermüdet". Es bestehen hier Analogien zur Ermüdung des anorganischen Materials. Bei den Metallen beobachtet man unter analogen Verhältnissen eine progressive Deformation der elementaren Kristalle. Der Knochen ist nicht aus Kristallen gebaut wie die Metalle. Man kann deshalb die Verhältnisse der Metalle nicht einfach auf den Knochen übertragen. Hingegen muß sich die Ermüdung im Knochen ähnlich auswirken. Neben der physikalischen Ermüdung gibt es im Knochen noch eine biologische.

Beim Eintritt einer schleichenden Fraktur entstehen an den Spannungsspitzen Nekrosen. In Verbindung mit den Osteonekrosen tritt Osteolyse auf. Dieser folgt eine beginnende Osteophytose und eine Bildung osteoiden Gewebes. Die Fraktur tritt aber ein, bevor die Osteophyten und die osteoiden Bildungen verkalken können.

Analoge Vorgänge treten auf bei Knochenplastiken.

Bei der pathologischen Hypertrophie mit Ausbildung einer Umbauzone verursacht die Überlastung Osteonekrosen. Der Knochen übersteht die Phase, ohne zu brechen. Der Nekrose folgt die Osteophytenbildung. Die Osteophyten verkalken nun. Damit bildet sich die Osteosklerose. Diese sklerotischen Knochenteile sind aber pathologisch, denn sie enthalten Nekrosen. Die Hypertrophie ist pathologisch, unstabil. Die nekrotischen Knochenteile unterliegen einem herdförmigen Resorptionsprozeß. Dadurch entsteht die Mikrospongiose. Der Knochen wird resorbiert durch ein feines Netz von Kanälchen, welche fibrovaskuläres Mark enthalten. Hält die Überlastung an, so wird das resorbierte Knochengewebe nicht durch definitiven Knochen ersetzt, sondern durch mesenchymales Gewebe mit geringer Differenzierung (osteoides Gewebe, Fibroosteoid und Fibrochondroid). Schließlich wird die hypertrophische Diaphyse quer durchsetzt durch ein fibroosteoides Band. In dieser geschwächten Zone kann eine Fraktur eintreten. Die

Umbauzone ist aber kein fibröser Kallus einer Fraktur. Es besteht eine genaue morphologische, radiologische und pathologisch-anatomische Übereinstimmung dieser experimentell erzeugten Umbauzone mit derjenigen, die LOOSER beschrieben hat im osteomalazischen Knochen.

Die einfache Knochenhypertrophie erzeugt einen allgemeinen Umbau, der zu einer Verdickung der Diaphyse führt mit sekundärer Erweiterung des Markkanals. Nekrosen fehlen vollständig, deshalb fehlt auch immer Mikrospongiosierung. Es handelt sich um eine angepaßte Steigerung der physiologischen Resorptions- und Appositionsvorgänge, die zur Stabilisierung im hypertrophischen Knochen führt.

Die schleichende Fraktur und die Umbauzone enden beide in einer pathologischen Fraktur. Bei der schleichenden Fraktur tritt der Bruch überraschend auf. Es bestehen bilogische Vorgänge regressiver (Osteonekrose) und progressiver (Osteophytose, Osteoidbildung) Art. Die nebenher verlaufenden physikalischen Vorgänge, die sich in der Ermüdung des anorganischen Anteils des Knochengewebes ausdrücken, können wir nicht genau erfassen.

Bei der pathologischen Hypertrophie sieht man deutlich, daß die Fraktur vorbereitet wird. Die Entwicklung braucht längere Zeit. Außer der regressiven Vorgänge (Osteonekrose) sind die progressiven Vorgänge, die sich im Gewebsaufbau äußern, stärker als bei der schleichenden Fraktur (Hypertrophie, Mikrospongiose, fibröse Substitution). Der Prozeß ist radiologisch darstellbar.

Zusammengefaßt läßt sich sagen, daß die pathologische Fraktur durch Überlastung zustande kommt. Der akute Typ der pathologischen Fraktur entsteht auf dem Boden einer Nekrobiose der Osteozyten und physikalischen Ermüdung der interstitiellen Knochensubstanz. Der chronische Typ der pathologischen Fraktur entsteht auf dem Boden eines Gewebsumbaus.

Die Knochennekrose wird hervorgerufen durch die Überlastung, sie wird begleitet von einer Osteolyse.

Die Lokalisationen der aseptischen Osteonekrosen

Auf das Vorkommen der aseptischen Osteonekrosen und auf ihre modernen Fragestellungen wurde in der medizinischen Literatur von König hingewiesen. Es seien im folgenden einige wichtige Daten in der Geschichte dieser Krankheit festgehalten.

Die ersten Publikationen über die Osteochondritis dissecans beschäftigen sich vorwiegend mit der Osteochondritis am Condylus med. femoris und am Humerusköpfchen. 1903 beschrieben Schlatter und Osgood die Osteochondritis dissecans der Tuberositas tibiae. 1908 berichtete Köhler über die osteochondritische Erkrankung des Naviculare am Fuß (Köhler I), 1910 veröffentlichte Kienböck seine Arbeit über die Lunatummalazie. Ebenfalls 1910 beschrieb Perthes die Osteochondritis deformans juvenilis coxae. 1916 publizierte Thiemann die Erkrankung der Fingerphalangen. 1920 prägte Scheuermann den Begriff der Krankheit der Kyphoskoliosis juvenilis. 1920 fand Köhler die Krankheit des Metatarsalköpfchens II (Köhler II). 1923 beschrieb van Neck die Osteochondritis ischio pubica. 1924 fand Friedrich die Erkrankung des sternalen Claviculaendes. 1925 wurde die Vertebra plana durch Calvé gefunden. Die Beschreibung der Erkrankung der Cunei formia erfolgte 1925, des Radiusköpfchens 1931, des Olecranon 1933 usw. Außer den genannten Erkrankungsstellen wurden folgende Lokalisationen beschrieben: Humeruskopf, Acromion, Processus coracoideus der Skapula, Epicondylus internus humeri, Crista iliaca, Tuber ischii, Femurkopf, Femurepiphyse, Acetabulum, großer und kleiner Trochanter, Patella, oberes und unteres Ende der Tribia, unteres Ende der Fibula, Talus, Calcaneus, Metatasarlköpfchen 1—5. Basis Metatarsus 5, Basis der anderen Metatarsalia, Sesambeine, überzählige Fußwurzelknochen. Naviculare der Hand. Capitatum, Metacarpalköpfchen, 2—5, os pisiforme.

Die Erkrankung ist nicht allzuhäufig. Statistisch wurden unter 95000 Patienten 20 sichere Fälle von Osteonekrosen gefunden. Nach Brikey wird die Lokalisation im Kniegelenk in 85% festgestellt. Das Krankheitsbild fand von Anfang an bis heute ständig lebhaftes wissenschaftliches Interesse. Nach Santelmann erfolgten in den Jahren von 1917—1937 ungefähr 900 Publikationen über dieses Thema.

Aus der Literatur geht hervor, daß die verschiedenen Lokalisationen an bestimmte Altersstufen gebunden sind.

Köhler I (Naviculare pedis), 5.—10. Jahr.
Köhler II (Metatarsalköpfchen), 10.—18. Jahr.
Capitulum humeri (Ellbogen), 7.—12. Jahr.
Caput humeri (Schulter), 3.—8. Jahr.
Coxa vara, 2.—11. Jahr.

Hüftgelenk

Die Perthes-Legg-Calvé'sche Krankheit

Die PERTHES'sche Krankheit ist eine Erkrankung der Schenkelkopfepiphyse, die auf aseptische Osteonekrose zurückzuführen ist. Sie befällt Kinder im Alter von 3–16 Jahren. In 72% betrifft sie das 4.–9. Lebensjahr (EYRE-BROOK). Eine PERTHES'sche Krankheit kann nur bei offener Epiphysenfuge auftreten. Bei lange offenbleibender Epiphysenfuge kann sich ein Perthes auch noch im vorgerückten Alter entwickeln. (HERZOG erwähnt den Fall eines 42jährigen dyszerebralen Zwergs.)

Der Krankheit wurden verschiedene Namen zugelegt. PERTHES selbst nannte sie die Osteochondritis dissecans juvenilis coxae. WALDENSTRÖM belegte sie mit dem Namen Coxa plana. FERGUSON und HOWARTH schlagen den Namen Coxa magna vor und fassen darunter als ein Krankheitsbild zusammen: Perthes, Coxa vara epiphysarea und Osteochondritis dissecans. Die Nachwelt präzisierte sie mit den Eigennamen der ersten Beschreiber: PERTHES, LEGG, CALVÉ.

Über die ersten Beobachtungen der Krankheit sehen wir in der Literatur folgendes: Im März 1909 beschrieb WALDENSTRÖM die Krankheit als benigne Collumtuberkulose. Im Juni 1909 hat LEGG in Boston 5 Fälle dieser Krankheit beschrieben. Nach seiner Beschreibung wurde aber das Leiden nicht als selbständige Krankheit anerkannt. Im Juli 1909 hat SOURDAT einige Fälle als Coxa vara dargestellt. Im Juli 1910 beschrieb CALVÉ 10 Fälle als Pseudocoxalgien. Im Oktober 1910 publizierte PERTHES die Krankheit unter dem Namen der Arthritis deformans juvenilis. 1913 entstand von PERTHES die erste zusammenfassende Arbeit. Er prägte auch den Namen Osteochondritis deformans juvenilis coxae.

Das klinische Bild: Die Erkrankung befällt gesunde Kinder. Im Beginn klagen sie über Ermüdung eines Beines, über Schmerzen im Hüftgelenk oder im Oberschenkel, oft auch zuerst nur im Kniegelenk. Die Schmerzen verschwinden in der Ruhe und treten beim Gehen wieder auf. Bald zeigt die Untersuchung eine leichte Hemmung der Abduktionsfähigkeit, ferner eine Muskelatrophie des Oberschenkels. Später werden die Beschwerden größer, auch nimmt die Bewegungseinschränkung des Hüftgelenkes zu. Auch die Beugefähigkeit und die Rotationsbeweglichkeit leiden. Eine Verkürzung bleibt in kleinen Grenzen. Sie überschreitet kaum 1 cm (Abb. 1 u. 2).

Die Röntgenaufnahmen des Hüftgelenkes zeigen am Anfang einen normalen Befund. Es ist wichtig zu bedenken, daß die klinischen Symptome vor den röntgenologischen in Erscheinung treten. Bald jedoch stellen sich auch röntgenologisch sichtbare Veränderungen ein. Als eines der wesentlichsten Frühsymptome wird eine Vergrößerung des Abstandes des Hüftgelenkkopfes vom Pfannenboden beschrieben (WALDENSTRÖM). Als erste Knochenveränderung gibt WALDENSTRÖM eine geringe Abflachung des oberen, vorderen Teils des Schenkelkopfes an, die zuerst sichtbar wird in Lauensteinlage (Beugungsabduktionsstellung). Bald wird eine Abflachung der ganzen Kopfepiphyse sichtbar. Ihre Struktur wird unregelmäßig, fleckweise tritt eine Verdichtung derselben auf. PERTHES beschreibt schon 1913 im Röntgenbild:

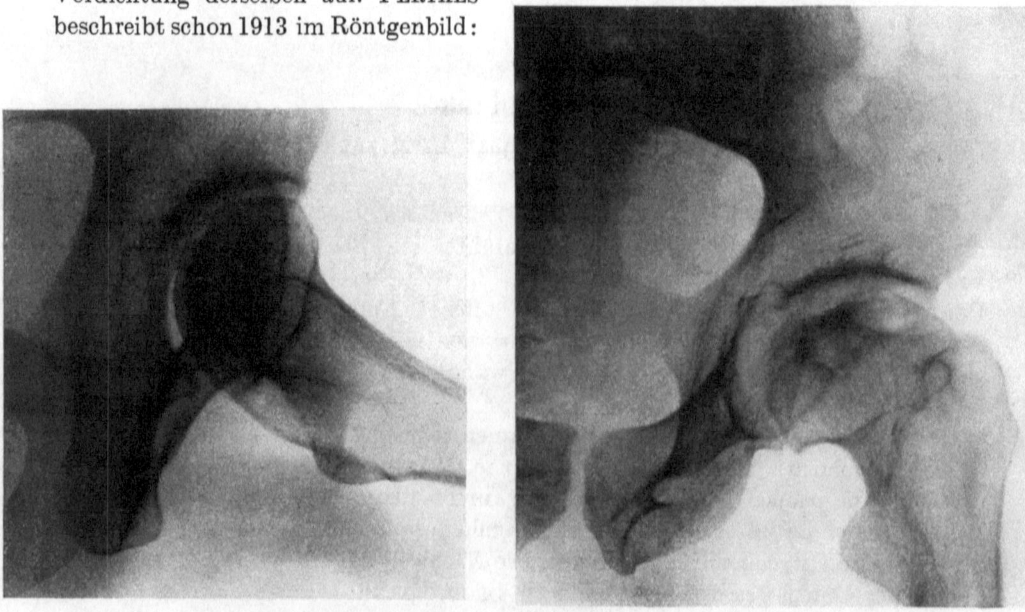

Abb. 1 u. 2. B. I. PERTHES'sche Krankheit mit Entrundung des Kopfes und fleckförmiger Osteoporose und Sklerose im a. p. und seitlichen Bild

Inselförmig gelagerte oft konfluierende Aufhellungsherde im Femurkopf und -hals, die sich als primär entstandene Nekrosen zeigen. Eine Strukturveränderung kann auch auf die Metaphyse des Schenkelhalses übergreifen. An dieser Stelle vorwiegend als Aufhellung (Abb. 3, 4 u. 5).

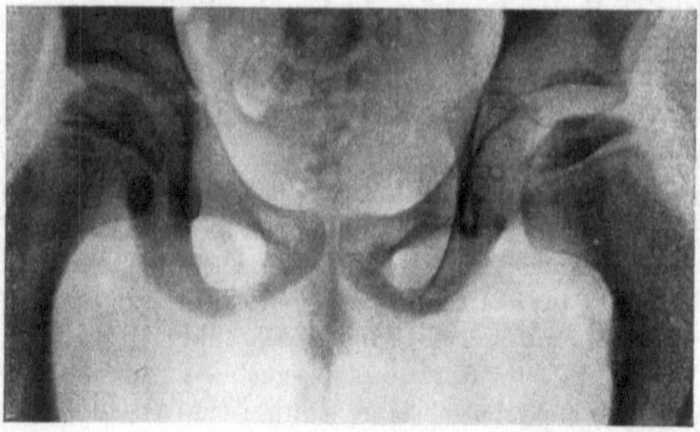

Abb. 3. O. A. PERTHES'sche Krankheit.
Aufnahme vom 19. 6. 1942: Die Kopfepiphyse ist abgeflacht, entrundet, unhomogen. Girlandenförmige Aufhellungen und Verdichtungen in der Metaphyse. (Osteochondritis der gegenseitigen Synchondrosis ischiapubica)

MÜLLER und LOEPP beschreiben umschriebene Aufhellungen, die anfänglich in der Nähe der Epiphysenfuge liegen. Später wachsen sie in den Schenkelhals ein und entfernen sich damit von der Epiphysenfuge. Mit der Zeit werden sie wieder von normalen Knochen ausgefüllt und verschwinden wieder.

Nach und nach schreitet die Abflachung der Epiphyse des Kopfes weiter unter zunehmender Verdichtung der Struktur. Im Schenkelkopf treten hellere verwaschene Flecken auf. Schließlich kann ein eigentlicher Zerfall des Kopfes folgen, der sich anzeigt als eine Segmentierung und bis zur Fragmentierung fortschreitet. Der ehemalig gerade Verlauf der Epiphysenlinie wird unregelmäßig. Der Schenkelhals verbreitert sich. Die Struktur der Metaphyse kann weiterhin verändert werden durch die Bildung scharf umschriebener, rundlicher Aufhellungen, die an Zysten erinnern. Ähnliche Bildungen sieht man auch im Kopf auftreten. Im weiteren Verlauf kann man oft auch das Zusammensinken solcher zystenartiger Aufhellungen beobachten. Nach und nach hat sich die Form des Schenkelkopfes durch die beschriebenen Vorgänge weitgehend verändert. Im weiteren Verlauf machen sich dann Heilungsvorgänge bemerkbar im Auftreten einer Homogenisierung der Struktur. Durch fortschreitenden Umbau wird der ganze Kopf wieder eingenommen von einem gleichmäßigen Knochengewebe. Die endgültige Form des Kopfes resultiert aus der knöchernen Fixierung der durch die Destruktionen entstandenen Formveränderungen. Der endgültige Kopf ist meist abgeflacht, oft einseitig, oft gleichmäßig. Es resultieren pilz-, kappen-, puffer-, walzenförmige Köpfe. Der Gelenkspalt bleibt meist breit. In den Spätstadien sieht man in zunehmendem Maße arthrotische Randwulstbildungen auftreten.

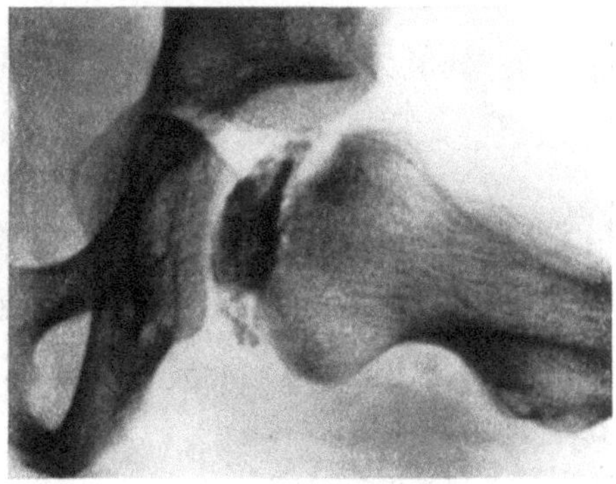

Abb. 4. O. A. PERTHES'sche Krankheit. 5. 2. 1943: Zerklüftung, Osteoporose und Osteosklerose der Kopfepiphyse. Unregelmäßige Epiphysenfuge

Man kann mit KARGUS die PERTHES'sche Krankheit in ihrem Verlauf in 4 Stadien einteilen.

1. Stadium der Kompression mit Abflachung und Verbreiterung des Kopfes.
2. Stadium der Resorption mit Schwund, Osteoporose und Aufhellung des Kopfes.
3. Stadium der Fragmentation.
4. Stadium der Wiederherstellung der knöchernen Struktur des Kopfes.

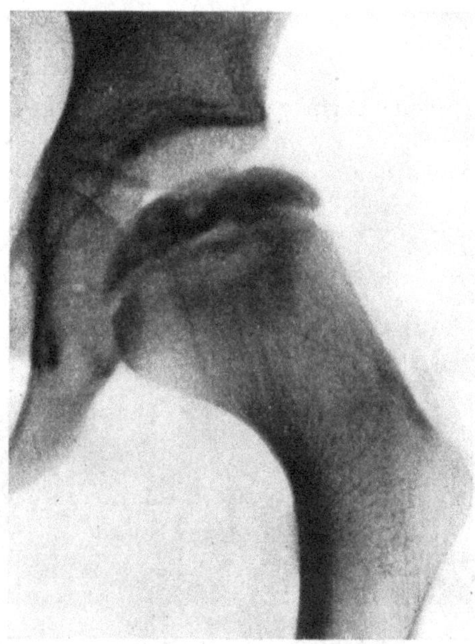

Abb. 5. O. A. PERTHES'sche Krankheit. 18. 2. 1944: PERTHES'sche Krankheit in Heilung. Die Struktur der Kopfepiphyse ist wieder regelmäßig. Größere osteoporotische und osteosklerotische Zonen der Metaphyse

GILL kommt nach seinen Studien zur Auffassung, daß die PERTHES'sche Krankheit zyclisch verlaufe. Er unterscheidet:

1. Phase: Degenerative Veränderungen (Dauer $1^1/_2$ Jahre).
2. Phase: Regeneration (Dauer 2—3 Jahre).

Nach seiner Auffassung beginnt die aseptische Nekrose immer in der Metaphyse des Schenkelhalses. Erst auf die Ausbreitung des Prozesses in der Metaphyse folgen entsprechende Veränderungen im Kopf. Auch die Regeneration, die Heilung beginne in der Metaphyse, dort, wo die Nekrose begann. Die Pfannenveränderungen folgen denjenigen des Kopfes. Die bandförmige Nekrose der Metaphyse kommt nicht nur bei PERTHES vor, sondern auch bei der Epiphysiolyse.

Bald stellen sich neben den Kopf- auch Pfannenveränderungen ein. Fleckförmige Verdichtungen und Aufhellungen können als Ausdruck einer Strukturveränderung auch in der Pfanne auftreten. Sekundär flacht sich die Pfanne ab und paßt sich der veränderten Form des Kopfes an.

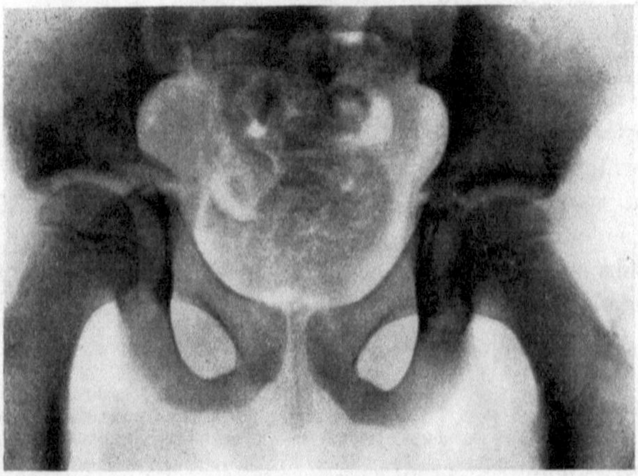

Abb. 6. M. E. Pfannenperthes. Form und Strukturveränderung der Synchondrosis ileo-ischiadica

Ausgesprochene Veränderungen an der Gelenkpfanne sollen in mehr als ¾ der Fälle auftreten. In der Literatur wird hervorgehoben, daß es auch Fälle von Perthes gebe, bei denen nur Veränderungen an der Pfanne auftreten, während der Kopf unbeteiligt bleibe (Pfannenperthes von GAUGELE). GAUGELE beschreibt: Abflachungen der lateralen Dachpartie, womit die Pfannenform verändert werde zur „halben Zitrone" an Stelle der normalen „halben Orange". Damit gebraucht er einen Ausdruck von CALVÉ, der in der „halben Zitronenform" eines seiner Subluxationszeichen sieht (Abb. 6 u. 7).

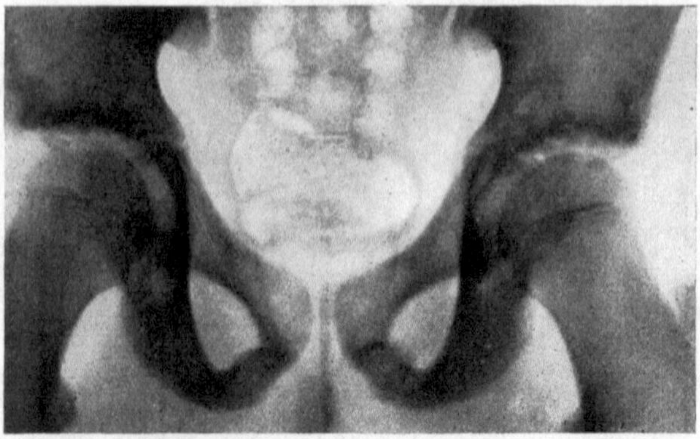

Abb. 7. T. E. PERTHES'sche Erkrankung der Hüftgelenkpfanne auf beiden Seiten. Die Strukturveränderung zeigt sich in wolkigem, unhomogenem Bau nicht nur des Pfannenbodens, sondern auch der Synchondrose zwischen Darm und Sitzbein

KARGUS stellt fest, daß bei der PERTHES'schen Krankheit meist Wachstumszonen einbezogen seien, so sei häufig der obere Teil des Schenkelhalses mitbeteiligt und sehr oft auch die Ossifikationszone der Hüftpfanne. Die Deutung der Röntgenbefunde der Pfanne ist wesentlich schwieriger als diejenige der Befunde des Schenkelkopfes. Man sieht an der Pfanne Veränderungen der Form speziell am Pfannendach. Die Dachlinie ist unregelmäßig zerrissen, gezackt ausgefranst. Es wird aber z. B. von KÖHLER betont, daß auch bei normalen, kindlichen Hüften, im Alter von 7—12 Jahren der obere Pfannenrand unregelmäßig geformt ist. Beim Perthes sieht man aber auch

Änderungen der Strukturzeichnung. Es treten Aufhellungen, Verdichtungen, wolkige Trübungen auf mit diffuser Osteoporose. Daneben auch scharf begrenzte helle Flecken, die aussehen wie Zysten. Oft kann man auch Destruktionen sehen im Pfannenboden.

Als Folge der Strukturveränderungen können auch Formveränderungen auftreten, wie Abflachung, Entrundung, Steilstellung des Daches. Abflachung nur des lat. Pfannenwinkels, so daß der Kopf nur mehr teilweise von der Pfanne umfaßt wird. Es kommt damit zur Subluxationsstellung, was in $^{1}/_{5}$ der Fälle auftreten soll. (Nach CALVÉ ist die PERTHES'sche Krankheit die Folge einer primären Subluxation.) Meist folgen die Pfannenveränderungen den Kopfveränderungen nach. Selten findet man auch Fälle, bei denen der Prozeß an der Pfanne beginnt. Die Schwere und Ausdehnung der Veränderungen an Kopf und Pfanne sind voneinander unabhängig. Deshalb ist die PERTHES'sche Krankheit nicht nur eine Erkrankung des oberen Femurendes, sondern sämtlicher am Hüftgelenk beteiligten Knochen (KARGUS). MÜLLER berichtet von einem Hüftgelenk, das röntgenologisch 5 Jahre lang vor Ausbruch der PERTHES'schen Krankheit beobachtet werden konnte, und bei dem kurz vor der Erkrankung Umbauvorgänge in der Pfanne wahrgenommen werden konnten, im Sinne einer Abflachung der Pfanne mit Strukturveränderungen. Die Pfannenveränderungen sind nach MÜLLER ein prämonitorisches Symptom oder eine Begleiterscheinung des Perthes.

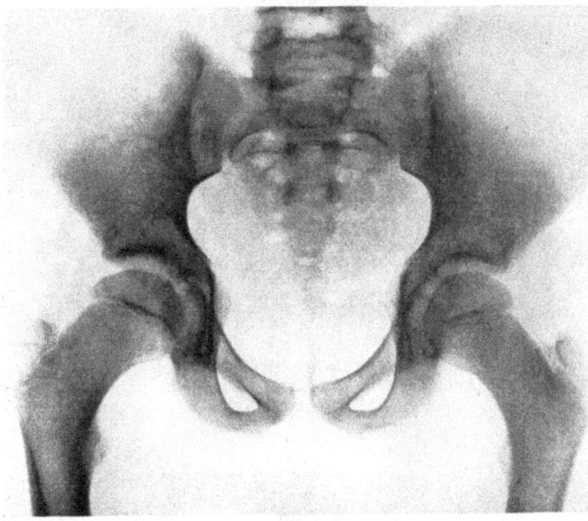

Abb. 8. B. P. PERTHES'sche Krankheit.
1. 5. 1947. Rechtes Hüftgelenk zeigt Verschmälerung der Kopfepiphyse. Leichte Abflachung und Endrundung des Kopfes in der lateralen Partie. Hier besteht Aufhellung und teilweise Skleorse ihrer Struktur

Verlauf: Die PERTHES'sche Krankheit kann alle die genannten Stadien durchlaufen und endlich mit völliger knöcherner Restitution ausheilen. Die Krankheit kann aber auch in jedem Stadium zum Stillstand und zur Ausheilung kommen, so daß man bei Untersuchungen von Erwachsenen immer wieder auf kleinste und etwas gröbere Formveränderungen des Hüftgelenkes stößt, die man als Restfolgen von durchgemachter leichter PERTHES'scher Krankheit ansprechen muß.

SPRINGER macht auf Übergangs- oder Mischformen zur eigentlichen aseptischen Schenkelhalsnekrose aufmerksam. Die Erweichungs- oder Umbauzone des Schenkelkopfes reicht tief bis in den Schenkelhals hinein. Durch die Belastung kann die Kopfepiphyse in den erweichten Schenkelhals hineingedrückt werden. Es entsteht ein plumper, niedriger, verbreiterter Kopf auf einem verkürzten Hals. Nach Abschluß der Deformierung werden diese Fälle oft als Coxa vara infantum taxiert.

Die *Prognose* für das Leben der Patienten ist gut. Auch die Hüfterkrankung kommt immer zur Heilung. Aber die Formveränderung des Kopfes wird knöchern fixiert und verursacht Bewegungsbehinderungen, Schmerzen und zunehmende Arthrosis deformans.

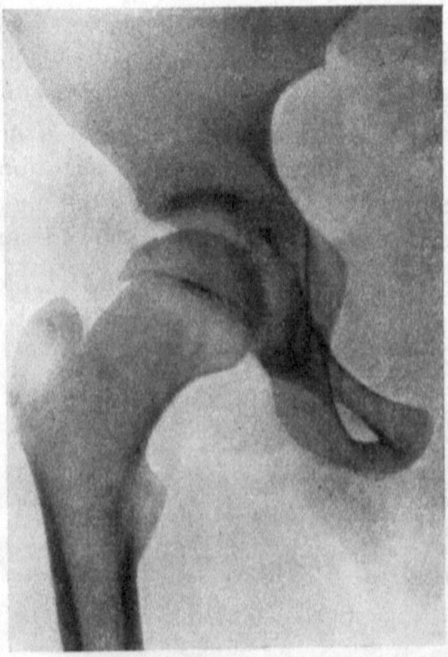

Abb. 9. B. P. PERTHES'sche Krankheit. 16. 6. 1947. Zunahme der Strukturveränderungen. Plumpe Verbreiterung des Oberschenkelhalses

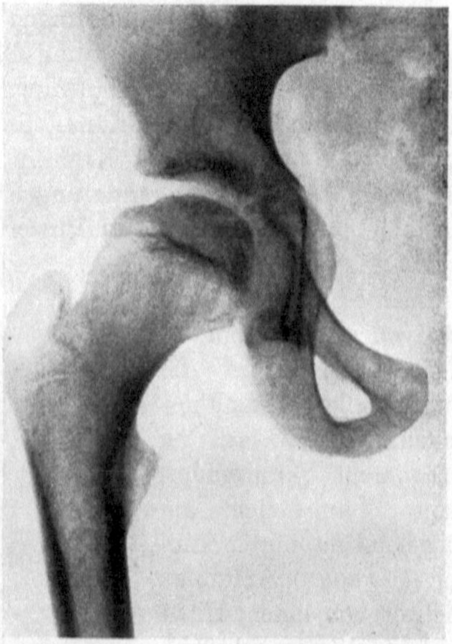

Abb. 10. B. P. PERTHES'sche Krankheit. 19. 8. 1947. Aufhellungen und Verdichtungen in der ganzen Kopfepiphyse. Osteoporose des Halses

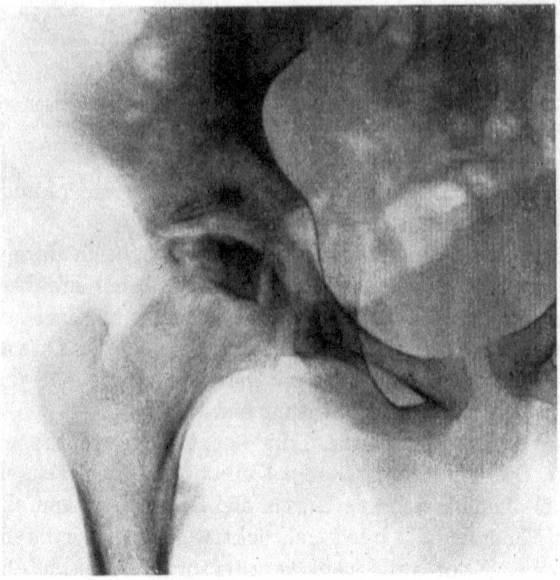

Abb. 11. B. P. PERTHES'sche Krankheit. 17. 2. 1948. Beginnende Fragmentierung der Kopfepiphyse

Leichte Fälle von Perthes, die schon bald zur Heilung kamen, verlaufen oft im Pubertätsalter völlig symptomlos, unbemerkt. Auch diese leichten Formen führen wie die schweren zu einer frühzeitigen progressiven Coxarthrosis deformans, worauf in neuester Zeit BROCHER hinweist. Sie können dadurch zu Invalidität Veranlassung geben.

Die *Heilungsdauer* bis zur endgültigen, restaurierten Kopfform wird festgestellt von PERTHES auf 4½ Jahre, von ZANEOLI auf 3—4 Jahre und von FERGUSON auf 4—7 Jahre (Abb. 11, 12 u. 13).

Die *Pathologie* der PERTHES'schen Krankheit ist noch immer umstritten. Die Deutung der histologischen Befunde ist noch immer nicht einheitlich. NAGURA und BURCKHARDT finden subchondrale Frakturen mit Bildung von Knorpelkallus. Die sorgfältigen Untersuchungen aus der Genfer Schule weisen nach, daß es sich um primäre, aseptische Knochennekrosen handelt, die zu Knochenresorption und Knochenneubildung Veranlassung geben. Während der Knochenresorption und Knochenneubildung ist der Knochen wenig widerstandsfähig und erleidet Einbrüche und Deformierungen. Durch erneute Resorption und erneuten knöchernen Umbau erreicht der Knochen seine endgültige Form und wieder normal knöcherne Struktur.

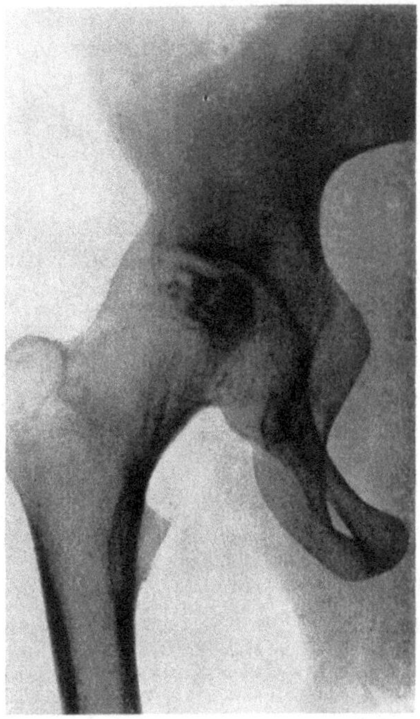

Abb. 12. B. P. PERTHES'sche Krankheit. 7. 7. 1948. Beginnender Wiederaufbau des Kopfes

Noch weiter gehen die Ansichten über die *Pathogenese*, die Ursachen der histologischen Veränderungen auseinander. Die rein traumatische. Genese wird vom großen Teil der Autoren abgelehnt. In jüngster Zeit haben sich aber wieder gewichtige Stimmen (BURCKHARDT) für die rein traumatische Entstehung eingesetzt. Sehr zahlreich sind die Autoren, welche das Leiden auf angeborene Widerstandsschwäche der Knochen oder auf Störungen der enchondralen Vorstadien der Knochen oder der enchondralen Ossifikation zurückführen wollen, oder auf familiäre, vererbte Störungen der Knochenbildung oder auf endokrine Störungen der Drüsentätigkeit. Über familiär gehäuftes Auftreten der PERTHES'schen Krankheit wurden viele Beobachtungen veröffentlicht. So beschreiben unter anderen CALVÉ Fälle bei Bruder und Schwester, EDEN bei Vater und Sohn, MÜLLER bei Vater und Tochter, BRANDES und PERTHES bei mehreren Gliedern der gleichen Familie. BRILL stellt sogar Fälle in 6 Generationen einer Familie zusammen und KAISER zahlreiche Erkrankungen in 4 Generationen der gleichen Familie. In 25% der Fälle soll die PERTHES'sche Krankheit doppelseitig auftreten (BITTER). Wenige Stimmen erheben sich für einen infektiösen Ursprung, gehe er auf Eitererreger oder auf Tuberkulose zurück. Sehr weit verbreitet ist die Lehre von AXHAUSEN, der die primär-aseptischen Knochennekrosen als Infarktbildungen, als ischämische Zonen auffaßt, hervorgerufen durch blande mykotische Embolien gewisser Knochenarterien. FERGUSON und HOWARTH, welche die PERTHES'sche Krankheit in ihren Begriff der Coxa magna einreihen, fassen das Leiden als Folge von Zirkulationsstörungen im Bereiche der oberen Femurepiphyse auf, bedingt durch Sklerose ihrer Gefäße auf entzündlicher Grundlage. Nach diesen Autoren kann die Zirkulationsstörung auch die Folge einer Fraktur oder eines Traumas (heftiger Stoß) sein, oder aber von starkem Druck durch große Spannung der Weichteile (Luxation und Reposition). Sind die Ernährungsstörungen nicht hochgradig genug zur Nekrose, so kann eine Vergrößerung von Hals und Kopf resultieren, also eine Coxa magna. Der gleiche Grad einer Ischämie bewirke beim Kleinkind einen Perthes, später eine Coxa vara, in der Pubertät wieder einen Perthes, nach der Pubertät eine Arthronose. Die Ischämie sei das Grundleiden, ihre Folge die zweite Krankheit.

Allgemein anerkannt ist in letzter Zeit als erste mikroskopisch wahrnehmbare Veränderung die aseptische Knochennekrose. Nur über die Ursache der Nekrosen gehen die Ansichten noch auseinander. Der Begriff der mechanischen Überlastung des Knochens kommt in den letzten Jahren immer mehr in den Vordergrund. Diese mechanische Überlastung anerkennt auch BURKHARDT. Er glaubt, daß die primär

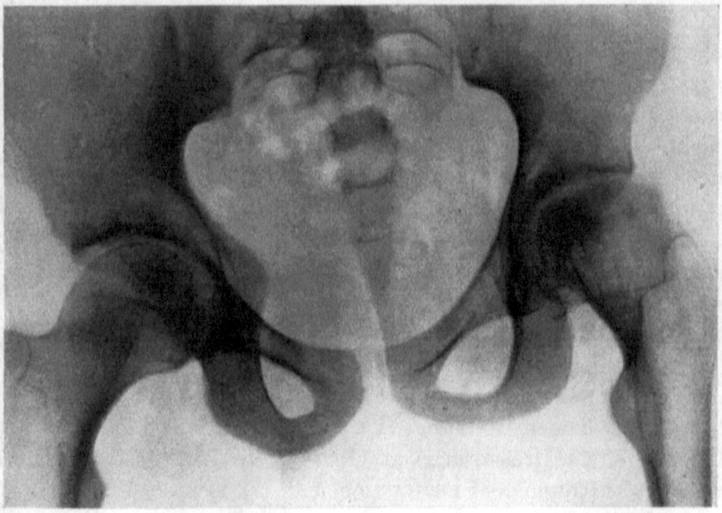

Abb. 13. B. P. PERTHES'sche Krankheit.
2. 8. 1949. Fortgeschrittene Heilung, Knöcherne Regeneration. Die Struktur ist viel homogener geworden. Leichte Entrundung und Verbreiterung des Kopfes

sichtbare Nekrose durch subchondrale, kleine Frakturen von Knochenbälklein zustande kommt, welche durch kleine Traumen gesetzt werden. SÄGESSER nimmt an, daß die Knochennekrosen zustande kommen durch Zirkulationsunterbrechungen, durch Ischämie, die entweder plötzlich für dauernd, oder aber regelmäßig zeitweise, für längere oder kürzere Zeit, immer wiederkehrend auftreten. Diese Ischämie entstehe durch Abdrosselung kleiner Knochenarterien bei ihrem Eintritt in den Knochen, durch Zerrungen oder Verschiebungen der Knochen- und Gelenkbänder. Neuerdings erklärt nun RUTISHAUSER die Nekrosen als direkte Folgen der Überlastung durch physikalische Ermüdung der anorganischen Bestandteile des Knochens und durch biologische Ermüdung des lebenden Teils der Knochen. Durch Schädigung der empfindlichen Knochenzellen werden die Osteozyten und sekundär auch die Grundsubstanz nekrotisch. Diese primäre Nekrose verursacht das ganze weitere Geschehen, nämlich die Osteolyse, die Knochenregeneration, die je nach der Intensität der Schädigung in physiologischer oder pathologischer Art und Weise erfolgt. Der während der Osteolyse und der Regeneration wenig widerstandsfähige Knochen erleidet durch die mechanische Belastung beim Gehen und Stehen Einbrüche und

Deformationen, die erneuten Einfluß gewinnen auf die Knochennekrose, Knochenab- und -anbau. Diese Umbauzonen führen nach langem Hin und Her endlich zur definitiven Gestaltung des wieder gefestigten Knochens.

Es dürfte damit erwiesen sein, daß in erster Linie die mechanische Überlastung der PERTHES'schen Erkrankung, wie auch den andern aseptischen Knochennekrosen, zugrunde liegt. Daneben spielen sicherlich auch die „larvierten Traumen" BURCKHARDT's eine erhebliche Rolle. Weshalb es bei gewissen Individuen zur mechanischen Überlastung kommt und bei anderen nicht, entzieht sich bis heute unserer Kenntnis. Dieses Gebiet ist zur Zeit nur spekulativen Betrachtungen zugänglich.

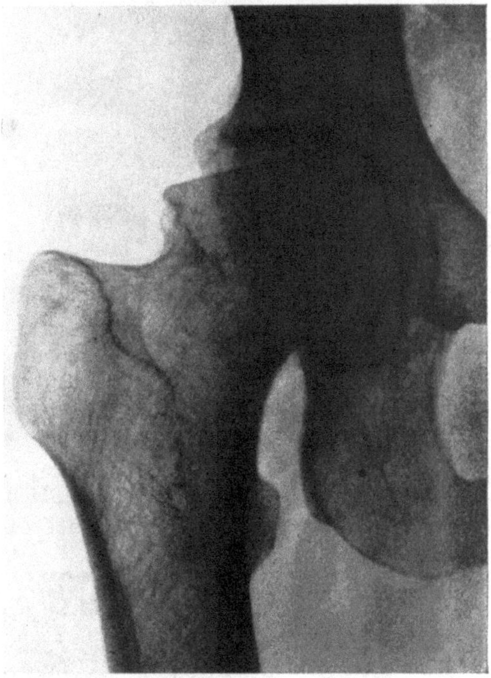

Abb. 14. P. F. Endstadium nach PERTHES'scher Krankheit. Pilzform des Kopfes

Die französischen Kliniker zählen Coxa vara und Perthes zu den Wachstumsarthropatien, die durch Gelenkdystrophie zustande kommen. Sie rechnen dazu auch Kniegelenkergüsse, die auf einfache Ruhigstellung ausheilen.

Die destruktive Phase kann in rasch verlaufenden Fällen innerhalb von 3 Monaten ihren Höhepunkt erreicht haben. Durchschnittlich dauert sie 1½ Jahre. Die Regenerationsphase beansprucht 2—3 Jahre.

Die *Behandlung* der PERTHES'schen Krankheit muß in erster Linie dafür sorgen, daß die schädigende Ursache wegfällt. In erster Linie muß das Gelenk vor Überlastung, in zweiter Linie vor traumatischen Einwirkungen (auch chronischen Mikrotraumen) geschützt werden. Dies erreicht man am besten durch völlige Bettruhe. Diese soll mit einer Heftpflasterextension verbunden werden, um auch den Druck des Muskelzuges aufzuheben. Diese Entlastung muß durchgeführt werden, während der Destruktionsperiode und während des Anfangs der Rekonstruktionsphase. Sie wird also während 24—30 Monaten durchgeführt werden müssen. Nebenbei muß für gute hygienische Verhältnisse gesorgt werden mit Sonnenbestrahlung. Medikamentös ist Vitamin D angezeigt zur Anregung der Knochenbildung. Zur Beschleunigung der Knochenheilung wird gelegentlich die BECK'sche Bohrung durchgeführt, vom Trochanter her durch den Hals bis in den Kopf. Um die Wirkung noch zu steigern, wird auch ein Knochenbolzen aus der eigenen Tibia entnommen, durch ein großes Bohrloch in den Schenkelkopf durch Trochanter und Schenkelhals eingeführt, mit der gleichen Technik und der gleichen Absicht wie bei der Coxa vara. Bohrung und Spaneinpflanzung soll nach den einen Autoren eine hyperämiesierende Wirkung entfalten, nach anderen eine Ableitung der krankhaften Hyperämie erzielen (HAKKENBROCK). HOWORTH berichtet 1948, daß durch die Bohrungen die Heilung des

Kopfes um ⅓ gekürzt werden könne. Nach HACKENBROCK soll Bohrung oder Spaneinpflanzung beim Perthes keinen Einfluß auf die Heilungsdauer ausüben. Eine Wiederaufnahme der Belastung soll erst erlaubt werden, wenn im Röntgenbild eine deutliche knöcherne Rekonstruktion sichtbar geworden ist. Ein Gipsverband in Abduktionsstellung ist nur bedingt zu empfehlen, weil die forcierte dauernde Abduktionsstellung die Heilungsvorgänge im Kopf ungünstig beeinflussen kann, so daß oft der destruktive Zerfall noch gesteigert wird. Nach beginnender Rekonstruktion kann man den Patienten mit entlastendem Schienenhülsenapparat herumgehen lassen wie bei der Coxa vara. Wegen der Schwierigkeit der richtigen Beschaffung und Instandhaltung des Schienenhülsenapparates kommt besonders von angelsächsischer Seite der Vorschlag, den Rekonvaleszenten statt mit Stützapparat, der am Becken abgestützt, mit Krücken herumgehen zu lassen. Zur besseren Entlastung des kranken Beines wird der Schuh am gesunden Bein erhöht. Zum sicheren Schutz gegen das Auftreten mit dem kranken Bein wird der

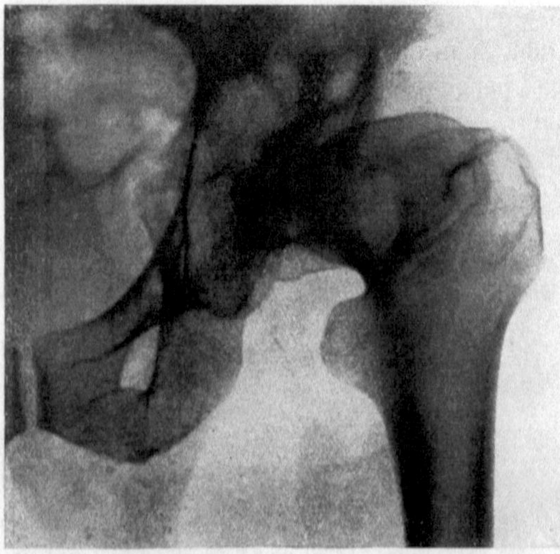

Abb. 15. K. T. Endstadium nach PERTHES'scher Erkrankung. Walzenförmiger Kopf. Anpassung der Pfannenform. Zystenartige Aufhellungen in Kopf und Pfanne mit Osteoporose und Osteosklerose

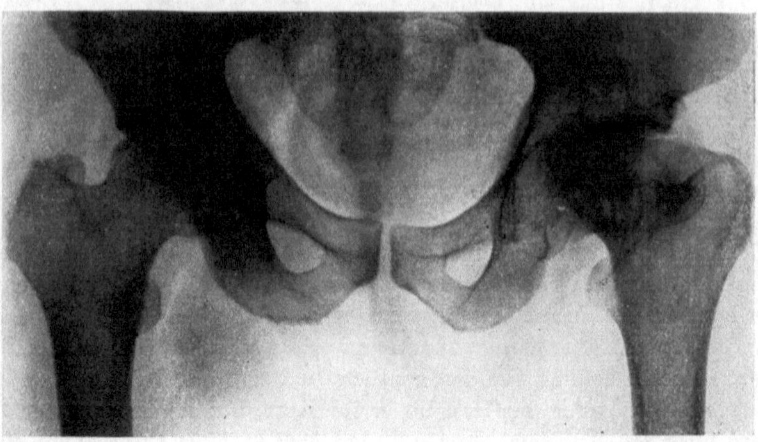

Abb. 16. N. R. Endstadium der PERTHES'schen Krankheit. Walzenform des Kopfes mit schwerer sekundärer Arthrosis deformans

kranke Unterschenkel bei rechtwinklig gebeugtem Knie mit einem Lederriemen am Gürtel aufgehängt (HOWARTH). Zur Durchführung der Entlastungsbehandlung muß der Kranke aktiv mithelfen. Er muß wissen, was auf dem Spiele steht, und daß eine einzige Belastung des kranken Beines eine irreparable Deformierung des Kopfes bringen kann. Bei Frühfällen kann es mit dieser Entlastungsbehandlung theoretisch gelingen, den Kopf zur Heilung zu bringen ohne jede Deformierung. Nicht selten findet man in der Literatur vermerkt, daß die Destruktion des Schenkelkopfes trotz sofortiger Ruhigstellung im Bett gleichwohl bis zu einem erheblichen Maße fortschreitet. Wohlgemerkt nur die Destruktion. Durch sorgfältige Entlastung gelingt es vielleicht, eine Deformierung zu vermeiden. Daß dies äußerst schwierig ist, geht aus einer Arbeit von LEVY und GERARD hervor.

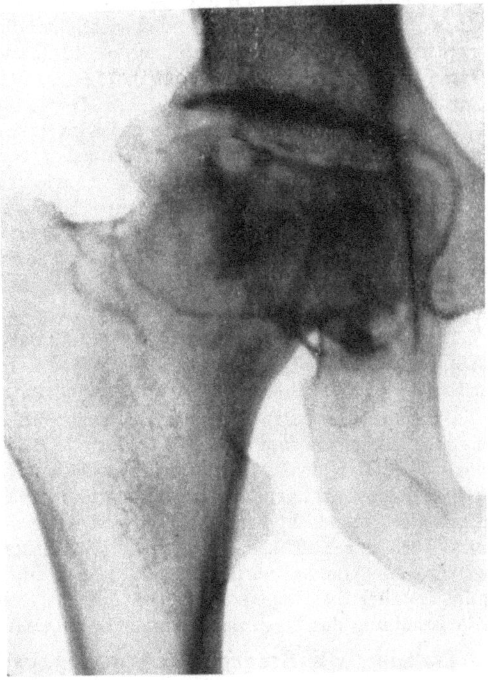

Abb. 17. Endstadium der PERTHES'schen Krankheit. Walzenform des Kopfes. Sekundäre Arthrosis deformans. Formanpassung des Pfanne

Diese Autoren vergleichen die Erfolge der verschiedenen Behandlungsmethoden der PERTHES'schen Krankheit. Sie legen ihren Untersuchungen 102 Patienten mit 113 erkrankten Hüften zugrunde. Sie finden für die degenerative Phase eine Durchschnittsdauer von 23 Monaten. Bei 16 Fällen ohne jegliche Behandlung zeigte der kranke Schenkelkopf nach Abschluß der Destruktionsphase durchschnittlich 42% seiner normalen Höhe. Nach der Regeneration stieg seine Höhe auf 48% der normalen. Die Resultate waren ausgezeichnet: keine, gut: 19%, mäßig: 25%, schlecht: 50%. Die degenerative Phase dauerte 23 Monate. Bei der Behandlung mit entlastendem Schienenhülsenapparat sank die Kopfhöhe auf 42%. Sie regenerierte sich wieder auf 53%. Das Resultat war sehr gut in 9,5%, gut in 9,5%, mäßig in 48%, schlecht in 33%. 10 Fälle behandelt mit Schienenhülsenapparat und Erhöhung des Gegenschuhs erzielten eine Kopfhöhe von 52%. Die Resultate waren sehr gut: keine, gut: 40%, mäßig: 20%, schlecht: 40%. Degenerative Phase dauerte 21 Monate. Regenerationsphase dauerte 20 Monate.

4 Fälle, behandelt mit Gipsverbänden während 4 Monaten, entlastendem Schienenhülsenapparat und Erhöhung des Gegenschuhs erreichten eine minimale Kopfhöhe von 53%, eine definitive Kopfhöhe von 59%. Die Resultate waren sehr gut in 25%, gut in 50%, mäßig in 25%. Die degenerative Phase dauerte 18 Monate, die regenerative 19½ Monate.

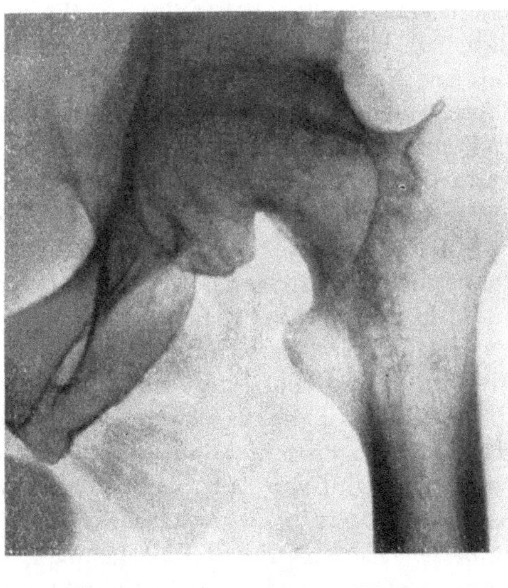

Abb. 18. B. H. Endzustand nach PERTHES'scher Krankheit. Pilzform des Kopfes. Schwerste Arthrosis deformans mit Abschleifung von Kopf und Pfanne. Verschmälerung des Gelenkspaltes. Sklerose. „Zystenartige" Aufhellungen

8 Fälle, behandelt mit BECK'schen Bohrungen durch den Hals in den Kopf, dann Gipsverband für 4 Monate, darauf entlastenden Schienenhülsenapparat mit Erhöhung des Gegenschuhs, erreichten eine minimale Kopfhöhe von 42%. Sie rekonstruierte sich auf 57%. Die Resultate waren ausgezeichnet in 12,5%, gut in 62,5%, mäßig 12,5%, schlecht in 12,5%. Die degenerative Phase dauerte 16 Monate. Die regenerative 15 Monate.

9 Fälle wurden für 2—8 Monate mit Gipsverband behandelt, worauf sie mit Krücken herumgehen konnten. Die wenigsten waren entlastet bis zur Regeneration. Im Gips erfolgte eine relativ gute Regeneration. Mit der Belastung trat wieder eine Destruktion ein. Die minimale Kopfhöhe betrug 38%. Regeneration brachte keine Erhöhung des Kopfes. DasResultat war sehr gut: keine, gut in 11%, mäßig in 22%, schlecht in 67%. Degenerative Phase 19 Monate, regenerative 21 Monate.

13 Fälle wurden behandelt mit Gips für 4 Monate, dann entlastender Schienenhülsenapparat. Endgültige Kopfhöhe 55,5%. Resultat: sehr gut 15,5%, gut 23%, mäßig 38,5%, schlecht 23%. Die degenerative Phase dauerte 16,5 Monate, die regenerative 16,5 Monate.

15 Fälle wurden behandelt mit Erhöhung des Gegenschuhs und mit Krücken. Die minimale Kopfhöhe betrug 50%, die endgültige 60%. Die Resultate waren sehr gut in 13,5%, gut in 53%, mäßig gut 20%, schlecht 13%. Die degenerative Phase dauerte 16½ Monate.

Die Behandlungsdauer betrug im ganzen 2½ Jahre. Bei ungenügender Behandlung bis über 4 Jahre. Allgemein fanden sie, je früher die Behandlung beginnt, um so geringer ist die Kopfdestruktur. Der Idealzustand ist, daß die Behandlung beginnen kann, wenn erst eine unhomogene Struktur im Kopf aufgetreten ist. Bettruhe in diesen Fällen ohne Extension bis zur Heilung ist die beste Methode in bezug auf die Anatomie der Hüfte. Diese Behandlung ist schwer — oft unmöglich durchzuführen. Immobilisation fördert die Dekalcifikation. Belastet man zu früh, so wird die Kopfdestruktion immer größer. Die Bohrung kürzt die Behandlung nicht ab, begünstigt aber die Regeneration. Die einfachste Behandlung erweist sich als die beste: nämlich die Erhöhung des Gegenschuhs und die Entlastung mit Krücken ohne Belastung.

Trotzdem die Brauchbarkeit der Statistik bei den kleinen Zahlen angefochten werden kann, sind die Angaben doch interessant und ergeben einen Vergleichswert. Der Nihilismus, der hie und da geübt wird bei der Schwierigkeit der langedauernden Behandlung, ist nicht am Platze. Ich erinnere mich aber auch, aus meiner persönlichen Assistentenzeit bei PERTHES 1922, daß gelegentlich wegen äußeren Schwierigkeiten eine richtige Behandlung nicht durchgeführt werden konnte und daß die Patienten kurzerhand nach Hause geschickt wurden. PERTHES schreibt auch 1924, daß eine Neigung zu Spontanheilung bestehe, sobald das kritische Alter von 5—12 Jahren überschritten sei. Daher finde man gute und schlechte Resultate mit jeder und ohne alle Behandlung. Ein gutes Behandlungsresultat zu erzielen ist so wichtig, weil jede Kopfdeformierung eine Arthrosis deformans mit sich bringt, die in jedem Falle zu einer bleibenden Invalidität führt. Die Endzustände schlecht geheilter PERTHES'scher Krankheit sind bekannt mit ihren schwer deformierten Köpfen und der grotesken Arthrosis deformans. Diese Kranken können ihre Schuhe und Strümpfe oft nicht mehr selber anziehen. Bei jeder Behandlung muß unbedingt verhindert werden, daß eine Versteifung der Hüfte (vollständig oder teilweise) in Beuge- und Außenrotationsstellung eintritt. Eine Besserung des schlimmen Endzustandes der PERTHES'schen Krankheit kann man erzielen durch operative Versteifung des Hüftgelenkes. Man verzichtet dabei auf die Beweglichkeit und gewinnt Schmerzlosigkeit. Neuerdings wird von Amerika aus eine Operation empfohlen mit Modellierung von Kopf und Pfanne in der gewünschten Form. Der Kopf wird dann mit einer Vitalliumkappe bedeckt, an Ort und Stelle gebracht und die Wunde geschlossen. Die Vitalliumkapsel wird von den Körpersäften nicht angegriffen. Auch übt sie keine Reizwirkung aus. Dadurch gelingt es, Schmerzlosigkeit und eine gewisse Beweglichkeit zu erreichen. (Hüftplastik nach SMITH PETERSEN.)

Differentialdiagnostisch muß bei der PERTHES'schen Krankheit in erster Linie Tuberkulose in Betracht gezogen werden. Die Entscheidung bringen die Senkungsgeschwindigkeit der roten Blutkörperchen, die Tuberkulinreaktionen, die Beobachtung über eine längere Zeitspanne, die vergleichenden Röntgenbilder. Allgemeinbefinden, Blutbild, Temperatur, Schmerzhaftigkeit erlauben auch die Abgrenzung gegen eine Coxarthritis infectiosa. Am schwierigsten ist die Abgrenzung gegen die Coxa vara adolescentium. Da entscheidet oft erst die weitere Entwicklung der Krankheit.

Interessant ist die Tatsache, daß sich eine PERTHES'sche Erkrankung entwickeln kann nach einer plötzlich in Erscheinung getretenen, vollständigen Epiphysiolysis capitis femoris, die in sehr guter Stellung reponiert und in dieser guten Stellung zur Heilung gebracht werden konnte. Ferner verdient Interesse das nicht seltene Auftreten einer Kopfnekrose mit sekundärer stärkerer oder geringerer Resorption des Kopfes nach einer Schenkelhalsfraktur. Letzteres sieht man hauptsächlich dann, wenn eine gute Reposition der Bruchstücke nicht gelungen ist, auch bei Ruhigstellung der Bruchstücke mit einem Dreilamellennagel. In Verbindung mit dieser Tatsache sind die Blutzirkulationsverhältnisse im oberen Femurende oft untersucht worden.

Zahlreiche Arbeiten über die Blutversorgung des oberen Femurendes führten zur Erkenntnis, daß 3 Arteriengruppen beteiligt sind. Die Arterien der Hüftgelenkkapsel, die Arteriae nutritiae des Femurschaftes und die Arterien des Ligamentum teres. Bei den Arterien der Gelenkkapsel unterscheidet TUCKER 3 Gruppen, nämlich eine dorsal obere, eine dorsal untere und eine ventrale Gruppe. Die Gefäße der dorsal oberen Gruppe sind am kräftigsten, die der ventralen Gruppe am schwächsten. Es wurde festgestellt, daß die Blutversorgung des Schenkelkopfes durch das Ligamentum teres wichtig ist. Histologisch findet man im Ligamentum mehrere Arterien, die allerdings schon frühzeitig regressive Veränderungen in ihrer Wand aufweisen. In den meisten Fällen bleibt aber bis ins Alter doch eine, wenn auch spärliche Zirkulation im Ligamentum teres bestehen. Im Experiment vermochte Durchtrennung des Ligamentum teres allein noch keine perthesähnliche Erkrankung hervorzurufen, erst die Kombination der Ligamentumdurchtrennung mit der festen Abschnürung am Schenkelhals, um damit auch die Blutzufuhr von der Gelenkkapsel zu unterbinden. Unter diesen Bedingungen ließ sich eine größere oder kleinere Nekrose des Schenkelkopfes erreichen. Es ist offensichtlich, daß die Kopfnekrosen nach Schenkelhalsfrakturen dadurch zustande kommen, daß der abgebrochene Kopf von aller Ernährung von der Peripherie her abgeschnitten wird. Genügt die Ernährung durch das Ligamentum teres, so wird keine Nekrose eintreten. Bei sehr guter Repositionsstellung wird eine neue Blutversorgung von der Bruchfläche des Schenkelhalses organisiert werden, welche einen knöchernen Wiederaufbau evtl. nekrotisch gewordener Partien gewährleistet. Es bestehen also hier wesentliche Unterschiede gegenüber dem Wesen der PERTHES'schen Erkrankung. Engere äthiologische Zusammenhänge zwischen dem primären Perthes bestehen mit dem sekundären nach verheilter Epiphysiolyse. Coxa vara und Perthes sind ja in ihrem Wesen übereinstimmende Erkrankungen. Die eine kann also durch Ausbreitung des krankhaften Vorganges vom Hals auf den Kopf in die andere übergehen.

Einen weiteren Zusammenhang der PERTHES'schen Krankheit mit anderen Hüftleiden zeigt die Beobachtung, daß nach kongenitaler Hüftluxation, spez. nach erfolgreich behandelten Fällen im späteren Alter, eine PERTHES'sche Erkrankung auftritt. Auch nach traumatischen Luxationen im Pubertätsalter. Nach unblutig eingerenkten kongenitalen Luxationen tritt Perthes in 8% ein (SLOJANOV). Diese Tatsache wurde in verschiedener Weise ausgewertet. CALOT sagt, das Zeichen einer konstitutionell minderwertigen Hüfte sei eine Subluxationsstellung im Hüftgelenk. Jede PERTHES'sche Krankheit entstehe aus einer Hüftluxation. Es hänge nur vom Grad der primären Mißbildung ab, ob eine kongenitale Hüftluxation, ein Perthes oder beide oder nur eine steile Pfanne oder eine Hypoplasie des Hüftkopfes oder andere Veränderungen entstehen. Nach CALOT ist also die PERTHES'sche Krankheit eine mögliche Phase im Geschehnisablauf bei Subluxationen.

Die deutschen Autoren (KORVIN) geben zu, daß in einem Vorstadium eines Perthes (das Röntgenbild wurde CALOT übersandt und von ihm als Subluxation gedeutet) Subluxationszeichen im Sinne CALOTS bestanden. Nach KORVIN sind aber diese „Subluxationszeichen" kein krankhafter Befund, sondern sie bezeichnen einen relativ häufigen Typus im Bereiche des Normalen.

HILGENREINER vertritt in einer ähnlichen Theorie wie CALOT die Lehre von der angeborenen Minderwertigkeit (Dysplasie) der Hüfte resp. des Epiphysenkerns. Es bestehe damit die gleiche Ursache für die kongenitale Hüftluxation und den Perthes. HILGENREINER beobachtet in fast 200 Fällen osteochondritische Veränderungen im Schenkelkopf nach Reposition einer kongenitalen Hüftluxation. Die osteochondritischen Veränderungen des Schenkelkopfes nach der Reposition einer kongenitalen Hüftluxation müssen identisch sein mit dem krankhaften Prozeß wie er bei Perthes in Erscheinung tritt. Bei unbehandelter, kongenitaler Luxation ist die Osteochondritis des luxierten Hüftkopfes selten. Die Ursache der Osteochondritis muß die Reposition sein oder nach der Reposition der Druck der Muskulatur auf den in maximaler Abduktion durch den Gips fixierten Kopf. Häufig sieht man die osteochondritischen Veränderungen doppelseitig, wenn beide Beine in maximaler Abduktionsstellung im Gipsverband fixiert wurden. Die Dysplasie der Hüfte könne im Kindesalter unerkannt bleiben. Die Osteochondritis werde dann ausgelöst durch ein äußeres Trauma, durch Überlastung oder durch innere Ursachen, wie endokrine oder Stoffwechselstörungen. Die angeborene Dysplasie schaffe eine Perthes-Bereitschaft (soweit HILGENREINER).

Andere Beobachter schlossen aus dem Perthes nach kongenitaler Hüftluxation auf eine traumatische Schädigung des Kopfes während der Reposition und führten die Tatsache zur Stützung einer traumatischen Genese des Perthes an. Man beobachtet nun auch auf der Gegenseite einer kongenitalen Hüftluxation nicht selten später einen Perthes. Daraus machten die Anhänger der Theorie von der kongenitalen Veranlagung, der angeborenen Knochen- und Knorpelschwäche und der Erblichkeit des Leidens eine Stütze ihrer Ansicht. Eine Schwierigkeit bildet aber bei all diesen Theorien die Überbrückung der Zeit bis zum Auftreten des sekundären Perthes. Demgegenüber tritt der Überlastungsschaden im Hüftgelenk dann ein, wenn die Überlastung durch die vermehrte Inanspruchnahme erfolgt. Er wird leichter eintreten an einem schon früher geschädigten Gelenk oder an einem wegen mangelnder Leistungsfähigkeit der Gegenseite überanspruchten Gelenk.

Die gleiche Ursache bedingt beim Kleinkind die Coxa vara infantium beim etwas größeren Kind die PERTHES'sche Krankheit und im Pubertätsalter die Coxa vara adolescentium und wieder den Perthes. Nach der Pubertät die Arthronosis deformans.

Die Osteochondritis dissecans des Hüftgelenkes

Die Osteochondritis dissecans des Hüftgelenkes muß in engstem Zusammenhang mit der PERTHES'schen Krankheit und der Coxa vara betrachtet werden.

Die Osteochondritis dissecans bildet einen isolierten aseptischen Osteonekroseherd im Hüftgelenk, der einen umschriebenen Krankheitsherd im Gelenkkopf darstellt. Die Krankheit kommt selten vor. Ihr Auftreten ist nicht an ein bestimmtes Alter gebunden. Es sind Fälle beschrieben bei Kindern von 5 Jahren, dann bei 19-, 20-, 49- bis über 60jährigen Menschen (MILLER, AIMES). Eine berufliche Disposition läßt sich nicht feststellen. Der isolierte Krankheitsherd im Schenkelkopf kann ein verschiedenes Schicksal erleiden. Bei weiterem regelmäßigen Gebrauch des Hüftgelenkes kann dieser Herd durch eine dichte, sklerotische Knochenschicht von der umgebenden Kopfepiphyse abgetrennt werden. Der bedeckende Gelenkknorpel bleibt erhalten. So kann der Herd jahrelang latent bleiben. Im günstigsten Fall kann er nun nach und nach von der gesunden Umgebung aus in gesundes Knochengewebe umgebaut werden, womit der Herd ausheilt, ohne zu einer Formveränderung des Kopfes geführt oder zu einer bleibenden Schädigung Anlaß gegeben zu haben. In weniger günstigen Fällen kann der dissezierende Prozeß auch auf den Gelenkknorpel übergreifen und den Knorpel im Umfang des abgegrenzten Knochenherdes von der gesunden Umgebung abtrennen. So hat sich nun ein mandelförmiges Knorpelknochenstück aus dem Oberschenkelkopf ausgelöst. Durch die weitgehende Kongruenz von Schenkelkopf und Schenkelpfanne bleibt der isolierte Körper trotz der Gelenkbewegungen in seinem Bette liegen. Durch irgendeinen Zufall (kleines Trauma) kann der osteochondritische Körper aus seinem Bette herausluxiert werden. Damit wird er zur freien Gelenkmaus, die nun plötzlich Einklemmungserscheinungen verursacht. Praktisch ist aber die Bildung einer freien Maus im Hüftgelenk eine sehr große Seltenheit. Bei noch ungünstigerer Entwicklung kann die gleiche Schädigung, die zur Bildung der isolierten aseptischen Osteonekrose geführt hat, bei Jugendlichen weiter wirken und nach und nach größere Teile des Oberschenkelkopfes in den krankhaften Prozeß einbeziehen, vielleicht bis zur totalen Osteonekrose des ganzen Kopfes. Nun haben wir plötzlich das erste Stadium der PERTHES'schen Erkrankung vor uns, und aus der Osteochondritis dissecans des Hüftgelenkes ist ein Perthes geworden. Der osteochondritische Herd im Schenkelkopf führt gewöhnlich nicht zu schweren Formveränderungen des Kopfes. Er kann wohl die Kugelform durch Einsinken etwas unregelmäßig gestalten und dadurch später zur Bildung einer Arthronose Anlaß geben (Abb. 19).

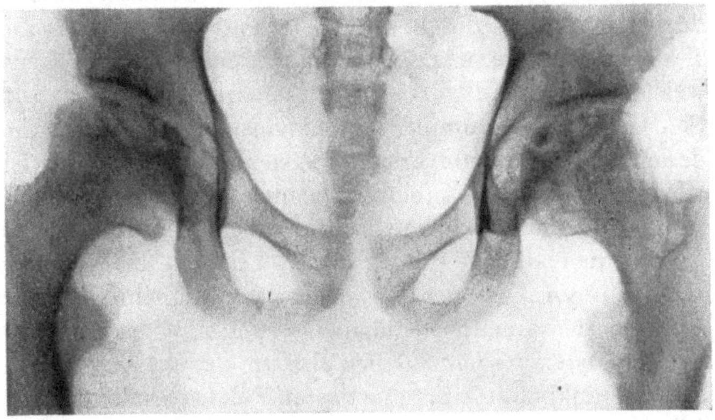

Abb. 19. W. R. Doppelseitige Osteochondritis dissecans der Hüftgelenke mit Übergang in PERTHES'sche Krankheit bei konstitutionell bedingter Anomalie der Leukozyten

Das klinische Bild wird also nach diesem Entwicklungsgang recht verschieden sein. In den Anfangsstadien und im latenten Zustand der Osteochondritis werden höchstens geringe, unbestimmte Schmerzen im kranken Hüftgelenk bestehen, mit vermehrter Ermüdung und leichter Muskelatrophie. Bildet sich als große Ausnahme eine freie Gelenkmaus, so werden große Schmerzen mit schwerer Funktionsstörung auftreten. Beim Übergang in die PERTHES'sche Krankheit wird mehr und mehr die Symptomatologie der PERTHES'schen Krankheit in Erscheinung treten. Differentialdiagnostisch muß an tuberkulöse Veränderungen im Hüftgelenk gedacht werden. Gelegentlich kann eine Osteomyelitis im Schenkelkopf röntgenologisch an eine Osteochondritis erinnern (STEINBERGER).

Die Ätiologie der Erkrankung ist die gleiche wie beim Perthes. Es handelt sich auch hier um einen umschriebenen Überlastungsschaden. Wegen der eng umschriebenen Lokalisation werden wir besonders hier die traumatische Entstehung erwarten dürfen, ausgelöst durch oft wiederholte Mikrotraumen im Sinne des larvierten Traumas BURCKHARDT's. Wir haben dann hier die genau gleichen Verhältnisse, welche BURCKHARDT in seinen Tierexperimenten erzeugt hat durch die kleinen Schläge mit dem stumpfen Zuschlaginstrument auf den Gelenkknorpel. Wir werden dann auch hier den unverletzten Gelenkknorpel und die leichte, subchondrale Fraktur vorfinden. Die histologischen und nun folgenden biologischen Veränderungen werden ablaufen genau wie im Experiment von BURCKHARDT und von RUTISHAUSER. Wir werden alle die Bilder der aseptischen Knochennekrose, der Osteolyse, der Knochenresorption, der Knochenregeneration mit osteoidem Gewebe, die erneute Nekrose, den erneuten Umbau bis zum endlichen Ersatz mit normalem Knochengewebe finden. Es handelt sich also um den gleichen Vorgang wie bei der PERTHES'schen Krankheit, die im günstigsten Falle streng lokalisiert bleibt. Die traumatische Genese wird hie und da hervorgehoben. HAASE beschreibt z. B. einen Patienten der in ein Loch trat und heftige Schmerzen im Hüftgelenk verspürte. 1 Jahr später fand er eine teilweise Kopfnekrose. MILLER beschreibt einen 5jährigen Knaben, der von der Schulter seines Kameraden stürzte und darauf eine kraterförmige Deformierung der Hüftkopfepiphyse zeigte.

Für ein konstitutionell erbliches Grundleiden werden auch Erfahrungen ins Feld geführt. So beschreibt STOREN eine Osteochondritis des Hüftgelenkes bei einem 10jährigen Knaben, dessen Vater und 2 Geschwister ähnliche Krankheiten hatten.

Beim Studium der Literatur trifft man seit Jahrzehnten auf immer zahlreicher werdende Stimmen, welche eine Identität der Osteochondritis dissecans und der PERTHES'schen Krankheit postulieren. Für CALOT ist auch die Osteochondritis die Folge einer verkannten kongenitalen Subluxation der Hüfte. DYES und andere sahen wie sich einerseits Osteochondritis dissecans und andrerseits PERTHES'sche Krankheit entwickelte, z. B. im Anschluß an eine traumatische Hüftluxation. Auch DYES erklärt die Krankheit mit einer kleinen Fraktur oder Aussprengung im Schenkelkopf. Die Entstehung einer Osteochondritis im Hüftgelenk nach einmaligem Trauma läßt sich wohl kaum je beweisen. Es ist hingegen theoretisch wohl möglich, daß durch einen Schlag eine umschriebene subchondrale Fraktur entstanden ist, die röntgenologisch nicht sichtbar ist und die doch Veranlassung zur aseptischen Osteonekrose werden kann. Der Beweis für dieses Geschehen wird in der Praxis schwer zu erbringen sein. Sicher kann aber ein Trauma eine Teilursache der Osteochondritis sein, dann, wenn eine vorbestandene Disposition zu der Krankheit angenommen wird.

Osteochondritische Veränderungen beobachtet man hie und da gleichzeitig am *Schenkelkopf und an der Pfanne.* Nach LIPSCOMB kommt sehr selten nach Reposition einer kongenitalen Hüftgelenkluxation eine Osteochondritis der Gelenkpfanne allein vor. Nach WALDENSTRÖM ist die Osteochondritis der Pfanne sekundär als Anpassung an die Formveränderung des osteochondritischen Kopfes.

Wir sehen, wie mächtig uns das Verständnis der biologischen und pathologischen Vorgänge bei diesen Krankheiten das Verständnis für die Klinik und das Röntgenbild erleichtern.

Die Coxa vara

Mit Coxa vara bezeichnet man ein Symptom, nämlich eine Verkleinerung des Kollumdiaphysenwinkels am Oberschenkelknochen. Dieses Symptom kommt bei verschiedenen Krankheitszuständen vor. Darum ist der Name Coxa vara unklar. Er umschließt eine ganze Reihe von Krankheitsbildern. Nach SCHANZ bezeichnet man mit Coxa vara eine werdende und eine bestehende Deformität, nämlich einen Krankheitsprozeß, der ohne Behandlung zur dauernden Formveränderung führt.

Die Krankheit wurde früher eingeteilt in

Coxa vara congenita.

Coxa vara rachitica.

Coxa vara adolescentium.

Zur Coxa vara congenita rechnete man alle Fälle die, bei kleinen Kindern im Alter von 1—5 Jahren beobachtet wurden und bei denen eine Rachitis fehlte. Für HOFFA war der senkrechte Verlauf der Schenkelhalsfuge, die er für die Epiphysenfuge hielt, das sichere diagnostische Merkmal der angeborenen Coxa vara, gegenüber der rachitischen, deren Schenkelhalsfuge schräg verläuft. Die Beurteilung des kindlichen Hüftgelenkes ist auch mit den heutigen Hilfsmitteln schwer, weil das obere Femurende anfänglich rein knorpelig präformiert ist und erst nach und nach Knochenherde auftreten, die dem Gelenksteil ein röntgenologisch darstellbares Gepräge geben. Nach den neueren Forschungen wird das Vorkommen einer kongenitalen Coxa vara bestritten. Deswegen hat BADE eine neue Einteilung der Krankheit vorgeschlagen, nämlich

Coxa vara infantum,

Coxa vara rachiticum,

Coxa vara adolescentium.

BADE stellte fest, daß die Theorie der Coxa vara congenita hauptsächlich auf der Anamnese fußt. Die meisten Fälle treten auf nach den ersten Gehanfängen oder werden wenigstens erst da manifest. In ärztliche Beobachtung kommen sie meist noch erheblich später. Sichere röntgenologische Befunde, die das Bestehen einer Coxa vara beweisen vor den ersten Gehversuchen, gibt es keine. Nach BADE ist das einzige Röntgenbild, daß diesen Beweis erbringen sollte, von KREUZ, Berlin, unsicher. BADE beobachtete einen Fall bei einem 9 Monate alten Kind, bei dem sich nach der Reposition einer Luxatio coxae congenita, eine Coxa vara entwickelte. Dieser Fall kann wegen vorbestandener Luxatio coxae congenita und ihrer Reposition nicht als kongenitale Coxa vara verwertet werden. Die differentialdiagnostische Entscheidung zwischen angeborener und erworbener Coxa vara ist meistens unmöglich. Die klinischen Erscheinungen der sogenannten angeborenen und der infantilen Coxa vara sind völlig dieselben. Darum hat BADE beide zusammengefaßt unter den Begriff Coxa vara infantuum. Wir sind heute der Auffassung, daß die Ätiologie beider Formen identisch ist und daß nur der Symptomenbeginn zeitlich variiert.

Klinische Bilder der Coxa vara infantum

Die Krankheit wird vorzugsweise im Alter von 1—5 Jahren bemerkt. Mädchen erkranken häufiger als Knaben.

Bei den Kindern fällt ein hinkender Gang auf, wenn das Leiden einseitig ist; ein watschelnder Gang bei doppelseitiger Erkrankung. Vorher oder gleichzeitig klagt das Kind über rasche Ermüdbarkeit des kranken Beines. Eine leichte Muskelatrophie ist nachzuweisen. Die Hüftgelenkfunktion läßt eine Einschränkung der Abduktion und der Innenrotation nachweisen. Das kranke Bein ist verkürzt, sein Trochanter major steht höher als auf der gesunden Seite. Das TRENDELENBURG'sche Zeichen ist meistens positiv (bei Stand auf dem kranken Bein allein sinkt die gesunde Hüfte ab). Im Röntgenbild sieht man eine Verkleinerung des Kollumschaftwinkels des Oberschenkels, eine Coxa vara. Man sieht aber auch die Zeichen eines Destruktionsprozesses im Schenkelhals. Lateral von der Epiphysenfuge sitzt eine helle, kalkarme, unregelmäßige, breite, bandförmige Zone. SCHWARZ nennt die Zone, im Gegensatz zur Epiphysenfuge, die Schenkelhalsfuge. Darin sind eventuell noch einzelne kalkdichte Knocheninseln. Die Ränder dieser Zone sind unregelmäßig, ihre Struktur wolkig unscharf. Im Bereiche des untern Teils des Schenkelhalses teilt sich die breite, bandförmige Zone in 2 Schenkel, welche ein dreieckiges (pyramidenförmiges) Knochenstück zwischen sich fassen. Dies ist das typische Bild der Coxa vara infantum (daran erkannte HOFFA seine Fälle von Coxa vara congenita). Im weiteren Verlauf der Krankheit verliert das dreieckige Knochenstück seinen Kalkgehalt und verschwindet schließlich ganz. Die Aufhellungszone im Schenkelhals kann sich verbreitern, so daß endlich ein großer Teil des Halses von ihr eingenommen ist. Der Hals wird also in ein weiches, kalkarmes, knorpliges Gewebe umgewandelt. HILGENREINER spricht von der Verwandlung des Schenkelhalses in eine Trümmerzone. Mit dieser Strukturänderung des Halses geht eine Erweichung einher, mit Abnahme der mechanischen Festigkeit des Knochens. Damit verkürzt sich der Schenkelhals. Der Kopf und das Trochantermassiv nähern sich gegenseitig Gleichzeitig erfolgt eine Verbiegung des Schenkelhalses im Sinne der Coxa vara. Diese Verbiegung des Halses erfolgt unter der Einwirkung des Körpergewichtes beim Gehen und Stehen. Damit verläuft die Schenkelhalsfuge und mit ihr die Epiphysenfuge annähernd senkrecht. Nach CRAMER variiert der Neigungswinkel der Epiphysenfuge des Schenkelhalses am gesunden Hüftgelenk erheblich. Er fand unter 68 kindlichen Hüftgelenken Epiphysenfugen mit folgenden Neigungswinkeln: Die Epiphysenfuge verläuft horizontal in 11%. Sie bildet mit der horizontalen einen nach lateral offenen Winkel von 15° in 54%; von 32° in 29%; von 50° in 3%.

Es fällt auf, daß die Epiphysenfuge bei der Coxa vara infantum sehr schmal ist. Sie ist am krankhaften Prozeß oft gar nicht beteiligt. Gelegentlich kann sie aber auch in der Aufhellungszone mit einbezogen sein. Im weiteren Verlauf der Krankheit sieht man Regenerationserscheinungen auftreten, die sehr langsam den veränderten Schenkelhals wieder aufbauen. Als erstes Zeichen dieser Regeneration sieht man im Röntgenbilde strebepfeilerartig gerichtete Knochentrabekel auftreten, die vom kleinen Trochanter gegen den untern Schenkelkopfrand ziehen. Nach und nach wird so wieder der ganze Schenkelhals durchgebaut.

HERZOG erwähnt, daß es auch rudimentäre Fälle gibt, bei denen kleine Nekroseherde im Schenkelhals auftreten, die sich nicht vergrößern und die mit der Zeit wieder verschwinden, ohne daß es zu einem Zusammenbruch oder zu einer Deformation gekommen wäre.

Die Therapie der Coxa vara soll, wenn immer möglich, in den Frühstadien einsetzen. Sie soll bestehen in Ruhigstellung des Gelenkes in Abduktionsstellung mit völliger Entlastung bei Bettruhe.

Zur Abkürzung der Heilungsdauer ist mehrfach der Vorschlag gemacht worden, BECK'sche Bohrungen vorzunehmen vom Trochanter major her durch den Schenkelhals bis in den Schenkelkopf. Von anderen Autoren wird nach Anlage eines weiten Bohrkanals in der genannten Richtung und Länge ein Tibiaspan bis in den Schenkelkopf vorgetrieben. Nach HACKENBRUCH soll die heilungsfördernde Wirkung dieser Maßnahmen günstig sein (SPRINGER). In fortgeschrittenen Fällen soll weder eine unblutige noch eine blutige Reposition vorgenommen werden. Da es sich um keine Fraktur handelt, kann gar nicht reponiert werden. Soll eine Aufrichtung der Varusverbiegung erzielt werden, so muß der verbogene Schenkelhals durch die Repositionsmanöver zuerst gebrochen werden. Dadurch erfolgt eine starke zusätzliche Schädigung des Schenkelhalses und eine Verschlechterung der Blutzirkulationsverhältnisse, so daß eine knöcherne Vereinigung zwischen Kopf und zerfallendem Schenkelhals ausbleibt. Zur Korrektur der statischen Verhältnisse soll bei erheblicher Deformierung eine subtrochantere Osteotomie nach HOHMANN (PAUWELS) vorgenommen werden. Durch diese wird der Schenkelhals aufgerichtet. Nach der Operation verläuft die vorher senkrechte Schenkelhalsfuge schräg, fast waagerecht, wodurch die statischen Verhältnisse und damit die Heilungsmöglichkeiten grundlegend geändert werden. Eine Verschiebung der an den Schenkelhalsdefekt angrenzenden Teile hat nicht stattgefunden. Nach der Osteotomie im Gipsverband erholt sich der kranke Hals rasch. Nach der Gipsperiode muß das Bein bis zur völligen knöchernen Erstarkung des Schenkelhalses noch lange Zeit durch Schienenhülsenapparat entlastet werden.

Auf eine sehr interessante Behandlungsmöglichkeit hat BRANDES hingewiesen. Er hat beobachtet, daß ein nicht belasteter Amputationsstumpf zu Veränderungen im Wachstum des oberen Femurendes Veranlassung gibt. Es entsteht in diesem Falle eine Coxa valga. Der Schenkelhalswinkel wird größer als 128° (Entlastungsdeformität). Die gleiche Coxa-valga-Bildung tritt ein bei einer Lähmung der pelvitrochanteren Muskeln. Den gleichen Effekt erzielte nun BRANDES durch Resektion des Trochanter majus und der in der Fossa trochanterica ansetzenden Muskeln. Später resezierte BRANDES Trochanter und Muskeln nicht mehr. Er trennte den Trochanter majus nur noch mit Hammer und Meißel vom Femur ab und durchtrennte die Muskeln mit dem gleichen Erfolg. Nach der Operation legte er einen Zugverband an in starker Abduktionsstellung mit steigender Belastung. Zum Schluß wandte er einen Gehverband an mit frei in der Luft schwebendem Bein. Es gelang so, eine leichte Coxa vara während des Wachstums zur Rückbildung zu bringen. RICHTER hat den Erfolg der Methode bestätigt. Einen ähnlichen interessanten Weg wies COMPERE. Er störte die Wachstumsfuge am Trochanter major durch Anbohrung und erzielte dadurch als Fehlform eine Coxa valga. Im Gegensatz dazu konnte er durch Schädigung der Wachstumsfuge am Schenkelkopf die Entwicklung einer Coxa vara sehen.

Die Pathologie der Coxa vara infantum ist heute noch eine stark umstrittene Frage. Die Theorie der angeborenen vererbten oder durch endokrine Störungen veranlaßten ungenügenden Anlage oder Entwicklung des Schenkelhalses befriedigt nicht. Auch nicht die Annahme lokaler Schädigung der Blutzirkulation mit folgenden Nekrosen. Das Auftreten der Coxa vara infantum ist an die Zeit des Beginns der Belastung der Hüften durch das Körpergewicht im Stehen und im Gehen gebunden. Bei einem wenig widerstandsfähigen Schenkelhals wirkt die normale Belastung als Überlastung und kann nun an den empfindlichen Stellen der Wachstumsfuge oder ihrer Nachbarschaft zu einem Überlastungsschaden führen. Es bildet sich eine Umbauzone, wie sie von RUTISHAUSER beschrieben und untersucht wurde. Die Schenkelhalsfuge mit ihrer bandförmigen Gestalt, der Aufhellung im Röntgenbild, den unscharfen, verwaschenen Rändern entspricht genau der Umbauzone von RUTISHAUSER.

Die Coxa vara rachitica

Die Rachitis ist eine Systemerkrankung der Knochen, die im frühen Kindesalter nach dem 6. Monat auftritt und auf einen Mangel an D-Vitamin zurückzuführen ist. Zu den Zeichen der Rachitis gehört eine Kalkarmut der Knochen, welche deswegen weich sind. Ferner machen sich Störungen im Knochenwachstum geltend, die durch veränderte Entwicklung der Epiphysenfugen sichtbar werden. Die Epiphysenfugen werden breit, sie zeigen becherförmige Ausladung ihrer Kanten, verwischte und verschwommene Struktur ihrer Ränder. Das neugebildete Knochengewebe verkalkt nicht, weshalb eine besondere Weichheit der Knochen an ihren Wachstumsstellen resultiert, welche schwere Deformierungen der Gliedmaßen bedingen (Crura vara, Beckenverengerungen usw.). Ohne Zweifel gibt es eine echte rachitische Coxa vara. Bei ihr ist, im Gegensatz zur Coxa vara infantum, die Epiphysenfuge verbreitert und also deutlich zu sehen (Abb. 20 u. 21). Die Schenkelhalsfuge fehlt. Die Epiphysenfuge verläuft schräg von oben außen nach unten innen. Der becherförmigen Ausziehung der Epiphysenfuge bei der Rachitis entspricht hier eine lange und spitze Ausziehung des unteren medialen Schenkelhalsendes. Diese ausgezogene Schenkelhalsspitze ist ein charakteristisches Zeichen der rachitischen Coxa vara. Ihre Struktur ist homogen. Ebenso ist die Struktur des ganzen Schenkelhalses wohl kalkarm,

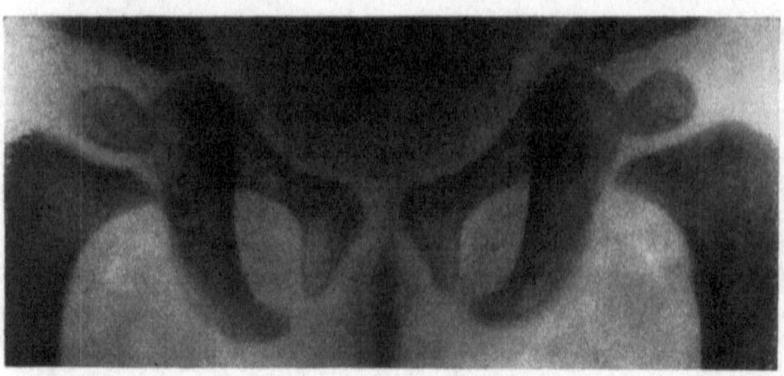

Abb. 20. B. A. 2jähriger Knabe: Coxa vara rachitica doppelseitig

aber homogen. Eine Destruktion in seinem Bereiche fehlt. Die Ränder der Epiphysenfuge zeigen verwaschene Struktur, wie es der Rachitis entspricht. Die Verbiegung des Schenkelhalses entsteht nicht infolge Zerstörung oder Destruktion, sondern durch Abbiegung infolge der Weichheit des Knochens und besonders der Nachbarschaft der Epiphysenfuge infolge der statischen Wirkung des Körpergewichtes im Stehen und Gehen. Daneben fehlen nicht andere Symptome von Rachitis am Skelett: Femura vara, kalkarmes, homogenes rachitisches Knochengewebe. Die Behandlung besteht in Bekämpfung der Rachitis mit Gaben von D-Vitamin, Entlastung des Schenkelhalses, Lagerung in Abduktion und Abduktionsgymnastik, Besserung der allgemeinen hygienischen Verhältnisse.

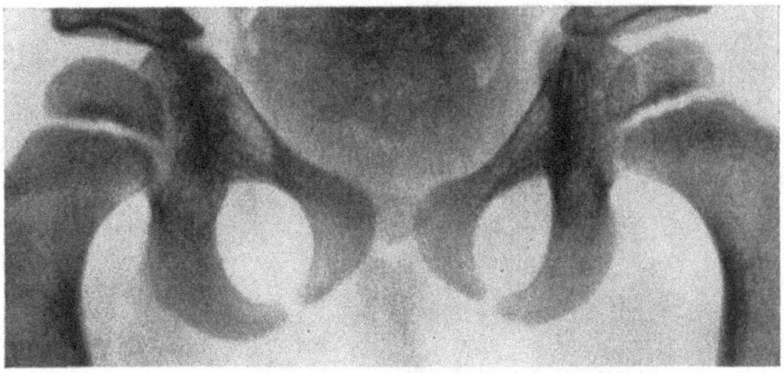

Abb. 21. v. W. D. Doppelseitige Coxa vara rachitica

Die Coxa vara adolescentium

Die Krankheit tritt vorzugsweise im Alter von 13—17 Jahren auf. Der Körperbau der Kranken ist verschieden. Bei Knaben handelt es sich oft um große, kräftige Jünglinge von adipösem Typus. Gelegentlich kann auch eine Dystrophia adiposogenitalis vorliegen. Bei Mädchen findet man auch wieder großen adipösen Wuchs, eventuell mit Hypergenitalismus. Im Gegensatz dazu trifft man auch Fälle von sehr schnell gewachsenen, hoch aufgeschossenen jungen Leuten von grazilen Formen, aber mit starkem Knochenbau mit eher schwächlicher Muskulatur, gelegentlich mit zyanotischen kalten Extremitäten. Gelegentlich beobachtet man auch eunuchoiden Hochwuchs.

Die Initialsymptome sind oft wenig charakteristisch. Die jungen Leute klagen über Schmerzen in der Hüfte, oft aber im Knie oder im Oberschenkel. Es besteht vermehrte Ermüdbarkeit im kranken Bein. Bald findet man Einschränkung der Abduktions- und Innenrotationsfähigkeit. Verkürzung des Beines, Hochstand des Trochanters, hinkenden Gang.

Zur Röntgenaufnahmetechnik des Hüftgelenkes soll man sich immer genau an die gleiche Aufnahmetechnik halten und besonders bei Vergleichsaufnahmen immer genau die gleiche Projektionsrichtung beibehalten. Zur Regel soll man wenigstens bei allen frischen Fällen eine Übersichtaufnahme mit beiden Hüftgelenken auf dem gleichen Bild herstellen. Man mache das Bild bei gerader Lage des Kranken mit gestreckten Beinen. Fersen und Großzehenballen müssen sich berühren. Die Aufnahme in seitlicher Richtung des Schenkelhalses macht man empfehlenswerterweise in Steinschnittlage, d. h. unter maximaler Beugung und Abduktion im Hüftgelenk (Herzog) (Lauenstein-Stellung). Die Röntgenaufnahmen zeigen anfänglich nur geringe Veränderungen. In der anteposterioren Aufnahme fällt nur im Vergleich mit dem gesunden Hüftgelenk eine geringe Verschmälerung der Kopfepiphyse (Kopfkappe) auf. Bei genauem Zusehen findet man eine unregelmäßige Bildung der Epiphysenfuge.

Sie ist breiter als auf der gesunden Seite. Ihre Begrenzung ist unscharf, leicht verwaschen, stellenweise streifig verbreitert, so daß man den Eindruck hat, mehrere Epiphysenfugen übereinanderzusehen. Stellenweise kann man in einer verbreiterten Epiphysenfuge verwaschene inselförmige Knocheneinschlüsse finden (Abb. 22). Diese Unregelmäßigkeiten der Epiphysenfuge sind aber mit Vorsicht zu bewerten, weil man in Breite, Struktur und Regelmäßigkeit bei Gesunden eine erstaunliche Variationsbreite sieht. Das gleiche Hüftgelenk zeigt oft in der axialen Aufnahmerichtung (Aufnahme in Beugung- und Außenrotation in LAUENSTEIN-Stellung) schon deutlichere Veränderungen (Abb. 23 u. 24). Die Kopfepiphyse zeigt schon eine geringe Verschiebung gegen den Schenkelhals, und zwar so, daß die Kopfkappe in der Epiphysenfuge ganz wenig nach dorsal abgerutscht ist. Die Kopfepiphyse selbst zeigt ganz normale Form. In der Epiphysenfuge sind wieder die obengenannten Veränderungen zu sehen. Der Vergleich beider Bilder läßt erkennen, daß die Verschmälerung der Kopfepiphyse im anteposterioren Bild nur scheinbar war. Die leichte Abdrehung der Kopfkappe nach dorsal ist im anteposterioren Bild nicht zu sehen, hingegen projeziert sich der gedrehte Kopf in etwas schmalerer Kontur (Abb. 25 u. 26). Röntgenaufnahmen etwas weiter fortgeschrittener Fälle zeigen auch schon im a.-p. Bild eine Verschiebung der Kopfepiphyse. Sie hat sich nun nach medial unten verschoben, so daß die obere mediale Kante des Schenkelhalses nicht mehr in Verbindung mit dem Kopf steht und frei ins Leere schaut. Die Kopfepiphyse dreht sich sozusagen um die untere mediale Schenkelhalskante. In späteren Stadien ist die Kopfepiphyse immer weiter abgerutscht, so daß schließlich die Kopfkappe medial neben dem Schenkelhals liegt und die Epiphysenfläche des Schenkelhalses nur mehr medial unten in geringer Berührung steht mit der Epiphysenfläche des Kopfes.

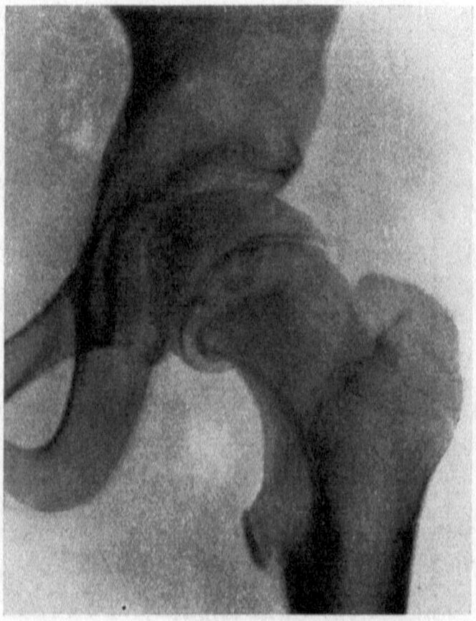

Abb. 22. K. M. Coxa vara adolescentium. Typische Veränderung und Auflockerung der Epiphysenfuge. Noch keine Lageveränderung der Kopfepiphyse

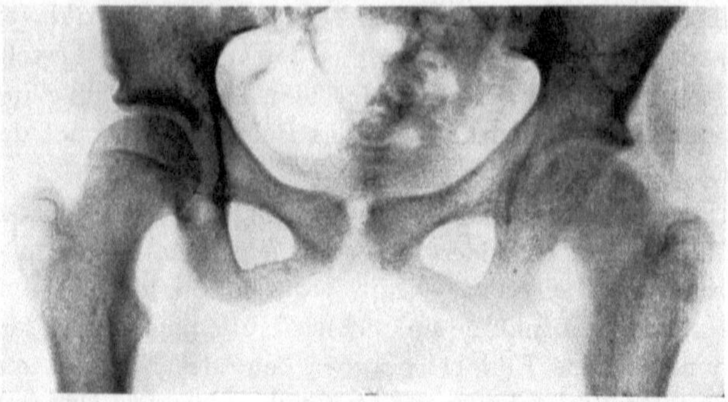

Abb. 23. H. R. Coxa vara adolescentium. Im a.-p. Bild scheinbare Verschmälerung der Kopfepiphyse. Geringes Abgleiten der Kopfkappe nach medial

Dieses Abgleiten der Kopfepiphyse erfolgt meistens langsam, unmerklich nach und nach. Nicht so selten scheint aber dieses Abgleiten plötzlich zu erfolgen. Der junge Patient verspürt bei einem kleinen Sprung im Turnunterricht, bei einem kleinen Mißtritt auf der Straße, beim Bergabgehen, beim Schulausflug, beim Auf- oder Abspringen

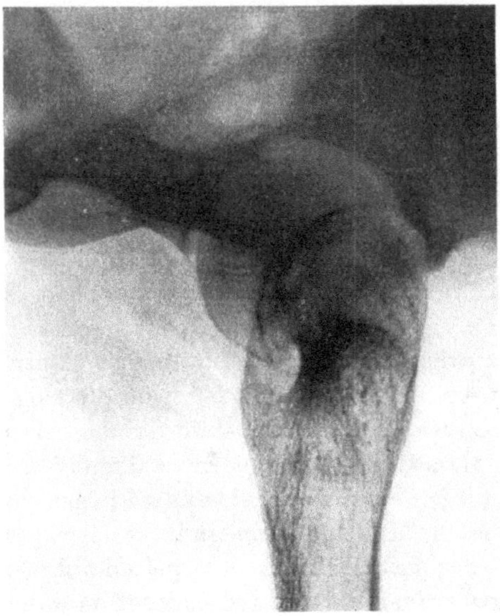

Abb. 24. H. R. Im seitlichen Bild sehr starkes Abgleiten der Kopfkappe nach hinten. Wolkige Aufhellung der Epiphysenfuge

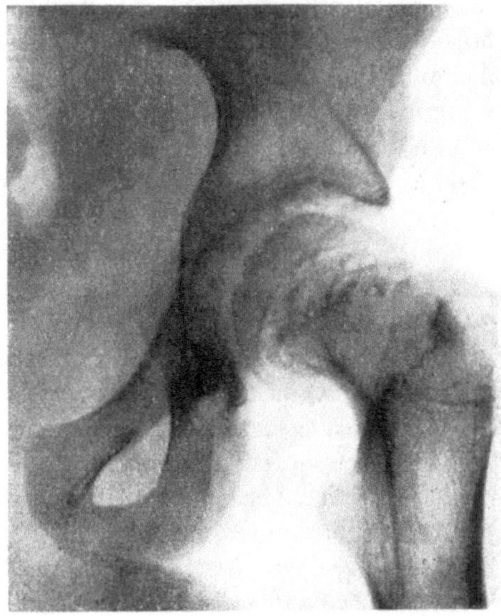

Abb. 25. L. W. Coxa vara adolescentium. Schwere Veränderung der Epiphysenfugen. Leichtes Abgleiten der Kopfkappe

vom Fahrrad einen plötzlichen Schmerz im Hüftgelenk. Oft fühlt er gleichzeitig ein Knacken im Gelenk. Er kann nicht mehr auf das kranke Bein auftreten und wird mit der Diagnose Schenkelhalsfraktur in das Spital eingeliefert. Die eingehende Anamnese zeigt, daß der Kranke schon seit einigen Wochen leichte Schmerzen, vermehrte Ermüdung im kranken Bein hatte und daß seiner Umgebung schon ein leichtes Hinken aufgefallen war. Das Röntgenbild zeigt eine völlig vom Hals abgeglittene Kopfepiphyse. Die Ränder der Epiphysenfuge sind abgerundet, in der Kontur unscharf, in der Struktur verwaschen. Es hat sich hier um das plötzliche Abgleiten der Kopfkappe auf einer schon vorher weitgehend gelockerten Epiphysenfuge gehandelt. Eventuell war auch die Kopfkappe

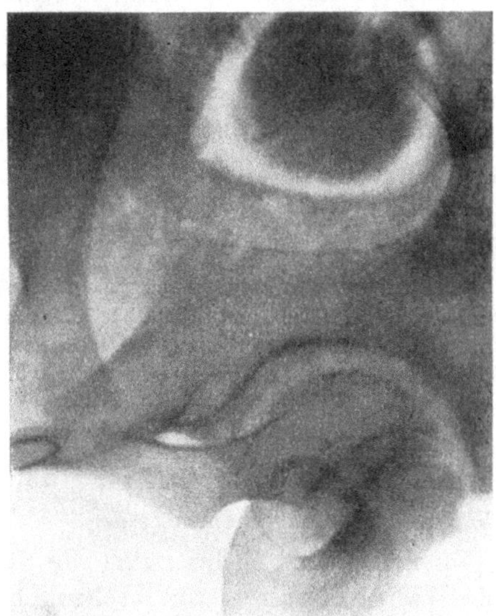

Abb. 26. L. W. Im seitlichen Bild völliges Abgleiten der Kopfepiphyse, das im a.-p. Bild nicht zu sehen ist

schon vorher teilweies abgeglitten und hat sich nun bei dem genannten Ereignis noch völlig von der Epiphysenfuge gelöst.

Mit der Diagnose Coxa vara adolescentium belegen wir alle diese Stadien des Abgleitens der Kopfepiphyse vom Schenkelhals. Ja noch weiter, auch die Frühfälle, bei denen das Röntgenbild erst Strukturveränderungen der Epiphysenfuge aufweist, fallen unter diese Diagnose. Wir verstehen nun, warum SCHANZ die Coxa vara als die werdende und bestehende Deformität definierte. Etwas verständlicher ist es, wenn man die Diagnose Coxa vara adolescentium mit dem Untertitel Epiphysiolysis capitis femoris oder drohende Epiphysiolysis capitis femoris spezifiziert. SPRINGER betont, daß die Epiphysenlösung vor eingetretener Verschiebung der Kopfkappe nicht diagnostiziert werden, höchstens vermutet werden kann (Variationsbreite der normalen Schenkelhalsepiphysenfuge im Röntgenbild).

MILCH bezeichnet mit Coxa anteverta das Frühstadium der Epiphysiolysis capitis femoris.

Über die Ursache der Coxa vara adolescentium oder der Epiphysiolysis capitis femoris ist man sich heute noch nicht einig. In der Literatur findet man alle möglichen Erklärungen für das Abgleiten des Kopfes. Man ist sich einig darüber, daß das Abgleiten in der Epiphysenfuge erfolgt. Man weiß, daß die normale Epiphysenfuge ein solches Abgleiten nicht erlaubt. Dagegen erhebt aber BENEKE Einspruch. In einer Publikation von 1944 stellt er fest, daß die Epiphysenfuge in ihrer normalen Entwicklung einen Zustand durchmache, „der fast flüssigen Knorpelzellsäulen". In diesem Zustand sei sie für Traumen sehr empfindlich. Die Zwischensubstanz sei fast schleimig. Diese Phase mache jeder durch. Jetzt genüge zum Abgleiten ein sehr leichtes Trauma. Die Fraktur ist in diesem Stadium fast physiologisch. BENEKE faßt demnach jede Epiphysiolyse als traumatisch bedingt auf, entstanden bei völlig normalen Verhältnissen. Diese Ansicht wird im allgemeinen in der Literatur nicht geteilt. Die rein mechanische oder rein traumatische Theorie wird im allgemeinen abgelehnt. Sehr reichliche Unterstützung wird der Theorie der endokrinen Störungen zuteil. Demnach sollen hormonale Dysfunktionen zu Störungen im Wachstum der Epiphysenfugen führen. In erster Linie sollen Störungen in der Tätigkeit der Schilddrüse und der Geschlechtsdrüsen verantwortlich sein oder die unrichtige Tätigkeit der Hypophyse direkt oder durch ihre Vermittler: Schilddrüse oder Geschlechtsdrüse.

PITZEN vertritt eine Lehre für eine einheitliche Auffassurg vom Wesen der Coxa vara infantum und der PERTHES'schen Krankheit. Der krankhafte Vorgang beginne in der Metaphyse. Er breite sich von hier zentral und peripheriewärts aus. Dadurch entstehe einerseits eine PERTHES'-sche Krankheit, andererseits eine Coxa vara. So können auch beide Krankheiten gemeinsam vorkommen

RIEDEL betont, daß ein Abgleiten der Kopfkappe vom Hals in Wirklichkeit nicht vorhanden sei. Dies scheine nur nach dem Röntgenbild so zu sein. Es handle sich da um eine Störung im Knochenwachstum. Dieses sei an einzelnen Stellen unterbrochen, so daß die Wachstumsrichtung verändert sei.

In neuerer Zeit mehren sich die Stimmen erheblich, welche die Erklärung für die Wachstumsstörung in mechanischen Vorgängen suchen. Man beobachtet die Epiphysiolysen häufig bei Lehrlingen, die von der Schule weg unvermittelt in eine schwere Berufsarbeit hineinkommen, welche dauernde schwere Körperbelastung erfordert (Landwirte, Bäcker, Metzger, Käser). Immer häufiger wird deshalb die

Epiphysiolyse den Überlastungsschäden zugerechnet. Die histologischen Untersuchungen, besonders für die Epiphysiolysis, ließen bis in die jüngste Zeit völlig im Stich. An diesem Beispiel wird die Tatsache besonders deutlich, daß die physiopathologische Reaktion der Körpergewebe hier im speziellen von Knorpel- und Knochengewebe immer im gleichen Sinne anspricht. Knorpel und Knochen reagieren auf irgendwelche Schädigung mit degenerativen und progressiven Vorgängen, die aber über die Art der Schädigung gar nichts aussagen. Erst die eingehenden Studien über die gesamte Physiologie und Pathologie des Knochensystems, ergänzt durch experimentell gewonnene Erkenntnisse, brachten etwas Licht in diese Vorgänge. Die Überlastung und die Überlastungsschäden waren mehr klinische Begriffe, deren anatomische Unterlage lange Zeit schwer zu erbringen war. Die interessanten, grundlegenden Arbeiten über die Frage der Überlastungsschäden der Knochen, die in den letzten Jahren aus dem Pathologischen Institut der Genfer Universität hervorgingen, brachten die morphologisch-pathologischen Unterlagen für diese Vorgänge, welche uns damit verständlich werden. Die Coxa vara adolescentium ist als Überlastungsschaden aufzufassen. Die Veränderungen in der Epiphysenfuge entsprechen den von RUTISHAUSER beschriebenen Umbauzonen, wie er sie im Tierexperiment erzeugen konnte. Die Überlastung verursacht an der mechanisch am stärksten beanspruchten Knochenstelle aseptische Knochennekrosen. Diesen folgen komplizierte, regressive und produktive Veränderungen, welche bei fortdauernder Überlastung, die regressiven Veränderungen in den Vordergrund treten lassen und schließlich zu einer Umbauzone führen, in welcher der Knochen durch ein fibröses Gewebe mit osteoidem und chondroidem Anteil ersetzt wird. Diese fibröse Zone ist den mechanischen Ansprüchen, welche an einen Schenkelhals gestellt werden, nicht gewachsen. Es muß an dieser Stelle zum Bruch, zum Riß der fibrösen Verbindung kommen, womit in unserem speziellen Fall die Kopfkappe vom Schenkelhals abgleitet. Je nach der Größe und Dauer der Überlastung und der regeneratorischen Widerstandskraft des Knochens geht die Bildung der Umbauzone rascher oder langsamer, in größerer oder kleinerer Ausdehnung vor sich, so daß die Spezialfälle des langsamen, unmerklichen Abgleitens und der scheinbar plötzlichen Lösung ohne weiteres erklärbar sind.

Selbstverständlich gibt auch hier, wie überall in der Biologie, die Lösung eines Rätsels immer wieder ein tieferliegendes, neues Rätsel auf. So müssen wir uns nun fragen, warum bedeutet für den einen Menschen die gleiche Arbeit und der gleiche Sportbetrieb eine Überlastung und für den andern nicht? Da kommen wir nun wieder auf die verschiedene Widerstandskraft der Knochen, die bedingt ist durch die individuelle Disposition, durch die Verhältnisse der endokrinen Sekretion durch erbbedingte Faktoren. Da ist wieder Raum für die altbekannten Schlagworte der Bindegewebsschwächlinge, der konstitutionell schwachen Epiphysen usw. Wir bekommen aber doch durch diese Erkenntnisse Klarheit über das pathologisch-anatomische Geschehen und erfahren, daß wir keine Infektion, keine Tuberkulose, keine embolischen Gefäßverschlüsse, keine groben Traumen heranziehen müssen zum Verständnis. Denn so verbreitet auch diese Theorien waren, so haben sie doch nie ganz befriedigt.

Die Behandlung der Coxa vara adolescentium ist verschieden, je nach den einzelnen Stadien der Erkrankungen.

Die Coxa vara adolescentium bietet die besten Behandlungsaussichten in ihren frühesten Stadien. Kann man die Krankheit erfassen, zur Zeit, da noch keine anderen objektiven Zeichen des Leidens vorhanden sind als die verbreiterte, verwaschene, unregelmäßige Epiphysenfuge, so bietet die Behandlung Aussicht auf eine vollständige Heilung. Die Erfordernisse bestehen dann für die Behandlung darin, daß die kranke Hüfte vollständig entlastet wird bis zur Ausheilung der erkrankten Epiphysenfuge. Das Kind muß Bettruhe einhalten. Jede Belastung der Hüfte hat zu unterbleiben. Daneben soll die Knochenbildung gefördert werden durch Sonne- und Luftbehandlung. Vitamin-D-Gaben neben allgemein vitaminreicher Kost haben ihre Berechtigung. Ob man daneben eine Medikation mit Hormonen der Schild- und der Geschlechtsdrüsen durchführen will, hängt davon ab, wieweit man an den hormonalen Einfluß in der Entstehung der Krankheit glaubt. Die Kontrolle der Heilung und der Besserung dieser Patienten ist schwierig. Wir werden ungefähr alle 3 Monate eine Röntgenkontrolle durchführen müssen. Wir werden da langsam eine regelmäßigere Struktur der Epiphysenfuge auftreten sehen und schärfere Konturierungen ihrer Ränder. Hingegen ist es schwierig, nach dem Röntgenbild zu entscheiden, wann die Hüfte eine Belastung wieder erträgt (Abb. 29 u. 30). Ganz sicher gehen wir erst, wenn wir den Schluß der Epiphysenfuge, ihre Verknöcherung, abwarten. Dies ist regelmäßig erst nach mehreren Jahren erreicht. So lange lassen sich die sonst gesunden jungen Menschen nicht im Bett behalten. Man wird daher nach einigen Monaten Bettruhe gezwungen sein, zu entlastenden Schienenhülsenapparaten zu greifen, um die Entlastung der Hüfte weiterhin auch beim Herumgehen aufrechtzuerhalten. Der Schienenhülsenapparat muß so gebaut sein, daß die Körperlast durch das Tuber ischii getragen wird. Der Pat. muß also beim Auftreten auf dem Sitzbeinhöcker sitzen. Die Fußsohle des kranken Beins darf dabei den Boden nicht

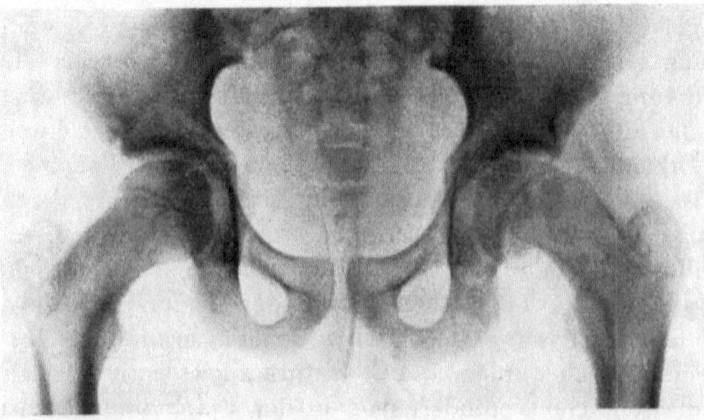

Abb. 27. A. E. Coxa vara adolescentium. Aufnahme vom 13. 8. 1946. Leichtes Abgleiten der Kopfepiphyse. Unregelmäßigkeit der Epiphysenfuge

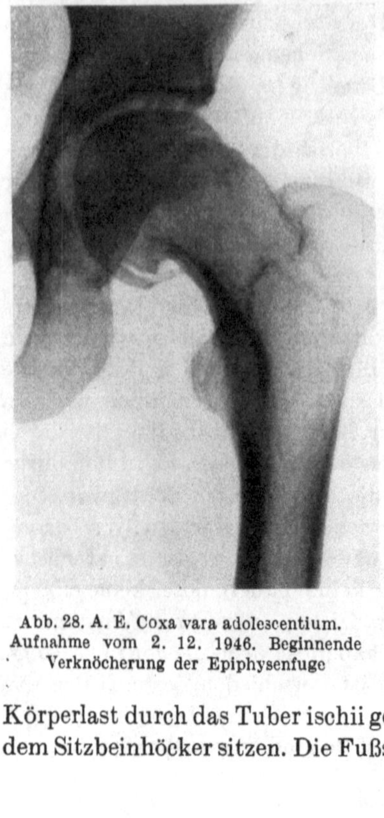

Abb. 28. A. E. Coxa vara adolescentium. Aufnahme vom 2. 12. 1946. Beginnende Verknöcherung der Epiphysenfuge

berühren (Abb. 31 u. 32). Der Schienenhülsenapparat bedarf einer ständigen Kontrolle. Wenn die Kranken konsequent mit ihrem Entlastungsapparat herumgehen, so macht die Rekonstruktion der kranken Epiphysenfuge eher raschere Fortschritte, als vorher bei der Bettruhe. Man wird meistens nach einer etwa 6monatigen Liegekur mit einer Entlastungsapparatbehandlung von etwa 1 Jahr auskommen. Nach Abschluß dieser Behandlung muß aber ein dauernder Schutz vor Überlastung mit Turn-Sport-Arbeitsbetrieb durchgeführt werden (Abb. 33 u. 34). Gelegentliche Röntgenkontrollen sind unerläßlich bis zum Abschluß des Knochenwachstums. Gelingt es, so die Hüfte zur völlig normalen Gestaltung zu bringen, so hat man dem jungen Menschen eine sonst sicher zu erwartende größere oder kleinere Invalidität erspart. Die Behandlung der späteren Stadien der Krankheit läßt nur mehr in seltenen Glücksfällen ein so ideales Heilungsresultat erwarten. Ist die Kopfkappe nur wenig vom Schenkelhals abgeglitten, so muß man sich damit begnügen, eine Verschlimmerung zu verhüten.

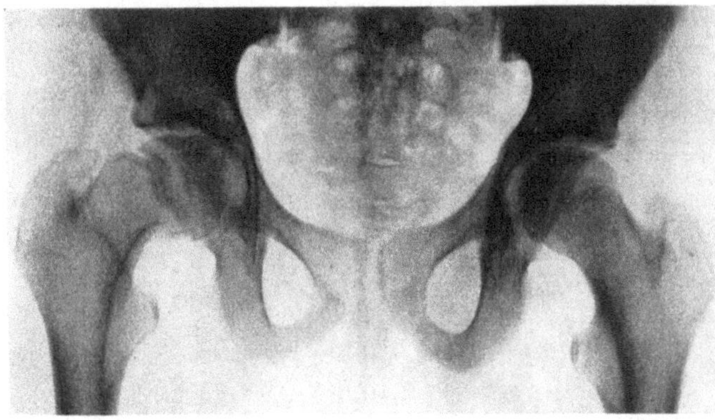

Abb. 29. 13jähriger Knabe. Beginnende Coxa vara adolescentium. Nach 10wöchiger Extensionsbehandlung in Konsolidation

Eine Reposition der verschobenen Kopfkappe erreicht man auf unblutigem Wege nicht. Der Abgleitprozeß ist langsam nach und nach eingetreten. Die Kopfepiphyse ist auf der Epiphysenfuge nicht so beweglich, daß sie durch Repositionsmanöver wieder normal gestellt werden könnte. Eine intraartikuläre operative Reposition möchte ich in diesem Stadium nicht empfehlen, da die Folgen dieser Operation nicht besser sind als die Resultate der konservativen Behandlung. Die konservative Behandlung muß absolute Entlastung des Gelenkes durchführen. Der Patient muß im Bett gehalten werden bis zur Konsolidierung der Knochenverschiebung. In diesen Fällen ist es zweckmäßig, der Abgleittendenz des Kopfes entgegenzuwirken durch einen Heftpflasterzugverband am kranken Bein in Abduktionsstellung mit einer Belastung von 2—4 kg. Unter Röntgenkontrolle soll diese Behandlung 6—9 Monate durchgeführt werden bis zur knöchernen Konsolidierung. Eine medikamentöse und hygienische Unterstützung der Behandlung wird man anwenden wie bei den leich-

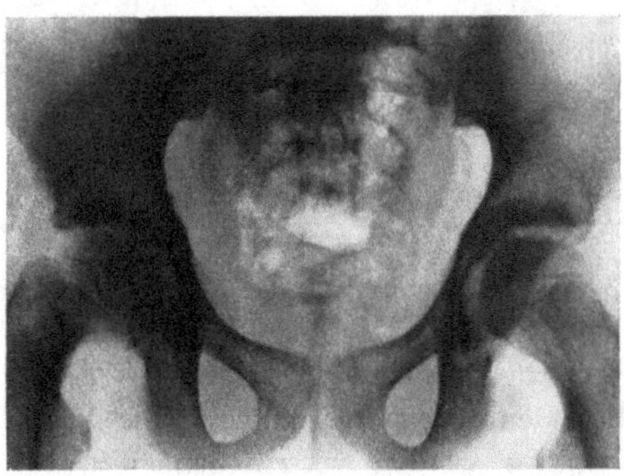

Abb. 30. Pl. Epiphysiolyse mit leichtem Abgleiten des Schenkelkopfes in knöcherner Heilung. Beginnende knöcherne Überbrückung der Epiphyse

teren Fällen. MILCH behandelt die initialen Fälle der Epiphysiolysis, die er mit dem Namen Coxa anteverta bezeichnet, mit seiner Innenrotationsschiene. Durch einen Schienenhülsenapparat mit Beckenring wird das kranke Bein in maximale Innenrotation gebracht. Während der Bettruhe improvisiert er diesen Innenrotationsapparat mit einem Gipsschuh, bei dem an der Ferse ein Querstab eingegipst wird, so daß der auf dem Bett aufsitzende Stab das Bein in maximale Innenrotation bringt. MILCH hat unter dieser dauernden Innenrotation eine Besserung der Stellung

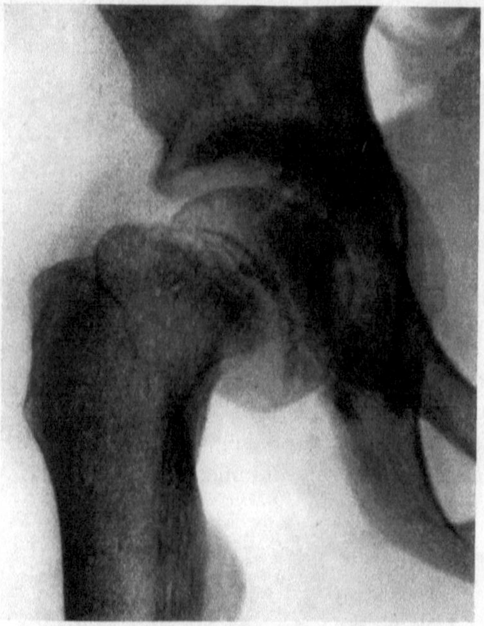

Abb. 31. E. T. Coxa vara adolescentium mit Epiphysiolyse. Aufnahme vom 23. 2. 1946

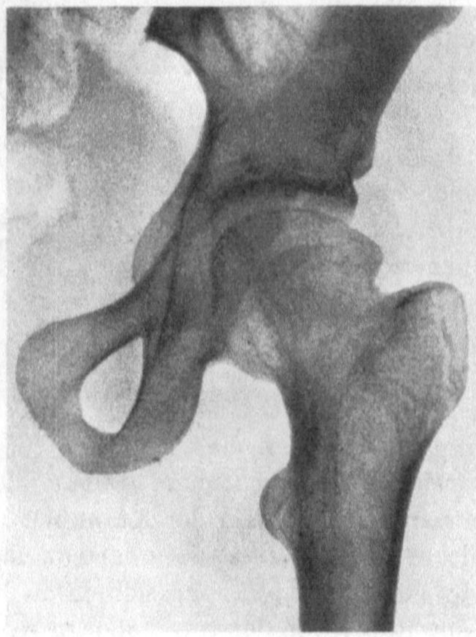

Abb. 32. E. T. Coxa vara adolescentium mit Epiphysiolyse. Aufnahme vom 15. 10. 1947. Unterdessen hat eine Reposition der Epiphysiolyse stattgefunden. Gipsfixation des Gelenkes während 4 Monaten. Nachher Entlastung mit Schienen-Hülsen-Apparat. Die Epiphysenfuge ist knöchern verheilt. Die Stellung der Kopfkappe ist verbessert. Der Kopf selbst ist pilzförmig erniedrigt. Diffuse Osteoporose

des leichtabgerutschten Kopfes erzielt. Auf jeden Fall will er damit eine Zunahme des Abgleitprozesses verhindern können. Zur Abkürzung der Liegezeit und zur Beschleunigung der knöchernen Verbindung zwischen Schenkelhals und Kopfepiphyse werden verschiedene chirurgische Eingriffe ausgeführt. Es werden die BECK'schen Bohrungen angewandt. Dabei bohrt man zahlreiche KIRSCHNER-Drähte vom Trochantermassiv her durch den Schenkelhals durch die Epiphysenfuge bis in die Kopfepiphyse hinein. Nach der Bohrung werden die Drähte wieder entfernt. Dadurch werden Verbindungswege geöffnet zwischen kranken und gesunden Knochenteilen nach medial und lateral. Es werden Blutergüsse erzeugt und mechanische Läsionen gesetzt, von denen man annehmen darf, daß sie die Knochenbildung fördern. Einen Schritt weiter geht die Knochenbolzung nach BIRCHER und nach ROBERTSON LAVALL. Es wird hier in der Richtung der vorhin erwähnten KIRCHNER-Drähte vom Trochantermassiv durch Schenkelhals und Epiphyse in die Kopfkappe ein Bohrloch von 5—8 mm Durchmesser angelegt. In dieses wird ein entsprechend zugeschnittener Knochenbolzen aus der Tibia des Kranken eingeschlagen. Mit dieser Bolzung wird weniger die mechanische Festigung zwischen Hals- und Kopfepiphyse bezweckt als vielmehr eine nachhaltige günstige Beeinflussung des Heilungsvorganges. Schon die erhebliche mechanische Schädigung, welche in die Epiphysenfuge gesetzt wird, durch die Anlage des Bohrloches, hat ihre günstige Wirkung. Weiterhin bringt der Knochenbolzen ein Materialdepot für den Knochenaufbau mit sich, das einen erheblichen Wachstumsanreiz für die Umgebung bedeutet (Sägesser). In verschiedenen Publikationen wird angegeben, daß nach dieser Bolzung die Patienten schon nach 4 Wochen wieder aufstehen dürften zur normalen Belastung ihrer Hüfte. Ich habe aber den Eindruck, daß man auch nach der Knochenbolzung die Belastung der Hüfte erst gestatten soll, wenn im Röntgenbild Knochenneubildung sichtbar geworden ist. Hackenbroch bestätigt die günstige Wirkung dieser Bohrungen mit Bolzungen. Zur Abkürzung der Bettruhe wird auch eine Fixation der abgeglittenen Kopfkappe mit einem 3-Lamellennagel nach Sven-Johannsen durchgeführt nach dem Vorgehen, wie es bei der Schenkelhalsfraktur angewandt wird. Es läßt sich damit sicherlich eine erhebliche Festigkeit der Verbindung zwischen Schenkelhals und Kopfepiphyse erreichen. Große Vorsicht ist aber notwendig, weil die Kopfepiphyse schmal ist und der Nagel nicht ins Hüftgelenk eindringen darf. Beim Nagel ist die Festigkeit der Verbindung zwischen Kopf und Hals größer als beim Bolzen, hingegen ist die Anregung zur Heilung beim Bolzen wesentlich größer. Der 3-Lamellennagel verhindert ein weiteres Abgleiten der Kopfkappe und fixiert das Kopfsegment so lange, bis es knöchern wieder festgewachsen ist. Nach der Nagelung empfehle ich eine 3–6 monatige Bettruhe einhalten zu lassen zur Förderung der Knochenheilung.

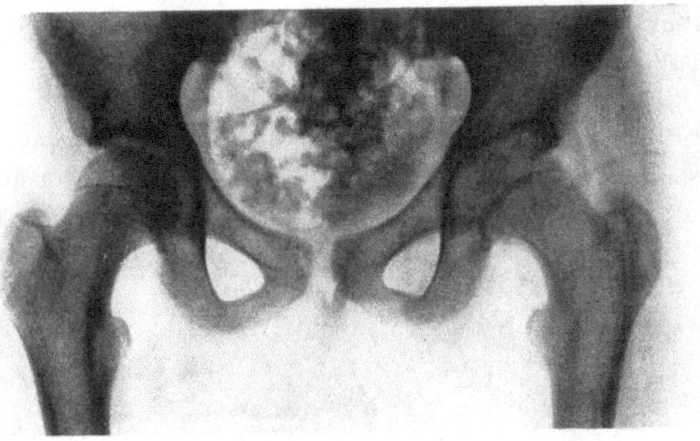

Abb. 33. S. K. Coxa vara adolescentium. Aufnahme vom 20. 11. 1946. Deutliche Veränderung der Epiphysenfuge, sehr geringe Verschiebung der Kopfkante

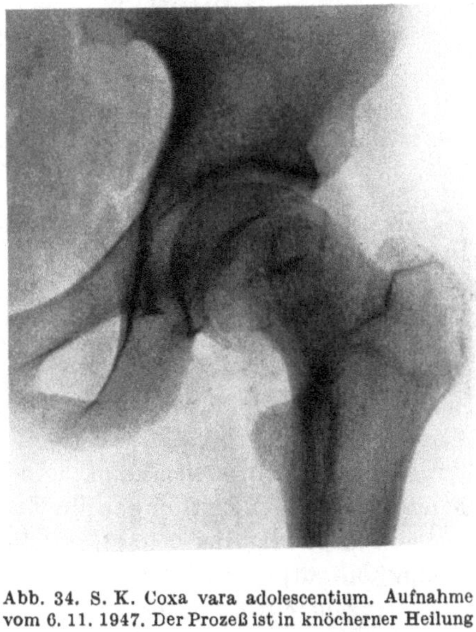

Abb. 34. S. K. Coxa vara adolescentium. Aufnahme vom 6. 11. 1947. Der Prozeß ist in knöcherner Heilung

Eine andere Behandlung erfordern die Fälle, bei denen durch den langsamen Gleitprozeß der Kopf weitgehend, fast bis zur vollständigen Lyse vom Schenkelhals abgeglitten ist. Hier resultiert eine so grobe Verschiebung und Formveränderung des Gelenkes, daß man sie nicht unverändert stehenlassen sollte. Hier ist ein konservativer energischer Repositionsversuch gerechtfertigt, der so vorgenommen werden muß, wie man einen Schenkelhalsbruch reponiert, nämlich durch kräftigen Längszug, starke Innenrotation und Abduktion. Kann dadurch der Kopf nicht mobilisiert und reponiert werden, so soll er durch eine intraartikuläre Operation mobilisiert und reponiert werden. Das Repositionsresultat muß darauf durch einen 3-Lamellennagel fixiert werden. Auch danach ist unbedingt Bettruhe erforderlich bis zur sichtbaren

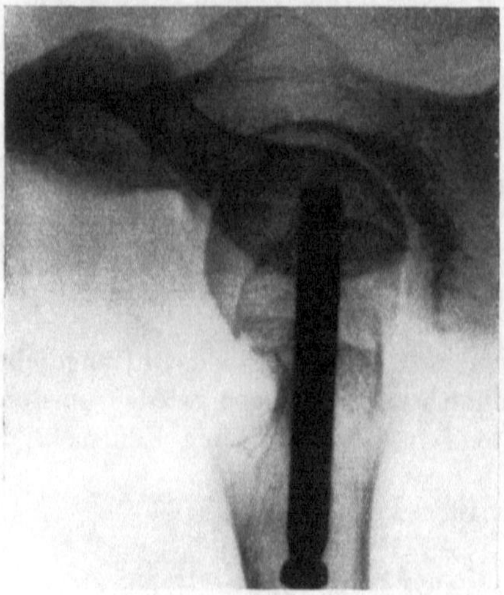

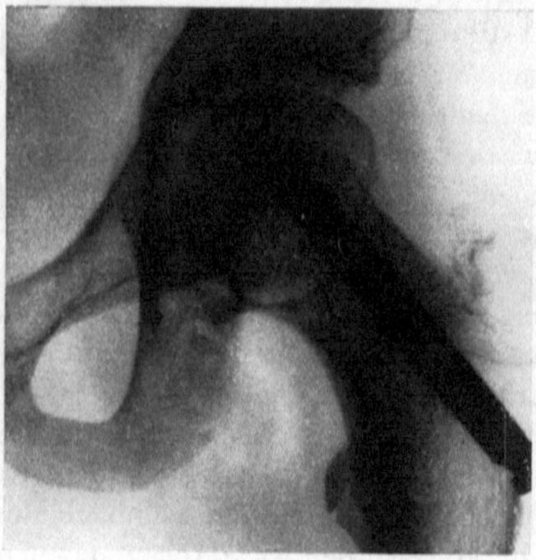

Abb. 35 u. 36. T. E. Epiphysiolysis capitis femoris reponiert und mit drei Lamellennagel fixiert. Der Prozeß ist in knöcherner Heilung. A.-p. und axiale Aufnahme

Knochenneubildung (Abb. 35 u. 36). Verzichtet man auf Reposition und Fixation im Anfang der Behandlung, so kann man sich auf die subtrochantere Osteotomie mit Umlagerung der Schenkelhals- und Trochanterpartie verlassen, die aber erst nach einer gewissen Festigung der Verhältnisse durch Entlastungs- und Extensionsbehandlung durchgeführt werden soll (Abb. 37 u. 38). Relativ günstig sind die Heilungsaussichten für die scheinbar plötzlich aufgetretenen vollständigen Lösungen der Kopfepiphyse. Diese Fälle, die regelmäßig als Unfälle imponieren, nach denen der Kranke nicht mehr gehen kann, kommen frühzeitig nach der völligen Lösung in Behandlung, in einer Zeit, in der die Kopfepiphyse noch nicht in ungünstiger Stellung festgewachsen ist. Hier gelingt nun die Reposition mit Längszug, Innenrotation und Abduktion gut, worauf die Repositionsstellung mit einem Becken-Beingipsverband oder mit einem 3-Lamellennagel festgehalten werden kann. Der Gipsverband muß etwa 3—6 Monate liegenbleiben, bis sichtbare Knochenneubildung eingetreten ist. Allen denjenigen Fällen, die in schlechter Stellung fixiert sind, kann die subtrochantere Osteotomie nach Pauwels Normalisierung der statischen Verhältnisse bringen. Bei der subtrochanteren Osteotomie wird unter dem Trochantermassiv ein keilförmiges Knochenstück ausgemeißelt mit Keilbasis nach lateral. Der Knochendefekt wird durch starke Abduktion des Beines geschlossen, so daß eine weit übertriebene Abduktionsstellung resultiert. Wird nun diese in normale Beinstellung gebracht, so wird der vorher in Coxa-vara-Stellung verbogene Schenkelhals aufgerichtet. Dadurch wird das Körpergewicht, das vorher als Scherkraft auf die Lösungsstelle wirkte, jetzt auf horizontal gestellter Unterlage aufgefangen. Aus der Scherkraft ist eine Druckkraft geworden, welche die Knochenheilung fördert.

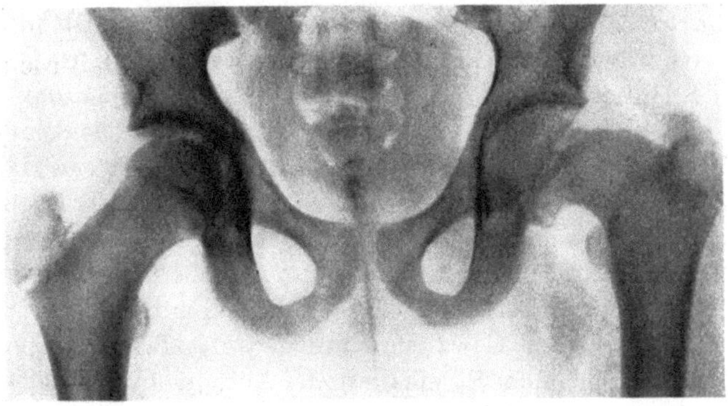

Abb. 37. S. F. 16jähriger Knabe. Coxa vara adolescentium. Aufnahme vom 5. 7. 1949. Breite Auflockerung der Epiphysenfuge, Absinken des Schenkelhalses

Der vom Schenkelhals abgeglittene Kopf wächst ohne Behandlung in seiner neuen Stellung in mehr oder weniger verschobener Lage knöchern mit dem Schenkelhals zusammen. Die Knochenneubildung richtet sich gegen den verlagerten Kopf zu, wodurch eine Abkrümmung des Schenkelhalses zustande kommt, woraus erst die richtige Coxa vara resultiert. Alle diese verschiedenen Stadien der Epiphysiolysis capitis femoris bringen erhebliche Veränderungen der Statik des Hüftgelenkes mit sich, die immer zu sekundären, arthronotischen Gelenkveränderungen führen. Daher nehmen die Beschwerden der so veränderten Hüftgelenke mit steigendem Alter gewöhnlich zu wegen der progressiven Arthronose.

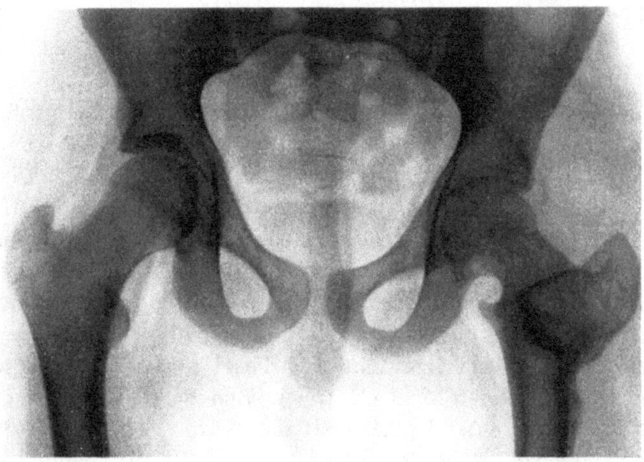

Abb. 38. S. F. Coxa vara adolescentium. Aufnahme vom 5. 11. 1949. Nach subtrochanterer Osteotomie knöcherne Heilung. Der Collum-Diaphysen-Winkel ist wieder normal hergestellt. Die Epiphysenfuge ist in der Struktur gekräftigt, durchgehende Knochenbildung, noch wolkiger Bau. Eine eigentliche Coxa-vara-Bildung ist nicht mehr zu sehen

Nach BURCKHARDT wirkt das schädigende Agens, welches die Epiphysionekrose verursacht, weiter und erzeugt später die Arthrose des Gelenkes. Die Arthrose sei die geradlinige Fortsetzung der Osteonekrose.

Coxa vara und Unfall

Von großer, praktischer Wichtigkeit ist die Frage nach der Möglichkeit einer traumatischen Entstehung einer Epiphysiolyse des Schenkelkopfes. Dem Begutachter stellt sich diese Frage sehr häufig. Eine Epiphysiolyse tritt nicht selten ein beim Turnunterricht. Der Kranke springt vielleicht von einem kleinen Schemel auf den Boden, wobei sich seine Kopfkappe vom Schenkelhals löst. Er fällt dann zu Boden und kann nicht mehr auf das verletzte Bein auftreten. Oder aber ein Mädchen steigt vom Fahrrad. Beim Auftreten auf die Erde spürt es einen Schmerz in der Hüfte, verliert die Stützfähigkeit des Beines und fällt zu Boden. Oder das gleiche Ereignis tritt ein bei einem Knaben auf der Schülerreise, auf dem Heimweg beim Bergabsteigen. Auch wieder plötzlicher Schmerz, Haltlosigkeit und Hinstürzen. In allen 3 Fällen haben die jungen Leute den Eindruck, sie seien zu Boden gefallen und hätten sich dabei den Schenkelhals gebrochen. Es gibt wirklich traumatische Schenkelhalsbrüche, ausnahmsweise auch bei Jugendlichen, niemals aber bricht der Hals in der Epiphysenfuge. Außerdem kommt dieses Ereignis nur zustande durch eine sehr heftige Gewalteinwirkung, wie z. B. Sturz aus beträchtlicher Höhe oder heftiger Schlag bei Eisenbahn- oder Automobilunfall. Die anderen oben angeführten Ereignisse sind gar keine Unfälle im juristischen Sinne. Es handelt sich um gewohnte Verrichtungen des täglichen Lebens, denen nichts Außergewöhnliches anhaftet. Eine solche alltägliche Gewalteinwirkung kann keine normale Epiphysenfuge losreißen. Das als Unfall angesprochene Ereignis ist nicht die Ursache der Epiphysiolyse. Es hat nur als Gelegenheitsursache den schon gelockerten und kaum mehr haftenden Kopf ganz gelöst. Je nach der Wichtigkeit des angeschuldigten Ereignisses kann vielleicht demselben eine Teilkausalität an der Epiphysiolyse zugeschrieben werden.

Die Coxa valga

Von Coxa valga spricht man dann, wenn der Collum-Diaphysenwinkel größer ist als 138°. Embryonal ist der Kollodiapyhsenwinkel größer als im späteren Leben. Während der Entwicklung nimmt er etwas ab. Diese Abnahme ist im 6.—7. Lebensjahr abgeschlossen. Die Entwicklung der Knochenform ist auch am oberen Femurende ein Produkt der funktionellen Beanspruchung. Auf den Schenkelhals wirken das Körpergewicht und der Muskelzug. Die hauptsächlich in Betracht fallenden Muskelgruppen sind die pelvitrochanteren Muskeln und die Adduktoren. Diese beiden Muskelgruppen und das Körpergewicht tendieren durch ihre Kraftentfaltung auf eine Verkleinerung des Kollodiaphysenwinkels hin: Der Schenkelhalswinkel entspricht einer Gleichgewichtslage dieser verschiedenen Kräfte. Die Muskelkraft der pelvitrochanteren Muskeln, welche den Schenkelhals in querer Richtung beanspruchen, ist bedeutend größer als das Körpergewicht, das im gleichen Sinne auf den Schenkelhals einwirkt. Nimmt die Kraft der pelvitrochanteren Muskeln ab, so vermindert sich diese Komponente der den Schenkelhalswinkel verkleinernden Kräfte. Die Adduktoren als Antagonisten der pelvitrochanteren Muskeln bekommen ein Übergewicht. Der obere Teil der Adduktoren, nämlich der Musculus pectineus, der Musculus adductor brevis und der Musculus adductor minimus, sollen nach Lange entsprechend ihrer Zugrichtung einen kollodiaphysen Winkel vergrößernden Zug ausüben. Während nur der Zug des Musculus adductor magnus den Schenkelhalswinkel zu verkleinern sucht. Wir sehen nun, daß die schenkelhalswinkelverkleinernde Tendenz abnimmt bei Verminderung der Kraft der pelvitrochanteren Muskeln, bei Verminderung der Einwirkung des Körpergewichtes und bei Zunahme des Adduktorenzuges. Wir sehen demnach, daß sich eine Zunahme des Kollodiaphysenwinkels, also eine Coxa valga bildet bei Lähmung oder Parese der pelvitrochanteren Muskeln oder bei lange dauernder Entlastung vom Körpergewicht. Im gleichen Sinne wirken auf den Schenkelhalswinkel Amputation des Oberschenkels, aber auch des Unterschenkels. Natürlich kann sich praktisch die Vergrößerung des Kollodiaphysenwinkels nur am wachsenden Knochen auswirken. Paresen und Lähmungen, die zu Coxa valga führen, sehen wir bei der spinalen Kinderlähmung und bei der Myasthenia gravis. Einen überwiegenden Zug der Adduktoren finden wir bei der LITTLE'schen Krankheit. Die Amputation von Ober- und Unterschenkel bewirkt eine Störung im Gleichgewichtszustand der obengenannten Muskelgruppen, welche zur Coxa-valga-Bildung führt. Diese Form der Coxa valga nennt man die Entlastungs-Coxa valga. Es gibt außer dieser noch andere Formen von Coxa valga. Die Einteilung von BADE unterscheidet: 1. die kongenitale Form, 2. die rachitische, 3. die Coxa valga adolescentium, 4. die Entlastungs-Coxa valga, 5. die Coxa valga durch Muskelzug der Adduktoren. SIMONS führt als weitere Form die Coxa valga mit der flachen Pfanne, die Coxa valga luxans an. BADE unterstellt die Coxa valga luxans seiner 1. Gruppe. Die kongenitale und die rachitische Form werden von vielen Autoren nicht anerkannt (Abb. 39).

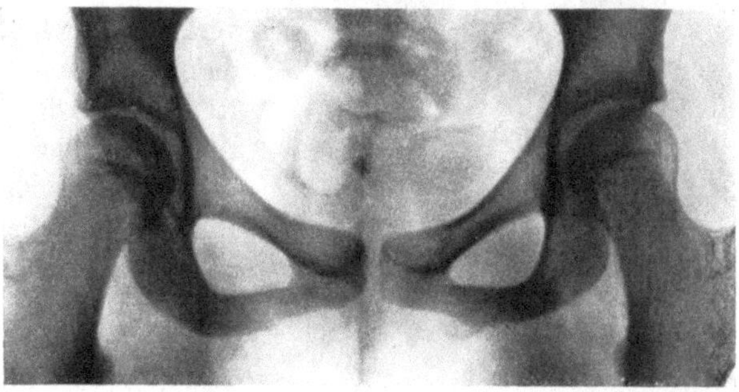

Abb. 39. E. I. Doppelseitige Coxa valga

Zur Erklärung der Entlastungs-Coxa valga sei allgemein gesagt, daß sich eine Winkelveränderung nach Abschluß des Wachstums nicht mehr einstellt. Wird das Bein überhaupt nie belastet, so bleibt die fötale Coxa valga direkt bestehen. SIMONS konnte im Tierexperiment bei dauernder Entlastung durch Amputation eines Gliedes Coxa valga beobachten. LINDEMANN beschreibt mehrere Fälle mit kongenitaler Myatonie bei 3-, 5- und 10jährigen Kindern mit doppelseitiger Coxa valga, trotzdem diese Kinder wenigstens z. T. immer gehen konnten.

LANDRES sah bei einem Patienten mit Schwäche der Glutäalmuskeln bei kräftiger Entwicklung der Adduktoren einen Schenkelhalswinkel von 150° rechts, von 160° links.

BRANDES macht sich die Erfahrungen der Entlastungs-Coxa valga bei der Behandlung der Coxa vara zunutzen, indem er den Trochanter major reseziert oder wenigstens die Insertion der pelvitrochanteren Muskeln durchschneidet. So schwächt oder paralysiert er die Wirkung der pelvitrochanteren Muskeln und sieht beim wachsenden Knochen eine Verbesserung der Coxa vara (siehe S. 45). Die Coxa valga mit flacher Pfanne beschreibt KLAPPS 1906. Der Kopf steht dabei in Subluxationsstellung am obersten Pfannenende als Übergang zur Luxatio coxae congenita (Abb. 40). Hier hängt die Coxa-valga-Bildung zusammen mit einer Störung des muskulären Gleichgewichtes. Die pelvitrochanteren Muskeln sind durch den Kopfhochstand verkürzt und damit geschwächt. Die Coxa valga durch Muskelzug der Adduktoren wird verschieden erklärt. Daß LANGE die Adduktoren in 2 Gruppen unterteilt, von denen die eine den Schenkelhalswinkel zu vergrößern tendiert und die andere ihn zu verkleinern versucht, wurde oben schon ausgeführt. SIMONS findet dafür nach den Erfahrungen seiner Experimente am Hund eine andere Erklärung. Er sieht, daß durch das Überwiegen der Adduktoren, das Bein ständig in Adduktionsstellung gezogen wird. Dadurch ändert sich die statische Belastung des Schenkelhalses. Der Körper kompensiert diese Störung durch Bildung einer Coxa valga. SIMONS zeigt physikalisch, wie bei zunehmender Adduktionsstellung der Querzug der pelvitrochanteren Muskeln mit der Last des Körpergewichtes ständig abnimmt, so daß damit die kollodiaphysenwinkelverkleinernden Kräfte kleiner werden. SIMONS erklärt, wie während des Wachstums, nachdem sich der fötale Schenkelhalswinkel nach dem 6.—7. Jahr schon verkleinert hat, wieder eine Vergrößerung des Winkels erfolgen kann. Erfolgt eine Entlastung vom Körpergewicht erst nach dem 6.—7. Jahr, so verändert sich der Schenkelhalswinkel wieder regressiv zur Fötalform. Dies erfolgt durch eine Richtungsänderung des von den Wachstumszonen ausgehenden Knochenaufbaus. Durch den Wegfall des Körpergewichtes wird in erster Linie der mediale Anteil der Wachstumszone entlastet, welche nun stärker wächst und damit die Vergrößerung des Schenkelhalswinkels erzeugt. Der Schenkelhals wächst also in seinen neuen Winkel hinein (Abb. 41 u. 42).

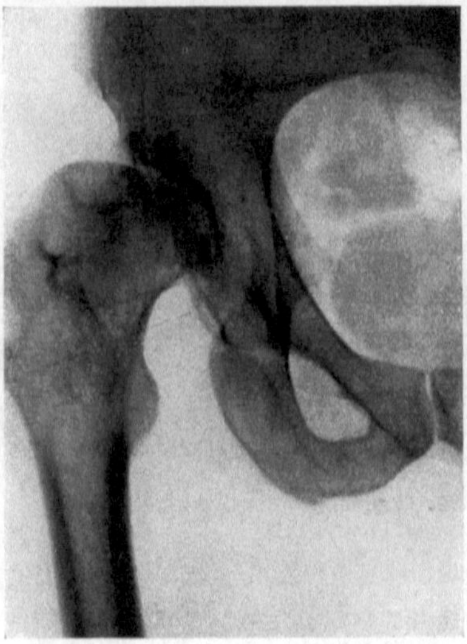

Abb. 40. W. E. Subluxationsstellung des Kopfes. Flache Pfanne. Sekundäre perthesartige Veränderung des Kopfes, Abflachung, Erniedrigung desselben. Zystenartige Aufhellungen mit Sklerose

Eine Zusammenfassung dieser Entwicklungsprinzipien formuliert SIMONS als Ergebnis seiner experimentellen Arbeit folgendermaßen: Nach SIMONS ist die sogenannte Entlastungs-Coxa valga eine regelmäßige Erscheinung bei längerdauernder Entlastung während der Wachstumsperiode. Durch den Fortfall der Belastung verschwindet der Druck auf die Wachstumszone. Deshalb bleibt die unter normalen Verhältnissen eintretende Verringerung des Kollodiaphysenwinkels aus. Die trotz Belastung auftretende Coxa valga, die bei spastischen Di- und Hemiplegien sowie nach isolierter Lähmung der pelvitrochanteren Muskeln beobachtet wird, ist auf eine Störung des muskulären Gleichgewichtes, im Sinne eines Überwiegens der Adduktoren zurückzuführen. Nicht der Muskelzug als solcher, sondern die durch die pathologische Adduktionsstellung veränderte statische Belastung für das obere Femurende hat eine Valgusstellung des Schenkelhalses zur Folge. Die Entwicklung einer Coxa valga nach bereits erfolgter physiologischer Winkelabnahme bei nun eintretender Entlastung beruht auf einer Richtungsänderung des von den Wachstumszonen ausgehenden Knochenaufbaus. Ein gesteigertes Wachstum zugunsten der medialen Aufbauzonen führt dabei zur Vergrößerung des Kollodiaphysenwinkels.

Bei der Entlastungs-Coxa valga und der Coxa valga durch Muskelzug der Adduktoren ist die Störung der Funktion das Primäre, die Coxa-valga-Bildung das Sekundäre.

Die Coxa valga adolescentium beschrieb MÜLLER 1927. Von LAUENSTEIN und STIEDA wurde schon früher darauf hingewiesen. Es handelt sich um eine Verschiebung der Schenkelkopfepiphyse. Die Kopfkappe hat sich dabei nach lateral

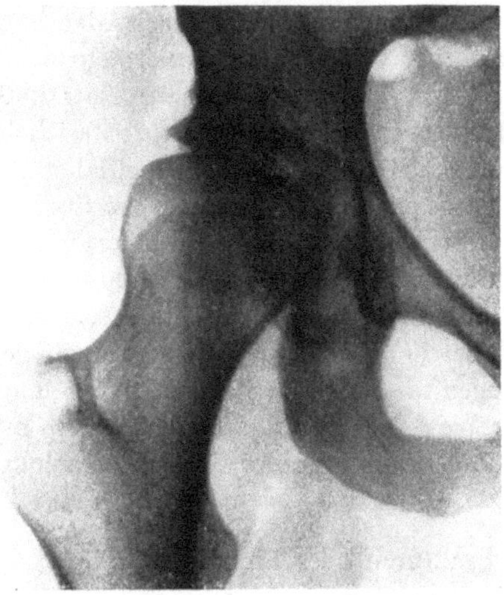

Abb. 41. N. R. Coxa valga subluxans mit kolbenförmigem Kopf, Abflachung und Sklerose der Pfanne, Verschmälerung der Gelenkspalte und sekundäre arthrotische Randwulstbildung

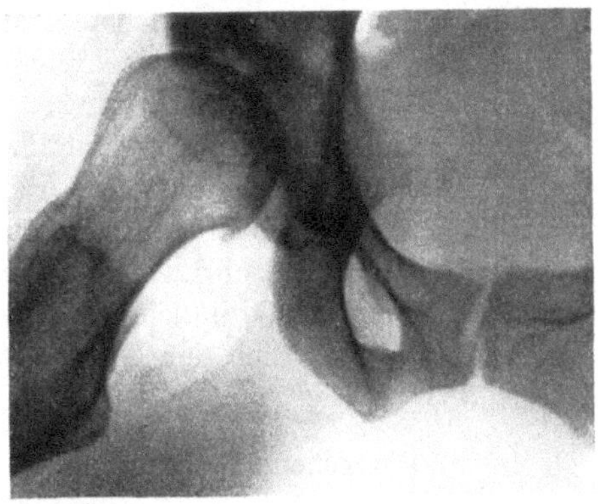

Abb. 42. N. R. Die gleiche Coxa valga in axialer Aufnahmerichtung

unten verschoben, wodurch eine Coxa valga entstanden ist. Diese Entstehung entspricht genau dem Vorgang bei der Coxa vara adolescentium, nur daß hier die Kopfkappe nach medial unten abgleitet. PITZEN spricht auch bei dieser Form der Coxa valga von einer Epiphysiolyse, und weil auch sie in der Pubertätszeit in Erscheinung tritt, von einer Coxa valga adolescentium. Es ist ohne weiteres verständlich, daß diese Form der Coxa valga nur entstehen kann bei vorhergehender Veränderung im Gebiet der Epiphysenfuge. Ich möchte annehmen, daß auch hier die Ausführungen zutreffen, die wir bei der Coxa vara adolescentium gemacht haben, daß auch hier das gleiche pathologisch-anatomische Geschehen vorliegen muß. PITZEN führt die Veränderungen auf endokrine Störungen zurück, die er auch für die Coxa-vara-Bildung verantwortlich macht. Speziell beim eunuchoiden Hochwuchs soll sich eine Coxa valga ausbilden.

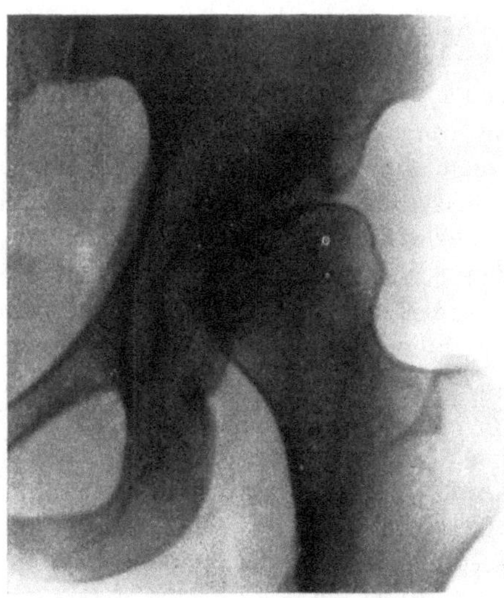

Abb. 43. Bl. I. Coxa valga subluxans mit flacher Pfanne und sekundärer Arthrosis deformans

Das klinische Bild der Coxa valga ist verschieden, je nach der Art des Leidens.

Bei den Fällen, die als Ausdruck einer Störung des Muskelgleichgewichtes bei Schwäche oder Lähmung einzelner Muskelgruppen aufgefaßt werden müssen, steht das Grundleiden absolut im Vordergrund. Die Coxa valga ist hier nur ein interessanter Nebenbefund (Abb. 43).

Die Coxa valga als Übergangsform der Luxatio coxae congenita macht deutliche klinische Symptome. Es werden Klagen laut über Hüftschmerzen, vermehrte Ermüdbarkeit. Man findet einen watschelnden Gang, vermehrte Auswärtsrotationsstellung des Beines, positives TRENDELENBURG'sches Zeichen, vermehrte seitliche Ausladung des Trochanters, Hochstand desselben, Dellenbildung im medialen Teil der Schenkelbeuge wegen Abweichung des Kopfes nach oben, verschiedene Stellung des Kopfes je nach der Belastung, „schlotternde Hüfte". Eine Präzisierung der Diagnose erlaubt erst das Röntgenbild. Die Coxa valga durch Epiphysiolyse hat in der Symptomatologie weitgehende Ähnlichkeit mit der Coxa vara adolescentium.

Die Behandlung des Leidens richtet sich bei der Coxa valga luxans nach den Regeln der Therapie der Luxatio coxae congenita. Die erworbene Form verlangt eine Behandlung des Grundleidens. Die Therapie der Coxa valga adolescentium mit Epiphysiolyse muß nach den Grundsätzen der Behandlung der Coxa vara geleitet werden.

Oberschenkelkopfnekrosen nach Frakturen oder Luxationen

Nach Frakturen: Die Schenkelhalsfrakturen Jugendlicher haben eine erheblich schlechtere Prognose als wie man gemeinhin annimmt. Die Meldungen in der Literatur über Spätveränderungen nach diesen Verletzungen sind recht zahlreich. Die Schenkelhalsbrüche, seien sie medial oder lateral, zeigen nachträglich oft Kopfveränderungen, wie sie bei der PERTHES'schen Erkrankung zu sehen sind. ZUR-VERTH beobachtete 4 solcher Fälle bei Jugendlichen im Alter von 10—20 Jahren. LANGE stellt fest, daß die laterale Schenkelhalsfraktur bei Jugendlichen oft kompliziert wird durch Entwicklung einer Pseudarthrose und die mediale durch Eintritt einer PERTHES'schen Erkrankung. Er hatte die Veränderungen beobachtet bei 11—17jährigen Patienten. LANGE betont, daß die Heilungsaussichten bei den Jugendlichen wohl besser sind als bei alten Leuten, aber doch nicht so günstig wie bei den anderen Knochenbrüchen im entsprechenden Alter. Meine eigene Beobachtung bei einem 15jährigen Jüngling zeigte eine laterale Schenkelhalsfraktur, die unter Extensionsverband nach KIRSCHNER innerhalb 10 Wochen nicht konsolidierte und zur Pseudarthrose zu werden drohte. Auf Fixation mit dem 3-Lamellennagel nach SVEN-JOHANNSEN heilte die Fraktur innerhalb 4 Wochen knöchern. Sowohl die Pseudarthrose wie auch die Kopfnekrose entwickelt sich oft erst sekundär nach klinischer Heilung, so daß MATHIAS von Scheinheilung spricht. Die Nekrose stellt sich erst ein nach Wiederaufnahme einer regelmäßigen Belastung. Auch SVEN-JOHANNSEN berichtet über 3 Fälle von PERTHES'scher Erkrankung bei Jugendlichen nach Kollumfraktur. Er sah Fragmentation und Impression eines Teils des Schenkelkopfes. WIDENBORN berichtet über eine sekundäre Kopfnekrose nach einer schweren Beckenfraktur. Allgemein werden diese Kopfnekrosen nach Frakturen auf Gefäßzerreißungen und Ischämie zurückgeführt.

Die Blutversorgung des oberen Femurendes (siehe S. 39) erfolgt nach WALDENSTRÖM von der Kollumseite her durch den Knochen und den Gelenkknorpel. Nach TUCKER spielen auch die Arterien, die aus der Gelenkkapsel eintreten, eine wichtige Rolle. Diese Kapselgefäße teilt er in 3 Gruppen: Diejenige von dorsal oben, die von dorsal unten und endlich die von ventral. Die dorsal obere Gruppe führt die kräftigsten, die ventrale die schwächsten Gefäße. Von medial her erfolgt die Blutversorgung durch das Ligamentum teres. Werden die Gefäße des Ligamentum teres durchrissen, so folgt nach Waldenström eine Kopfnekrose. Der Gelenkknorpel wird von der Synovialflüssigkeit aus ernährt. Er bleibt auch bei Kopfnekrose am Leben. Die Gefäße im Lig. teres allein genügen, um den Kopf zu ernähren. Bei der medialen Schenkelhalsfraktur wird der Kopf nekrotisch, wenn die Gefäße des Lig. teres zerrissen sind oder wenn sie fehlen. Nach Tucker erfolgt bei Zerreißung des Lig. teres Kopfnekrose erst bei gleichzeitiger Zerreißung der Kapselgefäße. Je nachdem die eine oder andere Gruppe der Kapselgefäße erhalten bleibt, wechselt die Ernährungsmöglichkeit des Kopfes.

In anatomischen Untersuchungen fand Schwaiger an 100 Leichen, daß das Ligamentum teres niemals fehlte. Bis ins höchste Alter fand er 3—4 Arterien darin. Schon im 2. Lebensjahr wird ein Teil davon verschlossen durch Verquellung der Intima, hyaline Entartung und Verfettung.

Diese Veränderungen nehmen langsam zu bis zum 5. Jahr. In den späteren Jahren machen sich arteriosklerotische Veränderungen geltend. Unter 114 Hüftgelenken, die Chandler untersuchte, fehlte das Lig. teres 1mal. Es enthielt immer Blutgefäße. In der großen Mehrzahl erfolgte eine Blutzirkulation in erheblichem Umfang durch das Ligamentum. Lagroscino fand, daß sich bei kongenitaler Luxatio coxae das Band um 6—7 cm verlängert. Nicht selten war es abgerissen. Bei blutig eingerenkten Fällen fehlte es in 31 von 70 Fällen. Damit sind die verschiedenen Wachstumsverhältnisse des Kopfes zu erklären. Störungen in der Entwicklung des Kopfes kommen vor an nichteingerichteten luxierten Köpfen und an Köpfen nach schwersten therapeutischen Beeinflussungen. Der Zustand der Blutzuteilung zum Kopf durch das Ligamentum teres entscheidet über die Entwicklung des Kopfes.

Die Gefäßzerreißung kann sehr wohl die Ursache der Kopfnekrose sein. Daneben kann aber auch die direkte traumatische Quetschung oder Infraktion des Kopfes die Nekrose und die Umbauprozesse einleiten, die zur Ausbildung der Perthes'schen Krankheit oder zur Osteonekrose des Kopfes führen. Eine lokalisierte Osteonekrose kann auch zu einer Zyste im Kopfe führen. Einen instruktiven Fall veröffentlicht Valls. Er sah bei einer 88jährigen Frau, nach Sturz vom Velo, einen subchondralen Bruch des Femurkopfes. Die Patientin hatte eine Quetschung der Hüfte erlitten und konnte wieder herumgehen. Sie starb 3 Monate nach dem Unfall an einem Uteruskarzinom. Am Femurkopf fand man schwere Veränderungen. Er war z. T. deformiert. Der Gelenkknorpel war nicht frakturiert, er war aber über einer Furche eingefaltet. Mikroskopisch stellte Valls fest, daß der Knochen subchondral zusammengebrochen war. Seine Spongiosa war verdichtet. Zwischen Knochen und Knorpel war Bindegewebe als fibröser Kallus. Von diesem aus wurde der Knochen und der Knorpel lakunär abgebaut. Es fand sich reichlich Knorpelkallus und spärlich Knochenkallus. Die Knochenbruchstelle war durch mehrmaligen Umbau stark verändert. Man fand darin eingeschlossen in lamellären Knochen wenige Reste von nekrotischem oder lebendem Kallusknochen. Es hatte sich also bei dem Sturz auf die Hüfte eine subchondrale Infraktion des Kopfes eingestellt, die zur Deformation und dem Umbau Veranlassung gegeben hatte. Sie bot das bei der aseptischen Osteonekrose gewohnte Bild. Das pathologisch-anatomische Geschehen spielte sich dabei auf den von RUTISHAUSER aufgezeigten Wegen ab.

Ähnliche Veränderungen spielen sich nach Hüftluxationen ab. Nach traumatischen Hüftluxationen in jedem Alter können sekundäre Nekrosen des Schenkelkopfes eintreten. BLUMENSAAT beobachtete 4 Fälle bei Patienten im Alter von 6, 33, 55 und 60 Jahren. Die Nekrose tritt regelmäßig an der gleichen Stelle des Kopfes auf, im oberen und lateralen Drittel, unabhängig von der Stelle des Kapselrisses. Bei jugendlichen Verletzten im Alter von 6—23 Jahren entwickelt sich immer das Bild der PERTHES'schen Krankheit mit totaler aseptischer Nekrose des Kopfes. Nach Abschluß des Knochenwachstums entsteht die umschriebene herdförmige Erkrankung, wie sie uns bei der Osteochondritis des Hüftgelenkkopfes entgegentritt. BLUMENSAAT gibt als Ursache für diese sekundäre aseptische Osteonekrose an: 1. Störung der Blutversorgung, 2. primäre, traumatische Schädigung des Kopfes, 3. Kombination von 1. und 2., 4. andere endogene Störungen. BLUMENSAAT glaubt an primäre Gefäßstörung. Diese tritt dann mit ernsten Folgen in Erscheinung, wenn das Ligamentum teres durchrissen wird. In diesem Falle wird aber, besonders bei Erwachsenen, die Blutzirkulation vom Schenkelhals unter normalen Bedingungen garantiert. Bei Jugendlichen vor Schluß der Epiphysenfuge sollen noch keine Anastomosen zwischen den Gefäßen der Epiphyse und der Dyaphyse bestehen. Da ist die verheerende Wirkung der Unterbrechung der Zirkulation am Ligamentum teres verständlicher. Nach dem klinischen Verlauf der Hüftluxation ist man sich gewöhnt, daß die Patienten sofort nach der Reposition schmerzfrei sind. Schon nach wenigen Tagen fühlen sie sich wohl und verlangen aufzustehen. Das Röntgenbild zeigt vollständig normale Verhältnisse. Es bestehen nicht die geringsten Anhaltspunkte für das Bestehen einer Komplikation. Und doch können nun nach 2—4 Monaten sogar erst nach 1—2 Jahren Beschwerden auftreten. Schmerzen beim Gehen und Bewegungseinschränkungen. In den Anfangsstadien ist im Röntgenbild die Nekrose des Kopfes nicht zu sehen. Erst nach 2—3 Monaten sieht man im nekrotischen Kopf vermehrte Kalkdichte auftreten. Später können Deformierungen folgen. Die Kopfnekrose wird frühestens nach 2—3 Monaten, spätestens nach 4 Jahren erkennbar. Nach Eintritt der Nekrose stellen sich die bei der Osteochondritis gewohnten pathologischen Vorgänge ein. Der tote Knochen wird resorbiert. Gleichzeitig treten regeneratorische Bildungen ein. Der durch diesen Umbau geschwächte Knochen erleidet durch den täglichen Gebrauch mechanische Schädigungen mit Infraktionen, wodurch die Formveränderungen entstehen. Nach kürzerer oder längerer Zeit führen die Umbauvorgänge, die immer wieder durch mechanische Insulte gestört werden, zum definitiven Aufbau eines kräftigen Knochens, wodurch die Krankheit zum Abschluß gekommen ist, natürlich unter Fixierung evtl. eingetretener Deformierung. Die Kopfnekrose wird bei diesem schleichenden Verlauf erst nach Monaten erkannt. Der nekrotische Kopf ist unter günstigen Bedingungen nach 2—4 Jahren umgebaut.

Der Schenkelkopf ist bei der Luxation und ihrer Reposition der direkten traumatischen Schädigung ausgesetzt. Er wird in vielen Fällen Quetschungen und Schürfungen des Gelenkknorpels, oft auch subchondrale Infraktionen der Knochenbälklein erleiden. Wir haben bei der Betrachtung des pathologischen Geschehens ausgeführt, wie jede Infraktion zu lokalen Knochennekrosen führt und die komplizierten Umbauvorgänge einleitet. Damit nimmt bei fortgesetzter mechanischer Inanspruchnahme der Prozeß der aseptischen Osteonekrose seinen Anfang und endet unter Umständen bei der völligen Deformierung des Kopfes. Sicher spielt die direkte traumatische Schädigung in der Ätiologie dieser Krankheit eine große Rolle. KAYSER belegt diese Ansicht mit der Beobachtung einer direkten Knochenaussprengung an der Lieblingsstelle der sekundären Nekrosen am Schenkelkopf nach Luxation. Aussprengungen an der Pfanne werden auch nicht selten beobachtet. DYES beschreibt einen Fall von Kopfnekrose, der sich 2 Jahre nach einer Hüftkontusion entwickelte, die so geringfügig war, daß der Patient am folgenden Tag wieder Fußball spielte. Diese Nekrose ist nur durch direkte traumatische Schädigung des Kopfes zu erklären. FAHRI AREL berichtet über ein 17jähriges Mädchen, das 18 Monate vor Klinikaufnahme ausglitt und mit der rechten Hüfte auf den Boden aufschlug. Es konnte ohne Schmerzen gehen. Nach 3 Monaten trat Hinken auf. Das Röntgenbild klärte die Krankheit auf als Spontanfraktur lateral im Schenkelhals infolge sekundärer Nekrose nach Trauma. Wahrscheinlich war primär eine Fissur am Schenkelhals entstanden. Unter 3 Perthesfällen nach traumatischer Luxation beobachtete DYES 1mal die Bildung eines Sequesters, der aber wieder einheilte.

Die Behandlung der Kopfnekrose nach Fraktur oder Luxation muß früh einsetzen, wenn möglich vor der Deformation. Das Hüftgelenk muß entlastet werden bis zum Abschluß des knöchernen Umbaus des Kopfes. Regelmäßige Röntgenkontrollen lassen allein den Fortschritt der Heilung beurteilen. Die Entlastung muß 2—4 Jahre durchgeführt werden. Anfänglich durch Bettruhe, später durch Schienenhülsenapparate. Es ist besonders im Auge zu behalten, daß nach Frakturen oder Luxationen die Patienten kontrolliert werden müssen, auch wenn sie keine Beschwerden angeben und die Heilung einen normalen Verlauf nimmt. Man soll mehrmals nach 2—3 Monaten eine Kontrollröntgenaufnahme machen, um eine evtl. Kopfnekrose möglichst frühzeitig erfassen zu können.

Ungenügende Immobilisationszeit bewahrt nicht vor Schaden. STEWART sah einen 22jährigen Mann mit Hüftluxation nach Autounfall. Er wurde nach der Reposition 6 Wochen in Gipsverband fixiert. Nach 5 Monaten traten Beschwerden auf. Im Röntgenbild sah man Deformierung, Zusammensinterung, teilweisen Schwund des Kopfes.

Nach BLUMENSAAT entsteht bei erheblicher Deformation des Kopfes eine bleibende Invalidität von 40—50%.

SCHRICK legt großes Gewicht auf eine schonende Reposition der Hüfte. Er reponiert mit Extension. Auf Zinkleimunterlage legt er eine Gipshülse an am Oberschenkel. An dieser führt er die Extension aus in einer Abduktionsstellung von 70 Grad. Gegenzug greift am Tuber ischii an. Sobald der Kopf auf Pfannenhöhe steht, wird die Abduktion vermehrt auf 120 Grad. Gleichzeitig wird nach innen rotiert, wodurch der Kopf in die Pfanne gleitet. SCHRICK hat festgestellt, daß von denjenigen Patienten, die unter Extension reponiert wurden, 91% keinerlei Kopf- oder Pfannenveränderungen aufwiesen. Die auf übliche Art reponierten Hüften zeigten nur in 78% normalen Knochenbefund.

Auch *nach den kongenitalen Hüftluxationen* kommen sekundäre Veränderungen des Hüftgelenkes im Sinne der aseptischen Osteonekrosen vor.

Sekundäre Veränderungen, die nicht nur das obere Femurende, sondern auch die

Hüftgelenkpfanne betreffen können, findet man verhältnismäßig häufig. Nach den Angaben von Baj fanden solche Veränderungen nach reponierten kongenitalen Luxationen: Max Lange in 28%, Annovazzi in 30%, Bade in 50%, Egloff in 52%, Baj selbst stellte sie in 27% fest, Gaugele in 17,9%. Sova konnte von 90 Fällen von eingerenkten angeborenen Hüftluxationen 20 Fälle nachuntersuchen, von denen 6 sekundäre Veränderungen zeigten. Leveuf untersuchte die Spätresultate von 600 Fällen von kongenitalen Hüftluxationen, bei denen erfolglose Repositionsversuche gemacht worden waren. Er fand 25% gute anatomische und funktionelle Resultate. Von den 75% unbefriedigenden Resultaten zeigten 50% Deformierungen des Kopfes.

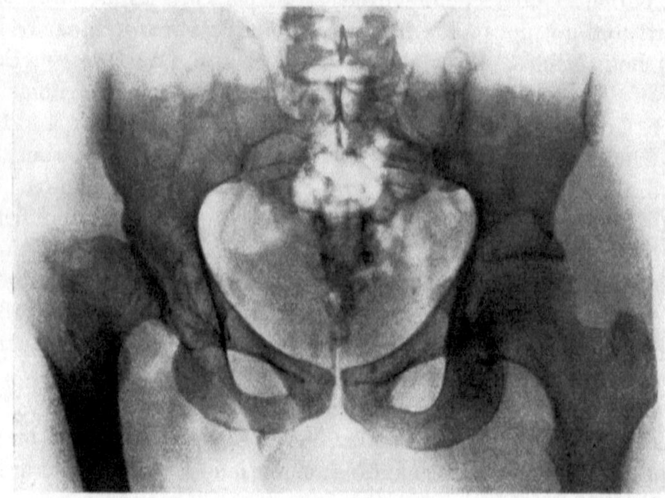

Abb. 44. R. A. 24jähriger Mann. Endstadium nach reponierter Luxatio coxae congenita. Später machte der Knabe an der gleichen Hüfte eine Perthes'sche Erkrankung durch. Jetzt sieht man Subluxationsstellung des pilzförmig deformierten Kopfes. Flache Pfanne. Sekundäre Arthrosis deformans

Die sekundären Veränderungen können bestehen in osteochondritischen Herden des Oberschenkelkopfes, die im Laufe des Wachstumsalters auftreten. Dann in Coxa vara, selten in Coxa-valga-Bildung, gelegentlich auch in Epiphysiolysis capitis, öfters in Arthrosis deformans. Ferner in der Perthes'schen Krankheit, die sich in der Pubertät einstellt.

Die Gelenkpfanne zeigt Fehlformen meistens im Sinne der flachen Pfanne. Von den einzelnen Formveränderungen wurde nachgewiesen von Baj: Veränderungen an Kopf und Pfanne in 21%, Coxa vara in 4%, Coxa valga in 2%, Osteochondritis dissecans in 18%. Knust fand bei 123 Fällen unblutig eingerenkter kongenitaler Luxationen, Abflachung des Kopfes in 61%, unregelmäßige Kopfbegrenzung in 43%, Kopf nach medial ganz erheblich abgeflacht in 30%. Laterale Verschiebung des Kopfes nach außen in 30%, Coxa-vara-Stellung des Schenkelhalses in 24%. In den Nacken geschlagene Kopfkappe in 60%. Keine Veränderungen an Kopf und Pfanne fanden sich in 23%. Baj macht die Beobachtung, daß die sekundären Veränderungen um so schwerer waren, je schwieriger sich die Repositionsmanöver gestalteten (Abb. 44).

Die Erklärung dieser sekundären Veränderungen wird gesucht in einer angeborenen Minderwertigkeit des Hüftgelenkes oder in traumatischen Schädigungen des Gelenkes bei der Reposition.

Die Anhänger der Theorie von der kongenitalen Minderwertigkeit des Hüftgelenkes sind zahlreich. SPITZY beschuldigt die mangelhafte Anlage des Hüftgelenkes als Ursache der Veränderungen. Er fand, daß die reponierte, kongenitale Hüftluxation nicht mehr osteonekrotische Veränderungen aufweise als die nichtreponierten. SPITZY betont, daß bei der Reposition der kongenitalen Luxation absolut keine Gewalt angewendet werde. Er schließt aus diesen Tatsachen, daß die sekundären Veränderungen keine Folge eines Trauma sein könne. Auch HILGENREINER hält die kongenitale Luxation sowie die sekundären Veränderungen als Teilerscheinung einer angeborenen Dysplasie der Hüfte. Die Deformation des Hüftkopfes werde durch mechanisch traumatische Momente ausgelöst. Auch nach WALTER und SUNDER-PLASSMANN haben die kongenitalen Luxationen und die andern aseptischen osteonekrotischen Erkrankungen des Hüftgelenkes eine gemeinsame Konstitutionspathologie, eine vererbbare Grundlage. Die Auswirkung dieser Grundlage gestaltet sich nach äußeren Einflüssen. Einen extremen Standpunkt nimmt CALOT ein. Die kongenitale Luxation, die Subluxation, die PERTHES'sche Krankheit und alle andern Osteonekrosen sind nach CALOT Ausdruck einer besonderen Dystrophie der Hüfte, medulären oder zerebralen Ursprungs. Er sagt: Die Dystrophien, die Knochen und Weichteile vom Sacrum bis zu den Zehen befallen und die im Hüftgelenk durch das Mißverhältnis in der ursprünglichen Entwicklung von Kopf und Pfanne und durch Erschlaffung der Bänder, die Lockerungen der Gelenksverbindungen herbeiführen, sind ihrer wahren Natur idiopathisch, sie gehören zum Wesen dieser Verbildung. Die Coxa plana sei ein röntgenologischer Ausdruck der besonderen Dystrophien. Die Coxa plana komme nur vor bei angeborener Verrenkung. In diesem Rahmen finde man sie bei den eingerenkten, den nicht eingerenkten Luxationen und bei den Subluxationen. Jedes dieser Krankheitsbilder sei pathognomonisch für die angeborene Verbildung des Hüftgelenkes. Die Coxa plana als eigenes Krankheitsbild existiere also nicht. CALOT schreibt 1922, er hätte den Beweis erbracht, daß 2000 Röntgenbilder, die ihm unter die Augen gekommen seien, mit der Diagnose Osteochondritis oder Coxa plana, immer verkannte, kongenitale Mißbildungen des Hüftgelenkes dargestellt hätten. Die schlecht gelesenen Röntgenbilder hätten den Mythus einer neuen Krankheit geschaffen, die nicht existiere. Nach JANSEN ist die flache Pfanne, respektive die Inkongruenz der Gelenkenden die Ursache der Coxa plana, der Coxa valga und des Malum coxae. Die Deformierung sei die Folge der Belastung. Sie könne in jedem Stadium haltmachen. Ihm schließt sich auch SIMONS an.

Andrerseits werden aber auch zahlreiche Stimmen laut, welche die sekundären Veränderungen nach reponierten kongenitalen Hüftluxationen auf traumatische Schädigung der Gelenkenden bei der Reposition zurückführen. FREUND, LEVEUF u. a. sehen aus der Schädigung des Kopfes bei Kompression mit Schädigung der Spongiosa eine aseptische Nekrose entstehen, bei Usurierung des Knorpels eine Arthrose.

JANSEN findet eine entwicklungsgeschichtliche Erklärung. Er sagt, daß der große Hirnumfang und das weite Becken, das zur Geburt notwendig sei, beim Menschen die Häufigkeit der Hüfterkrankungen erklären. Alle aseptischen Osteonekrosen der

Hüfte nehmen in diesen Maßverhältnissen ihren Ursprung. Deswegen entstehe auch schon intrauterin eine Subluxation- und Luxationsstellung.

Es ist tatsächlich auffällig, daß nach kongenitalen Hüftluxationen im ursprünglichen und im reponierten Zustand so häufig aseptische Osteonekrosen des Hüftgelenkes auftreten. Damit ist bewiesen, daß das luxierte Hüftgelenk eine geringere mechanische Widerstandskraft gegen die Anforderungen des täglichen Lebens besitzt als das normale Hüftgelenk. Die aseptischen Osteonekrosen des Hüftgelenkes nach kongenitaler Luxation entstehen genau so, wie die ohne vorangehende Luxation als Überlastungsschäden. Sie unterscheiden sich weder in ihrer Pathologie, noch in ihrem Verlauf und Ausgang keineswegs von den beschriebenen Osteonekrosen. Es ist wahrscheinlich, daß ein gewisser Zusammenhang besteht zwischen der kongenitalen Luxation und den späteren Osteonekrosen in pathologischer Beziehung. Wir können diese verminderte Widerstandskraft des Hüftgelenkes mit Namen belegen wie wir wollen, Genaueres über ihre tiefere Ursache können wir zur Zeit noch nicht aussagen.

Kniegelenk

Die Osteochondritis dissecans des Kniegelenkes

Die Krankheit sitzt in den meisten Fällen im lateralen Bereich des Condylus medialis femoris. Ihr klinisches Bild ist mannigfaltig und schwer deutbar. Ein osteochondritischer Herd kann ohne die geringsten Beschwerden entstehen, jahrelang bestehen und ebenso symptomlos, vom Träger unbemerkt, verschwinden.

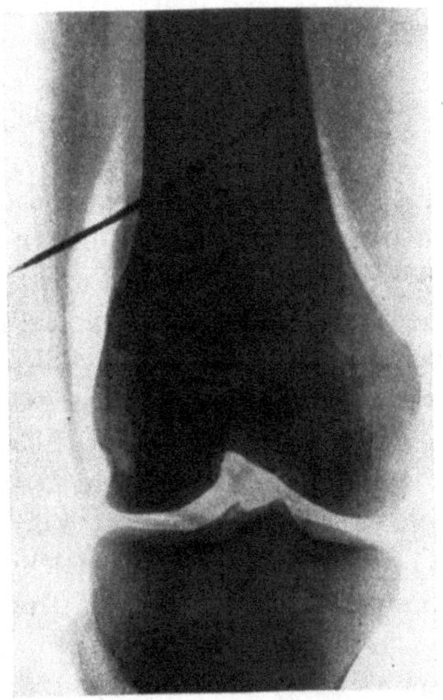

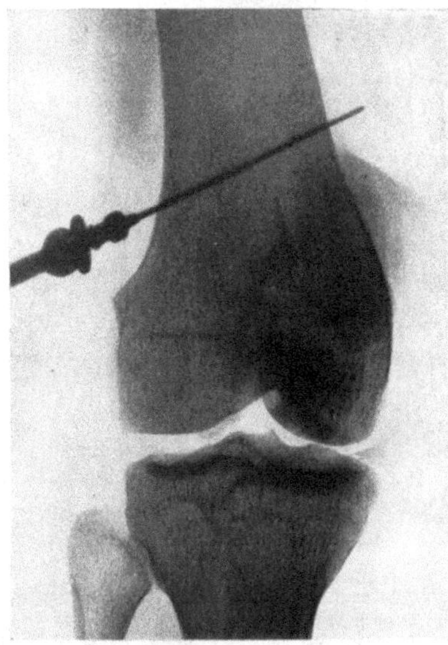

Abb. 45 u. 46. R. F. Osteochondritis dissecans des Condylus medialis femoris. Abb. 45. Die dissezierte Gelenkmaus sitzt noch in ihrem Bett. Abb. 46. Die Sklerose in der Umgebung des Mausbettes kommt deutlich zur Darstellung

Löhr nennt solche Fälle: Schlummernde Osteochondritis. Oft werden nur ganz unbestimmte Klagen laut über das kranke Knie: Leichte Schmerzen diffus im ganzen Kniegelenk, die beim Gebrauch auftreten, in der Ruhe verschwinden. Vermehrte Ermüdung des ganzen Beines. Bei Anstrengung leichte Schwellung. Der Untersuchungsbefund ist oft ganz negativ. Man findet keine Formveränderung, keinen Erguß, keine Druckempfindlichkeit, normale Funktion. Bei etwas ausgesprocheneren Fällen läßt sich zeitweise ein geringer Gelenkerguß nachweisen. Dann besteht meist dauernd eine Verdickung der Gelenkkapsel. Eine Lokalisation der Schmerzen ist in der Regel nicht möglich (Abb. 45 u. 46). Schwere Fälle weisen charakteristischere Symptome auf. Die Kranken klagen über plötzlich eintretende Einklemmungserscheinungen mit plötzlichem heftigem Schmerz und mit Sperre des Gelenkes. Gewöhnlich ist das Gelenk in leichter Beugestellung blockiert. Jeder Bewegungsversuch ist schmerzhaft.

Die Einklemmung löst sich meist während einigen Tagen Bettruhe wieder. Der Kranke macht aber bald nachher die Erfahrung, daß sich die Einklemmungserscheinungen wiederholen. Mit den Einklemmungen verbunden tritt regelmäßig ein Gelenkerguß auf. Oft lernt der Kranke bald, durch geeignete Bewegungen die Einklemmung zur Lösung zu bringen. Er muß irgendwelche vorsichtige Streck- oder Beugeversuche machen evtl. kombiniert mit einer Rotationsbewegung, um die Sperre zu beseitigen. Nicht selten bemerkt der Kranke selber in den schmerz- und bewegungsfreien Intervallen, daß ein knorpeliger Körper plötzlich an einer bestimmten Stelle des Kniegelenkes erscheinen kann. Er ist dann im Recessus superior oder der medialen Gelenkspalte plötzlich fühlbar, evtl. sogar sichtbar (Abb. 47). Doch hat dieser Körper die Eigenschaft, daß er sich genaueren Palpationsversuchen meistens sofort entzieht, dadurch, daß er unter dem palpierenden Finger wegschlüpft und im Gelenk verschwindet. Oft lernt der Kranke, den Körper durch bestimmte Bewegungen an einer bestimmten Stelle erscheinen zu lassen. Durch sorgfältiges Vorgehen kann er dann oft zwischen 2 Fingern palpiert werden und läßt sich in Größe und Form besser beurteilen. Er ist meist ovoid, sein Längsdurchmesser beträgt meist 1—1,5 cm. Er hat Knorpelkonsistenz und ist glatt. Es besteht kein Zweifel, daß es sich da um eine Gelenkmaus handelt. Durch die sich immer wiederholenden Einklemmungen wird der Zustand dem Patient lästig und dem Knie gefährlich. Die Gelenkmaus unterhält einen entzündlichen Reizzustand, der endlich zu einer Arthrosis deformans führt. Ein weiteres diagnostisches Hilfsmittel steht uns zur Verfügung, nämlich das Röntgenbild. Dieses zeigt uns in typischen Fällen einen charakteristischen Befund. Man sieht am Condylus medialis femoris gegen die Innenseite des Gelenkes zu eine ovoid abgegrenzte Knochenknorpelpartie, die scharf gegen den übrigen Knochen abgesetzt ist. Sie kann im Röntgenbild anscheinend die Größe einer Erbse, einer Bohne oder einer kleinen Mandel erreichen. Das umgebende Knochengewebe weist einen sklerotischen Saum auf. Das abgegrenzte Knochenknorpelstück kann genau in der Aussparung im Knochen drinliegen, es kann aber auch die Oberfläche des Condylus femoris etwas überragen. Man wird auch gelegentlich einen Fall treffen, bei dem die Knochenhöhle im Femurkondylus leer ist. Man wird dann wahrscheinlich irgendwo im Gelenk ein flau schattenhaft gezeichnetes Gelenkkörperchen sehen können, sei es im Recessus superior oder in der Kniekehle. Gelegentlich liegt es auch in der Gelenkspalte gegen die Fossa intercondyloidea zu. In weniger charakteristischen Fällen sieht man im

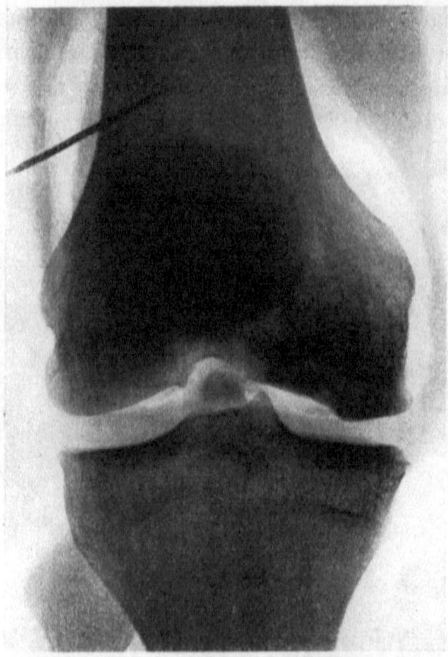

Abb. 47. S. V. Osteochondritis dissecans des Condylus medialis femoris mit Gelenkmaus in der Fossa intercondyloidea. Letztere ist besonders deutlich abgehoben durch die Luftfüllung des Gelenkes

Röntgenbild höchstens eine etwas flache Gelenkfläche des Condylus femoris medialis, deren Rand vielleicht stellenweise etwas sklerotisch erscheint. Hier können wir nach dem Röntgenbild keine sichere, nur mehr eine Vermutungsdiagnose stellen. Bei weiteren noch leichteren Fällen sehen wir im Röntgenbild überhaupt keine Veränderungen, so daß uns das Bild völlig im Stiche läßt. Etwas weiter hilft uns die Pneumoradiographie des Kniegelenkes, die Röntgenaufnahme nach der Einführung eines Kontrastmittels in das Gelenk. In diesen Bildern sehen wir sehr deutlich die freien Gelenkkörper im Gelenk. Wir können aber auch die Umrisse der Knorpelflächen auf den Kondylen erkennen und stellen dadurch in günstigen Fällen Unebenheiten im Knorpelbelag dar, die uns damit die osteochondritischen Veränderungen zeigen, die wir im gewöhnlichen Röntgenbild nicht sehen können. Differentialdiagnostisch muß hauptsächlich der Befund gegen eine Meniskusverletzung abgewogen werden. Auch die Meniskusverletzung kann uns genau so unbestimmte Kniebeschwerden zeigen wie die Osteochondritis. Immerhin ist bei der Meniskusläsion doch meist eine Lokalisation der Schmerzen auf eine Gelenkseite möglich, so daß wir schon dadurch Anhaltspunkte bekommen für die Seite, auf der die Meniskusverletzung zu suchen ist. Bei der Meniskusverletzung zeigt auch der betreffende Gelenkspalt gewöhnlich Veränderungen, wie vermehrte Ausfüllung und Druckempfindlichkeit. Einklemmungserscheinungen können bei der Meniskusverletzung ganz ähnlich vorkommen wie bei der Osteochondritis. Nur fehlt beim Meniskusleiden der freibeweglich nachweisbare Gelenkkörper. Das Röntgenbild läßt bei der Meniskusverletzung vollständig im Stich, während die Pneumoradiographie hier besonders wertvolle Befunde zeigt.

Seitenbandzerrungen, die auch erwogen werden müssen in der Differentialdiagnose, lassen sich leichter ausschließen durch ihre Druckempfindlichkeit des betreffenden Seitenbandes und durch ihren weiteren Verlauf. Bei uncharakteristischen Fällen von Osteochondritis wird man sich auch die Frage nach einer entzündlichen Arthritis oder nach einer Kniegelenkstuberkulose stellen müssen. Die Senkungsgeschwindigkeit der roten Blutkörperchen, das Blutbild, Körpertemperatur, Hauttemperatur über dem kranken Knie, Druckempfindlichkeit der Gelenkkapsel, klären uns bald auf über den entzündlichen Charakter des Gelenkleidens. Bei der Tuberkulose mit ihrem sehr langsamen Verlauf klärt uns die Beobachtung mit verschiedenen Vergleichsröntgenbildern innerhalb längerer Zeitspannen auf. Von großer Wichtigkeit ist der Ausfall des Tierversuches der Gelenkpunktionsflüssigkeit. Im Zweifelsfall wird man zur Abklärung oft noch Probearthrotomie zu Hilfe nehmen müssen. Die Osteochondritis kann auch schmerzfrei bleiben, wenn sich die Gelenkmaus löst, sogar wenn sie sich frei im Gelenk befindet (Abb. 48 u. 49).

In der Literatur sieht man, daß über die Histologie der Osteochondritis des Kniegelenkes Einigkeit darüber herrscht, daß es sich bei dem Herd um eine aseptische Knochennekrose handelt. Die Ursache der Nekrose wird vorwiegend in einer Ischämie durch partiellen Gefäßverschluß gesucht. Die Theorie von Axhausen, daß eine blande mykotische, arterielle Embolie die Ischämie veranlasse, hat sehr viele Anhänger gefunden. Die rein traumatische Genese der Nekrose findet immer wieder Befürworter. So stellt Roesner fest, daß bei forcierten Streckbewegungen bei der terminalen Außenrotation, der Schlußkreiselung, eine Berührung der Eminentia intercondyloidea mit der lateralen Fläche des Condylus medialis femoris zustande kommt. Daher kann es bei gewaltsamer Streckung zu einer Schädigung des Knorpels und des Knochens kommen. Bei Leichenversuchen konnte er an dieser Stelle Knorpelabschürfungen erzielen. Beim Lebenden können so Impressionsfrakturen entstehen (Abb. 50, 51 u. 52). H. BURCKHARDT findet noch eine andere Möglichkeit, eine Knorpelknochenverletzung dieser Stelle entstehen zu lassen. Die Kniescheibe liegt auf dem medialen Condylus femoris auf. Bei Fall auf die Kniescheibe oder durch sehr starken Muskelzug wird die Patella mit großer Gewalt gegen den inneren Femurknochen gedrängt. Es gelang BURCKHARDT bei Leichenversuchen, durch Beugung des Unterschenkels

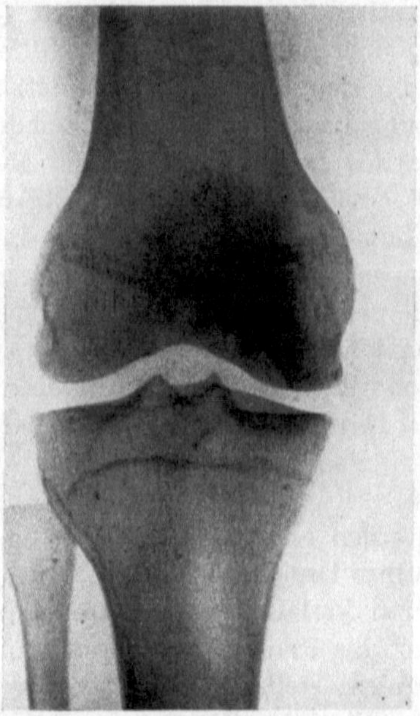

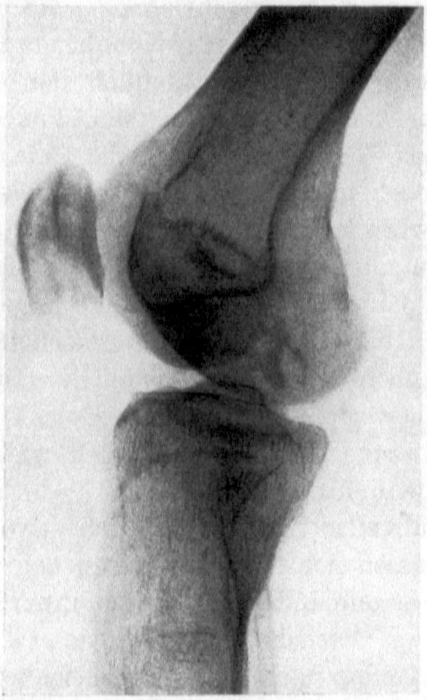

Abb. 48 u. 49. C. P. Osteochondritis dissecans des Condylus medialis femoris gegen die Fossa intercondyloidea zu. Zwei Gelenkmäuse haben das Mausbett verlassen, hängen aber noch mit ihm zusammen. Deutliche Sklerose des an das Bett angrenzenden Knochens

bei fixierter Patella eine Impressionsfraktur zu erzeugen, indem der untere scharfe Rand der Kniescheibe in den weichen Knorpel und Knochen des Femurkondylus eindrang. Er berechnet, daß bei starkem Zug der Musculus quadriceps die Kniescheibe mit einem Druck von bis zu 45 Ztr. gegen die Unterlage drückt. Da bei gewissen Gelenkstellungen ein kleines umschriebenes Knochenstück diesen Druck aushalten muß, ist es verständlich, daß eine Infraktion entstehen kann. Es ist aber zu ihrer Erzeugung eine besondere Gelenkstellung mit maximaler Muskelkontraktion notwendig. Diese Infraktion kann fast schmerzlos eintreten, weil der Gelenkknorpel keine sensiblen Nervenendigungen besitzt. LOGAMARSINO beschreibt einen Fall mit Sturz vom Pferd auf die Kniescheibe, bei dem operativ 10 Tage nach dem Unfall ein Knorpelknochenstück, ausgesprengt aus dem inneren Condylus femoris, entfernt wurde. Nach AXHAUSEN bildet sich unter der embolischen Knochennekrose sekundär eine Fraktur durch den Gebrauch des Knies. Diese gibt Veranlassung zur Entstehung des Trümmerwalles und des Abgrenzungsvorganges. Nach CONVAY entsteht durch leichte Traumatisierung eines unempfindlichen Gelenkabschnittes eine Verlegung der entsprechenden Endarterie, welche den ganzen Prozeß einleitet. Es soll eine Über-

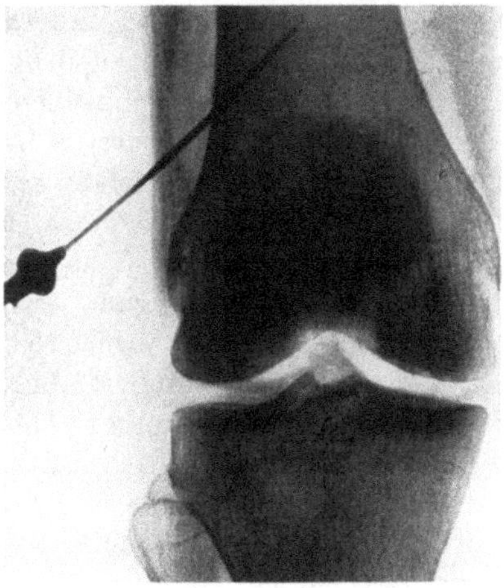

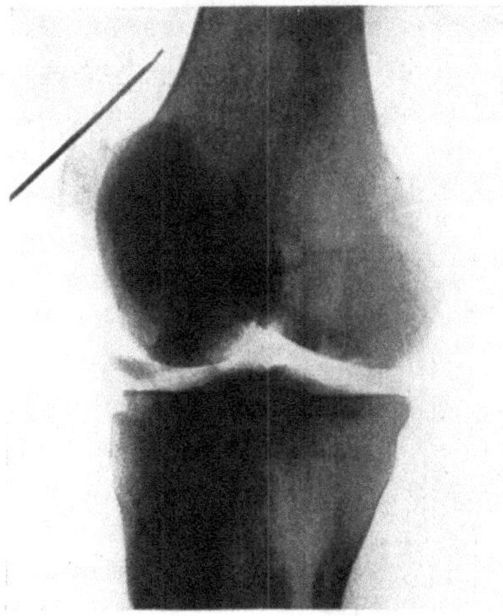

Abb. 50. S. M. Osteochondritis dissecans des Condylus medialis femoris, dargestellt in luftgefülltem Gelenk. Im Schrägbild kommt der Defekt in der Ebene deutlich zur Darstellung

Abb. 51. S. M. Deutlicher Defekt in der Gelenkfläche gegen die Fossa intercondyloidea zu

erregbarkeit des vegetativen Nervensystems genügen, um Ischämie durch Gefäßspasmen zu erzeugen. Einen analogen Vorgang nimmt BURCKHARDT an mit seinem „larvierten Trauma". Nach RUTISHAUSER kann der ganze Ablauf der Osteochondritis ausgelöst werden durch chronische Überlastung, durch eine Belastung, welche die Widerstandskraft des Knochens an der betreffenden Stelle überschreitet. Mit dieser Feststellung steht im Einklang, daß man die Krankheit hauptsächlich bei Turnern und Sportlern auftreten sieht, welche ihre Kniee überlasten (Fußballspiel). In Übereinstimmung damit ist auch die Tatsache zu bringen, daß man die Krankheit meistens gegen Ende der Wachstumsperiode auftreten sieht. SHMITH stellt fest, daß ein lädierter, nicht operierter Meniskus zu einer Knorpelschädigung führen kann, welche eine Osteochondritis auslösen kann. Dies ist ein Befund, den man bei Meniskusoperationen nicht selten erhebt. Ferner sieht man hie und da eine Osteochondritis sich entwickeln nach einem erheblichen direkten Schlag gegen das gebeugte Knie. Sie tritt auch auf als Nebenverletzung bei schweren Gelenktraumen. Die Pathologie der Osteochondritis verläuft genau nach den Befunden, wie sie BURCKHARDT und vor allem

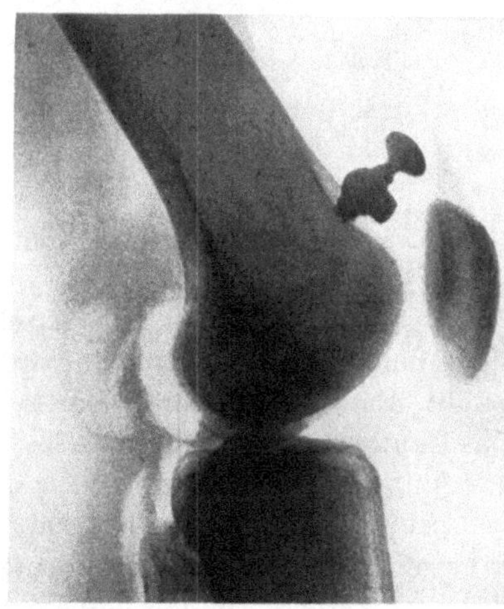

Abb. 52. S. M. Osteochondritis dissecans des Condylus medialis femoris, dargestellt in luftgefülltem Gelenk. Im seitlichen Bild ist die Silhouette regelmäßig, die Struktur zeigt aber scharf begrenzte Schattendifferenz. Nebenbefund: Bursa poplitea.

RUTISHAUSER in ihren Experimenten erhoben haben. Die primäre subchondrale Knochennekrose führt zu Resorptions- und Regenerationsvorgängen, welche ein minderwertiges Knochengewebe liefern, das der täglichen Beanspruchung des Gelenkes nicht gewachsen ist. Dadurch entstehen neue Nekrosen und Infraktionen, die zur Ausweitung des Krankheitsherdes führen, was zur völligen Dissektion und zur Bildung eines freien Gelenkkörpers überleiten kann. Zur definitiven Ausheilung des osteochondritischen Herdes kommt es erst durch den weiteren Umbau und durch die Bildung eines kräftigen Knochengewebes. Es lassen sich so alle klinischen Bilder, die man zu sehen bekommt, erklären: Die Osteochondritiden, die unter Schonung des Gelenkes wieder völlig ausheilen (DECKER), die chronischen Fälle, bei denen ein umschriebener Nekroseherd jahrelang scheinbar unverändert bestehen kann und die Bildung freier Gelenkkörper (Abb. 53).

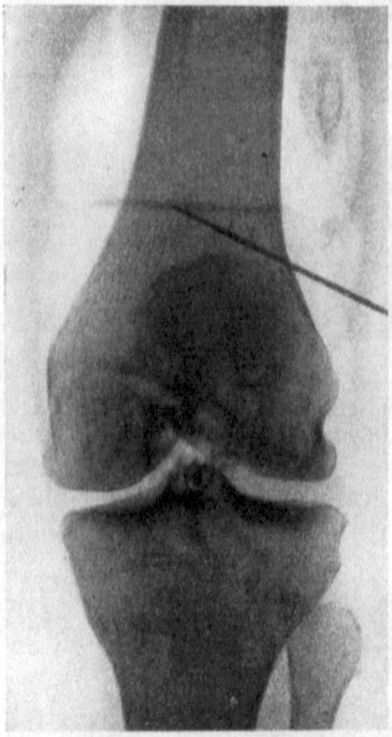

Abb. 53. Alte Osteochondritis dissecans am Condylus lateralis femoris gegen die Fossa intercondyloidea zu mit großem Corpus liberum im Rezessus superior. (Im Pneumoradiogramm gut sichtbar)

Die Therapie muß auf die pathologischen Erkenntnisse Rücksicht nehmen. Leichte Fälle im Anfangsstadium können durch Ruhigstellung und Entlastung des Gelenkes zur Ausheilung kommen. „Schlummernde Osteochondritiden“ nach LÖHR heilen in idealer Weise. Es gelingt auch mit konservativer Therapie ein schon lange Zeit krankes Gelenk, das durch Überanstrengung in einen Reizzustand versetzt wurde, wieder in den Ruhestand zurückzuführen. Sieht man im Röntgenbild bereits eine Demarkierung eines Knorpelknochenkörpers, so ist seine operative Entfernung angezeigt (ROSTOCK). Man soll sich dann aber auf die Entfernung des dissezierten Körpers beschränken und das Mausbett in Ruhe lassen. Hier darf man höchstens die Knorpelränder etwas abrunden. In den Wänden des Mausbettes sind bereits weitgehend Reparationsvorgänge abgelaufen, die rasch in eine definitive Regeneration des Knochens einmünden. Der Defekt wird muldenförmig mit straffem Bindegewebe ausgefüllt. Freie Gelenkkörper müssen sorgfältig aus dem Gelenk entfernt werden. Das Mausbett ist auch hier in Ruhe zu lassen. Bei den leichten Fällen findet man oft nur Aufrauhung und Auffaserung des Gelenkknorpels. Gelegentlich ist der Gelenkknorpel auf größere oder kleinere Strecken vom Knochen abgehoben. Er läßt sich dann mit stumpfem Instrument etwas eindellen, federt aber sogleich wieder in die Ruhelage zurück. Die abgehobenen Knorpelteile soll man ausschneiden, soweit sie abgelöst sind. Darunter findet man auf sklerotischem Knochen eine Schicht derben, faserigen Bindegewebes. Der rauhe Knorpel soll mit dem Messer geglättet werden, ohne daß man vordringt bis auf den Knochen.

Die Osteochondritis dissecans zeigt meist einen progressiven Verlauf. Der osteochondritische Herd führt zu einer Reizung des Gelenkes, welche zur Ausbildung neuer, größerer osteochondritischer Herde und zur Entwicklung einer progressiven Arthrosis deformans führt. LÖHR beobachtete aber, daß bei einzelnen Kranken, die eine Operation abgelehnt hatten und konservativ behandelt worden waren, die Osteochondritis dissecans einen recht günstigen Verlauf genommen hatte. Gelegentlich war es überhaupt niemals mehr zu subjektiv unangenehmen Beschwerden gekommen. Es war also eine funktionelle Heilung eingetreten. Losgelöste Gelenkmäuse haben sich in ihrem Bett oder an einer ruhigen Stelle des Gelenkes abgelagert und waren dort fixiert worden. Alle diese Gelenke ließen multiple Mausbildung oder schwere Arthrosis deformans vermissen. Nur bei wenigen Osteochondritiskranken hatten sich schwere und schwerste Veränderungen und Beschwerden eingestellt durch multiple Gelenkmausbildung und Arthrosis deformans.

Über die Therapie der Osteochondritis dissecans sagt Löhr, daß die schlummernden Osteochondritisfälle ideal ausheilen. Bei Osteochondritis mit Mausbildung erfolgt völlige Heilung ,wenn die Maus operativ entfernt wird, bevor sich eine schwere Arthrosis deformans entwickelt hat und wenn das Mausbett in Ruhe gelassen worden ist. Ausmeißelung des Mausbettes führt zu den schwersten arthrotischen Gelenkveränderungen. Osteochondritisfälle mit multiplen Gelenkmäusen führen regelmäßig zu Arthrosis deformans. Diese Fälle werden durch die operative Entfernung der Mäuse nicht geheilt. Das Leiden rezidiviert in der alten Form. Es entstehen wieder multiple Gelenkmäuse. Löhr leitet aus seinen Erfahrungen folgende Sätze ab: Je ungestörter und exakter das Gelenkspiel ist und bleibt, je weniger wir bei der Operation das Gelenkspiel durch ausgedehnte Glättung oder gar Ausmeißelung des Mausbettes in seiner Exaktheit stören, um so besser ist das Endresultat, um so sicherer vermeiden wir die zu fürchtende Arthritis deformans. ,,Schlummernde Osteochondritisfälle" soll man nur beobachten. Frühfälle mit akuten Beschwerden soll man konservativ behandeln mit Schonung. Löst sich eine Maus, so soll sie operativ entfernt werden mit möglichst kleinem Eingriff. Das Mausbett braucht nicht weiter versorgt oder geglättet zu werden. Bei noch nicht vorhandener Arthritis des Gelenkes ist wahrscheinlich, daß sie auch später nicht zur Ausbildung kommt.

Über die Lokalisation der Osteochondritis im Kniegelenk ist zu sagen, daß meistens die laterale Seite des medialen Condylus femoris befallen ist. Der Condylus medialis kann aber auch an andern Stellen erkrankt sein. So ist manchmal der Herd ganz verborgen in der Fossa intercondyloidea zu finden. In anderen Fällen sitzt er mitten auf der Gelenkfläche, seltener in ihrer medialen Partie. Gelegentlich sieht man große Herde, welche die Gelenkfläche fast des ganzen Condylus einnehmen. Nicht so selten findet man die osteochondritischen Herde auch am lateralen Condylus femoris, wo sie auch wieder an beliebigen Stellen sitzen können. In seltenen Fällen findet man sie auch auf der Gelenkfläche der Tibia und nicht so selten auf der Gelenkfläche der Patella. Nach Paitre sitzt die Osteochondritis in 80% auf den Femurcondylen, in 13% auf der Patella und in 7% auf der Tibiafläche. Nach den bei mir gewohnten Fällen ist die Lokalisation auf der Tibia seltener.

Eine besondere Besprechung rechtfertigt die *Osteochondritis dissecans patellae*, auch die Sinding-Larsen-Sven-Johannsen'sche Krankheit genannt. Hagen belegt sie mit den Eigennamen: Girandi, Haglund, Alemann. Sie wird auch als Chondropathie oder Chondromalazie der Patella benannt.

Diese Krankheit tritt in 2 Formen auf. Einmal wird sie beobachtet bei Kindern im Alter von 10—11 Jahren, Kremser führt 2 Fälle an von 4½ und 8 Jahren. Sie spielt sich unter dem Bilde der Osteochondritis dissecans ab, mit Veränderung der ganzen Kniescheibe, die als Totalnekrose aufgefaßt wird. Die zweite Form tritt im späteren Leben auf und kann bis ins reife Mannesalter beobachtet werden (Abb. 54).

Bei Kindern tritt die Erkrankung mit leichten Schmerzen im Kniegelenk meist nach Überanstrengung auf (Tanzen). Das Knie zeigt geringe entzündliche Reizerscheinungen ohne anderweitige klinische Symptome. Im Röntgenbild der Kniescheibe sieht man Unregelmäßigkeiten im Knochenkern. (Die Verknöcherung der Kniescheibe beginnt im 5.—6. Jahr.) Der Knochenkern ist aufgelockert, schollig, zerklüftet, oft gespalten. Die einzelnen Fragmente zeigen unscharfe Ränder. Die Osteochondritis der Kniescheibe ist oft mit der SCHLATTER'schen Krankheit kombiniert. Auf vorübergehende Ruhigstellung und spätern Schutz des Gelenkes vor Überanstrengung hielt die Krankheit innerhalb einiger Monate aus. Operative Eingriffe sind nicht gerechtfertigt. KREMSER erhob den Befund doppelseitig, auch auf der klinisch gesunden Seite. Seine Bilder zeigten auch vakuolenartige Zeichnungen. KREMSER liest aus seinen Bildern eine totale Nekrose der Patella. Diese totale Nekrose findet man nur bei Jugendlichen im Wachstumsalter. Ein gröberes Trauma fehle in diesen Fällen meist.

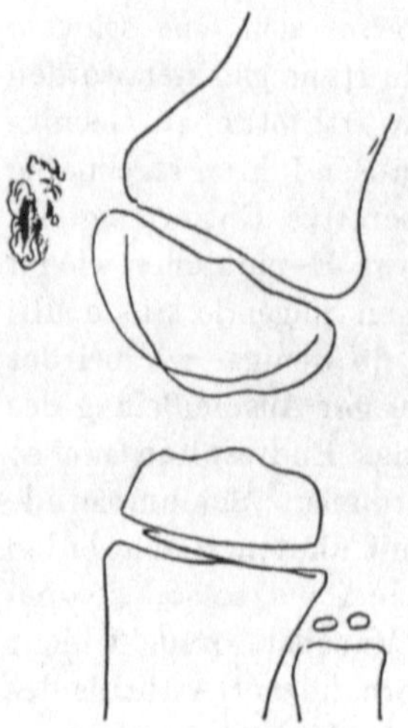

Abb. 54. Röntgenskizze. Osteochondritis dissecans der Patella unter dem Bild einer Totalnekrose

Im späteren Leben machen sich normalerweise am Gelenkknorpel der Patella erhebliche Abnützungserscheinungen geltend. SILFERSKIÖLD fand bei systematischer Untersuchung von 173 Sektionen Knorpelveränderungen im Alter von 15—20 Jahren in 25%. Mit 30 Jahren in 35%. Mit 40 Jahren in 65%. Nach 50 Jahren in 100%. OWRE fand bei der Untersuchung von 124 Sektionen ähnliche Ergebnisse. Als Degenerationszeichen stellte er im Gelenkknorpel fest: Oedem, Bloßlegung der Fibrillen, Höhlenbildung. Im Alter von 20—29 Jahren zeigten 21 von 29 Fällen sichere Degenerationszeichen. Im Alter von 30—39 Jahren 13 von 14 Fällen und von 40 Jahren an stellte er sie in allen Fällen fest (Abb. 55 u. 56).

Von einer Chondromalazie der Patella nach der Pubertät können wir demnach nur dann sprechen, wenn die Erscheinungen wesentlich über die normalen Abnützungserscheinungen hinausgehen. Die Chondromalazie beschränkt sich meist auf lokale Nekroseherde der Patella. LÄWEN will die Knorpelveränderungen der Patella scharf von der Osteochondritis dissecans getrennt haben. Er bezeichnete die Knorpelveränderungen als fissurale Knorpeldegeneration oder Chondropathie. Letztere führen nicht zu einer Abgrenzung, sondern zu einer Auflösung des Knorpels und zur Knorpelusur.

Die Symptome der Osteochondritis der Patella sind meistens im Anfang recht unbestimmt. Es treten geringe Schmerzen auf, die meist nicht lokalisiert werden können. Gelegentlich wird die Kniescheibe als Sitz der Schmerzen bezeichnet. Bei maximaler Beugung wird öfters ein stechender Schmerz angegeben. Oft werden die Schmerzen in die Gegend der Corpora alaria zu beiden Seiten des Ligamentum patellae lokalisiert, daß man geneigt ist, an die sogenannte HOFFA'sche Krankheit zu denken. FRÜND vermutet, daß viele Fälle von HOFFA'scher Krankheit in Wirklichkeit auf einer Chondropathie der Patella beruhen. Das Verschieben der Kniescheibe gegen die Unterlage läßt meist grobes Reiben und Knarren auftreten. Leichte entzündliche Reizzustände des Gelenkes fehlen selten. Sie bestehen in leichtem Gelenkerguß, leichter Verdickung der Gelenkkapsel und leichter Schwellung des HOFFA'schen Fettkörpers. Auch die Umgebung der Kniescheibe kann leicht verdickt sein. Anatomisch findet man in diesen Stadien der Krankheit samtartige Schwellung des Knorpels, Knorpelrisse, -Usuren, -Verdickungen. Gelegentlich auch abgelöste, kleine Knorpelstücke (LÄWEN, KIELOWSKY). Das Röntgenbild bleibt in diesen Anfangsstadien der Krankheit absolut stumm. Die Patella kann hauptsächlich im seitlichen Röntgenbild des Kniegelenkes beurteilt werden. Eine Spezialaufnahme muß bei stark gebeugtem Knie in axialer Richtung hergestellt werden bei Strahlengang parallel der Gelenkfläche. Auch die Röntgenaufnahme mit Kontrastmittelfüllung (Pneumoradiographie) gibt nur ungenügende Anhaltspunkte über diese gering fügigen Knorpelveränderungen. BILLING stellt fest, daß die Knorpelusuren der Patella im Röntgenbild direkt nur sehr selten nachweisbar sind. Auch die Kontrastmittelaufnahmen helfen dabei kaum weiter. Am besten lassen sich noch die Randosteophyten darstellen, doch werden auch diese gern übersehen, wenn sie nicht tangential von den Strahlen getroffen werden. Sind Randosteophyten vorhanden, so liegt auch eine Chondromalazie der Patella vor. Fehlen Randosteophyten, so kann eine Chondromalazie nicht ausgeschlossen werden.

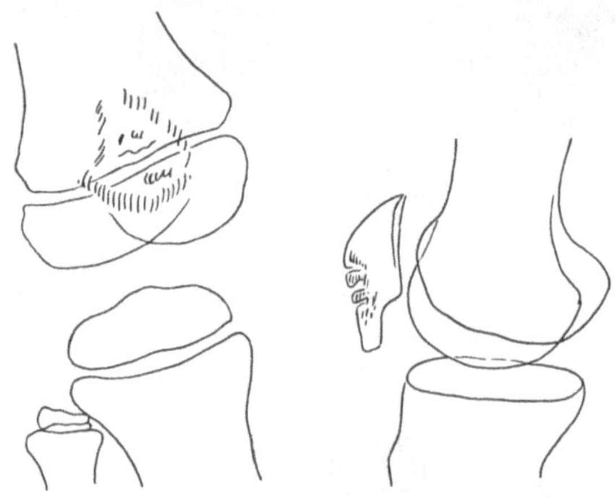

Abb. 55 u. 56. Röntgenskizze einer Osteochondritis der Patella. Die Veränderungen betreffen hauptsächlich die freie ventrale Oberfläche des Knochens. Im seitlichen Bild sieht man eine erhebliche Zerklüftung der ventralen Knochenpartien

Der osteochondritische Prozeß schreitet in vielen Fällen weiter und greift auf den Knochen über (Abb. 57, 58 u. 59). Nun werden die Veränderungen im Röntgenbild darstellbar. Man sieht umschriebene Herde von fleckförmigen Aufhellungen und Verdichtungen der Knochenstruktur, die von einer sklerotischen Knochenschicht vom Gesunden abgegrenzt sein können (ROSTOCK). So beschreibt ROMEVED einen runden Defekt in der Patella bei einem 24jährigen Mann, der ohne Trauma entstanden war. MAU beschreibt eine völlige Desorganisation der Knochenstruktur. Oft sieht man Unterteilung der Patellarspitze in mehrere Stücke mit unscharfen Rändern (RUH, RÖPKE). Die Aufhellungsherde enthalten auch gelegentlich sequesterartige Einschlüsse (ROSTOCK). ROSTOCK sah bei einem 16jährigen Mädchen eine ohne Trauma entstandene Osteochondritis der Patella, die herdförmig nur in der Gegend des unteren Patellapols einen dreieckigen Knochenherd mit Aufhellung und wolkiger Trübung mit scharfer Begrenzung gegen den gesunden Knochen zeigte. Hier bestand ein lokalisierter osteonekrotischer Herd im Gegensatz zum Befund bei denjenigen Kindern mit totaler Osteonekrose des ganzen Knochens.

Auch traumatisch grob geschädigte Kniescheiben zeigen oft anfänglich ein ganz normales Röntgenbild. Erst im Laufe der Krankheit, nach Monaten, werden Verdickungen des Knorpels sichtbar, unter denen kammartige Knochenwucherungen auftreten. Wir haben hier ein deutliches Beispiel dafür, daß erhebliche traumatische Schädigungen eines Knochens mit Infraktionen eintreten können, ohne daß wir die Möglichkeit hatten, sie röntgenologisch nachzuweisen (vgl. Lunatummalazie). ROSTOCK beschreibt 3 Fälle von herdförmiger Osteochondritis der Patella bei Männern von 29—41 Jahren, die nach Fall auf das Knie eingetreten waren. Die Herde saßen 2mal im unteren Pol, einmal auf der Vorderfläche der Kniescheibe.

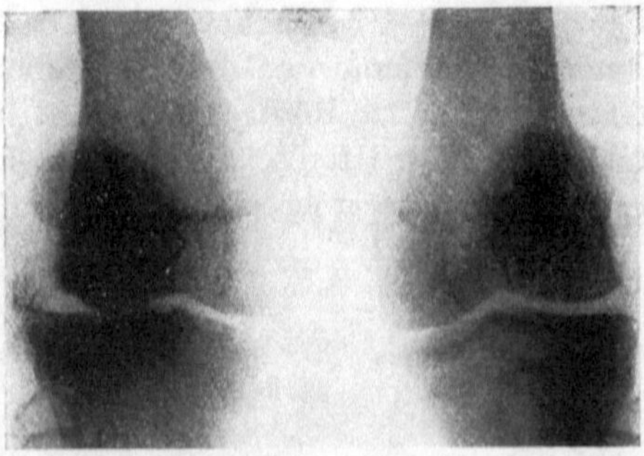

Abb. 57. R. W. Osteonekrose der Patella. Es sind an beiden Kniescheiben Unregelmäßigkeiten der Umrisse zu sehen; nebenbei noch Osteonekrose des Condylus femoris lateralis, große Gelenkmaus

Die Symptome, welche diese schweren Fälle von Osteochondritis der Patella verursachen, sind wesentlich deutlicher. Größere Schmerzhaftigkeit des Gelenkes ist verständlich mit stärkeren entzündlichen Reizerscheinungen. Stärker prominente

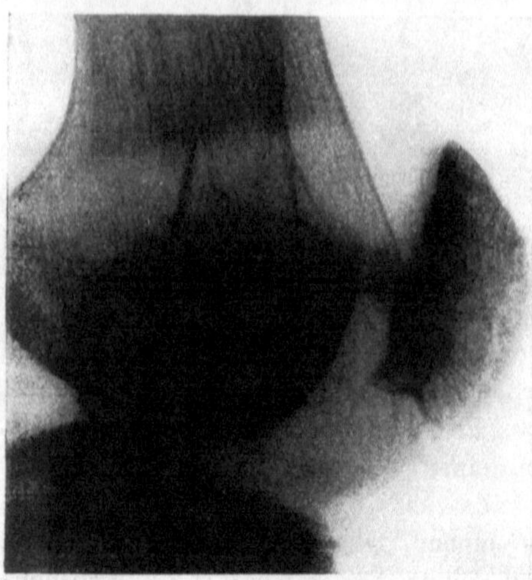

Abb. 58. Form- und Strukturveränderungen der Patella gegen den unteren Pol zu

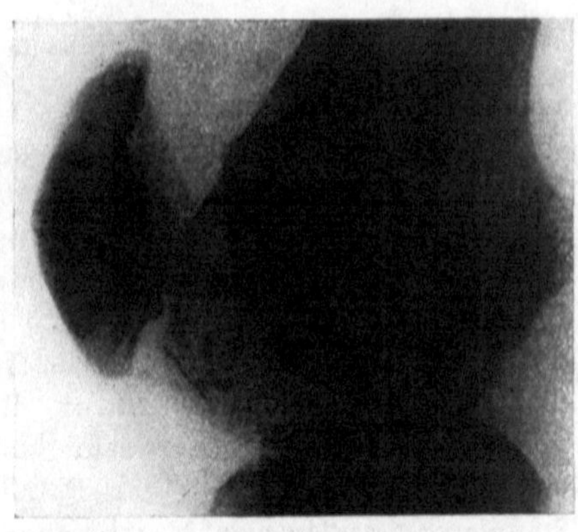

Abb. 59. Unregelmäßigkeit der Patella am oberen und unteren Pol mit großem osteonekrotischem Herd am Condylus lateralis femoris gegen die Kniekehle zu

Knorpel- und Knochenstücke auf der Gelenkfläche der Patella, die sich auch zu freien Gelenkkörpern loslösen können, verursachen Sperrsymptome. Einklemmungserscheinungen in diesen Stadien der Erkrankung gehören zur Regel.

FRÜND führt ein Symptom an, das auch im früheren Stadium deutlich ausgeprägt war und welches gestattet, die Diagnose mit großer Sicherheit zu stellen. Beklopft man bei gestrecktem Knie die Patella, so hat der Patient keinerlei Beschwerden. Beugt man aber das Knie bis zum rechten Winkel und klopft dann wieder auf die Patella, so gibt der Patient deutlich, manchmal sogar recht lebhaft Schmerzen an. Den gleichen Klopfschmerz kann man auch bei gestrecktem Knie auslösen, wenn man die Patella auf den lateralen Condylus hinüberdrückt und dann beklopft. Der Knorpel wird dabei auf eine feste Unterlage gebracht und damit dem Drucke zugänglich.

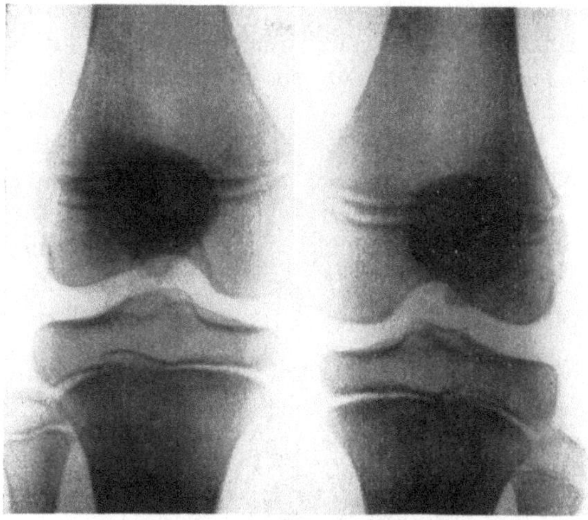

Abb. 60. M. S. Osteonekrose der Patella. Beide Patellarspitzen sind unscharf begrenzt, wolkig strukturiert

Hinrichsen fand bei 604 untersuchten Fällen in ⅔ die Angabe eines Traumas als Ursache. Er stellt fest, daß grobe Traumen keine große Rolle spielen.

Interessante diagnostische Hinweise hat Owre aus seinen Befunden bei 124 Sektionen

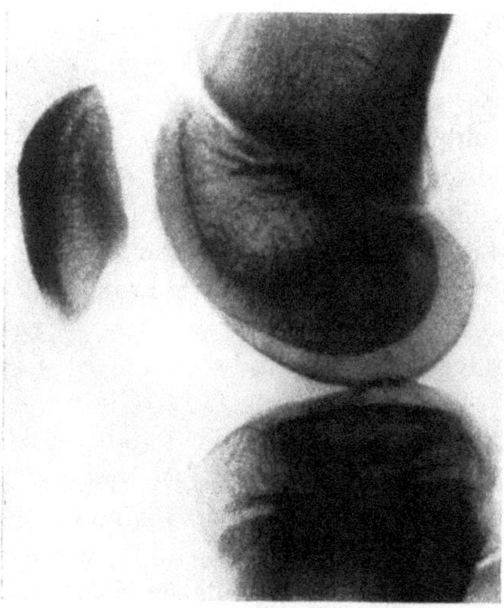

Abb. 61. M. S. Die gleiche Osteonekrose der Patella wie Abb. 60. Die Spitzen der Kniescheibe und die angrenzenden ventralen Flächen sind unregelmäßig begrenzt und unhomogen gebaut

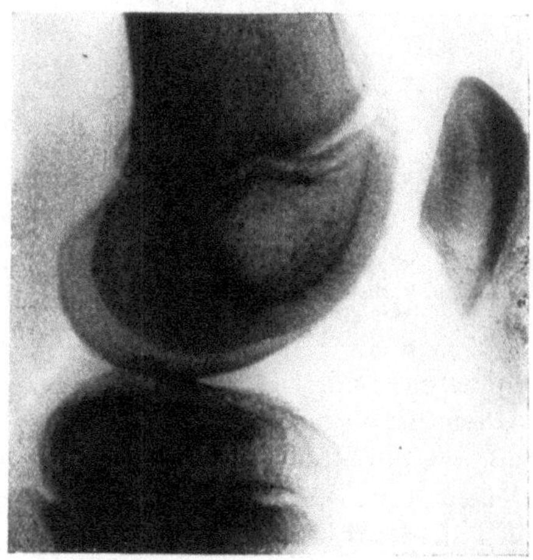

Abb. 62. M. S. Die gleiche Osteonekrose der Patella wie Abb. 60. Die Spitzen der Kniescheibe und die angrenzenden ventralen Flächen sind unregelmäßig begrenzt und unhomogen gebaut

erhoben. Er stellte fest, daß ein deutlicher klinischer Befund immer einen positiven anatomischen Befund aufdecken läßt. Andrerseits beweist er, daß Krepitation wohl ohne anatomisch nachweisbare Knorpelveränderung vorkommt. Ferner, daß kniegesunde Menschen in der Anamnese oft Hydrops und Sperrungssymptome aufweisen ohne faßbaren anatomischen Grund. Diese Tatsache muß sowohl bei der Diagnose der Chondropathie der Patella wie der Meniskusverletzungen beherzigt werden.

Der weitere Verlauf der Krankheit führt in den leichten Fällen meist zur Heilung. Die schweren Fälle gehen über in ein chronisches Stadium, zu dem bald die Erscheinungen der sekundären Arthrosis deformans hinzutreten. Haben sich freie Gelenkkörper gebildet, so fehlen die regelmäßigen Einklemmungserscheinungen nicht. Diese Fälle stellen ein schweres Krankheitsbild dar, welches dem Träger eine erhebliche Invalidität bringt.

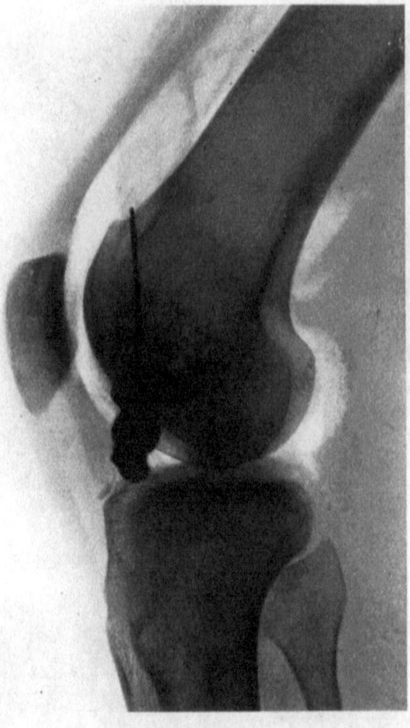

Abb. 63. H. N. Chondropathie der Patella. Der untere Pol der Kniescheibe ist im Bereich der Gelenkfläche zerklüftet und unregelmäßig

Differentialdiagnostisch ist in erster Linie eine Tuberkulose auszuschließen.

Zur Erklärung der Entstehung dieser Krankheit und ihrer Pathologie muß ich auf das früher Ausgeführte verweisen. Die histologischen Befunde im Bereiche des Knorpels und des Knochens zeigen aseptische Nekrose mit schweren degenerativen und regenerativen Veränderungen (Läwen, Mau, Romeved). Mau hat die Gefäßversorgung der Kniescheibe studiert. Er fand, daß die Arterien von der ventralen Seite aus dem Rete articulare genu in die Kniescheibe eindringen. Er stellte fest, daß die Arterien in den oberflächlichen fibrösen Weichteilschichten auf dem Knochen gefährdet seien. Sie können durch die Spannung des Musculus quadriceps leicht verändert und komprimiert werden. Dadurch kann die Ernährung des Knochens geschädigt werden. Die histologischen Befunde stimmen mit den bei den früheren Lokalisationen des Osteochondritis gefundenen überein. Damit finden wir für die Patella auch wieder die gleichen Ursachen wie bei den anderen Lokalisationen. Es mag sein, daß bei der oberflächlichen Lage der Patella das direkte grobe Trauma eine größere Rolle spielt als bei den bis jetzt beschriebenen Lokalisationen. Es werden auch in der Literatur immer wieder solche traumatisch entstandenen Fälle beschrieben (Rostock, Romeved). Im großen und ganzen wird aber immer wieder festgestellt, daß dem einmaligen schweren Trauma keine große Bedeutung zukomme. Als wichtiges ätiologisches Moment werden aber die häufigen leichten Traumen und die Überlastung anerkannt. Wir treffen auch hier wieder die Mikrotraumen und die Überlastung durch den Zug des Musculus quadriceps (vgl. Osteochondritis des Kniegelenkes), welche zu Knorpel- und Knochennekrosen führen, sei es durch Abdrosselung der Gefäße (Rostock, Burkhardt), sei es durch direkte Wirkung auf die Osteozyten (RUTISHAUSER). In diesem Zusammenhang mag auf die Berechnungen verwiesen werden, die BURKHARDT angestellt hat. Er fand bei einem 80 kg schweren Menschen eine Zugwirkung des Musculus quadriceps auf die Patella von 750 kg und eine Druckspannung der Quadricepssehne von 525 kg. Wir verstehen, daß bei diesen Kräften eine Einwirkung auf die durchtretenden Blutgefäße, wie auch eine Traumatisation von Knorpel und Knochen erfolgen kann. Die Osteonekrosen veranlassen die Osteolyse, die Infraktion, die Regeneration, den Umbau im oben angeführten Sinn. Die osteochondritischen Herde der Patella stimmen also genau mit denjenigen anderer Lokalisationen überein.

Die Therapie der Krankheit ist je nach der Ausdehnung des osteochondritischen Herdes und nach den Beschwerden, die er verursacht, verschieden. In leichten Fällen führt Ruhigstellung des Gelenkes für beschränkte Zeit und nachher Schutz vor Überanstrengung zur Ausheilung. In schweren Fällen mit erheblicher Beteiligung des Knochens zwingen die Schmerzen und die Gefahr der sekundären Arthrosis deformans zum operativen Vorgehen. Der operative Zugang zur Gelenkfläche der Kniescheibe ist besonders gut vom PAYR'schen S- oder Wellenschnitt aus. LÄWEN betont, daß man bei diesem Vorgehen die Kniescheibe um 180° drehen kann. Man wird nun nekrotische Knorpel- und Knochenstücke abtragen und glätten. Ist man gezwungen, größere Teile des Kniescheibenknorpels zu entfernen (LUDLOFF, WOLLENBERG resezierten gelegentlich die ganze Gelenkfläche), so wird empfohlen, eine Fettschürze über den Knorpeldefekt zu legen vom parapatellaren Fettkörper aus. Die günstigen Erfahrungen, die man in jüngster Zeit mit der Exstirpation frakturierter Kniescheiben gemacht hat, werden dazu führen, daß auch bei sehr schwer veränderten osteochondritischen Kniescheiben die Exstirpation ausgeführt wird.

Die Osteochondritis der Patella ist eine verhältnismäßig seltene Erkrankung. HILZENSAUER stellt fest, daß unter 1000 Kniegelenkoperationen die Krankheit 48mal gefunden wurde.

Von historischem Interesse ist, daß SINDING LARSEN die Krankheit zum erstenmal beschrieb 1921, als eine bis jetzt ungekannte Affektion der Kniescheibe, die bei Kindern im Alter von 10 und 11 Jahren durch Überanstrengung beim Tanzen aufgetreten war. 1922 beschrieb SVEN JOHANNSEN die Krankheit bei 10—15jährigen Kindern. Er fand im Röntgenbild eine Auflockerung und Zersplitterung des Knochens der Patella an der Spitze. RÜDINGER hat schon 1906 traumatische Knorpelrisse an der Patella beschrieben und operiert.

FRÜND beschreibt den Operationsbefund 1926: Im Anfangsstadium bestand eine rundliche, erweichte, elastische Vorwölbung im Patellarknorpel mit intakter Oberfläche. Im zweiten Stadium war diese geschwellte Oberfläche durch längsverlaufende Risse aufgespalten. Die so entstandenen Lamellen wiesen aber in der Mitte des Herdes noch keinerlei Unterbrechung auf. In etwas älteren Stadien sind die Lamellen in der Mitte verdünnt und fangen an auszufasern und zu zerfallen. Auf dem der Patella als Unterlage dienenden Knorpel der Femurkondylen findet man längsverlaufende Rillen. Zwischen den Lamellen treten allmählich Lücken auf. Das dritte Stadium zeigt totalen Zerfall des Knorpelherdes. Die subchondrale Knochenschicht liegt frei, sie sieht rauh, eburniert und trocken aus. Bei Abmeißelung einer dünneren Schicht blutet es nicht. Die Auffaserung des Patellarknorpels schreitet nach der Peripherie hin über die Grenze des ursprünglichen Erweichungsherdes hinaus fort. Die Reste der Lamellen zeigen nekrotische Ränder. Es stellen sich nun alle die bekannten Veränderungen einer Arthritis deformans mit Randwulstbildungen, Zottenbildung der Synovialmembran und freien Gelenkkörpern ein.

AGATI hat 1935 den Vorschlag gemacht, der Krankheit den Namen Osteoporosis dolorosa patellae zu geben. Er unterscheidet eine Osteoporosis d. p. dystrophica juvenilis und eine Osteoporosis d. p. posttraumatica. Auch RUBANYI unterscheidet bei der aseptischen Knorpel- und Knochennekrose der Patella eine Form, die in der Jugend auftritt, die er als Störung der Ossifikation auffaßt und eine Form, die beim Erwachsenen vorkommt, als Folge einmaliger, schwerer Traumen, oder als Folge wiederholter leichter Traumen.

Eine seltene Lokalisation der Osteochondritis kommt hie und da vor in der *proximalen Tibiaepiphyse.* In einer Beschreibung von MASELLI aus dem Jahre 1923 wird angegeben, daß bis damals nur 8 Fälle in der Literatur beschrieben seien. Er beobachtete die Krankheit bei einem 13jährigen Knaben, der an einem seit dem 3. Lebensjahr langsam zunehmenden Genu valgum litt.

Die Patella partita

Die Patella ist verhältnismäßig oft aus mehreren Knochenteilen zusammengesetzt. Man findet den Befund in 1,5—2% aller Röntgenbilder des Knies. Am häufigsten findet man eine Zweiteilung, eine Patella bipartita. Meistens ist in diesen Fällen der obere Pol der Kniescheibe vom Hauptknochen durch eine knorplige Lamelle abgetrennt. Nicht so selten ist die ganze Kniescheibe aus 3 und mehr Einzelknochen zusammengesetzt, welche alle durch ein schmales knorpliges Band voneinander getrennt sind. Relativ häufig sind die Spitze und die beiden oberen Pole vom Knochenkörper getrennt. Die Trennungsebene liegt in der Sagittalebene. Sehr selten kommt auch eine schalenförmige Zweiteilung der Kniescheibe vor. Hier liegt die trennende Knorpelscheibe in der Frontalebene.

Klinisch zeigt die Patella partita meist gar keine Symptome. Gelegentlich fällt eine Vergrößerung der Kniescheibe auf im Längs- und im Querdurchmesser. Man hat auch gelegentlich bei der Palpation das Gefühl, daß der eine oder andere Pol verdickt und massiger sei. Der trennende Knorpelstreifen ist fast nie fühlbar. Falsche Beweglichkeit der einzelnen Teile fehlt. Es besteht also eine sehr feste Verbindung der einzelnen Teile untereinander. Besonders auffällig ist die Tatsache, daß der Befund eigentlich fast immer doppelseitig zu erheben ist. Die Diagnose kann nur röntgenologisch gestellt werden. In einer weichen Aufnahme in posterior-anteriorer Richtung kann man die Zusammensetzung aus mehreren Stücken deutlich erkennen. Außer der seitlichen Aufnahme und dem Bild in Längsrichtung bei gebeugtem Knie mit Strahlengang parallel der Patellagelenkfläche kann noch eine Spezialaufnahme in Bauchlage mit schwach nach außen rotiertem Oberschenkel gemacht werden (Aufnahme nach MOUCHET). In seltenen Fällen kann die Patella partita klinische Symptome machen. Nämlich leichte ziehende Schmerzen, Schwellung des Gelenkes mit Ergußbildung und leichte Verdickung der Gelenkkapsel.

Schmerzhafte Zustände treten meist auf nach Anstrengungen: Stafettenlauf (GLANZMANN), Tanzen (SINDING LARSEN). Im Röntgenbild sieht man oft statt der scharfen Trennungslinie zwischen den einzelnen Knochenteilen eine unscharfe Grenze mit wolkigen Verschattungen, die inselförmige kalkdichte Stellen einschließen. Auch die Struktur der abgeteilten Knochenstücke ist oft unhomogen. Besonders zeigen die abgetrennten Stücke am unteren Pol der Patella verschwommene Ränder und abnorme Kalkablagerungen und Knochenschatten im Ligamentum patellae nahe dem Patellarpol. GLANZMANN macht besonders darauf aufmerksam, daß diese Veränderungen der Patella häufig kombiniert sind mit der SCHLATTER'schen Krankheit der Tuberositas tibiae; nicht selten auch mit zahlreichen weiteren Lokalisationen der aseptischen Osteonekrose (PERTHES, KÖHLER II usw.). Auch fällt oft eine familiäre Häufung der Erkrankung der Patella auf. In der gleichen Familie beobachtete man auch ein Alternieren zwischen Erkrankung der Patella und SCHLATTER'scher Krankheit. Es handelt sich da nicht mehr um eine gewöhnliche Patella partita, sondern um eine Osteochondritis einer Patella partita. Auf den besonderen Ablauf leichter Traumen bei Patella partita macht ODERMATT aufmerksam, der von einer Distorsio patellae partitae spricht.

SOMMER teilt nach SAUPE die Patella partita in 4 Gruppen ein:

1. Abspaltung eines kleinen, dreieckigen Stückes am unteren Pol. Dieser Befund ist immer doppelseitig. Er ist beschrieben von JOACHIMSTAL.
2. Längsspaltung. Abspaltung eines schmalen lateralen Längsstückes nach DU BOIS REYMOND.
3. Schalenförmige Ablösung der nach vorn gerichteten Knochenfläche.
4. An normaler Patella sind am äußeren oberen Quadranten zwei oder mehrere kleine Knochen abgesetzt. Dieser Befund ist meist doppelseitig.

Die 1. Gruppe ist häufig, die 2.—4. Gruppe selten.

Über die Entstehung der Patella partita sind die Ansichten verschieden.

Die Ossifikation der Patella beginnt nach ADAMS und LEONARD im Alter von 5—6 Jahren. In der Regel entsteht ein einziges Ossifikationszentrum, von dem aus der ganze Knochen in einem Stück entsteht. Kongenitale Anomalien mit zwei oder mehreren Verknöcherungszentren sollen jedoch oft vorkommen. Meistens verschmelzen auch diese mehrfachen Knochenkerne schließlich zu einem einzigen Knochen. Bleiben sie aber isoliert, so können die Bilder der Patella partita resultieren. Nach SOMMER bleibt die knöcherne Verbindung dieser Knochenkerne durch mechanische Vorgänge in den ersten Lebensjahren aus. Die Grenze zwischen den einzelnen Knochenkernen werde gegen den scharfen Grat des äußern Oberschenkelkondylus gedrückt. Dadurch entstehe da ein Spalt, der nach Art einer Pseudarthrose heile. Nach GORZAWSKY handelt es sich um eine Ossifikationsstörung bei Minderwertigkeit des Skelettsystems und bei Bindegewebsschwäche. Es liege ein Schaden der Erbmasse vor.

In anderen Fällen soll nach GORZAWSKY und nach RYTEL eine aseptische Nekrose, eine Osteochondritis dissecans vorliegen. Diese soll entstehen durch Bildung einer Umbauzone infolge chronischen Traumas. Auch MÜLLER und SOMMER messen diesem Modus der Entstehung große Bedeutung bei. Besonders umstritten ist die Frage, ob die Patella partita die Folge einer Fraktur sei. Anfänglich wurde diese Möglichkeit in Abrede gestellt. 1932 hat dann PAAS festgestellt, daß durch ein hochgradiges Trauma eine reine Schrägfraktur eintrat an einer normalen, knochenfesten Kniescheibe. Eine solche Fraktur kann durch bindegewebigen Kallus heilen. Das Endresultat kann gleich aussehen wie eine Patella partita. Nach BLUMENSAAT gibt es fließende Übergänge zwischen Patella partita und traumatischen Spaltbildungen in der Kniescheibe. 8 von 23 Fällen waren einwandfrei traumatisch entstanden. Auch SOMMER hält sie für traumatischer Natur. Für COUREAUD sind posttraumatische Zustände bei der Patella partita nicht beteiligt.

Im allgemeinen wird der traumatischen Genese der Patella partita keine große Bedeutung zugeschrieben, obschon ihre Möglichkeit sicherlich zugegeben werden muß. Viele Autoren sind der Ansicht, daß osteochondritische Prozesse der Teilung zugrunde liegen. Der Druck der Patella gegen den Condylus lateralis femoris soll zu Druckschädigung des Knochens führen, die osteochondritische Prozesse auslösen können. Andrerseits sollen auch Schäden entstehen durch Spannungen, denen die Patella ausgesetzt ist, zwischen Quadrizepssehne und Ligamentum patellae. Hier sind Störungen der Blutzirkulation möglich, die Knochennekrosen verursachen können. In der Tat können osteochondritische Umbauprozesse zu Dissektionsvorgängen führen, aus denen letzten Endes eine Patella partita resultieren kann.

Glanzmann bringt das gehäufte Vorkommen der malazischen Patella partita mit der Schlatter'schen Krankheit damit in Zusammenhang, daß der untere Pol der Patella und die Tuberositas tibiae Ursprung und Ansatz des gleichen Ligamentes sind. Mikrotraumen, welche für die Entstehung der malazischen Prozesse verantwortlich sind, betreffen Ursprung und Ansatz des Ligamentes in gleicher Weise. Daher kann auch der eine oder der andere Punkt erkranken oder aber beide zusammen. Die Histologie und Pathologie der Umbauvorgänge weicht nicht vom früher beschriebenen Wege ab.

Die meist symptomlosen Zustände der Patella partita machen eine Behandlung selten nötig. Sollten sich im Stadium des Umbaus Beschwerden einstellen, so werden sie meist durch vorübergehende Ruhigstellung des Gelenkes zur Heilung zu bringen sein.

Die Osteochondritis dissecans der Tuberositas tibiae
(Osgood-Schlatter'sche Krankheit)

Die Osteochondritis dissecans der Tuberositas tibiae wurde 1903 durch Schlatter beschrieben. Er beobachtete bei Kindern im Alter von 10—12 Jahren eine gutartig verlaufende Erkrankung der Tuberositas tibiae. Meist nach größeren Anstrengungen oder nach Traumen traten bei gesunden Kindern leichte Schmerzen auf an der Tuberositas tibiae, die sich bei starker Beanspruchung des Beines steigern. Der Schienbeinhöcker ist etwas verdickt, deutlich druckempfindlich. Die bedeckenden Weichteile sind oft geschwellt. Im Röntgenbild sieht man in der seitlichen Aufnahme, daß die Verknöcherung in dem schnabelartigen Fortsatz der Epiphyse gestört ist. Der Knochenkern ist oft in mehrere Stücke geteilt. Ihre Begrenzung ist unscharf, unregelmäßig. Ihre Struktur teils aufgehellt, teils verdichtet. Auf Schonung des Gelenkes verschwinden Schwellung und Schmerzen in der Regel bald. Die Knochenbildung wird nach und nach wieder regelmäßig, und mit dem Abschluß des Wachstums ist die Erkrankung abgeheilt.

Betroffen werden meistens Jugendliche im Alter von 10—15 Jahren. Eventuell kann das Leiden noch bis zum 20. Jahr auftreten. Histologisch findet man in der Epiphyse den Knochen teilweise im Zustand der aseptischen Nekrose, teilweise im Umbau.

Die Tuberositas tibiae wird von einem schnabelartigen Fortsatz der Tibiaepiphyse gebildet. Ihre Verknöcherung beginnt im 10.—12. Jahr. Die Verknöcherung geht von einem oder mehreren Knochenkernen aus. Die einzelnen Kerne verschmelzen normalerweise rasch zu einem einheitlichen Gebilde (Abb. 64). Zu gewissen Zeiten wird man also auch normalerweise mehrere isolierte Knochenkerne in der Tuberositas tibiae treffen können. Ihre Grenzen sind glatt und regelmäßig, ihre Struktur gleichmäßig. Nach der Verknöcherung des Fortsatzes der Tuberositas tibiae findet die knöcherne Verschmelzung mit der Epiphyse und später mit der Metaphyse statt. Die Verknöcherung ist mit dem 25. Jahr abgeschlossen. Besonders von Brandes wird die funktionelle Bedeutung der Tuberositas tibiae betont. Sie entsteht durch den

Ansatz des Ligamentum patellae. Sie wird größer bei gesteigerter Funktion und kleiner bei verminderter Funktion. Man beobachtet bei der SCHLATTER'schen Krankheit, daß sie mit Vorliebe auftritt bei jungen Sportlern, bei jungen Turnern, die auf Rekordleistungen üben. Häufig findet man sie auch bei Fußballspielern. Trotzdem beim Fußball die Kniegelenke besonders direkten Traumen ausgesetzt sind, fällt doch auf, daß die Krankheit hauptsächlich da auftritt, wo die funktionellen Ansprüche an die Tuberositas tibiae besonders groß sind. Die histologischen Befunde stimmen genau mit denjenigen bei den verschiedenen Lokalisationen der Osteochondritis dissecans überein. Die Ursache der Krankheit ist selten in einem direkten Trauma zu suchen, obschon dieser Entstehungsmodus sicherlich eine Rolle spielt. In der Hauptsache ist das Leiden aber bedingt durch ein Mißverhältnis zwischen Widerstandskraft des Gewebes und funktioneller Beanspruchung. Zu dem Leiden disponiert sind Jugendliche, die bei allgemeiner schwächlicher Konstitution viel Sport treiben und kräftige Jünglinge, die sich übermäßig im Sport betätigen. Einmalige erhebliche oder chronische Traumen können die Entstehung fördern. Auch hier führt das Trauma oder die Überlastung zu einer Knochennekrose, welche den ganzen Ablauf der Erkrankung einleitet. Ob durch die Überlastung eine primäre Schädigung der Blutgefäße erfolgt, wie sie AXHAUSEN und BURCKHARDT annehmen, oder ob eine primäre Überlastungsschädigung der Osteozyten und der Knochen eintritt nach RUTISHAUSER, spielt praktisch keine Rolle. Die Knochennekrose löst die Knochenresorption, den ein- bis mehrmaligen Umbau aus, der endlich mit Bildung definitiven Knochens in endgültige Heilung ausläuft (Abb. 65 u. 66).

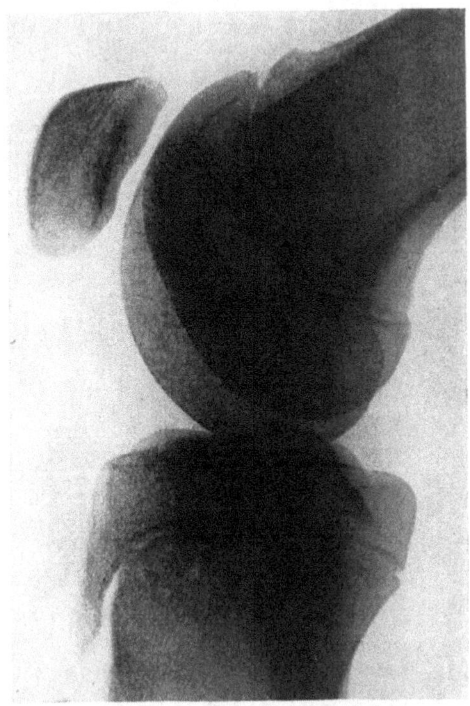

Abb. 64. K. H. OSGOOD-SCHLATTER'sche Krankheit. Die Epiphyse der Tuberositas tibiae ist in der Form erhalten, in der Begrenzung und Struktur aber unregelmäßig

In einer neuesten Publikation stellt BROCHER fest, daß nicht selten Spätfolgen der SCHLATTER'schen Krankheit auftreten. Nach BROCHER treten 2 Symptome auf mit verschiedener Lokalisation. 1. klagen die Patienten über einen umschriebenen Schmerz in der Gegend der Tuberositas tibiae. Diese Gegend ist gelegentlich überwärmt und leicht gerötet. Man fühlt dann oft hier einen deutlichen Knochenvorsprung. Im seitlichen Röntgenbild sieht man denn auch eine vorspringende Apophyse, gelegentlich auch Einlagerung von einem oder mehrerer Knochen im distalen Teil des Ligamentum patellae. In jedem Fall einer Bursitis praetibialis muß ein Spätzustand nach SCHLATTER'scher Krankheit ausgeschlossen werden. 2. Patienten klagen über Fernschmerzen, speziell in der Gegend der Patella oder im Gebiet der medialen Gelenkspalte. Regelmäßig sah BROCHER eine Verkürzung des Ligamentum patellae. Damit verbunden arthrotische Veränderungen in erster Linie der Patella. Der untere, innere Pol der Patella zeigt meist eine arthrotische Randzacke.

Diese Spätschädigungen treten auf im Alter von 26—79 Jahren. Die meisten

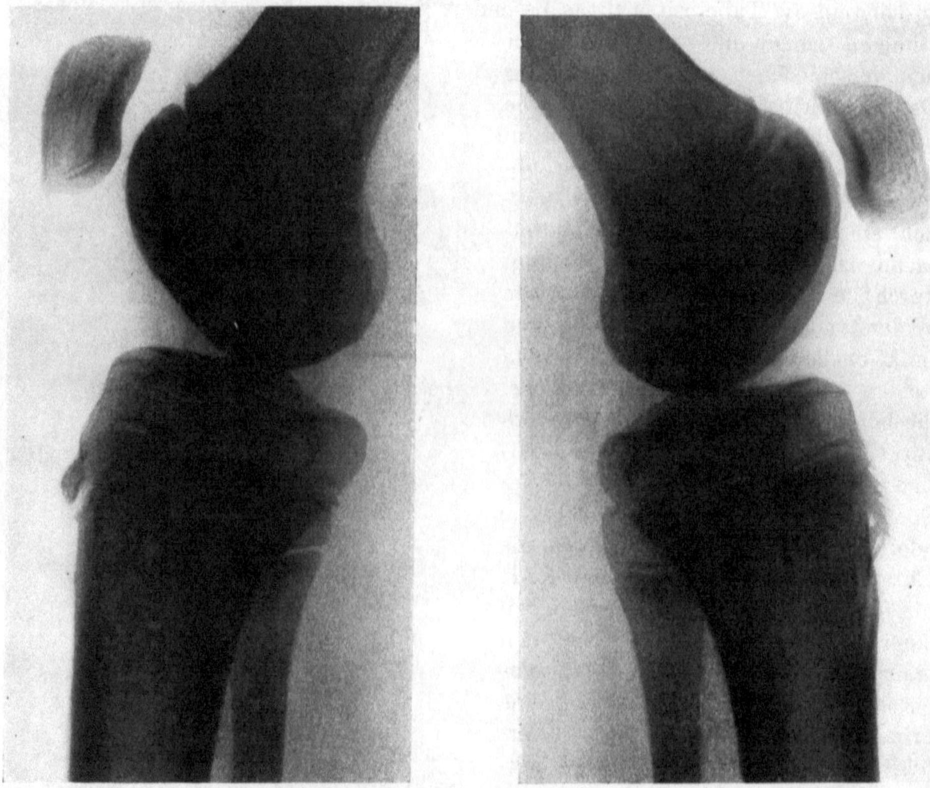

Abb. 65 u. 66. U. I. OSGOOD-SCHLATTER'sche Krankheit; doppelseitig. Die Tuberositas tibiae ist unregelmäßig zerklüftet, ausgefranst

dieser Patienten erinnern sich an eine schmerzhafte Periode in ihrer Pubertätszeit. Andere wieder geben keine Störung in der Entwicklungszeit an.

Die Behandlung der OSGOOD-SCHLATTER'schen Krankheit muß in Ruhigstellung des Knies mit einigen Wochen Bettruhe bestehen und nachher in Schutz der Gelenke vor intensiven Anstrengungen. Die Röntgenkontrollen zeigen mit fortschreitender Normalisierung der Knochenstruktur, wann wieder vermehrte Inanspruchnahme erfolgen darf.

In schwereren Fällen verursacht das Leiden auch erhebliche Beschwerden, die der gewöhnlichen Behandlung widerstehen. Für diese Fälle wird chirurgische Behandlung vorgeschlagen, bestehend in BECK'scher Bohrung, sogar Knochenbolzungen bis zur Ausmeißelung des kranken Knochens.

Nach unsern persönlichen Erfahrungen kommt das Leiden nicht besonders häufig doppelseitig vor. In der Literatur gehen die Angaben darüber erheblich auseinander, nämlich von 10—60%.

SCHLATTER selber hat 1903 das Leiden als traumatisch angesehen als Folge partieller Abrißfrakturen. Andere Autoren bekannten sich zur Theorie von kongenitalen Ossifikationsanomalien, von allgemeiner Bindegewebsschwäche, von der konstitutionell schwachen Epiphyse. Wieder andere sahen die Ursache in einer Spätrachitis, in Störungen der innern Sekretion oder in entzündlichen Reizungen des Periostes oder des Knochenmarkes.

Nach unserer heutigen Ansicht gehört die SCHLATTER'sche Krankheit zu den Epiphyseonekrosen und macht Entwicklung und Verlauf durch entsprechend den pathologischen Studien von SÄGESSER und RUTISHAUSER.

Chondrodysplasie

Ein kurzer Ausblick auf das große Gebiet der Chondrodyplasie (OLLIER'sche Krankheit) ist notwendig. Da alle Fragen der Bildung des Knorpels und der Knochen in der fötalen Entwicklung und nach der Geburt in dieses Forschungsgebiet hinein gehören, ist es verständlich, daß noch relativ wenig gefestigtes Wissen vorliegt. Damit hängt auch die fehlende Einheitlichkeit ihrer Systematik und Beschreibung zusammen.

Im allgemeinen wird z. B. nach JAFFE zwischen einer generalisierten und einer lokalisierten Form der Osteochondrodystrophie unterschieden. Zur generalisierten Form werden alle Fälle gerechnet, deren Veränderungen sich über das ganze Skelett erstrecken, z. B. die Achondroplasie, Zwergwuchs, Osteochondrom. Im Röntgenbild sieht man oft Bildung mehrfacher Knochenkerne in den Epiphysen mit ungenügender Verknöcherung. Es sind sämtliche Wachstumsknorpel beteiligt, auch diejenigen der Wirbelsäule. In leichten Fällen resultieren aus diesen generalisierten Formen gewisse Verkrümmungen der Wirbelsäule, Hühnerbrust, X-Beine, Plattfüße, Humerus varus, Coxa vara, Genu valgum. Die Wachstumsknorpel sind übermäßig weich, unregelmäßig in der Struktur, ausgefranst. Sie tragen unregelmäßige, oft vermehrte Knochenkerne. Im späteren Wachstum heilen die Knochen aus ohne Regeneration ihrer Form.

Die lokalisierten Formen der Chondrodysplasie sollen zu den verschiedenen Formen der Veränderungen einzelner Gelenke führen, z. B. zur PERTHES'schen Krankheit, zur kongenitalen Hüftluxation, zur KÖHLER'schen Krankheit usw., zu den nur in einem Gelenk vorkommenden Veränderungen.

Eine andere Einteilung bringt z. B. VERFARTH. Hier wird eingeteilt in a) sämtliche Knochenkerne sind angelegt, aber unterentwickelt, b) die Knochenkerne sind nur zum Teil angelegt. Während des Wachstums verknöchern aber die bindegewebigen Stränge (z. B. Endstadien der Coxa vara oder Pseudarthrosen), c) spätere Verknöcherung fehlt ganz. Es handelt sich nach dieser Theorie um eine primäre Keimschädigung. Die normale, enchondrale Ossifikation ist gestört.

Zum Teil wird angenommen, es bestehe eine Störung in der Anlage der Knochen, zum Teil soll es sich um eine Systemerkrankung endokrinen Ursprungs handeln. So beobachtet z. B. SIEGERT bei einer Athyreose alle Formen der anormalen Knochenbildung, wie mehrfache Epiphysenkerne sowie alle Formen chondrodysplastischer Osteogenese. In einem ähnlichen Fall beschreibt SCHRICK bei einem 23jährigen Schwachsinnigen Zeichen von Chondrodystrophia congenita und von Chondrodystrophia adolescentium sive tarda und von osteochondritischen Veränderungen. So fand er die KIENBÖCK'sche und die OSGOOD-SCHLATTER'sche Krankheit. Es handelt sich hier nach SCHRICK um gehemmtes Knorpelwachstum durch eine Kombination von innersekretorischen (Schilddrüseninsuffizienz) und Vitaminmangelstörungen.

Nach SCHLAGS soll bei den Chondrodysplasien, die eine entwicklungsgeschichtliche Störung der Keimanlage darstellen, eine gerade Linie von den kongenitalen Femurdefekten über die kongenitale Hüftluxation bis zur PERTHES'schen Krankheit und zur Coxa vara führen. Die Störung werde manifest schon in der intrauterinen Entwicklung oder in der ersten oder zweiten Periode aktivsten Wachstums. Eine individuelle Reaktionsweise bedinge die zeitliche Erscheinung der Störung.

Bei dieser Störung der Ossifikation sollen auf die definitive Gestaltung auch Umwelteinflüsse eine modellierende und deformierende Rolle spielen; z. B. beim Ausbleiben der Verknöcherung des Pfannendaches soll das Körpergewicht zur Bildung einer flachen Pfanne und zur Ausbildung einer Luxation des Hüftgelenkes Veranlassung geben (FABER). VON MEYENBURG stellt fest, daß bei der Chondrodystrophie eine Hemmung der enchondralen Ossifikation bestehe bei guter periostaler Knochenbildung. Es handle sich um eine Wachstumsstörung des Knorpels auf endokriner Störung.

Nach diesen Theorien wird die Osteochondritis dissecans in allen ihren mannigfaltigen Formen als ein angeborenes Leiden klassifiziert. Spätere Umwelteinflüsse sollen nur mehr modellierende und modifizierende Einwirkungen haben. Diese Betrachtungsweise muß noch mit so vielen ungelösten Fragen operieren, daß ihr zur Zeit nur mehr theoretisches Interesse zukommt.

Hand

Die Osteonekrose des Lunatums

Die Osteonekrose des Os lunatum der Hand (Lunatum malacie, Mondbeintod) wurde zum ersten Male von KIENBÖCK 1910 beschrieben. Die Erkrankung des Lunatum bekam den Namen die KIENBÖCK'sche Krankheit. Es ist eine der häufiger beobachteten Formen der aseptischen Osteonekrosen. Sie tritt auf in den Jahren nach der Pubertät und kommt vor bis ins reife Mannesalter hinein. Nach CHRISTENSEN findet man sie im Alter von 16—35 Jahren, nach HONKANEN von 18 bis 28 Jahren. Der älteste Patient von HONKANEN erkrankte mit 49 Jahren. Nach CHRISTENSEN sollen 1% aller Männer über 15 Jahren daran leiden. In unserer Gegend ist aber die Krankheit wesentlich seltener. Sie tritt viel häufiger auf bei Männern als bei Frauen. CHRISTENSEN fand sie 6mal häufiger beim Mann als bei der Frau. Bevorzugt sind Schwerarbeiter. Sie wird verhältnismäßig selten doppelseitig beobachtet.

Die Krankheit beginnt meistens unmerklich. Nach und nach treten Schmerzen auf im Handgelenk. Die Beweglichkeit des Handgelenkes wird eingeschränkt. Besonders auf der dorsalen Seite tritt eine leichte Schwellung ein. Das Os lunatum wird druckempfindlich, stärker von dorsal als von volar. Die Muskulatur des Armes wird atrophisch. Im Röntgenbild sieht man anfänglich Änderungen in der Knochenstruktur. Die Zeichnung wird unscharf, fleckig. Verdichtete Stellen wechseln mit osteoporotischen. In fortgeschritteneren Stadien treten Formveränderungen des Knochens auf. Er wird schmäler. Die normalen Rundungen der Konturen werden unregelmäßig. Der ganze Knochen scheint zusammenzuschrumpfen. Damit geht eine erhebliche Verdichtung, eine Sklerose des ganzen Knochens einher. Selten sieht man darin Bruchlinien. Im weiteren Verlauf hellt sich langsam die Knochenstruktur wieder auf. Nach Jahren kann die Struktur wieder ganz normal sein. Die einmal eingetretenen Deformationen bleiben bestehen. In der Umgebung treten Knochenveränderungen der Arthrosis deformans auf (Abb. 67 u. 68).

Die Beobachtungen zeigten, daß die Krankheit oft in Zusammenhang gebracht wird mit einem Unfall, der kürzere oder längere Zeit zurückliegt. Selten schließt sich die Krankheit direkt an ein Trauma an. Nach JACQUET und OLTRAMARE ist die Krankheit charakterisiert durch ein initiales Trauma, das oft minimal ist, so daß es unbemerkt bleiben kann. Es folgt dann eine symptomlose Zeit, während der Kranke arbeitet. Erst dann treten die Schmerzen und Funktionsausfälle auf. Oft kann kein Trauma in der Anamnese nachgewiesen werden (Abb. 69).

Histologische Untersuchungen des erkrankten Os lunatum liegen in großer Zahl vor. Es wird dabei regelmäßig nekrotischer Knochen gefunden ohne entzündliche Veränderungen. Oft wird auch, besonders bei vorgeschrittenen Erkrankungen, Einbruch von Knochenbälcklein beobachtet mit Bildung von Resten gebrochener Knochenteilchen von Knochentrümmermehl. Daneben sieht man auch Zeichen von Knochenneubildung, anfänglich von osteoidem Gewebe, später auch von lamellärem Knochen.

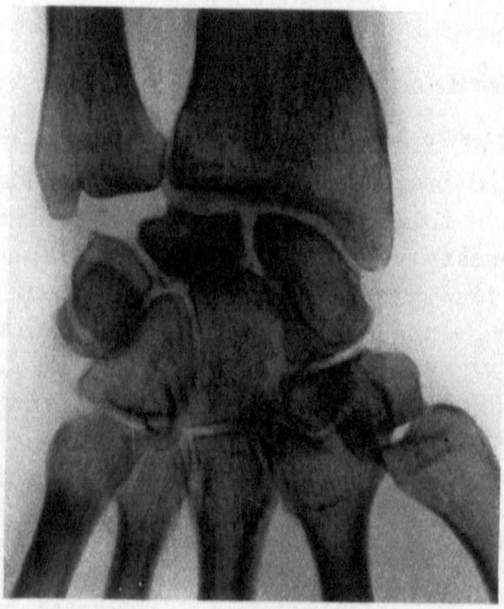

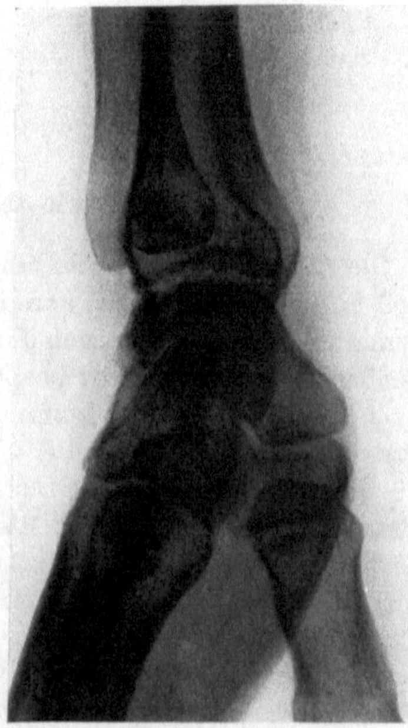

Abb. 67 u. 68. B. W. Lunatummalazie.
Abb. 67. Verkleinerung und Verdichtung des Lunatum mit Entrundung seiner proximalen Gelenkfläche.
Abb. 68. Der Knochen ist erniedrigt, seine Gelenkfläche entrundet, seine Struktur unhomogen

Über das Wesen der Krankheit wurde sehr viel geschrieben. Konstitutionelle, erblich familiäre Störungen wurden besonders in der älteren Literatur viel erwähnt. Weniger als bei den anderen Formen der Krankheit liest man von endokrinen Störungen. Die Theorie von Axhausen, der die Knochennekrosen auf arterielle Gefäßverschlüsse zurückführt, bedingt durch blande, mykotische Embolien, wird viel unterstützt. Trophische, angioneurotische Störungen werden von Leriche und seiner Schule festgestellt. Frank stellt eine Störung der nervösen Steuerung fest, die zu einem funktionellen Verschluß der Strombahn führt. Die subchondralen Gefäße seien reizempfindlicher als die subperiostalen. Die Steigerung der Erregbarkeit der Gefäßnerven sei anlagebedingt (Schäfer). Die Gefäßnerven des Lunatum seien erregbarer als diejenigen der anderen Handwurzelknochen. Elektrische Schädigung findet Wagner als Ursache. Dann werden

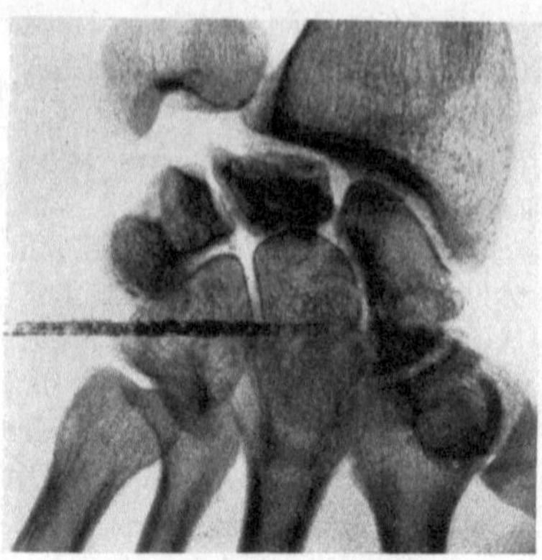

Abb. 69. G. A. Lunatummalazie. Das Mondbein ist unregelmäßig in seiner Form und ungleich in seiner Dichte

auch anatomische Eigentümlichkeiten als Ursache ins Feld geführt. So macht HULTEN auf die „Minusvariante“ der Längenverhältnisse von Radius zu Ulna aufmerksam. Bei einer relativ kurzen Ulna liegt das Lunatum nur auf dem Radius fest auf, während der Lunatumteil, der auf die Ulna überreicht, keine feste Unterlage besitzt. Dadurch wirken sich Druck und Traumen auf die verschiedenen Teile des Lunatum ungleich aus, wodurch Druckschädigungen besonders leicht zustande kommen. Damit kommen wir auf die traumatischen Entstehungstheorien der Lunatummalazien. Diese finden seit der Entdeckung der Krankheit in der Literatur immer wieder Befürworter. Relativ selten wird die Ansicht vertreten, daß die Lunatummalazie immer auf ein Trauma zurückzuführen sei (CORDES). Häufig wird dem Trauma bei der Entstehung eine wichtige Rolle zugeschrieben, neben anderen Ursachen, welche für sich allein und in Verbindung mit einem Trauma als Ursache auftreten können. So findet GEISENDORF, daß für die Malazie 2 Komponenten erforderlich seien, eine alimentär-endokrin-nervös-konstitutionelle oder toxische und eine physikalisch-sekundäre, die in irgendeiner Verletzung bestehen könne.

Schon früh tritt der Begriff des Dauertraumas, des chronischen oder Mikrotraumas auf, der dann zum Begriff der Berufskrankheit überleitet. In neuerer Zeit spricht man von einem Überlastungsschaden. Gegen die traumatische Entstehung führen einige Autoren an, daß nach Luxationen des Handgelenkes mit Aussprengung des Lunatum und bei Lunatumfrakturen keine Lunatummalazie entstehen solle (SCHNEIDER). Es soll dann wohl eine Osteoporose des Lunatum auftreten in gleichem Ausmaß wie an den umgebenden Handwurzelknochen, aber keine eigentliche Malazie.

Die Unsicherheit in bezug auf die Rolle des Traumas machte von jeher große Schwierigkeiten bezüglich der Feststellung einer Haftpflicht für Unfallversicherungen. Es fehlt nicht an praktischen Vorschlägen, um aus der Unsicherheit herauszukommen. SCHNEIDER z. B. schlägt vor, nach einem einwandfreien Trauma eine traumatisch bedingte Lunatummalazie anzunehmen, wenn die Krankheit frühestens 1 Monat nach dem Trauma manifest werde oder wenn sie sich spätestens 12 Monate nach dem Trauma zeige. Dazu macht er aber den Einwand geltend, daß immer eine geeignete Disposition und Konstitution vorhanden sein müsse. Die Unsicherheit in der Erkenntnis der Ursache der Krankheit macht sich also auch in der Verlegenheit bemerkbar, wenn es gilt, die Frage zu beantworten, ob ein Unfall kausal beteiligt sei oder nicht. Ich möchte, was die Frage der traumatischen Entstehung des Leidens anbetrifft, besonders auf die experimentellen Untersuchungen LANGS hinweisen, der an Leichenpräparaten das Os lunatum verschieden dosierten Quetschungen unterwarf. Im Röntgenbild der Präparate konnte er nur dann Frakturen des Lunatums feststellen, wenn wirklich eine schwerste Zertrümmerung der Knochen erfolgt war. Bei leichteren Quetschungen blieb das Röntgenbild regelmäßig stumm, wenn auch die makroskopische und mikroskopische Untersuchung des Knochens deutliche, oft multiple Frakturen aufwies. Dies deutet darauf hin, daß auch bei völlig negativem Röntgenbefund eine traumatische Schädigung des Lunatums häufiger angenommen werden darf, als wie dies heute geschieht.

Das Wesen, die Pathologie der Lunatummalazie muß nach den heutigen Ansichten folgendermaßen aufgefaßt werden. Die histologische Untersuchung der malazischen Knochen zeigt eine genaue Übereinstimmung der Befunde mit den früher beschriebenen Lokalisationen der aseptischen Osteonekrose. Man findet auch im Lunatum subchondrale Knochennekrosen, welche eine genau gleiche histologische Entwicklung einleiten, wie sie schon mehrfach in früheren Kapiteln dieser Zusammenstellung beschrieben wurde. Die Knochennekrose veranlaßt einen Knochenabbau und gleichzeitig eine Knochenregeneration. Dadurch wird das Lunatum weich und geschädigt in seiner mechanischen Widerstandskraft. Durch den Gebrauch bei der täglichen Arbeit erleidet der geschwächte Knochen Infraktionen. Diese rufen erneute Nekrosen hervor, die zu weiterer Erweichung und neuen Frakturen Veranlassung geben. Nach genügender Verkleinerung des Knochens wird er schließlich durch die überragenden Nachbarknochen vor weiterer Traumatisierung geschützt, so daß ihm endlich die Regeneration zu normalem widerstandsfähigem Knochen gelingt, womit die Heilung der Krankheit eingeleitet ist. Selbstverständlich wird die definitive Knochenregeneration die vorhergegangene Deformierung des Knochens fixieren. Mit der Heilung entwickeln sich Arthrosen in der Umgebung. Wir verstehen demnach die verschiedenen Röntgenbefunde mit der fleckförmigen Porose und Sklerose, der Deformierung, der Verdichtung und schließlich der normalen Strukturierung. Die primäre Knochennekrose kann durch verschiedene Ursachen hervorgerufen werden. Sicherlich kann ein einmaliges erhebliches Trauma kleine Frakturen verursachen, die im Röntgenbild nicht nachweisbar sind, die aber genügen, die beschriebenen Nekrosen zu veranlassen und damit den malazischen Prozeß auszulösen. Ferner können Zirkulationsunterbrechungen in den Blutgefäßen, welche nur in den Gelenkkapseln und -bändern an das Lunatum herankommen, Nekrosen durch Ischämie bedingen. Solche Zirkulationsunterbrechungen können veranlaßt sein durch erhebliche Distorsionen mit Zerrungen der Bänder oder durch Dauertraumen bei schwerer manueller Arbeit (Drucklufthammer). Ferner haben wir gesehen, daß Überanstrengung des Knochens (Überlastung) allein genügt, um durch Schädigung der Osteozyten, durch Anämie, Erschütterung oder starken Druck in dauernder Wiederholung eine primäre Knochennekrose zu veranlassen, welche dann den ganzen Ablauf der Malazie auslöst. Wir sehen also, daß die Lunatummalazie ausgelöst wird: Durch einmalige, erhebliche Traumen und durch Dauer- oder Mikrotraumen im Sinne der Überlastung. Dadurch ist auch erklärt, daß die Lunatummalazie nicht so scharf an eine bestimmtes Alter gebunden ist wie die andern Epiphyseonekrosen. Die Hand ist wie kaum ein anderes Organ bei der täglichen Arbeit der Traumatisation und der Überlastung ausgesetzt.

Der Verlauf der Krankheit ohne Behandlung ergibt sich von selbst aus der Beschreibung ihrer Pathologie. Ihre Prognose ist gut. Sie heilt regelmäßig aus. Ihr Heilungsverlauf erstreckt sich über Jahre. Der endgültige Knochenumbau kann bis 4 Jahre und mehr beanspruchen. Mit zunehmender Heilung gehen die Schmerzen im Handgelenk zurück. Die mit der Krankheit entstandene Arthrose wird aber ihrerseits eine gewisse Schmerzhaftigkeit des Handgelenkes unterhalten, die oft mit der Arthronosis deformans progressiv ist. Im allgemeinen bleibt aber nach der Ausheilung der Malazie nur eine geringe Schmerzhaftigkeit und eine geringe Bewegungseinschränkung zurück, so daß die restierende Arbeitsbehinderung recht gering ist.

Die Forderungen, die an die Behandlung der Lunatummalazie gestellt werden müssen, ergeben sich aus der Pathologie der Krankheit. Die auslösenden Schädlichkeiten (Dauertraumen) müssen von der Hand ferngehalten werden. Während des Umbaus muß der Knochen vor Bewegungen und vor Druckeinwirkungen bewahrt werden. So gibt man dem Knochen Gelegenheit, den Umbau ohne Deformierung zu vollziehen. Je geringer die Deformierung ausfällt, um so geringer wird die sekundäre Arthrosis deformans sein. Wichtig ist also, möglichst frühzeitiges Einsetzen der Behandlung. Sie soll bestehen in Ruhigstellung des Handgelenkes durch Gipsverband, der von den Fingergrundgelenken bis zum Ellbogen reichen muß. Es ist auch die Forderung erhoben worden, mit dem Handgelenk auch die Finger durch Gipsverband ruhigzustellen (CHRISTENSEN). Praktisch geht diese Forderung zu weit. Theoretisch ist sie wohl begründet. Der Destruktions- und Resorptionsprozeß im Lunatum dauert etwa 3 Monate. Der Regenerationsprozeß, bis er wenigstens wieder zu einer mäßigen Festigkeit des Knochens geführt hat, dauert wieder 3 Monate. Wir werden also eine etwa 6monatige Gipsfixation durchführen müssen, wenn wir eine Heilung des Knochens erzielen wollen. Fixieren wir weniger lang, so nimmt die Krankheit ihren natürlichen Verlauf. Wir können durch die Gipsbehandlung die Malazie in etwa 1 Jahr zur Ausheilung bringen. Bis zur völligen Knochenregeneration sind regelmäßige Röntgenkontrollen alle 4—6 Wochen nötig.

Zur Abkürzung der Heilungsdauer sind verschiedene operative Maßnahmen empfohlen worden. In erster Linie wurde die Exstirpation des Knochens vorgeschlagen. Diese Operation ist auch häufig ausgeführt worden und wird auch heute noch viel gemacht. Im allgemeinen wird von der dorsalen Seite her vorgegangen. Von verschiedenen Seiten wird auf die technischen Schwierigkeiten der Methode aufmerksam gemacht. WIEDHOPF betont, daß die Orientierung nicht leicht ist, und daß schon mehrfach statt des kranken Lunatums das Navikulare oder das Triquetrum entfernt wurde. Er gibt eine Methode zur sicheren Erkennung des Lunatum an. Der Gelenkspalt gegen das Navikulare ist oft kaum zu sehen (JAROSCHY). WIEDHOPF gibt an, daß die Exstirpation von der volaren Seite wesentlich leichter und sicherer sei. Er macht auch Angaben über das richtige technische Vorgehen. In Ergänzung muß zum volaren oft noch ein dorsaler Schnitt zugefügt werden (JAROSCHY). Wegen der technischen Schwierigkeiten ist auch oft die Exstirpation nur in einzelnen Bruchstücken des Knochens geglückt, wobei nicht selten Teile desselben zurückblieben (ROSTOCK). Angaben über erstaunliche Regeneration des ausgeschnittenen Knochens sind wohl auf die unvollständige Exstirpation zurückzuführen (ROSENTHAL). Die Erfolge der Totalexstirpation des Lunatums werden verschieden beurteilt. ROSTOCK hat unter 58 beobachteten Fällen 21 operativ mit Exstirpation des Lunatums (in den meisten Fällen ist es entweder nicht gelungen, das ganze Lunatum zu exstirpieren oder es hat sich ein Regenerat gebildet) behandelt und 37 konservativ. Die Invalidenrenten betrugen im Durchschnitt nach der Operation 7%, nach der konservativen Behandlung 15%. Nach ROSTOCK ergibt also die operative Behandlung bessere Resultate als die Konservative. RINGSTED hat 14 Fälle mit Exstirpation behandelt. (In die Knochenlücke wurde eine Fetttransplantation gemacht.) Davon erreichten 8 Fälle volle Arbeitsfähigkeit, 3 Fälle bezogen eine Rente von 20%, 3 Fälle waren unverändert. Er vergleicht mit einer Statistik von ÖSTERGAARD über konservativ behandelte Fälle. 27 Fälle: 5 mit guter Arbeitsfähigkeit, 15 mit mittelmäßiger Arbeitsfähigkeit, 7 mit negativem Resultat. RINGSTED findet auch bei den Operierten bessere Resultate als bei den konservativ behandelten. Auch GEISENDORF empfiehlt die Totalexstirpation. Er findet nachher völlige oder teilweise Arbeitsfähigkeit. PFAB stellt fest, daß die Erfolge der Exstirpation gut seien, daß aber die Patienten keine schwere Arbeit mehr verrichten können. LAUBER sagt.

daß die Resultate der konservativen und der operativen Behandlung die gleichen seien. Im Gegensatz dazu schreiben CHRISTENSEN und OSTERGAARD: Die Erfolge einer operativen Behandlung sind nicht ermutigend. Die Erfolge sind am besten bei Fixierung im Gipsverband mit Freilassen der Finger. POLCHAU beurteilt die Behandlungsergebnisse folgendermaßen: 1. Die Beweglichkeit des Handgelenkes ist nach der völligen Exstirpation des Lunatums erheblich eingeschränkt. Bei den mit Erfolg konservativ behandelten Fällen ist sie kaum eingeschränkt. 2. Bleibt bei der Operation ein größerer Knochenrest zurück, so resultiert eine bessere Funktion. 3. Die arthritischen Veränderungen waren am stärksten nach völliger Exstirpation. 4. Die besten Erfolge fand er bei jugendlichen Patienten, die frühzeitig in die Behandlung kommen und bei denen lange Zeit ruhiggestellt wurde im Gipsverband. 5. Die bei den Nachuntersuchten angegebenen Schmerzen sind am geringsten bei den konservativ Behandelten. 6. Die Arbeitsunfähigkeit war am kürzesten bei den konservativ Behandelten.

Vorschläge für schonenderes, operatives Vorgehen macht u. a. KONJETZNY. Er exstirpiert nur die dorsale Kortikaplatte. Er erreicht damit raschere Knochenregeneration und verkürzte Heilungszeit. Von anderer Seite wird vorgeschlagen, nur die nekrotischen Partien des Lunatum auszulöffeln (OLTRAMARE). NORDMANN empfiehlt die Auslöffelung der Nekrose und Einlegen einer Gipsplombe. Bei allen diesen Vorschlägen wird das Lunatum in seiner Form erhalten. Voraussetzung für den Erfolg ist, daß nach diesen Operationen die Hand so lange ruhiggestellt wird, bis der Knochen regeneriert ist. Die Regenerationszeit kann dadurch abgekürzt werden, besonders wenn die Höhle nach Auslöffelung der Nekrose mit Gips oder Knochenspongiosa (aus dem Trochantermassiv) gefüllt wird. ROSTOCK und andere betonen auch, daß teilweise Exstirpation besser sei als totale wegen der Regeneration des Knochens. Andere operative Vorschläge gehen auf BECK'sche Bohrungen des Knochens hinaus (FRANKE), evtl. mit Einbringen von Knochenspänen aus der Tibia in die Bohrlöcher (SCHNEIDER). LERICHE und seine Schüler empfehlen Eingriffe am sympathischen Nervensystem. So periarterielle Sympathektomie an der Arteria axillaris oder Anästhesie des Ganglium stellatum mit 1% Novokainlösung ohne Adrenalinzusatz (TAVERNIER). Eine Halsrippe wurde mit Erfolg entfernt, allerdings mit gleichzeitiger periarterieller Sympathektomie der Arteria subclavia von GUILLEMINET.

Weitere Behandlungsvorschläge lauten auf Röntgenbestrahlungen des kranken Lunatums (POKORNY).

POLCHAU stellt ein Behandlungsschema auf. Er verlangt konservative Behandlung mit Gipsverband über 6 Monate (4 Monate HULTEN). Erst wenn die Ruhigstellung nicht zum Ziele führt (die Heilung erfolgt nicht immer mit Wiederherstellung der Form und der Spongiosa [HULTEN]) und die Formveränderung des Lunatums fortschreitet, soll man operativ die kranken Mondbeinteile entfernen. Besteht schon eine Arthronose, so soll man nicht operieren, da die Arthronosis deformans nach der Operation oft sehr rasch fortschreitet. Beschwerden und Funktion werden in diesen Fällen nicht besser. Die Operation wird auch abgelehnt, wenn die Erkrankung des Lunatums älter als 1½ Jahre ist.

Nach meinen persönlichen Erfahrungen schließe ich mich POLCHAU an. Operative Behandlung soll nur nach Versagen des konservativen Vorgehens durchgeführt werden. Die Totalexstirpation des Knochens ist abzulehnen. Zu empfehlen ist die

Entfernung der nekrotischen Partien und Ersatz derselben mit Gips oder Spongiosa. Nach der Operation ist aber Ruhigstellung des Handgelenkes notwendig bis zur röntgenologisch sichergestellten Regeneration des Knochens.

Die aseptische Nekrose des Navikulare der Hand

(PREISER'sche Krankheit)

Es kommen im Bereiche des Navikulare der Hand ähnliche Veränderungen vor wie am Lunatum.

Die Kranken klagen über leichte Schmerzen im Handgelenk. Man findet leichte Schwellung besonders im radialen Teil des Gelenkes, im Gebiet der Tabatière. Diese ist auch meist druckempfindlich. Die Beweglichkeit des Handgelenkes ist leicht eingeschränkt.

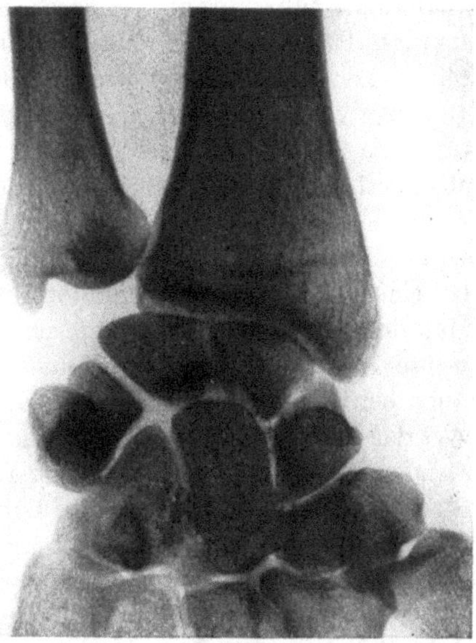

Abb. 70. B. F. Pseudarthrose des Os naviculare der Hand. Die Begrenzungslinie ist unregelmäßig, die Struktur wolkig verändert

Im Röntgenbild kann man dabei einen verschiedenen Befund erheben. Gelegentlich sieht man fleckförmige Verdichtungen und Aufhellungen der Struktur des Knochens mit normaler oder schon deformierter, geschrumpfter Gestalt. In anderen Fällen findet man eine Zerklüftung des ganzen Knochens mit Zerfall in einzelne unregelmäßig geformte und sklerotische Stücke. Wieder in anderen Fällen findet man mehr bandförmige Veränderungen mit verwaschener, aufgehellter, fleckförmiger verdichteter Struktur. Darin können auch zystenartige helle Stellen vorhanden sein. Die Ränder zeigen meist Sklerose. Sklerotische Verdichtung kann sich oft auch über die eine der voneinander getrennten Knochenhälften erstrecken. Hie und da sieht man ein in 2 unregelmäßige Stücke geteiltes Navikulare, beide mit regelmäßiger Struktur (Abb. 70).

In der Anamnese wird sehr oft ein Trauma angegeben. Nicht selten hört man von einer längere Zeit ausgeübten Arbeit mit Preßluftwerkzeugen.

Histologische Untersuchungen, die z. B. von RASPALL vorgenommen wurden, zeigten nekrotischen Knochen.

Aus dem Studium der Literatur sieht man, daß die Ansichten über die Entwicklung des Navikulare nicht einheitlich sind. Der Knochen soll sich nach Ansicht der einen Autoren aus 1 Knochenkern, nach Ansicht anderer aus 2—3 Kernen entwickeln. BAYER fand bei einem 20jährigen Rekruten ein zweigeteiltes Navikulare, HASSELWANDER fand bei einem hypothyreotischen Zwerg an Stelle der Navikulare zwei unregelmäßige Knochenkerne an beiden Händen. Diese Fälle werden als angeborene Navikulare bipartitum angesprochen. Die kongenitale Teilung kommt sehr selten vor. BOYD fand sie einmal doppelseitig als Zufallsbefund bei einer Sektion. Er gibt an, daß sie 1mal unter 1000 Fällen vorkomme. Weitaus die meisten als Navikulare bipartitum angesprochenen Befunde beruhen auf erworbenen Veränderungen. Die Beurteilung geht eindeutig dahin, daß es sich dabei meistens um primäre Frakturen handelt. Zu den Frakturen rechne ich dabei nicht nur die durch einmaliges Trauma entstandenen, sondern auch die schleichenden Frakturen. Bei den letzteren kommen ursächlich besonders die Arbeitsschädigungen in Frage. Hauptsächlich die bei der Arbeit mit Preßluftgeräten erworbenen Schädigungen (ROSTOCK). Diese auf chronische Traumen zurückzuführenden Veränderungen sind entsprechenden Schädigungen des Lunatum gleichzusetzen. Es ist auch ohne weiteres verständlich, daß die gleiche Traumatisierung entweder zu einer aseptischen Nekrose des Lunatum oder des Navikulare führen kann. So beschreibt z. B. REICH einen Fall bei einem Terrazzolehrling. RASPALL sah bei einem 35jährigen Mann, der keinen groben Unfall erlitten hatte und seit 10 Jahren Beschwerden verspürte, eine Dreiteilung des Navikulare. ROSTOCK fand ohne Trauma beim gleichen Patienten eine Navikularenekrose links und eine Lunatummalazie rechts. Auch an der gleichen Hand sah MALONE osteochondritische „Zysten"-Bildungen in 3 Fällen im Lunatum und Navikulare. 2mal war dabei eine Navikularefraktur nachweisbar. OLTRAMARE bestätigt, daß übermäßige Druckbelastung zu einer Erweichung des Navikulare führen kann. Er sah, wie sich bei einer verkannten Navikularefraktur eine Pseudarthrose entwickelte, die in eine Malazie überging. BADE erwähnt einen 13jährigen Knaben, der vor 2 Jahren auf die rechte Hand gefallen war. Damals bestand auch röntgenologisch keine Fraktur. Auch bei Lupenbetrachtung keine Fissur des Navikulare. 2 Jahre nach dem Unfall wies das Röntgenbild eine aseptische Nekrose des Kahnbeines auf, das in viele Teile zerfallen war, mit unregelmäßigen Rändern und z. T. verdichteter Struktur. Auf Ruhigstellung durch eine dorsale Gipsschiene hat sich nach 5 Monaten neben einer Besserung der klinischen Erscheinungen weitgehend wieder eine normale Knochenstruktur gebildet. Sehr häufig sieht man die Fälle, die nach einem Stoß gegen die Hand eine fragliche Navikularefraktur erlitten haben. Mangelnde oder ungenügende Ruhigstellung verhindern eine völlige Heilung. Die Beschwerden verschwinden nicht völlig. Nach mehreren Monaten nehmen die Schmerzen wieder zu. Das Röntgenbild zeigt dann eine Pseudarthrose des Kahnbeins mit zystenartiger, zentraler Höhlenbildung. Manchmal hat sich der Erweichungsprozeß über den ganzen Knochen ausgedehnt, also zu einer vollständigen Navikularemalazie geführt. Ein röntgenologischer Unterschied gegenüber einer Malazie, die durch chronisches Trauma bei Arbeit mit Preßlufthammer entstanden ist, läßt sich nicht nachweisen. Auch die histologische Untersuchung zeigt in beiden Fällen ein genau gleiches Bild einer aseptischen Knochennekrose. Es handelt sich also um den genau gleichen pathologisch-histologischen Vorgang bei der Pseudarthrose nach Fraktur wie bei der Navikularemalazie, die durch chronische Traumatisierung bei der Arbeit oder „spontan" entstanden ist. Es handelt sich bei der spontan aufgetretenen Malazie wie bei der durch Mikrotraumen entstandenen um einen Überlastungsschaden, der in beiden Fällen entstand durch eine mechanische Beanspruchung des Knochens, welche seine Widerstandskraft überschritt. Wir müssen deshalb bei der Diagnose Navikularefraktur besonders vorsichtig sein. Ich bin überzeugt, daß die traumatische Schädigung des Navikulare sehr oft zu Frakturen führt, die wir im Röntgenbild nicht erkennen konnen, gleich wie beim Lunatum. Nach unsern pathologisch-histologischen Erfahrungen bei der aseptischen Knochennekrose wissen wir, daß sowohl eine grobe Fraktur, eine kleine subchondrale Fraktur, wie auch einfache mechanische Überlastung zu Knochennekrosen führen, welche den ganzen Ablauf der aseptischen Osteonekrose, der Malazie des Knochens einleiten können. Alle die 3 genannten Ursachen führen also zum genau gleichen Ablauf einer Knochenerkrankung, die wir als aseptische Osteonekrose auffassen müssen. Die Pseudarthrose des Navikulare ist nichts anderes als eine lokalisierte Osteonekrose im genannten Sinn (Abb. 71).

Auch hier hat ja der krankhafte Prozeß sehr oft den ganzen Knochen ergriffen. Das kleine Fragment der Pseudarthrose ist ja häufig sklerotisch, das größere osteoporotisch. Es liegen bei Handtraumen häufig Navikularefrakturen vor, vielleicht nur in minimalem Umfang, die wir im Röntgenbild nicht erkennen können.

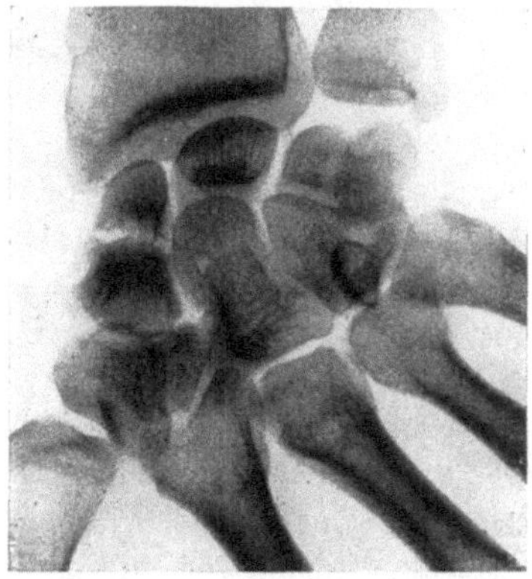

Abb. 71. K. A. Pseudarthrose des Os naviculare der Hand mit osteomalazischen Veränderungen des distalen Fragmentes. Sklerotische Begrenzung der erkrankten Knochenteile

Ungefähr 1910 hat PREISER als erster die Osteonekrose des Navikulare der Hand beschrieben. In Frankreich machte zuerst MOUCHET auf das Leiden aufmerksam. JACQUET und OLTRAMARE weisen besonders auf die engen Beziehungen zwischen Malazie des Os naviculare und des Lunatum hin. Die beiden Autoren betonen, daß es sich bei der Malazie des Navikulare und des Lunatum um das Syndrom eines atypischen Verlaufes einer verkannten Fraktur handle, genau wie bei der KÜMMEL'schen Krankheit. Sie geben für die Osteonekrose des Navikulare genau die gleichen charakteristischen Zeichen an wie für die Lunatummalazie: Initiales Trauma, das oft sehr geringe. Erscheinungen mache, oft sogar unbemerkt bleiben könne. Ihm folge eine Latenzzeit ohne Symptome, der erst die schmerzhafte Periode mit den funktionellen Störungen folge.

Nach JACQUET und OLTRAMARE führt die Navikularemalazie auch den Namen der Krankheit von KÖHLER-MOUCHET.

Nach unseren pathologisch-histologischen Erkenntnissen sind auch zum vornherein die Forderungen gegeben, welche eine rationelle Therapie erfüllen muß. Wir müssen dem Knochen die Entlastung und Ruhe verschaffen, welche nötig ist, daß eine Fraktur knöchern heilen kann und daß eine Nekrose in gesunden Knochen umgebaut werden kann. Wir müssen bedenken, daß der tägliche Gebrauch der Hand eine ständige Traumatisierung des frakturierten oder partiell nekrotischen Navikulare bedeutet. Durch diese Traumatisierung werden immer wieder neue Nekrosen verursacht, welche wieder zu neuen Umbauvorgängen Veranlassung geben. Damit treten immer schwerere Veränderungen der Struktur und schließlich auch Veränderungen der äußeren Form des Knochens auf. Eine wichtige Forderung ist es deshalb, das verletzte Navikulare möglichst frühzeitig in Behandlung zu nehmen. Die nötige Ruhigstellung bewirken wir durch zirkulären Gipsverband von den Fingergrundgelenken bis zum Ellbogen. Metacarpus 1 und Grundphalanx des Daumens müssen in den Gipsverband mit einbezogen werden. Man soll den Daumen in Oppositionsstellung fixieren, damit eine Zangenbewegung zwischen Daumenendglied und Langfingern möglich ist. Die Gipsfixation muß in frischen Fällen mindestens 6 Wochen durchgeführt werden, in alten Fällen 3, 4, 6 und mehr Monate. Der Gipsverband muß regelmäßig erneuert werden. Die Hand darf im Gipsverband kein Spiel haben. Die Häufigkeit der notwendigen Gipserneuerung hängt davon ab, wie stark die verletzte Hand zur Arbeit herangezogen wird. Soweit trotz der Fixation Arbeitsleistungen möglich sind, ohne daß der Verband durchnäßt oder mechanisch geschädigt wird, sollen sie maximal ausgeführt werden, um eine möglichst geringe Inaktivitätsatrophie von Hand und Fingern zu bekommen. Der erste Gipsverband soll spätestens nach 14 Tagen erneuert werden, weil in ihm die anfänglich vorhandene Schwellung nach und nach zurückgeht. Später wird eine Erneuerung nach 4 Wochen im allgemeinen genügen.

Alle 4—6 Wochen muß beim Gipswechsel eine Röntgenkontrolle durchgeführt werden. Erst der röntgenologische Nachweis durchgehender Verknöcherung erlaubt, mit der Fixationsbehandlung aufzuhören. Macht die Heilung trotz der Fixation ungenügende Fortschritte, oder schreitet die Knochendestruktion weiter, so sind chirurgische Maßnahmen berechtigt oder notwendig.

Beck'sche Bohrungen, die nur am operativ freigelegten Knochen richtig ausgeführt werden können, mögen nützen. Hat man aber den Knochen freigelegt, so erscheint es mir angezeigt, radikaler vorzugehen. Bei der Pseudarthrose soll der pseudarthrotisch veränderte Knochen mit Hammer und feinem Meißel entfernt werden. Im Zentrum des Knochens muß der scharfe Löffel noch mithelfen. Auch die sklerotische Knochenschicht zwischen gesundem Knochen und Pseudarthrosengewebe muß entfernt werden. Der entstandene Spalt muß mit gesunder Knochenspongiosa aus der Radiusmetaphyse oder aus dem Trochanter ausgestopft werden. (Pseudarthrosenoperation nach Matti, neuerdings von den Amerikanern als bone chips-Plastik ausgeführt.) Statt mit Spongiosa kann der Spalt auch mit dickem Gipsbrei gefüllt werden. Bei der Pseudarthrose lege ich zum Abschluß der Operation noch 1 bis 2 Kirschnerdrähte in die Fragmente zur Fixation. Die Drähte enden im Subkutangewebe und werden nach 8 Wochen entfernt. Während der Operation ist der Pseudarthrosenspalt oft kaum zu erkennen. Oft sieht man ihn als haarfeine Linie, oft ist kaum eine Furche zu erkennen. Zur sicheren Orientierung möchte ich empfehlen, eine feine Injektionskanüle in die fragliche Knorpelstelle einzustecken und während der Operation eine Röntgenaufnahme anfertigen zu lassen. Handelt es sich um eine Naviculare malacie, so wird ein kleines Stück der Cortica als Fenster abgetragen. Der nekrotische Knochen wird mit dem scharfen Löffel entfernt und die Höhle mit Gipsplombe gefüllt. Statt der Gipsplombe kann man auch Knochenspongiosa einfüllen. Die Gipsplombe wird resorbiert, gibt aber einen überraschend starken Anreiz zur Knochenneubildung. Nach der Operation muß natürlich eine genaue Gipsfixation durchgeführt werden. Der Fortschritt der Heilung muß alle 6 Wochen mit Röntgenbildern kontrolliert werden. Die Gipsfixation darf erst weggelassen werden, wenn röntgenologisch durchgehender Knochen sichtbar ist.

Die Schwierigkeit der Behandlung besteht in der langen Dauer der Fixation der Hand. Sehr häufig reißt dabei die Geduld des Kranken oder des Arztes, und die Fixation wird vorzeitig abgebrochen. Die Heilung mit einer bleibenden Schädigung ist daher häufig. OLTRAMARE gibt an, daß nach Navikularemalazie meist eine Rente von ungefähr 20% ausgerichtet werden müsse.

Es ist noch zu erwähnen, daß auch bei der Navikularemalazie gleich wie bei der Lunatumnekrose eine sekundäre Arthrosis deformans entsteht, die um so größer ist, je stärker die Deformation des Knochens wird. Es gibt auch Stimmen, welche von einer operativen Behandlung der Navikularepseudarthrose abraten mit der Begründung, die operative Schädigung der Handwurzel rufe eine so starke Arthrosis deformans hervor, daß die endlich zurückbleibenden Beschwerden der Arthrosis mindestens so stark seien, als diejenigen sein würden, welche einer ungeheilten Navikularepseudarthrose oder Navikularemalazie folgen würden. Muß man eine Pseudarthrose oder Malazie des Kahnbeins ungeheilt bleiben lassen, so kann man sich damit trösten, daß erfahrungsgemäß ihre Beschwerden im Laufe der Jahre geringer werden.

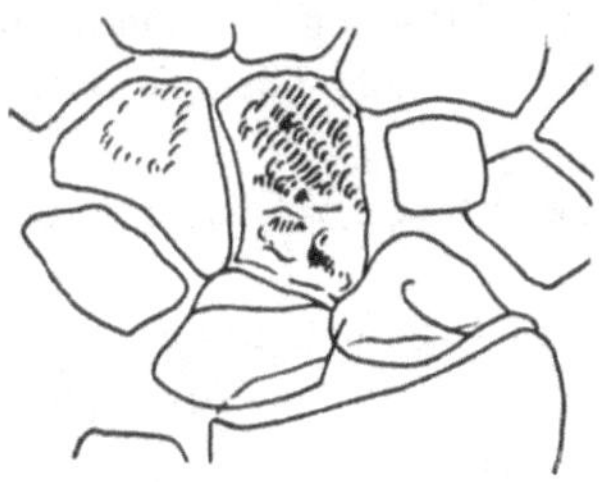

Abb. 72. Röntgenskizze nach JÖNSSON: Osteonekrose des Os capitatum der Hand

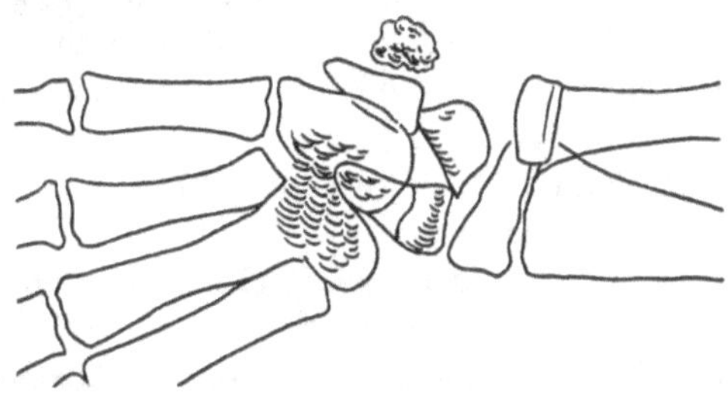

Abb. 73. Röntgenskizze. Malazie des Os pisiforme nach SCHMIER und MEYER

Über aseptisch-osteochondrotische Erkrankungen der andern *Handgelenkknochen* findet man in der Literatur zahlreiche Hinweise.

Von den *Karpalknochen* ist nicht so selten das *Capitatum* befallen.

Capitatum malacie wurde zum erstenmal von DESTOT in Lyon beschrieben. TONTHEIM berichtet 1936 über einen 26jährigen Mann, der seit 3 Jahren über zunehmende Schmerzen im Handgelenk klagte. Im Röntgenbild war ein Aufhellungsherd im Capitatum nachweisbar. Der veränderte Knochen wurde operativ angegangen. Es wurde ein erbsgroßer Herd ausgeräumt, der histologisch nekrotischen Knochen zeigte. Einen weiteren analogen Fall beschreibt JOUSSON bei einer 22jährigen Frau. Die Krankheit begann mit Schwäche und Schmerzen dorsal im Handgelenk. Zeitweise bestand eine Schwellung. Traumen sind keine bekannt. Im Röntgenbild sah man Veränderungen, welche das ganze Capitatum betrafen. Es war verkürzt, in der Begrenzung unregelmäßig geworden. Die Struktur zeigte stellenweise Osteoporose, stellenweise Sklerose (Abb. 72).

JACQUET und OLTRAMARE fassen unter dem Krankheitsbegriff der Malazien des Carpus die Osteonekrose des Lunatum, des Navikulare und des Capitatum zusammen. Sie betrachten alle 3 Lokalisationen unter den gleichen ätiologischen und pathologischen Gesichtspunkten und taxieren alle als atypisch verlaufende, verkannte Frakturen.

Selten sind die Beobachtungen von Osteonekrosen am *Multangulum minus.* AGATI beschreibt einen solchen Fall. Im Röntgenbild erschien der Knochen verkleinert, seine Umrisse waren gewellt, seine Struktur fleckig verschattet, lakunär.

Eine doppelseitige Osteochondritis dissecans des *Os pisiforme* wurde von SCHMIER beobachtet bei einem 12jährigen Knaben, der auf die linke Hand gefallen war und links Schmerzen empfand. Das Vergleichsbild der schmerzlosen rechten Hand zeigte die gleiche Veränderung. Auf Ruhigstellung heilte die Krankheit aus (Abb. 73).

Multiple Malazien werden von BRAINARD beschrieben. Er sah bei einem 28jährigen Mühlenarbeiter, der ständig einen Schieber öffnen und schließen mußte, Schmerzen und Schwellung des Handgelenkes. Die Röntgenaufnahme zeigte eine Malazie des *Capitatum*, eines *Multangulum* und des *Hamatum*. Auf mehrwöchige Ruhigstellung heilten die Malazien aus.

Weitere Malazien im Bereiche des Handgelenkes werden am *Processus styloideus ulnae* beschrieben, wo ein umschriebener Strukturdefekt von 3:2 mm beobachtet wurde von MÜLLER. Der Defekt war begrenzt durch sklerotischen Knochen. Allmählich trat eine weitergehende Zerstörung und Zusammensinterung des befallenen Knochens ein. Nach Ruhigstellung heilte die Krankheit aus. Als Ursache wurde Überlastung angegeben.

Auch an der *distalen Ulnaepiphyse* wurde eine aseptische Osteochondritis beobachtet von BURUS.

GOLLASCH beschreibt 1942 einen freien Gelenkkörper im Handgelenk bei arthrotischen Veränderungen des *distalen Speichenellengelenkes*. Er hält dies für eine im Handgelenk noch nicht beobachtete Osteochondritis dissecans.

Über Osteochondritis dissecans der *Metacarpalia* berichtet DIETERICH 1932. Er hat 8 Fälle beobachtet. Von den 8 Fällen betrafen 7 Frauen. 7mal war das Metakarpale 3 erkrankt. Einmal Metakarpale 4. Bei einem weiteren Fall von FRIEDEL vom Jahre 1934 saß die Erkrankung bei einer Frau im Metakarpale 4. Die klinischen Erscheinungen weisen eine Schwellung des Handrückens im Bereiche des befallenen Fingergrundgelenkes, Druckempfindlichkeit und Spontanschmerz auf. Gelegentlich besteht eine Bewegungseinschränkung im Grundgelenk. Im Röntgenbild sieht man das Köpfchen des Metakarpalknochens verändert. DIETERICH fand in dem am stärksten veränderten Fall die Gelenkfläche abgeflacht, verbreitert, an der Seite gewulstet. In anderen Fällen sah er seitliche Einkerbung, evtl. vakuolenartige Einschlüsse mit verdichteter Randzone. In der Umgebung leichte Karefikation. In einem anderen Fall zeigte die Gelenkfläche in der Mitte eine linsengroße Einkerbung mit leicht verdichteter Randzone. Gelegentlich sah er im Röntgenbild nur minimale spaltförmige Aufhellungen. Regelmäßig war der Schaft des Metacarpus in der distalen Hälfte leicht verdickt durch periostale Knochenauflagerungen. Die histologische Untersuchung, die DIETERICH nach Resektion eines Köpfchens vornahm, zeigte Knochennekrose, in subchondralen Herden, Knochenabbau und Knochenneubildung. DIETERICH fand im Metakarpophalangealgelenk IV fünf freie Gelenkkörper mit erheblicher Deformierung des Metakarpalköpfchens. HELLSTRÖM beschreibt 1934 eine Lokalisation im Metakarpalköpfchen II. GROSSKETTLER berichtet 1935 über eine Erkrankung im Köpfchen II bei einem 31jährigen Mann und im Köpfchen III bei einer 51jährigen Frau, die seit dem 20. Lebensjahr eine leichte Schwellung dieses Gelenkes aufwies.

Die Lokalisation im Metakarpalköpfchen II ist selten.

Es handelt sich um aseptische Osteonekrosen, die in Histologie, Pathologie und Verlauf mit den andern Epiphyseonekrosen übereinstimmen. Therapeutisch hat

Ruhigstellung meist mit hyperämisierenden Eingriffen befriedigende Resultate ergeben. Gelegentlich blieben die Beschwerden jahrelang bestehen, so daß chirurgisches Vorgehen mit Teilresektion erwogen werden mußte.

Die Osteonekrosen der Phalangen der Finger

Diese Lokalisation wurde 1909 zuerst durch THIEMANN beschrieben. Die Erkrankung sitzt meist an beiden Händen. Klinisch äußert sie sich in einer Verdickung der Mittelgelenke der Langfinger. Auch die bedeckenden Weichteile sind leicht geschwellt. Die Bewegungen der Gelenke lösen Schmerzen aus. Auch ist die Beweglichkeit eingeschränkt. Als Begleiterscheinung fällt meist eine Verkürzung der Finger auf

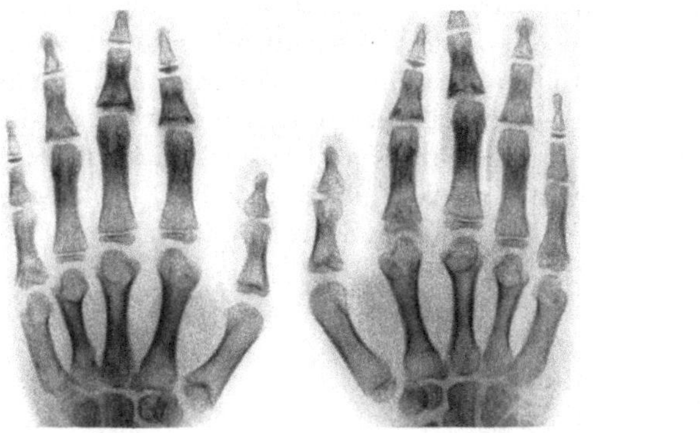

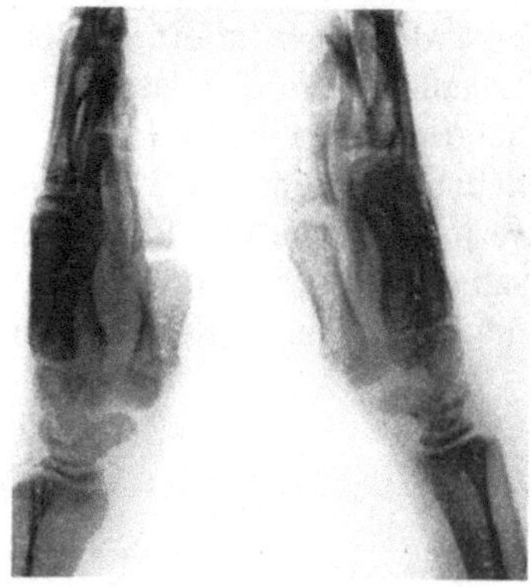

Abb. 74 u. 75. O. A. Osteonekrosen der Metakarpalia und Phalangen. Die Köpfchen der Metakarpalia zeigen alle unregelmäßige Form. Die schwersten Veränderungen sind an den Basen der Mittelphalangen 2, 3, 4 zu sehen; ihre Epiphysen sind verbreitert, ausgefranst, unregelmäßig. Die Basen der Endphalangen 1, 3, 4 weisen auch Störungen der Verknöcherung auf. Ausgeprägte Bradydaktylie

(Brachydaktylie). Sie kommt vor bei 16—19jährigen Menschen. Im Röntgenbild sieht man in der Basis der Mittelphalange im Bereiche des Mittelgelenkes eine unregelmäßige Gestaltung, Auflockerung und Aufhellung der Epiphysenfuge. Die Epiphyse selber zeigt Unregelmäßigkeiten der Struktur, fleckförmige Aufhellungen und Verdichtungen. Die ganze Basis der Mittelphalanx wird verbreitert. Verschiedene Autoren stellen diese Veränderungen nur an der Epiphyse der Basis der Mittelphalanx fest, die im ganzen zusammengequetscht und in die Breite gedrückt erscheint. Im Gegensatz dazu beobachten THIES und FRANK die osteochondritischen Veränderungen in den Fingermittelgelenken, an beiden beteiligten Gelenkknochen: am Köpfchen der Grundphalanx und an der Basis der Mittelphalanx. Sie fanden umschriebene Knochendefekte mit kleinen exostosenartigen Knochenneubildungen. Die Defekte sind oft sklerotisch begrenzt. Gelegentlich sind die gleichen Veränderungen auch im Grund- oder Endgelenk der Finger lokalisiert. Die befallenen Epiphysen sind abgeflacht und verbreitert. Zystenartige Aufhellungen, Sequesterbildung und Fragmentierung können eintreten (Abb. 74 u. 75). Sekundär entwickelt sich eine Arthrosis deformans. THIES hebt die Brachyphalangie hervor. Bei seinem 16jährigen Patienten waren die Epiphysenfugen der Hand schon völlig geschlossen. Die Hand der 15jährigen Schwester des Kranken zeigte auch die kurzen Phalangen mit schon völlig geschlossenen Epiphysenfugen. Auch der Vater der Patienten hatte die gleiche Brachyphalangie. Befallen sind immer mehrere Finger, meist an beiden Händen. Histologisch findet man subchondrale Knochennekrosen (HETZAR, DESSECKER). Nach HETZAR und RYFFEL kommen die Veränderungen an Händen und Füßen vor. HETZAR findet auch Verdichtungsherde in den Grundphalangenepiphysen der Zehen. Es wird deshalb in der Literatur häufig auf eine anlagemäßige Bereitschaft auf konstitutionelle Störungen und familiäre Disposition geschlossen. (RYFFEL: 2 Brüder. HEISE: Vater und Sohn. SYLVEST: Finger und Patella beim gleichen Patienten.) Mehrmals findet man als Ursache Kälteschaden angegeben, kombiniert mit Perniones. Der Verlauf ist günstig. ESAU fand nach 2¼jährigem Bestehen des Leidens eine wesentliche Besserung. Mit dem Abschluß des Wachstums heilt die Veränderung aus, womit allerdings die eingetretenen Formveränderungen fixiert werden. Als Ursache möchte ich genau wie bei allen andern Lokalisationen Überlastungsschaden geltend machen. Überhaupt stimmt die Krankheit im Wesen, in der Pathologie und Histologie genau mit den beschriebenen Krankheitsbildern überein. Die Therapie kann sich auf eine Anpassung der Arbeit an die geringe Widerstandskraft der Fingerknochen beschränken. Die Krankheit ist recht selten. In der Literatur sind nicht mehr als etwa 20 Fälle beschrieben. Fast regelmäßig werden in der Literatur Störungen der inneren Sekretion angegeben.

Ellbogengelenk

Osteochondritis dissecans des Capitulum humeri

Diese Krankheit wurde 1917 von KAPPIS beschrieben, neuerdings 1929 von PANNER. Sie wird daher auch oft als Morbus Panner benannt. Nach HAGEN hat auch WILD als einer der ersten das Leiden erkannt. Diese Lokalisation der Epiphyseonekrosen ist verhältnismäßig häufig. Nicht so selten findet man osteochondritische Veränderungen am Humerusköpfchen als Zufallsbefund in einem Röntgenbild, ohne daß Beschwerden oder objektiv nachweisbare Veränderungen bestehen. Nach NIELSEN soll denn auch die Krankheit in 50% symptomlos verlaufen. („Schlummernde Osteochondritis von LÖHR.") Sie tritt meistens bei jungen Männern auf im Alter von 13—16 Jahren. Die Jünglinge klagen meist über nach und nach auftretende Schmerzen in einem Ellbogen, die sich bei Anstrengungen steigern und in der Ruhe verschwinden. Bald tritt eine geringe Streckhemmung auf. Während Beugefähigkeit und Rotationsbewegungen frei sind. Man findet eine leichte Weichteilschwellung im Bereiche des Radiohumeralgelenkes mit geringer Druckempfindlichkeit des Epicondylus humeri lateralis und oft auch des Radiusköpfchens. Eine leichte Verdickung der Ellbogengelenkkapsel, besonders zwischen Epicondylus lateralis und Olecranon, ist konstant vorhanden. Der Röntgenbefund kann anfänglich negativ sein. KROH macht speziell darauf aufmerksam, daß oft eine längere Periode erheblicher Schmerzhaftigkeit den röntgenologisch faßbaren Symptomen vorausgeht (Abb. 76 u. 77). Später sieht man im Bilde eine Strukturveränderung im Bereiche des Humerusköpfchens. Es treten subchondrale, kleine Aufhellungsherde auf, die abwechseln mit kleinen sklerotischen Partien. Bald sieht man auch Formveränderungen. Die Gelenkfläche des Köpfchens plattet sich ab. Sie sinkt ein und wird unregelmäßig. Dies tritt meist in den seitlichen Bildern deutlicher zutage als in der antero-dorsalen Aufnahme. In älteren Fällen sieht man nicht selten einen bald rundlich, bald unregelmäßig begrenzten Defekt im Köpfchen. Entsprechend dem Defekt sieht man einen blassen, kalkdichten Schatten einer Gelenkmaus, der oft noch im Defekt des Humerusköpfchens drin sitzt. Oft ist die Maus auch aus dem Defekt ausgetreten und projiziert sich in den Gelenkspalt zwischen Humerus- und Radiusköpfchen oder in die volare oder dorsale Ellbogengelenktasche. Nicht selten sind auch zahlreiche Gelenkmäuse nachweisbar. Häufig ist man in diesen Fällen erstaunt über die Kleinheit und die Geringfügigkeit der Defektbildungen am Humerusköpfchen. Mit dem Auftreten von Gelenkmäusen wird auch die Symptomatologie der Krankheit deutlicher und reichhaltiger. Es bildet sich ein entzündlicher Gelenkerguß. Die Einschränkung der Beweglichkeit nimmt zu. Zu einer vermehrten Streckhemmung kann auch eine Behinderung der Beuge- und Rotationsfähigkeit hinzutreten. Außerdem werden sich nun auch Einklemmungserscheinungen einstellen. Plötzliche Sperrungen der Gelenkfunktion, die sich entweder rasch bei gewissen tastenden Gelenkbewegungen oder langsam nach und nach wieder lösen (Abb. 78). In diesem Stadium der Krankheit treten im Röntgenbild Zeichen einer Arthrosis deformans auf mit Randwulstbildungen, hauptsächlich am Radiusköpfchen. Mit zunehmendem Alter der Krankheit werden die Randwülste deutlicher. Nach LÖHR ist als sehr konstantes Symptom, das bald nach Beginn eine Osteochondritis am Humerusköpfchen auftritt, eine Vergrößerung und Deformierung des Radiusköpfchens festzustellen, die uns Anhaltspunkte über das Alter des osteochondritischen Prozesses gibt. Der Verlauf der

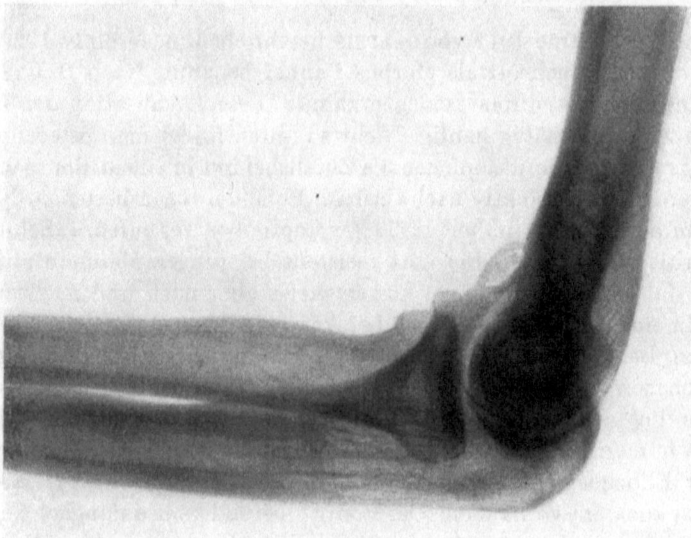

Abb. 76. G. U. Osteochondritis des Capitulum humeri. Im seitlichen Bild ist eine deutliche Gelenkmausbildung im volaren Gelenkrezessus zu sehen

Krankheit ist analog wie bei den anderen Lokalisationen der Epiphyseonekrosen. NIELSEN unterscheidet 3 Stadien der Krankheit. 1. Ein symptomfreies Stadium. 2. Schmerzhaftes Stadium, evtl. mit Einklemmungserscheinungen. 3. Wieder schmerzfreies Stadium mit zunehmender Ausheilung. Kommt der Krankheitsherd zur Abheilung, ohne daß sich Gelenkmäuse bilden, so kann das Leiden völlig ausheilen. Freie Gelenkmäuse werden stets rezidivierende Einklemmungserscheinungen auslösen. Wächst eine Maus wieder fest in ihrem Bett, so kann sie später in den Umbauprozeß des Knochens wieder einbezogen werden und wieder einheilen. Eine Maus kann auch sekundär an der Gelenkkapsel irgendwo festwachsen und damit stumm werden. Einmal eingetretene Deformierungen des Humerusköpfchens bleiben bei der Ausheilung bestehen. Je erheblicher die Deformierung, um so stärker ist die sekundär auftretende Arthrose, die einen progressiven Verlauf zu nehmen droht. Fehlen Gelenkmäuse und größere Deformierungen, so erfolgt meist eine vollständige Heilung. Hie und da bleibt aber ein geringer Streckausfall für dauernd bestehen. Nach NIELSEN blieben bei ⅛ der Fälle später Beschwerden zurück. Die Heilungsdauer dieser Osteochondritis erstreckt sich über 2—3 Jahre (Abb. 79).

Die histologischen Veränderungen der osteochondritischen Herde zeigen den gleichen Befund wie bei den übrigen Lokalisationen. Man findet subchondrale Knochennekrosen, denen eine Knochenresorption folgt. Zertrümmerte und zusammengedrückte Knochenbälklein fehlen nicht. Daneben sieht man Knochenneubildung mit osteoidem Gewebe, das durch Gelenkbewegungen immer wieder bedroht ist und oft auch wieder komprimiert und nekrotisch wird. Schließlich geht der Prozeß mit der Neubildung festen, normalen Knochens in Heilung über, ohne daß aber Defor-

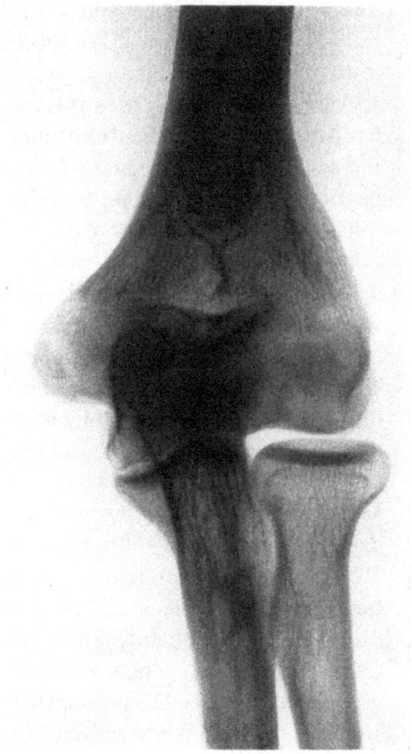

Abb. 77. G. U. Osteochondritis des Capitulum humeri. In der a.-p. Aufnahme sieht man eine verwaschene, unregelmäßige Struktur im Bereiche des Humerusköpfchens

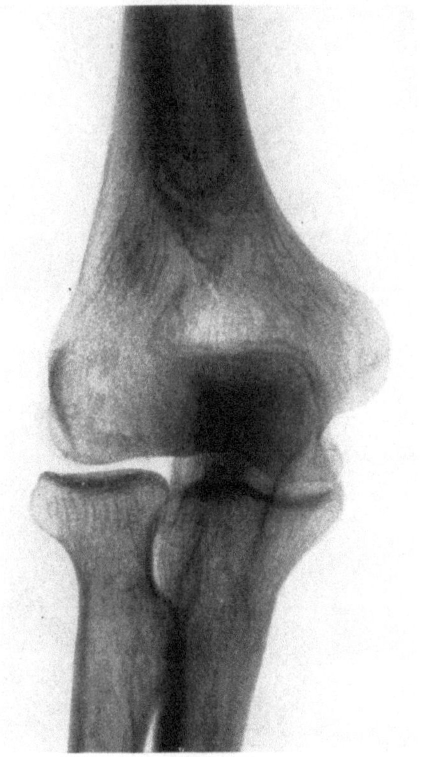

Abb. 78. H. E. Osteochondritis des Humerusköpfchens. Deutliche unregelmäßige Struktur mit Osteoporose und Osteosklerose des Humerusköpfchens. Entsprechende arthrotische Zackenbildung und Verbreiterung des Radiusköpfchens

mationen des Knochens wieder ausgeglichen würden. Die Ursache der Krankheit ist wie bei den früher beschriebenen Lokalisationen in Überlastung des Knochens zu suchen. Man findet dementsprechend die Krankheit auch meistens bei jüngeren Leuten, welche sich sehr energischen, turnerischen und sportlichen Übungen hingeben oder die speziell in der Landwirtschaft schwer arbeiten (Nielsen). In der Literatur wird im allgemeinen dem direkten Trauma keine große Bedeutung zugemessen. Sehr zahlreich sind die Angaben über konstitutionelle Schwäche der Knochen und endokrine Störungen. Demnach wird auch das sehr häufige doppelseitige Vorkommen (nach Nielsen in 26%) hervorgehoben. Auch werden zahlreiche Kranke angeführt, bei denen neben der Erkrankung des Humerusköpfchens gleichzeitig weitere Lokalisationen von Epiphyseonekrosen bestehen. STOREEN: in beiden Ellbogen, in beiden Knie- und Hüftgelenken, in den Phalangealgelenken beider Kleinfinger. Außerdem litten der Vater und 3 Geschwister des Kranken an multipler Osteochondritis dissecans. In einem 2. Fall fand STOREEN außer Osteochondritis des Ellbogens eine solche der Kniescheibe, der Wirbelsäule und der Hüftgelenke.

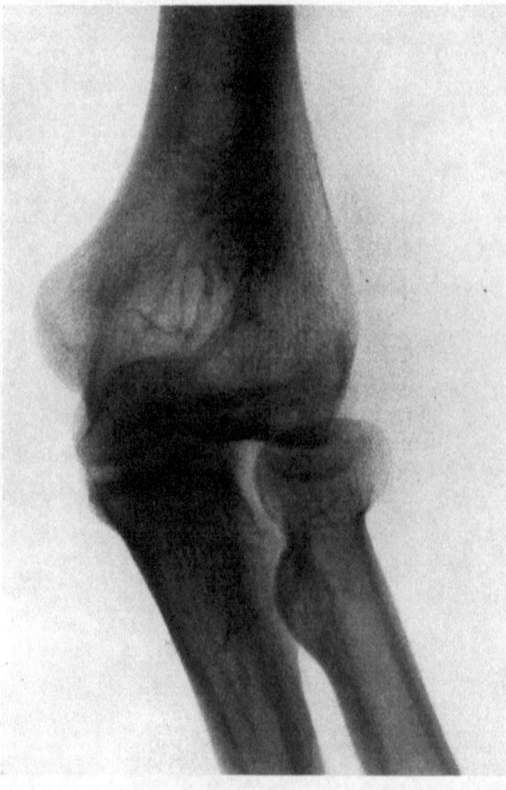

Abb. 79. R. H. Osteochondritis dissecans des Humerusköpfchens im Ellbogengelenk mit deutlicher Aufhellung und Sklerosierung der Struktur im Bereiche des Humerusköpfchens

RAHM zitiert einen Fall mit doppelseitiger Osteochondritis dissecans des Humerusköpfchens gleichzeitig mit Lokalisation im Capitulum radii und in der Ulna.

Auch der Vererbung wird von vielen Autoren große Bedeutung zugemessen. RAHM beschreibt die Lokalisation bei 4 Knaben einer Familie, die alle im Alter von 14—16 Jahren erkrankten. NIELSEN hat in einer Bearbeitung von 168 Fällen festgestellt, daß meistens Männer erkranken. In 20% werden in der Anamnese Traumen angegeben, häufig allerdings sehr geringfügige. Bei gesunden Menschen fand NIELSEN in 4,1% Osteochondritis dissecans. In der Verwandtschaft der Osteochondritispatienten fand er hingegen in 20% eine Osteochondritis. RAHM fand in einer großen Statistik, daß die Wahrscheinlichkeit, an einer Osteochondritis zu erkranken, im allgemeinen 0,041 sei. Die Nachuntersuchung von 191 Verwandten von Osteochondritispatienten ergab, daß bei diesen die Zahl der Osteochondritisfälle 4mal größer war.

Hie und da werden auch Stimmen laut, welche einen Überlastungsschaden annehmen mit einem Mißverhältnis zwischen der mechanischen Beanspruchung und der vitalen Leistungsfähigkeit des Knochens (UHRMACHER, ROSTOCK).

Dem direkten Trauma kommt ohne weiteres auch die Möglichkeit zu, eine Osteochondritis dissecans des Humerusköpfchens zu erzeugen. Eine kleine, direkt entstandene Fraktur kann, ohne daß sie im Röntgenbild nachweisbar ist, eine kleine Knochennekrose erzeugen, welche den ganzen Vorgang der Knochenmalazie hervorrufen kann. In diesem Sinne müssen auch die nicht seltenen Mitteilungen verwertet werden, bei denen 6—9 Wochen nach einem Trauma eine Osteochondritis dissecans manifest wurde (GEBELE u. a.). Ein leichtes Trauma wird oft geeignet sein, eine Osteochondritis manifest zu machen. Ein besonders deutliches Beispiel des chronischen Traumas, des larvierten Traumas, BURCKHARDT's bilden die Osteochondritis-dissecans-Fälle des Humerusköpfchens bei Arbeitern mit Preßluftgeräten, die speziell von Rostock bearbeitet wurden. Sie bilden ein deutliches Beispiel der Überlastungsschäden. Wir werden in einem zusammenfassenden Kapitel die Preßluftschädigungen noch eingehender besprechen.

Die Therapie muß in erster Linie die ursächliche Überlastung des Gelenkes ausschalten (Turn-Sportbetrieb, schädliche Arbeit). Eine Ruhigstellung des Ellbogens

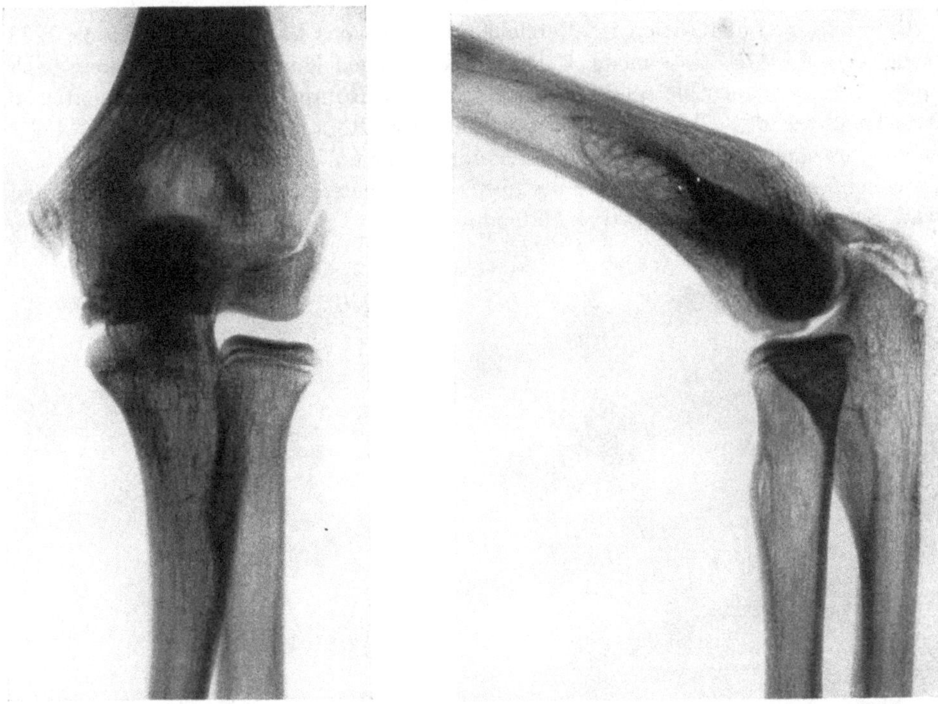

Abb. 80 u. 81. L. H. Osteochondritis im Ellbogengelenk. Im a.-p. Bild sieht man eine osteochondritische Veränderung im Bereiche der Trochlea am ulnaren Rande der Gelenkfläche. Im seitlichen Bild sieht man die entsprechende Unregelmäßigkeit in der Silhouette der Trochlea

im Gipsverband wird fortgeschrittene Fälle zur Heilung bringen können. Allerdings wird die Fixation über mindestens 8 Wochen ausgedehnt werden müssen. Erst die im Röntgenbild sichtbare Knochenregeneration zeigt, daß mit dem Gebrauch des Gelenkes in vorsichtigem Maß wieder begonnen werden darf. Operative Behandlung ist nur notwendig bei Gelenkmausbildung. Das Mausbett soll dabei nicht ausgemeißelt werden. Höchstens darf der Knorpelrand etwas geglättet werden. Löhr macht auf die Fälle der „schlummernden“ Osteochondritis aufmerksam. Er faßt darunter die Fälle zusammen, die ohne klinische Symptome im Röntgenbild als Zufallsbefund eine Osteochondritis des Humerusköpfchens zeigen. Er betont, daß diese Fälle meist spontan völlig ausheilen und daß sie keiner eingreifenden Behandlung bedürfen, sondern nur der Überwachung und des Schutzes vor Überanstrengung.

Als weitere Lokalisation der aseptischen Knochennekrose im Ellbogengelenk be-

schreibt NIELSEN 1931 eine *Osteochondritis dissecans im Radiusköpfchen.* Er führt 3 Fälle an bei jungen Männern mit ganz ähnlichen klinischen Symptomen, wie sie bei der Osteochondritis des Humerusköpfchens auftreten.
Im Röntgenbild sieht man auch ganz analoge Strukturveränderung mit Aufhellung und Verdichtung. Nach und nach können auch Formveränderungen eintreten. Die histologischen und pathologischen Befunde stimmen genau mit denjenigen der anderen Lokalisationen überein, so daß ich auch in bezug auf Ätiologie, Behandlung und Verlauf auf die früheren Kapitel verweisen kann.

Eine weitere Lokalisation im Bereiche des Ellbogens beschreibt O'CONNOR 1933 in der *Apophyse des Olecranons.* Bei einem 13jährigen Knaben war 5 Wochen nach einem Trauma, nach Quetschung des Ellbogens, im Röntgenbild eine Fragmentation der Apophyse des Olecranons nachweisbar. Das Röntgenbild der anderen Seite zeigte dort einen ähnlichen Befund. Es handelte sich um eine doppelseitige aseptische Osteonekrose, die auf der einen Seite durch eine Quetschung schmerzhaft geworden war. Sie heilte auf konservative Maßnahmen aus.

Schultergelenk

Die Epiphyseonekrose des *oberen Humerusendes* kommt in 2 Formen vor.

1. als die eigentliche Osteochondritis dissecans der Epiphyse und
2. als Formveränderung in der Metaphyse, die zur Bildung der Humerus varus führt.

Die eigentliche Osteochondritis dissecans des Humeruskopfes ist eine seltene Lokalisation. Nach RIOSALIDO waren 1938 nur 8 Fälle im ganzen veröffentlicht. Nach MARIAN wurde die Krankheit beschrieben 1921 von HAAS, 1925 von SIHLOL, 1925 von MAUCLAIRE, 1927 von LEVIN, 1930 von LANGE und 1931 von SORELL-BUFNOIR. SORELL-BUFNOIR berichten über 3 Fälle bei Kindern von 3—7 Jahren.

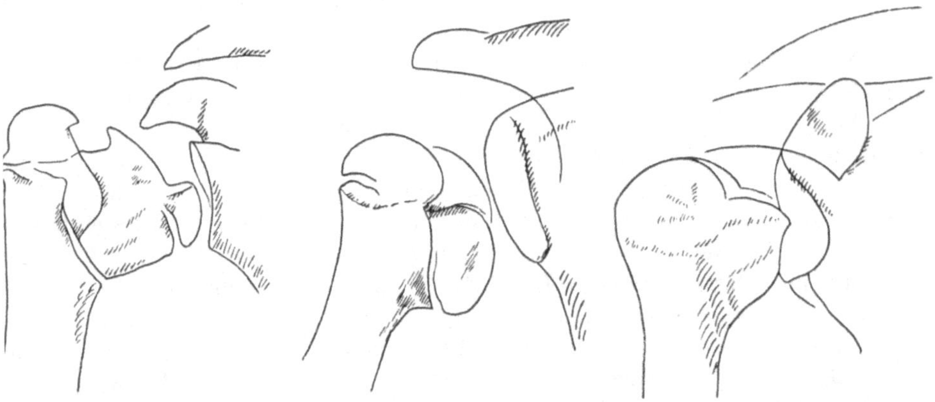

Abb. 82 Abb. 83 Abb. 84

Röntgenskizze nach SORELL-BUFNOIR. Osteonekrose des Oberarmkopfes. Abb. 82 zeigt eine weitgehende Zerklüftung des Kopfes mit Segmentierung und Strukturveränderungen. Abb. 83 zeigt beginnende Regeneration. Abb. 84 zeigt das Endstadium mit weitgehender Regeneration des Kopfes in Form und Struktur

Die Probeexzision und die histologische Untersuchung zeigten, daß es sich nicht, wie vermutet, um eine Tuberkulose handelte, sondern um eine Epiphyseonekrose. Die 3 Fälle von SORELL-BUFNOIR wurden als Schultergelenktuberkulose in das Spital eingewiesen. Auffällig war jedesmal der schwere Röntgenbefund bei den geringen klinischen Erscheinungen. Schwellung des Schultergelenkes fehlte oder war gering. Infiltrationen fehlten, Muskelatrophie war sehr gering. Abszeßbildung fehlte. Die Beweglichkeit war wenig oder gar nicht behindert. Bei allen Fällen zeigte der Verlauf eine weitgehende Rekonstruktion des Kopfes (Abb. 82, 83 u. 84.)

MARIAN beschreibt 1935 einen Fall bei einem 15jährigen Knaben. Klinisch sah MARIAN spontan aufgetretene zunehmende Schmerzen in der Schulter mit Einschränkung der Beweglichkeit. Anfänglich wurde die Diagnose auf Tuberkulose gestellt. Nach dem Röntgenbild und dem Verlauf mußte aber bald die Diagnose revidiert und auf Osteochondritis dissecans gestellt werden. Das Röntgenbild zeigte am Humeruskopf eine Fragmentierung. Die Knochenstruktur war gestört, die Konturen erschienen scharf, es bestand Osteoporose. 14 Monate nach Beginn der Erkrankung machten sich im Röntgenbild Zeichen eines Wiederaufbaus bemerkbar. Nach 18 Monaten war der Humeruskopf, allerdings mit Deformation, wiederhergestellt in Konturen und Struktur. Das Schultergelenk war wieder fast frei beweglich. Die Behandlung bestand bis zur Sicherstellung der Diagnose in Fixation mit Gipsverband. Später wurde Ruhe empfohlen und der Arm in einer Schlinge getragen. Auf Fixation wurde verzichtet.

Levin beschreibt 1927 einen Fall mit Abflachung des Humeruskopfes auf der medialen unteren Seite mit Fragmentation.

Wir sehen, daß es sich hier um eine Lokalisation der aseptischen Osteonekrose handelt, die ganz in den Rahmen der früher beschriebenen Krankheitsbilder hineinpaßt. Es entstehen Störungen in der Struktur des Humeruskopfes, die zu scholligem Zerfall des Knochens und damit auch zu Formveränderung führen. Der histologische Befund zeigt das Bild der aseptischen Osteonekrose. Der Verlauf führt durch Umbau des Knochens zur Heilung. Die Krankheit tritt auf bei 3—7jährigen Kindern, dann aber auch im Pubertätsalter.

Die Entstehung möchte ich auch wie in den vorbeschriebenen Lokalisationen auf eine Überlastung des Knochens zurückführen, welche seine mechanische Festigkeit überschreitet. Es entstehen primäre Knochennekrosen, welche den weiteren pathologischen Prozeß einleiten. Es folgt die Knochenresorption und der Knochenneuaufbau, der nach eventuellen Rückschlägen schließlich zur Neubildung normalen Knochens führt. Auch hier werden Deformierungen des Kopfes eintreten, wenn im Stadium der Knochenresorption und des beginnenden Wiederaufbaus die Beanspruchung des Gelenkes zu Infraktionen und Einstauchungen der Spongiosa und des Gelenkknorpels führen. Die *Therapie* muß die ursächlichen und verschlimmernden Schädigungen vom Kopf fernhalten, was durch Schonung und Schutz bei Sport, Gymnastik und Arbeit erreicht werden kann. Weil eine Entlastung des Schultergelenkes besser möglich ist als der Gelenke der unteren Extremität und der Hand, sind auch die Deformierungen am Schulterkopf geringer. Die Heilungsdauer beträgt auch hier, entsprechend der Zeit, die ein Knochenumbau erfordert, 1—2 Jahre. Ein bleibender Nachteil dürfte relativ leicht zu vermeiden sein.

Der *Humerus varus* ist eine relativ häufige Erkrankung, die seltener nachgewiesen wird. Er ist mit der Coxa vara vergleichbar. Das obere Humerusende wird im Sinne des Varus abgebogen. Damit tritt eine Abknickung des Kopfes nach medial ein mit leichtem Absinken desselben. Zum Humerus varus gehört eine Rotation des Humerus um seine Längsachse und Hochstand mit Vergrößerung des Tuberculum majus, mit Abflachung der Mulde zwischen Tuberculum majus und Kopf. Der Winkel zwischen den Achsen des Humeruskopfes und des Humerusschaftes ist am Lebenden nur nach dem Röntgenbild bestimmbar. Dabei muß die Rotationsstellung des Armes genau festgelegt werden, weil sich der Winkel bei verschiedenen Drehstellungen der Arme ganz verschieden projeziert. Bei auswärts gedrehtem Arm wird der Winkel größer. (Valgusstellung) Bei Einwärtsdrehung kleiner (Varusstellung). Es muß also genaue Mittelstellung eingehalten werden (mit rechtwinklig gebeugten Unterarmen).

Die Messung erfolgt mit dem ALSBERG'schen Richtungs- oder dem GEGENBAUR'schen Neigungswinkel. Der Richtungswinkel ist der Winkel zwischen der Schaftachse und der Verbindungslinie vom oberen zum unteren Rand des Kopfknorpelüberzuges. Er beträgt 58—44°, im Mittel 48°. Der Neigungswinkel wird gebildet von der Diaphysenachse und der Senkrechten auf der Verbindungslinie der oberen und unteren Kopfknorpelgrenze. Er beträgt normalerweise 130—140° (Abb. 85). Von einem Humerus varus spricht man, wenn der Neigungswinkel kleiner ist als 44°. Eine andere Bestimmung gibt EWALD an nach dem Vorschlag von PREISER. Bei starker Außenrotation des Armes soll der Winkel gemessen werden der Tangente vom Tuberkulum majus zum höchsten Kopfumfang mit der Diaphysenachse. Normalerweise beträgt dieser Winkel 130°.

Der Humerus varus wurde zuerst beschrieben von RIEDINGER 1900. Er fand die Deformität verbunden mit einer Ankylose des Ellbogengelenkes. Am häufigsten kommt der Humerus varus nach der Literatur bei der Hypothyreose vor. WOLF spricht von einem Humerus varus cretinosus. Er findet bei 500 Kropfoperierten in der Schweiz bis 39 % Humerus varus. In kropffreien Gegenden fehle diese Varusstellung ganz. Nach MERLINI ist bei jedem achondroplastischen Zwergwuchs ein Humerus varus vorhanden. Entsprechend diesen Feststellungen wird für diese Formveränderung endokrine Entstehungsart in den Vordergrund gestellt. Es ist zu sagen, daß es sich bei den Kropfträgern und bei den achondroplastischen Zwergen um Formveränderungen handelt, die am fertig ausgebildeten Skelett festgestellt wurden. Es sind dies Knochenformen, die während dem Wachstum entstanden sind ohne lokalisierte krankhafte Veränderung in der Epiphyse, der Epiphysenfuge oder Metaphyse. SATTA führt als Ursache für die Entstehung des Humerus varus essentialis an: Osteopathie (Rachitis), Entzündungen, Chondrodystrophie, Zwergwuchs, Tumoren, Ostitis deformans, Verbiegung durch Muskelzug. VON RECKLINGHAUSEN hebt als Ursache des Humerus varus Rachitis hervor. BIRCHER beschreibt die Deformation als regelmäßigen Befund bei 36 Kretinen. Er fand außer Varusstellung oft noch eine pilzförmige Verbildung des Kopfes. BIRCHER teilt den Humerus varus ein in: 1. Humerus varus traumaticus nach Frakturen; 2. Humerus varus inflammatorius bei Arthritis, Osteomyelitis usw.; 3. Humerus varus infolge Wachstumsstörung bei Rachitis, Kretinismus, Chondrodystrophie und Zwergwuchs; 4. Humerus varus infolge Tumorbildung. ANGELETTI fand gelegentlich Störungen in der Entwicklung der Epiphysenfuge, die an der Innenseite früher verknöcherte als außen. HAUMANN fand einen doppelseitigen Humerus varus cretinosus, den er als wesensverwandt mit der Osteochondritis dissecans hält (Abb. 86 u. 87).

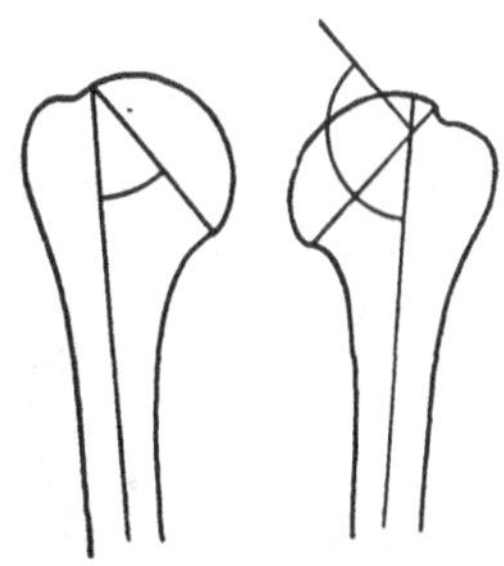

Abb. 85. R = Richtungswinkel nach ALSBERG. N = Neigungswinkel nach GEGENBAUR

Allgemein werden in der Literatur knochenerweichende Prozesse als Ursache genannt: wie Rachitis, Osteomalazie, Osteomyelitis, innersekretorische Störungen FRÖHLICH beschreibt 3 Fälle bei hochgradiger spastischer Lähmung einer Körperhälfte, die seit früher Kindheit bestand. Er führt die Entstehung der Deformierung auf eine Veränderung der Muskelverhältnisse, speziell des Muskelzuges, zurück. Es gelten hier ähnliche physikalische Überlegungen, wie sie bei der Coxa valga angestellt wurden. Eine Störung des normalen Gleichgewichtszustandes der Muskeln am Schultergürtel und am Arm während des Wachstumsalters bringt Veränderung der Zugwirkung auf den Knochen hervor. Den neuen Beanspruchungen auf Zug und Druck paßt sich der Knochen an. Der Oberarmkopf gelangt in Varusstellung.

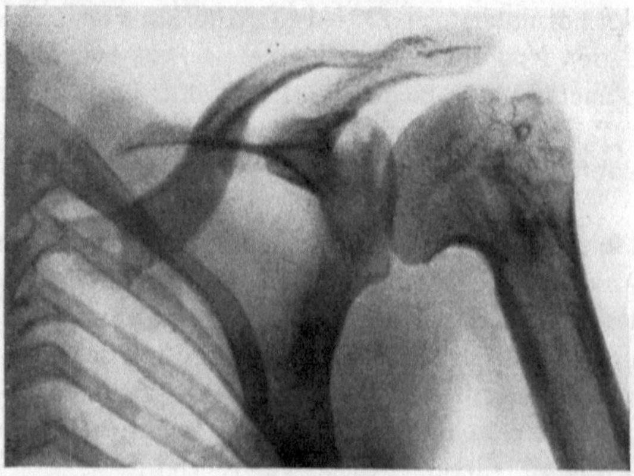

Abb. 86

Es gibt nun aber noch eine besondere Art des Humerus varus, der entsteht wie die Coxa vara infantum. Chrysopathes berichtet über 2 Fälle bei 15- und 17jährigen Knaben, bei denen unmerklich im Verlauf von Jahren hirtenstabähnliche Verbiegungen der Metaphyse des Humerus aufgetreten waren. Es entstanden Verkürzungen des Humerus von 9 resp. 4 cm. Verfasser hält dies für eine der Osteochondritis gleiche oder ähnliche Störung. Ausgeschlossen wurden Trauma, Kretinismus, Rachitis, Syphilis und Tuberkulose. 2 analoge Fälle konnte Peracina durch Osteotomie heilen.

Einen weiteren Fall beschreibt Gross, der eine Osteochondritis an beiden Schulterköpfen bei einem Patienten fand. Es handelte sich um einen scholligen Zerfall der Epiphysenfuge. In dieser zerfallenen Epiphysenfuge bildete sich ein gelenkähnlicher Spalt. Durch Verwachsung der Kopfepiphyse mit der Skapula spielten sich die Oberarmbewegungen in diesem Neugelenk ab. Gross zitiert einen ähnlichen Fall von Deutschländer.

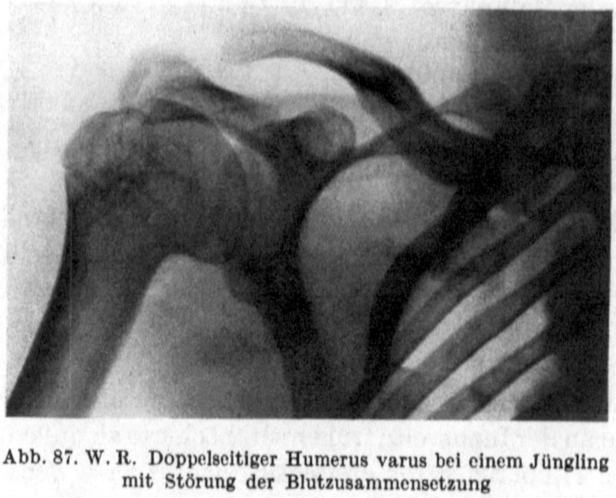

Abb. 87. W. R. Doppelseitiger Humerus varus bei einem Jüngling mit Störung der Blutzusammensetzung

Einen weiteren Fall von Humerus varus führt Miami auf eine Zystenbildung zurück.

Bei dieser letzten Form der Humerus-varus-Bildung handelt es sich um primäre Veränderungen im Bereiche der Epiphysenfuge oder der Metaphyse des Humerus. Eine hirtenstabähnliche Abbiegung kann nur zustande kommen durch einen Prozeß, der zur Erweichung im Gebiet der Metaphyse des Humerus geführt hat. Wir haben hier einen Prozeß, der genau gleichwertig ist, der Erweichung des Schenkelhalses lateral neben der Epiphysenfuge bei der Coxa vara infantum. Gleich wie dort kommt auch hier die Erweichung zustande durch einen aseptischen osteonekrotischen Vorgang in der Metaphyse, der als Osteochondritis dissecans der Metaphyse des oberen Humerusendes zu bezeichnen ist. Auch er kommt durch mechanische Überlastung des Knochens zustande. Bei dem von GROSS beschriebenen Fall handelt es sich um die osteochondritische Deformierung der Epiphysenfuge, genau entsprechend dem Vorgang der Epiphysiolyse des Oberschenkelkopfes bei der Coxa vara adolescentium. Durch osteonekrotische Vorgänge in der Epiphysenfuge entsteht hier eine Knochenresorption und ein Knochenumbau resp. Knochenersatz durch ein fibröses Gewebe, das zu einer Umbauzone verändert wird, die wie bei der Epiphysiolyse schließlich auseinanderfallen und in der Schulter zu einer Nearthrose werden kann. Dieser Prozeß ist der genau gleiche pathologische Vorgang an etwas anderer Stelle als vorher in der Metaphyse. Ätiologisch, histopathologisch herrscht genaue Übereinstimmung mit den beim Hüftgelenk eingehend beschriebenen Vorgängen.

Wir hätten also zusammenfassend beim Schultergelenk zu unterscheiden zwischen dem:

Humerus varus, der als fehlerhafte Knochenbildung bei der Hypothyreose, bei der Chondrodystrophie usw. beobachtet wird.

Epiphyseonekrose, die sich in der Metaphyse abspielt und zum *Humerus varus adolescentium* führt.

Epiphyseonekrose, die sich in der Epiphysenfuge abspielt und zur *Epiphysiolyse* und Nearthrosenbildung führt. Die beiden letzten Formen entsprechen der Coxa vara infantum und der Epiphyseolysis capitis femoris.

Therapeutisch werden wir beim Humerus varus staticus lokal keine Therapie durchführen müssen. Bei der Hypothyreose ist Hormonbehandlung notwendig. Beim Humerus varus adolescentium werden wir in hochgradigen Fällen die submetaphysäre Osteotomie ausführen müssen mit einer Keilresektion mit Basis auf der lateralen Seite. Die Epiphysiolyse werden wir behandeln müssen wie eine Fraktur des Collum chirurgicum mit Reposition und Ruhigstellung bis zur Knochenneubildung und knöchernen Überbrückung der Epiphysenfuge.

Interessant ist eine Studie, die THOMASEN 1939 veröffentlicht hat. Er hat bei mehr als 1000 Schweinen 1482 Humerusköpfe und 2203 Femurköpfe untersucht. Er fand nur 5 Fälle von Deformation am Femurkopf, währenddem 62 Fälle = 4 % von Deformationen am Humeruskopf. Der Kopf war deformiert. Histologisch fand er eine Verdickung des Gelenkknorpels durch Wucherung in der basalen Knorpelschicht. Der Knorpel war unregelmäßig in das angrenzende Knochengewebe eingewuchert. Die normale Knochenspongiosa fehlte. An ihrer Stelle fand er ein callusartiges Gewebe mit zahlreichen Osteoklasten. Ferner neugebildetes Knochengewebe. Verfasser taxiert die Veränderung als eine der CALVE-PERTHES'schen Erkrankung entsprechende Veränderung im Humeruskopf. Auch dies zeigt eine genau gleiche Reaktion des Humeruskopfes wie des Femurkopfes auf mechanische Überlastung, bedingt durch das Gewicht des Schweines.

Eine weitere Lokalisation der Osteonekrose beobachtete HORN, der 1942 den Fall eines 49jährigen Lastträgers beschrieb. Es hatten sich LOOSER'sche Umbauzonen gebildet in der *Schulterblattgräte* und im *Processus coracoideus*. Verfasser taxiert die Veränderung als Folge eines Mißverhältnisses zwischen Dauerbeanspruchung und Belastungsfähigkeit der Knochen. Der spätere Verlauf zeigte eine teilweise Regeneration und partielle Pseudarthrosenbildung.

Eine Lokalisation der Epiphysennekrose beschreibt als erster FRIEDRICH 1924 im *sternalen Claviculaende*. Die Articulatio claviculo-sternalis war verdickt und druckempfindlich. Bei der operativen Freilegung fand er den Gelenkknorpel verdünnt, aber erhalten. Histologisch bestand eine aseptisch subchondrale Knochennekrose. Er fand diese Lokalisation der Epiphyseonekrose bei einem Lastträger und einem Studenten, der viel gefochten hatte. FRIEDRICH spricht als Ursache funktionelle Überlastung an. SCHÄFER beschreibt einen analogen Fall auch im sternalen Claviculaende. Er fand bei einem 16jährigen Knaben im sternalen Schlüsselbeinende einen erheblichen Knochendefekt, der ohne Therapie innerhalb $3^1/_2$ Jahren ausheilte.

Fuß

Die aseptische Nekrose des Os naviculare am Fuß

(KÖHLER'sche Krankheit I).

Die Krankheit tritt nicht so selten auf bei Kindern im Alter von $2^1/_2$—7 Jahren. Die klinischen Erscheinungen sind wenig typisch. Die kleinen Kinder klagen über vermehrte Ermüdung im kranken Bein und über unbestimmte Schmerzen im Fußrücken. Sie hinken bei Ermüdung. Die Schmerzen halten in der Ruhe an, sie können sogar in der Nacht besonders heftig sein. Beim Gehen wird der Fuß oft in Varusstellung aufgesetzt. Fast immer sieht man auf dem Fußrücken eine leichte Schwellung, oft mit Rötung der Haut über dem Navikulare, direkt vor der Malleolengabel. Das Navikulare ist fast immer druckempfindlich. Bewegungen im Fußgelenk sind schmerzhaft. Es muß aber hervorgehoben werden, daß eine Navikularemalazie gelegentlich auch als Nebenbefund zufällig erhoben wird, daß also die Erkrankung auch ohne alle klinischen Symptome verlaufen kann. Die Krankheit ist bei Knaben häufiger als bei Mädchen. Meistens tritt sie einseitig auf. Es sind jedoch auch einige doppelseitige Erkrankungen beschrieben. Im Röntgenbild sieht man eine Deformierung des Os naviculare. Es erscheint im Durchmesser von proximal nach distal verschmälert. Es kann Mandelform annehmen, kann sogar so flach werden, daß es aussieht wie eine von der Seite betrachtete Münze (LEVIN, GLANZMANN). Seine Umrisse sind unregelmäßig. Die Struktur ist im großen ganzen sklerotisch. Die Sklerose umschließt aber, besonders in den Anfangsstadien, mehr oder weniger zahlreiche, fleckförmige Aufhellungen. In den Spätstadien ist die Knochenstruktur so dicht, daß der Knochen ganz schwarz und kompakt aussieht. Der Knochen zeigt gelegentlich Tendenz zur Fragmentierung, ohne aber in einzelne Fragmente auseinanderzufallen (GLANZMANN) (Abb. 88a u. b).

Der Verlauf der Erkrankung ist gutartig. Sie kommt meist innerhalb 2—4 Jahren zur Heilung. Das heißt, die Knochenstruktur wird wieder normal. Eine einmal eingetretene Deformierung bleibt hingegen bestehen. Die neue Knochenform wird durch Knochenneubildung fixiert. Histologisch fanden KIDNER und MURO Knorpelgewebe mit Ossifikationszentren aus osteoidem Gewebe mit fibrösem Mark. Die Kalkablagerungen waren durchaus unvollkommen. Es handelt sich hier um ein Neubildungs- und Umbaustadium.

BRAILSFORD beschreibt mehrere Fälle bei Erwachsenen, bei denen durch die Oesteonekrose des Navikulare eine Zweiteilung des Knochens aufgetreten ist. Im Verlauf von Monaten und Jahren ist ein Gleitprozeß eingetreten. BRAILSFORD spricht von einer Listhesis des Navikulare. Das mediale Navikularefragment ist nach medial abgeglitten mit den Ossa cunei-formia und den medialen Zehen. Der abgeglittene Navikulareteil legt sich gegen die Innenfläche des Talus. Dadurch entsteht eine schwere Deformierung des Fußes, begleitet von schwersten arthrotischen Veränderungen der beteiligten Gelenkenden.

Die Ursache, die Histologie und die Pathologie, stimmen genau mit den anderen Formen der aseptischen Knochen-Knorpelnekrose überein. Es handelt sich auch hier um einen Überlastungsschaden, entstanden durch ein Mißverhältnis zwischen Be-

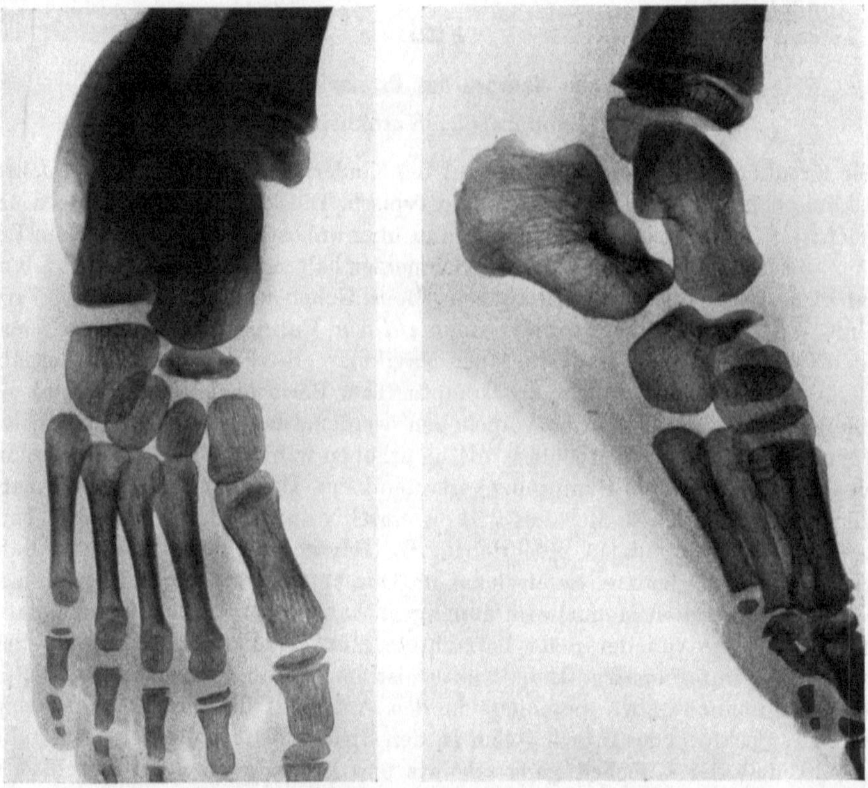

Abb. 88a u. 88b. Mi. P. 5jährig. Schöne Osteonekrose des Os naviculare am Fuß (KÖHLER I). Verschmälerung, Verdichtung des Knochens mit osteoporotischen Flecken

anspruchung und Widerstandskraft. Die Histologie zeigt wieder die bekannte aseptische Nekrose; die Pathologie: die Knochenresorption, die Knochenneubildung und den definitiven Knochenumbau. Auch hier ist die Deformation des Knochens eine sekundäre. Der nekrotische, in Resorption und Umbau befindliche Knochen verliert seine mechanische Festigkeit. Er gibt beim täglichen Gebrauch dem Druck des Körpergewichtes nach, bricht ein und wird so komprimiert und deformiert.

Die Behandlung muß in erster Linie den Knochen vor Belastung schützen, bis die Umbauperiode bald abgeschlossen ist. Dies dauert im besten Fall 5—6 Monate. Röntgenkontrollen zeigen den Fortschritt im Umbau. Die Entlastung im Bereiche des Fußes ist relativ einfach mit Gehgipsverbänden zu erzielen. KARP bestreitet jeden Nutzen einer eingreifenderen Behandlung. Nach KARP ist das Endresultat mit oder ohne Behandlung das gleiche. Die Schmerzen schwinden schnell auf Entlastung. Nach erzielter Schmerzfreiheit beginnt er mit vorsichtiger Belastung, wobei der Fuß gestützt wird durch ein Filzpolster mit „Thomasheel". KARP hat durch systematische Untersuchungen festgestellt, daß der Knochenkern im Navikulare normalerweise bei Mädchen im Alter von 2 Jahren auftritt. In allen Fällen

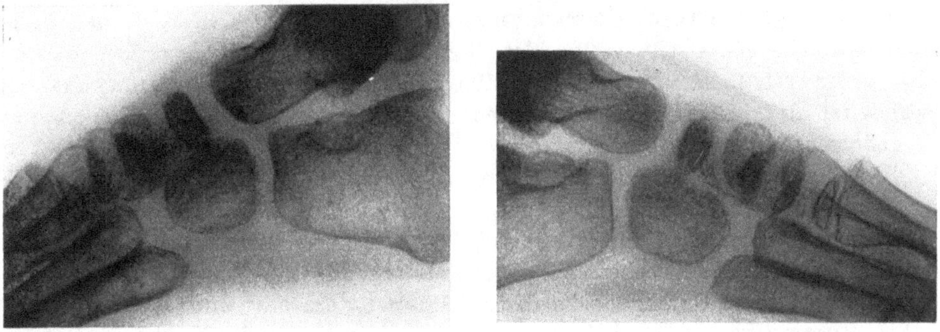

Abb. 89a u. b. H. I. Doppelseitige Osteonekrose des Os naviculare am Fuß (KÖHLER I). Der Knochen ist verschmälert, unregelmäßig in der Begrenzung, fleckförmig, osteoporotisch, meist aber sklerotisch. An beiden Füßen ist auch der proximale mediale Rand des Os cuneiforme I. am Krankheitsprozeß beteiligt

ist er mit $3^1/_2$ Jahren vorhanden. Bei Knaben tritt er mit 3 Jahren auf. Bei ⅓ der Knaben fehlt er noch mit $3^1/_2$ Jahren.

Das Durchschnittsalter für Mädchen beträgt 18 Monate bis 2 Jahre, für Knaben $2^1/_2$—3 Jahre. Nach PIERSOL und SPALTEHOLZ 4—5 Jahre, nach COHN $3^1/_2$—4 Jahre, nach DARIAUX und QUÉNUE $2^1/_2$—3 Jahre. KARP hat beobachtet, daß der vorzeitig und normal erscheinende Knochenkern regelmäßig gebaut ist, während dem der verspätet erscheinende Kern oft unregelmäßige Umrisse, ungleichmäßige Struktur bis zur Segmentierung zeigt. Beim verspäteten Auftreten zeigen sich gelegentlich auch mehrfache Knochenkerne. Es resultieren da Bilder wie bei der KÖHLER'schen Krankheit.

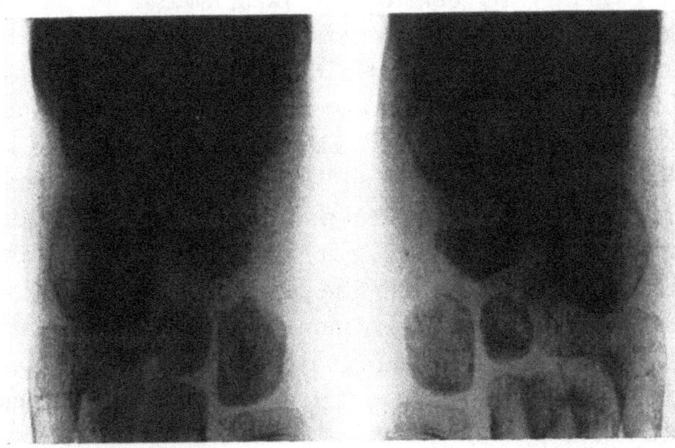

Abb. 90. Doppelseitige Osteonekrose des Os naviculare am Fuß (KÖHLER I). In den seitlichen Bildern sieht man die Verschmälerung und Verdichtung des Knochens deutlich

Die Heilungsdauer beträgt 2-4 Jahre. Sie kann nur röntgenologisch festgestellt werden. Andere Behandlungsvorschläge macht POLI, der BECK'sche Bohrungen mit folgender Gipsfixierung empfiehlt.

In der Literatur ist zu sehen, daß ALBAN KÖHLER die Krankheit zuerst beschrieb, 1908. Nach ihm wurde die Erkrankung KÖHLER'sche Krankheit genannt. Im Gegensatz zu der später von KÖHLER beschriebenen Osteonekrose des 2. Metatarsalköpfchens heißt die Osteonekrose naviculare pedis: KÖHLER I.

Über die Ätiologie der Krankheit ist man auch heute noch nicht einig. Es wurden zahlreiche Fälle veröffentlicht, bei denen über dem veränderten Navikulare Abszesse entstanden, in deren Eiter Tuberkelbazillen nachgewiesen werden konnten. Es wird in diesen Publikationen immer wieder betont, daß die Röntgenbefunde genau mit denjenigen der Navikularemalazie übereinstimmten. Es wurde daraus der Schluß gezogen: Die KÖHLER'sche Krankheit sei nur röntgenologisch eine Einheit, nicht aber ätiologisch (SUAREG, CONTARGYRIS, HERMODSSON). Weiterhin werden Fälle publiziert, die als Osteomyelitis des Navikulare angesprochen werden müssen (RUCKENSTEINER). CALVÉ will einen Fall auf Scharlach zurückführen. Das Trauma wird selten als primäre Ursache angesehen, meist als auslösendes Moment bei anderer Grundursache, die auch hier häufig in angeborener Minderwertigkeit der Knochen und in Störungen der endokrinen Sekretion gesucht wird. NAGURA führt die Erkrankung auf primäre geringfügige subchondrale Frakturen zurück, die das ganze Geschehen hervorrufen. Ihm schließt sich BURCKHARDT an, SÄGESSER schuldet eine primäre Ischämie des Knochens an, die er auf dauernden oder temporären Arterienverschluß bei ihrem Durchgang durch die Bänder der Knochen und Gelenke zurückführt. RUTISHAUSER zeigt, daß bei Überlastung die aseptische Nekrose auch ausgelöst werden kann ohne Unterbrechung der Blutzirkulation durch mikrotraumatische Schädigung der Osteozyten.

Die Fälle der Literatur mit Nachweis von Tuberkelbazillen müssen wir heute als aseptische Osteonekrosen ablehnen. Es handelt sich da um reine Knochentuberkulosen.

Die Osteonekrose des Köpfchens des Metatarsale 2
(KÖHLER'sche Krankheit II, Freiberg)

Vielleicht die bekannteste Lokalisation der aseptischen Knochennekrosen sitzt im Köpfchen des Metatarsal 2, im Grundgelenk der zweiten Zehe. ALBAN KÖHLER in Wiesbaden hat als erster in Deutschland im Jahre 1920 die Krankheit beschrieben. In seiner ersten Publikation hat er alle wesentlichen klinischen Punkte dargestellt. Er charakterisiert in 7 Punkten die Krankheit wie folgt: Das Leiden betrifft 1. die distale Hälfte des zweiten Metacarpus, der von der Mitte nach distal gleichmäßig an Umfang zunimmt, so daß der Hals des Mittelfußknochens vollkommen verschwunden ist; 2. das Köpfchen des Metatarsus, das in seinem distalen Drittel verkürzt ist, wie wenn nur die Kopfkappe eingedrückt wäre; 3. die Gelenkfläche des Kopfes, die ihre gute Wölbung verliert, in frischen Fällen abgeflacht ist, in älteren Fällen ganz unregelmäßige Höcker und Defekte aufweist; 4. den Gelenkspalt, der nicht nur erweitert, sondern 5. ungemein verschieden und unregelmäßig, stellenweise bis ums Doppelte erweitert ist; 6. die nächste Umgebung des Gelenkes, die in den hochgradigen Fällen stecknadel- bis linsengroße Knochenschatten, ähnlich den Kalkplatten in den Kapseln großer Gelenke aufweist; 7. die Gelenkfläche der Basis der Grundphalange, die unregelmäßig, zuweilen S-förmig verläuft. Meist lösen leichte Traumen Beschwerden aus. Es bestehen Gehbeschwerden, leichte Schwellung, Druckempfindlichkeit vom Dorsum her. Das Leiden betrifft Leute im Alter von 10—45 Jahren. Am häufigsten sind Jugendliche von 10—16 Jahren befallen. Es kommt auch doppelseitig vor. Soweit hat KÖHLER in der ersten Publikation das Leiden charakterisiert. Das Leiden bekam danach den Namen KÖHLER II (Abb. 91).

Histologisch zeigt das veränderte Metatarsalköpfchen das bekannte Bild der Knochennekrose, der Resorption, der Knochenneubildung zum Teil in Form von Osteoidwucherungen zum Teil in Form von Osteosklerose. Dem entspricht im Röntgenbild eine teilweise verdichtete, teilweise aufgehellte Struktur, in der die regelmäßige Trabelkelzeichnung fehlt. Im weiteren Verlauf gewinnen dann im histologischen Bild die Regenerationserscheinungen die Oberhand. Nach und nach bekommt der Knochen durch Umbau wieder regelmäßige Struktur. Er zeichnet sich im Röntgenbild wieder wie normaler Knochen, der natürlich die Formveränderung, die in der Destruktions- und Umbauperiode eintrat, fixiert (Abb. 92 u. 93).

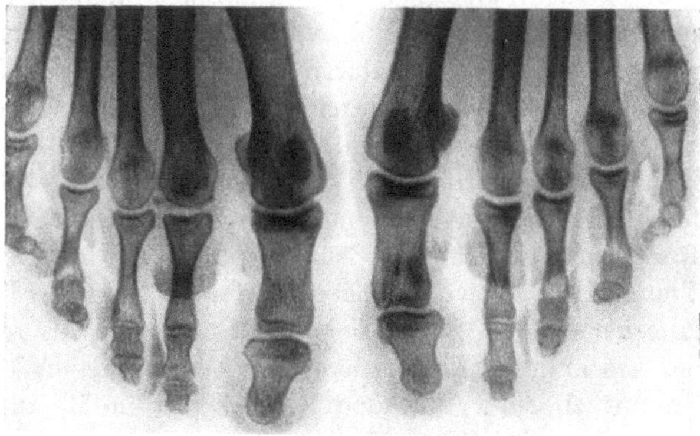

Abb. 91. A. D. Schwere Osteonekrose des Metatarsalköpfchens II. Abflachung, Entrundung, wolkige Knochenneubildung, fleckförmige Osteoporose und Sklerose, deutliche Verbreiterung der Diaphyse

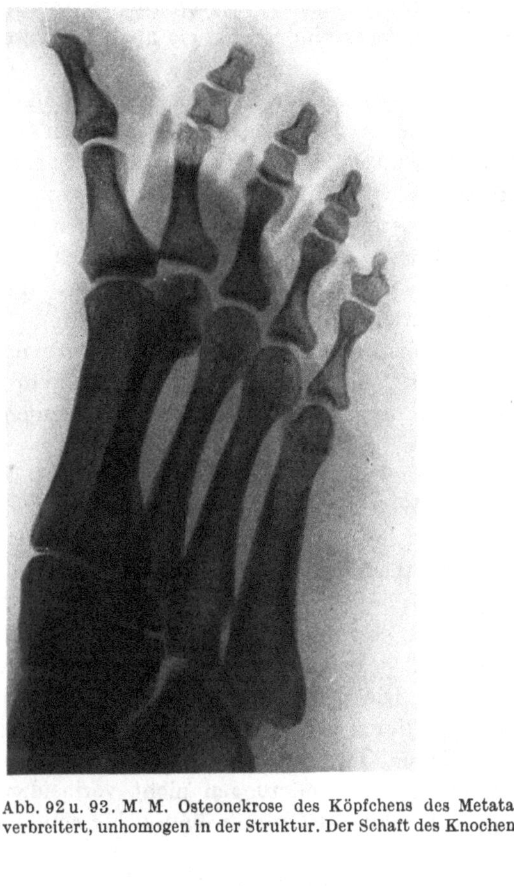

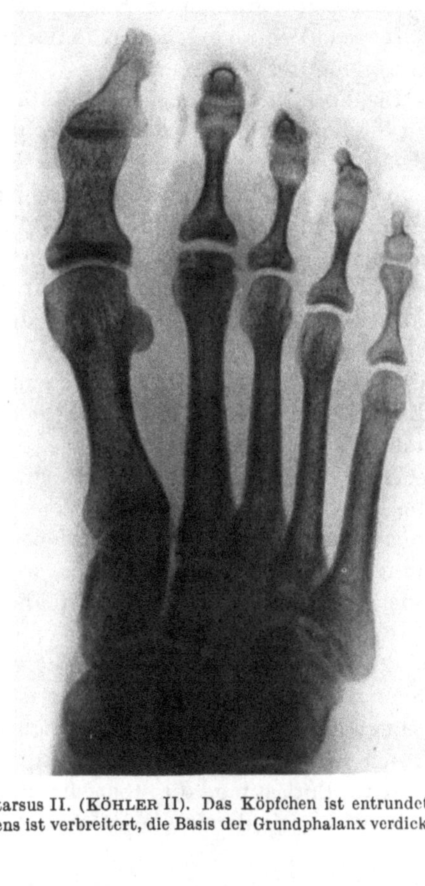

Abb. 92 u. 93. M. M. Osteonekrose des Köpfchens des Metatarsus II. (KÖHLER II). Das Köpfchen ist entrundet, verbreitert, unhomogen in der Struktur. Der Schaft des Knochens ist verbreitert, die Basis der Grundphalanx verdickt

Die Ursache der Krankheit ist in einer länger dauernden Überlastung (Mikrotraumen) zu suchen, einem Mißverhältnis in der mechanischen Leistungsfähigkeit des Knochens und seiner funktionellen Beanspruchung. In der Literatur wird Velofahren, Graben mit einem Spaten (Schaufel, die mit einem Fußtritt in die Erde gedrückt wird) angegeben (ROUX), ferner Auftreten bei einer Ballettschülerin (GEFFERTH). Als erste wahrnehmbare Veränderung sieht man eine subchondrale Knochennekrose. Nach der vaskulären Theorie entsteht diese durch Verlegung der Strombahn, nach AXHAUSEN durch kleine, arterielle Embolien, nach BURCKHARDT und anderen Autoren durch intermittierende oder dauernde Drosselung der Arterien bei ihrem Durchtritt durch die Gelenkbänder. Nach RUTISHAUSER kann die mechanische Überlastung nach und nach durch primäre Schädigung der Osteozyten zur Knochennekrose führen. Grobe Traumen spielen dabei eine geringe Rolle. Leichte Traumen können während der Destruktionsphase zu Infraktion des weichgewordenen Knochens führen. Sie können die Beschwerden auslösen, sind aber nicht die Ursache der Erkrankung. Es kommen ganz bestimmt auch Fälle vor, bei denen ein grobes Trauma zu einer subchondralen Fraktur im Metatarsusköpfchen 2 führt, welche den Anfang der Erkrankung bildet, die dann genau gleich verläuft, wie oben geschildert. In diesem Falle ist das Leiden unfallmäßig entstanden.

Die Überlastungsschäden machen sich besonders am wachsenden Knochen geltend. Daher sieht man die Krankheit auch vorwiegend im Alter von 10—18 Jahren auftreten. Wie aber schon KÖHLER feststellte, kann die Krankheit auch noch im späteren Alter vorkommen.

Die Formveränderung des Metatarsusköpfchens kommt dadurch zustande, daß im Stadium der Nekrose und Osteolyse sowie in der beginnenden Regeneration der Knochen weich und nachgiebig ist. Er hält in dieser Phase dem regelmäßigen Gebrauch mit der Belastung durch das Körpergewicht nicht stand und bricht darunter ein. Durch diese sekundären Frakturen werden wieder neue Schädigungen des Knochens gesetzt, die wieder zu neuen Nekrosen führen. Diese lösen wieder von neuem den ganzen Knochenumbauprozeß von vorn an aus. So verstehen wir die lange Heilungsdauer, die um viele Jahre differieren kann.

Es fehlt auch nicht an Stimmen, welche Konstitution (SAUCHEZ) und Vererbung als Ursachen des Leidens ansprechen. So führt z. B. CAMERER 3 Zwillingspaare an, die an KÖHLER'scher Krankheit litten. Auch Störungen der inneren Sekretion werden immer wieder angeführt.

Zur Behandlung der Krankheit ist zu sagen, daß nach unserer heutigen Erkenntnis die Fernhaltung der kausalen Momente das Wesentliche ist. Außerdem muß von dem erweichten, im Umbau begriffenen Knochen die Einwirkung des Körpergewichtes ferngehalten werden. So wird es, wenigstens theoretisch, gelingen, eine Deformation des Knochens zu vermeiden. Die praktische Verwirklichung der Theorie ist deshalb so schwierig, weil es fast unmöglich ist, einen gesunden Menschen während 1—2 Jahren zu verhindern, daß er seinen Fuß je belastet. Die kausalen Momente fallen mit dem Aufhören der Überlastung weg. Die Entlastung vom Körpergewicht gelingt durch Einhalten von Bettruhe resp. durch Anlegen von Gipsverbänden. Durch Schuheinlagen zur Stütze des vorderen Quergewölbes erreichen wir eine relative Entlastung, die aber die Bildung von Deformierungen nicht vermeiden läßt. Wenn wir damit die Deformierungen in mäßigen Grenzen halten können, so müssen wir uns zufriedengeben. Die Heilungsdauer schwankt zwischen 2 und 4 Jahren. Ist nach Abschluß der Heilung der Metatarsuskopf wieder durch normalen, widerstandsfähigen Knochen gebildet, so wird das Gelenk und der ganze Fuß wieder schmerzfrei. Von der Größe der Deformierung hängt die Größe der Einschränkung der Beweglichkeit des Grundgelenkes der zweiten Zehe ab und auch das Ausmaß der zu erwartenden sekundären Arthrose. Beide sind maßgebend für die Größe der bleibenden Beschwerden. Sie sind im allgemeinen sehr gering. Sie können aber doch eine Behinderung darstellen bei militärdienstlicher und sportlicher Betätigung. Tragen von gewichtverteilenden Einlagen bessert den Zustand.

Zur Beschleunigung der Heilung sind verschiedene Vorschläge gemacht worden. So schlägt SUSAN eine modellierende Resektion des Köpfchens vor. Eine vollständige Resektion des Köpfchens mit Ersatz desselben durch einen Periostknochenspan aus der Tibia schlägt POZNIAHAO vor. SCHIPOFF empfiehlt die Operation nach WREDEN. Er überpflanzt die Sehne des Musculus extensor hallucis longus ganz oder teilweise auf den Metatarsus II. Er will damit diesen nach dorsal heben.

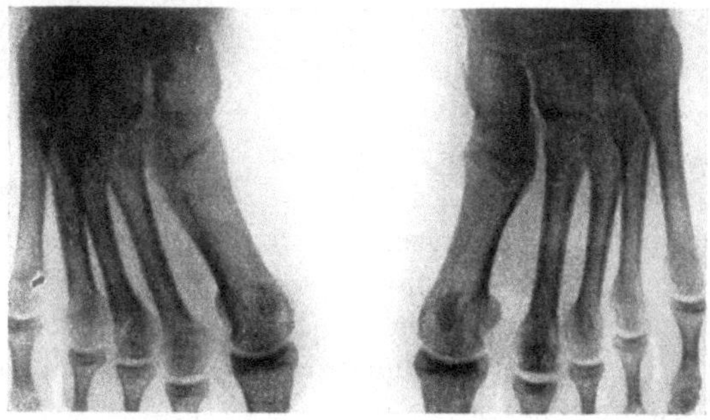

Abb. 94. W. Fr. Osteonekrotische Erkrankung der Metatarsalköpfchen, rechts am 2., links am 3. Mittelfußknochen. Die Köpfchen sind flach, an den Rändern ausgezogen, im Bau fleckförmig aufgehellt und verdichtet

KONJEZNY empfiehlt Abmeißelung seitlicher Segmente des Capitulum. BRANDES schlägt die Backenoperation vor. Abmeißelung aller 4 seitlichen Backen des Metatarsusköpfchens. Die Gelenkkapsel wird in 2 Lappen von proximal zurückgeschlagen und am Ende wieder vernäht.

In historischer Hinsicht ist anzugeben, daß schon im Jahre 1914 FREIBERG in Cincinnati Amerika, die Krankheit beschrieben hat. KÖHLER macht darauf aufmerksam, daß jene Beschreibung unvollständig war, weil FREIBERG „die meist ganz hochgradige, fast immer ganz gleichmäßige, distalwärts zunehmende Verdickung der ganzen distalen Hälfte des Metatarsus nicht gesehen hat".

Es wird auch darauf aufmerksam gemacht, daß die Marschfraktur der Metatarsalia (DEUTSCHLÄNDER'sche Krankheit) enge Beziehungen habe zum Morbus Köhler II. Überlastung des Metatarsus II führe beim Jugendlichen zum KÖHLER II., beim Erwachsenen zum Deutschländer (ZEITLIN).

Die aseptische Knochennekrose *der Metatarsalköpfchen 1, 3, 4, 5.*

Es werden auch sehr selten osteochondritische Veränderungen am *Metatarsalköpfchen 1* beschrieben, die klinisch und röntgenologisch der KÖHLER'schen Krankheit II gleichzusetzen sind. Als erster hat WAGNER 1930 die Lokalisation beschrieben. Weitere Arbeiten liegen vor von KONJETZENIY, HOHMANN, BRAGARD, BREITENFELDER, BURMANN, MÜLLER (Abb. 94).

Noch seltener kommen auch analoge Veränderungen am Köpfchen von Metatarsale 3, 4 und 5 vor. GRADO beschreibt einen Fall von KÖHLER'scher Erkrankung des Metatarsalköpfchens 3, FAVERGIOTTI einen solchen vom Köpfchen 2 und 3. FRIEDLÄNDER sah einen analogen Prozeß am Metatarsus 5. DUBROWSKAJA fand bei einem 12jährigen Mädchen eine kleine, derbe Geschwulst über der Tuberositas ossis Metatarsi V. Im Röntgenbild war der Knochenkern der Tuberositas in zwei Teile getrennt, die durch eine feine Brücke zusammenverbunden waren. Zum erstenmal sei diese Lokalisation der Osteochondritis 1912 von Iselin beschrieben worden. Burman sah bei einem $3^1/_2$jährigen Knaben Veränderungen an den Köpfchen von Metatarsale 3, 4 und 5. Die Epiphysen an diesen Stellen waren nicht deutlich ausgebildet. Gleichzeitig bestanden aber Veränderungen an den proximalen oder pseudometatarsalen Epiphysen an den Metatarsalia 2, 3 und 4. Die akzessorischen Epiphysen 2 und 3 waren unscharf begrenzt, fragmentiert und zeigten osteoporotische und sklerotische Flecken. Es handelte sich hier um eine Osteochondritis an dem Metatarsalköpfchen und an den proximalen Metatarsalbasen.

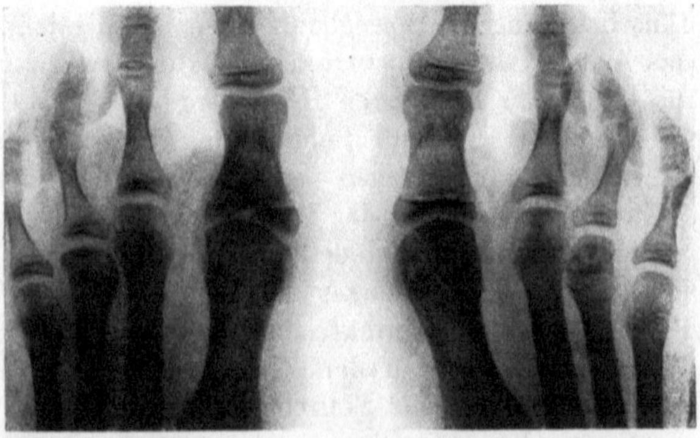

Abb. 95. M. M. Osteonekrotische Erkrankung der Basis der Grundphalanx der einen Großzehe. Die Epiphyse ist durch eine schräg verlaufende Demarkationszone zweigeteilt.

Die Osteonekrose des Calcaneum

Als Osteochondritis des *Calcaneum* versteht man die osteochondritische Erkrankung der Calcaneusapophyse am Processus posterior calcanei: Benannt wird die Krankheit auch als Apophysitis Calcanei oder als Calcaneopathia posterior adolescentium (Wilzer) als Osteochondropathie des Fersenhöckers. Benzon macht den Vorschlag, das Leiden nach seinem Entdecker als Morbus Haglundi zu bezeichnen. Poli knüpft die Erkrankung an die Eigennamen Blenke-Sever-Vulliet. Haglund beschrieb 1907 einige solche Fälle, deutete aber deren Röntgenbefunde noch als Querfrakturen. 1912 beschrieb Sever 5 Fälle.

Die Erkrankung ist verhältnismäßig selten. Es sind etwas über 100 Fälle publiziert. Die Erkrankung tritt auf im Alter der Verknöcherungsvorgänge in der Apophyse. Das Leiden tritt langsam nach und nach in Erscheinung. Wenn ein Trauma als Ursache angeschuldigt wird, kann ihm meist nur schmerzauslösende Wirkung zugebilligt werden. Die Kinder fangen an, über Schmerzen beim Gehen in den Fersen zu klagen, die besonders nach sportlicher Anstrengung auftreten. Auch in der Ruhe kann ein dumpfer Schmerz bestehenbleiben. Die Ferse wird druckempfindlich, besonders oft an der Ansatzstelle der Achillessehne. Schwellung der Fersengegend ist oft vorhanden. Gelegentlich sieht man auch Kontrakturen in der Wadenbeinmuskulatur. Leichte Fälle gehen oft unter dem Namen Achillodynie, Talalgie, Rheumatismus (Leniali).

Der Befund der Röntgenbilder zeigt Veränderungen im Bereiche der Apophyse. Die Struktur wird unregelmäßig. Es wechseln osteoporotisch aufgehellte und sklerotische Partien zusammen ab. Das Strukturbild wird verwaschen. Der Apophysenkern kann in einzelne Segmente zerfallen. Der Apophysenknorpel wechselt in seiner Dicke. Die einander zugekehrten Umrißlinien des Fersenbeins und seiner Apophyse werden unregelmäßig ausgefranst. Der Kern kann im ganzen hypoplastisch sein, seine Umrisse werden unscharf (Abb. 96 u. 97). HASSELWANDER hat die normale Calcaneusapophyse studiert. Er kommt zu dem Schluß, daß die ersten Anzeichen der Verknöcherung der Calcaneusapophyse bei Knaben im Alter von 9—10 Jahren, bei Mädchen von 7—8 Jahren auftreten. Die Verknöcherung ist abgeschlossen beim Mann mit 20 Jahren, bei der Frau mit 16 Jahren. Gewöhnlich beginnt die Verknöcherung mit dem Auftreten von 2—7 stecknadelkopfgroßen Knochengranula. Diese konfluieren zu einem raschwachsenden Knochenkern, der bald schalenförmig das Tuber calcanei überzieht. BERGMANN hat Reihenuntersuchungen an den Fersen-

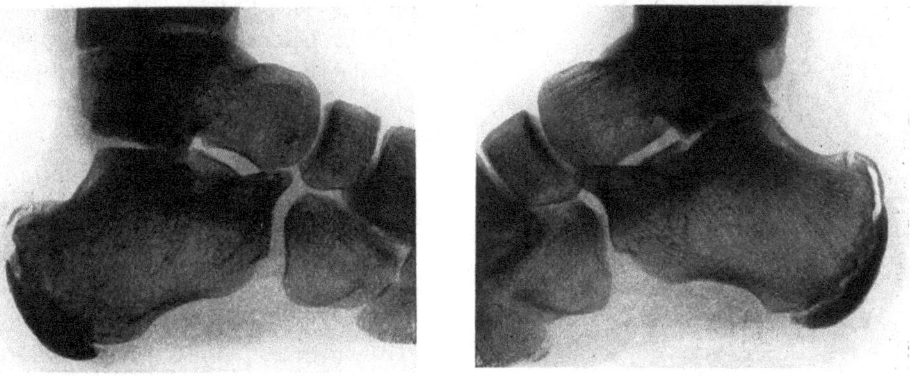

Abb. 96 u. 97. L. P. 12jährig. Osteonekrose der Calcaneusapophyse doppelseitig. Die Epiphysenfugen sind beidseits unregelmäßig in Breite und Struktur. Die angrenzenden Knochenpartien sind zackig, zerklüftet, die Apophyse ist sklerotisch

knochen gesunder Kinder vorgenommen. Er fand bei ungefähr $^3/_4$ der Fälle die obengenannten Unregelmäßigkeiten der Apophyse, Verdichtungen, Aufhellungen, Spalten quer durch die Apophyse sowie mehr oder minder starkes Klaffen der Epiphysenknorpelfuge. Fast regelmäßig fällt der anscheinend starke Kalkgehalt der Apophyse auf. An einem entsprechenden Leichenpräparat sah er mikroskopisch, daß in der Apophyse die Knochenbälklein viel dichter stehen als am übrigen Calcaneus und daß sie konfluieren. Darauf beruht der vermeintlich vermehrte Kalkgehalt. Leider macht BERGMANN keine weiteren Angaben über den histologischen Befund. BERGMANN fand den beschriebenen Röntgenbefund der Apophyse bei schmerzhafter und schmerzloser Epiphyse. Er bestreitet daher, daß ein charakteristischer Röntgenbefund für den Fersenschmerz bestehe. Er hält die beschriebenen Röntgenbefunde der Apophyse für noch in den Grenzen des Normalen liegend. Die Feststellungen BERGMANN's müssen sicherlich bei der Beurteilung der Röntgenbefunde beherzigt werden. Man darf nicht jede geringe Abweichung vom regelmäßigen Bau als Osteochondritis ansprechen. Es bestehen auch da Schwierigkeiten in der Taxierung der Epiphyse wie an anderen Körperstellen. Das Bestehen schwerer Veränderungen in Form und Struktur, die nicht mehr ins Normale hineingehen, ist nicht zu bestreiten. Zwischen dem regelmäßigen, als normal bezeichneten Bau, und den schwersten Formen der Osteochondritis gibt es alle Übergänge. Bei der Beurteilung der Röntgenbilder muß man hier wie immer bedenken, daß die Röntgenaufnahme nur ein Symptom einer Krankheit bezeichnet, das nur in einem Gesamtbild der klinischen Erscheinungen verwertet werden darf (Abb. 98).

Zaajer faßt seine Fälle als Verknöcherungsstörung auf, die noch in die Entwicklungsvarietäten fallen. Schmiz bezeichnet den unregelmäßigen, z. T. stark kalkhaltigen Epiphysenkern als harmlose Ossifikationsstörung. Blenke erklärt die Krankheit als entzündlichen Reiz der Wachstumslinie von harmloser Art und gutartigem Verlauf. Liek erklärt sie durch endokrine Störungen, die unter den mechanischen Einflüssen zu den krankhaften Veränderungen der Epiphyse führen. Mandl sieht in den Veränderungen am Calcaneus einen Teil einer Systemerkrankung.

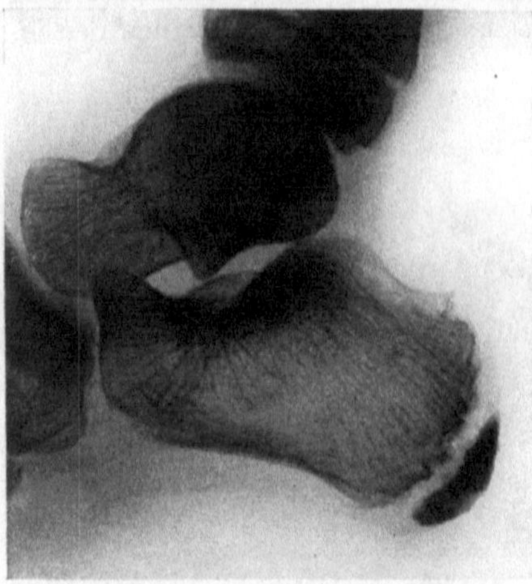

Abb. 98. v. D. P. Osteonekrose der Calcaneusapophyse. Die Apophyse ist verdichtet, die Apophysenfuge unregelmäßig, wolkig, verschattet, die angrenzenden Knochenpartien von Meta- und Epiphyse unregelmäßig, z. T. grob gezackt

Mooney beschreibt bei einem 13jährigen Mädchen einen plötzlich beim Spielen eingetretenen Abriß der Fersenbeinapophyse. Das abgerissene Stück wurde operativ reponiert.

Die Erkrankung stimmt in ihrem klinischen und röntgenologischen Bilde absolut mit den übrigen aseptischen Osteonekrosen überein, so daß wir mit Recht diese Erkrankung in das allgemeine Bild der Osteonekrosen einreihen dürfen. Damit möchte ich ihr auch das gleiche Wesen, die gleiche Pathologie, zuschreiben, die wir auch bei den andern Lokalisationen festgestellt haben. Das Leiden kommt zustande durch Überlastung der wachsenden Apophyse, wodurch die primäre Knochennekrose ausgelöst wird, die zur Resorption, Apposition, Deformation und zum Umbau führt. Auch Bergmann erklärt den Fersenschmerz mit erhöhter Inanspruchnahme des Calcaneus durch Achillessehnenzug und Belastungsdruck im Sinne eines chronischen Traumas.

Der Abschluß des Leidens ist erreicht, wenn die Apophyse wieder aus normalem Knochen gebildet und der Verknöcherungsprozeß abgeschlossen ist.

Die Prognose des Leidens ist gut. Therapeutisch kommt man in der Regel mit Ruhekuren, evtl. mit Gehgipsbehandlung aus. Für hartnäckige Fälle empfiehlt Poli Beck'sche Bohrungen (Anlegen von 4—6 Trepanationskanälen durch die Apophyse).

Als bis jetzt unbekannte Lokalisation der Osteochondritis beschreibt Kautin 1935 einen osteochondritischen Herd im vorderen Teil des Calcaneus.

Als weitere Lokalisation einer symmetrischen Osteonekrose am Tuber calcanei beschreibt Lorenz bei einer 32jährigen Frau am Tuber calcanei, am Processus posterior, an der Ansatzstelle der Achillessehne reiskorngroße, schwache Aufhellungen der Knochenstruktur in genau symmetrischer Bildung rechts und links. Es handelt sich bei dieser Patientin um eine Flüchtige aus dem Osten, die zu starker

Belastung der Füße durch ungewohnte tägliche Märsche von 22—30 km gezwungen wurde. Daneben bestanden hormonale Störungen, wie Amenorrhoe, Zyanose, Hypoglykämie, Leichenfinger, Perniones. LORENZ erklärt die Lokalisation durch die ungewohnte Belastung mit hormonaler Disfunktion.

Eine neuerliche eigene Beobachtung zeigt symmetrische Osteonekrose am Tuber calcanei am oberen Ende des Proc. post. über dem Ansatz der Achillessehne. Es handelt sich um eine 24jährige Frau. Klinisch bestanden Fersenschmerzen, die seit ungefähr 1½ Jahren angegeben wurden. Von Beruf war die Patientin Serviertochter, sie war deshalb zu einem ausgiebigen Gebrauch ihrer Füße gezwungen. Im Röntgenbild sieht man am Proc. post. calcanei nahe seinem oberen Ende halbkreisförmige Arrosionen des Knochens. Die arrodierte Stelle ist scharf begrenzt mit deutlichem sklero-

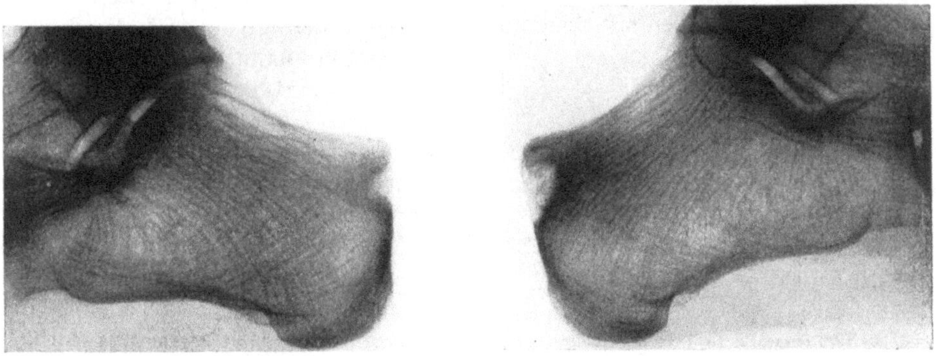

Abb. 99 u. 100. G. I. Symmetrische Osteonekrose an der Hinterfläche der Calcanei nahe dem oberen Pol. Halbmondförmige Rarefikation der Knochen mit wabiger Struktur und dichter sklerotischer Abgrenzung

tischem Rand. Periostale Knochenneubildung fehlt. Bei genauem Zusehen sieht man, daß an der Ansatzstelle der Achillessehne am distalen Teil des Tuber calcanei jederseits eine unscharf begrenzte Knochenaufhellung von Linsengröße, ohne periostale Reaktion besteht (Abb. 99u. 100). Die oberen größeren osteonekrotischen Herde wurden operativ ausgeschnitten. Die histologische Untersuchung kommt zur Diagnose: Aseptische Osteonekrose der Calcaneusapophyse. Der Prosektor schreibt: Histologisch zeigt das Gewebstück den Bau von Knochen, partiell mit Überzug aus hyalinem Knorpel. Dieser zeigt stellenweise wolkige Trübung. An anderen Stellen fibröse Umwandlung. Der Abschluß gegen die Spongiosa ist unscharf. Oft ragen die Markräume lakunär in den Knorpel vor. Die Knochenbälkchen zeigen sehr unregelmäßige Gestalt und Anordnung. Oft finden sich eigentliche Trümmerfiguren. Die Knochenhöhlen sind stellenweise leer. Die Markhöhlen sind angefüllt mit fibrösem Gewebe. Partiell findet sich derbfaseriges, kollagenes Gewebe; dazwischen immer wieder kleinzellige Infiltrate sowie große, blasse Zellen mit schaumig-vakuoligem Plasma. An anderen Stellen wieder findet man mehr junges Bindegewebe und schließlich lockeres Granulationsgewebe mit zahlreichen Lymphozyten und Plasmazellen. An einigen Stellen findet man auch noch etwas zusammengesinterte, fibrinoide Massen, angrenzend an Knorpelneubildungen oder auch an nekrotische Knochenbälkchen. Es handelt sich bereits um das reaktive Spätbild der Osteonekrose der Apophyse.

Es handelt sich hier um einen Überlastungsschaden, der symmetrisch an zwei

Stellen des Proc. post. calcanei auftrat. Die Osteonekrose im peripheren Teil des Tuber an der Ansatzstelle der Achillessehne entspricht genau der von LORENZ beschriebenen Lokalisation.

Die Osteochondritis dissecans der Cuneiformia

In der Literatur findet man spärliche Publikationen über diese Lokalisation der Osteochondritis.

Die erste Angabe finde ich bei WILLICH, der 1925 schreibt, daß er bei einem Kind mit Metatarsus adductus congenitus duplex eine Malazie am Os cuneiforme 1 beobachtet hat, mit Bildung eines Os cuneiforme bipartitum.

Mehrmals wird gleichzeitiges Vorkommen einer Osteochondritis dissecans am Cuneiforme 1 beschrieben mit einer Malazie des Navikulare (KÖHLER I) des gleichen Fußes (BUCHMANN, HABOUSH) (Abb. 101). Der Fall von HABOUSH zeigte am rechten Fuß einen KÖHLER I, an beiden Füßen eine Osteochondritis dissecans des Cuneiforme 1. Beschwerden bestanden nur an einem Fuß.

HERZ sah am Cuneiforme 1 osteochondritische Veränderungen mit periostalen Verdickungen und kleinen Defekten unter der Cortica mit Aufhellungen und Verdichtungen der Struktur.

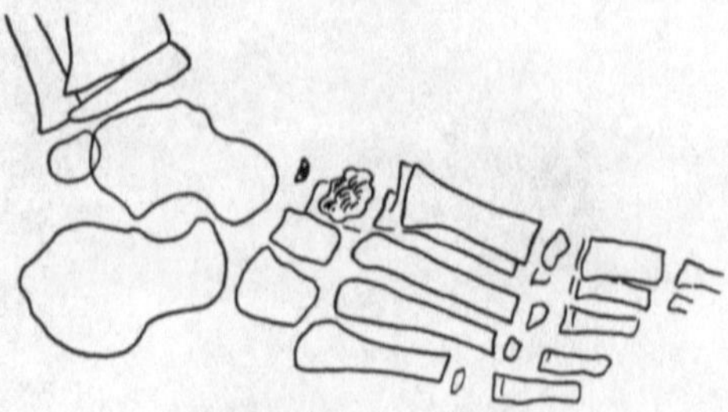

Abb. 101. Röntgenskizze einer Navicularemalazie (KÖHLER I) mit Beteiligung des 1. Cuneiforme nach BUCHMANN

BUSCHKE fand dem Morbus KÖHLER ähnliche Ossifikationsstörungen am Cuneiforme 1 bei 5 Zwillingspaaren, die röntgenologisch als juvenile Osteochondropathie imponierten. Beschwerden fehlten meist. Nach BUSCHKE soll es sich dabei um eine verhältnismäßig häufige Ossifikationsvariante handeln. Die Erkrankungen wurden bei 4½–7jährigen Kindern beobachtet. BUCHMANN beschreibt einen Fall bei einem 6½jährigen Knaben, der über Schmerzen im linken Fuß klagte nach einem Mißtritt. Es bestand Druckempfindlichkeit dorsal auf dem Cuneiforme 1. Im Röntgenbild war das Cuneiforme 1 deformiert. Es war in der Längsachse verkürzt. Die Struktur war stellenweise osteoporotisch, stellenweise sklerotisch. Das Navikulare war erheblich unterentwickelt, zeigte 2 Ossifikationszentren mit fleckförmiger Osteoporose und Sklerose. Am rechten Fuß bestanden die gleichen Knochenverhältnisse. Nach 2 Jahren fand er noch eine Verkürzung von Cuneiforme 1 und Navikulare. Die Struktur des Cuneiforme 1 war normal geworden, während das Navikulare noch immer Flecken von Osteoporose und Sklerose zeigte. Der Knochenkern des Cuneiforme 1 erscheint im Verlaufe des dritten Jahres nach GRAY, PIERSOL, BAILEY und MILLER, KREUSCHER (zitiert nach BUCHMANN). Nach SPALTEHOLZ erscheint er im ersten Jahr. Nach COHN mit 3½ Jahren, nach DARIEUX und QUÉNU mit 1½—2½ Jahren. Nach PIERSOL kommen ausnahmsweise am Cuneiforme 1 zwei Knochenkerne vor.

KÜNTSCHER beschreibt eine Malazie des *Cuneiforme 2*. Der Knochen war im Röntgenbild entrundet. Eine quer durch den Knochen ziehende, schmale Zone imponierte als Bruchlinie. Die Krankheit heilte nach längerer Zeit spontan aus.

Eine Beobachtung über eine Osteochondritis dissecans am *Os cuboideum* liegt vor von NORDMANN. Auskratzung des Knochenherdes zeigte eine aseptische Nekrose. Die Knochenhöhle wurde mit einer Gipsplombe ausgefüllt, wodurch die Erkrankung zur Heilung gebracht wurde.

Die *Osteochondritis dissecans der Sesambeine* der Großzehengrundgelenke.

Die Lokalisation der aseptischen Knochennekrosen in den Sesambeinen des Großzehengrundgelenkes ist verhältnismäßig häufig.

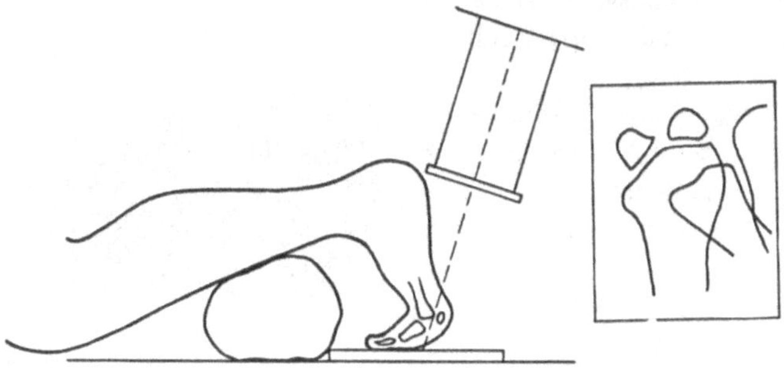

Abb. 102. Aufnahmetechnik der Sesambeine der Großzehe nach MÜLLER

Die klinischen Erscheinungen zeigen in erster Linie ziemlich plötzlich, meist ohne Trauma einsetzende Schmerzen, plantar auf dem Grundgelenk der Großzehe. Sie treten auf beim Gehen und bei längerem Stehen.

Die Kranken entlasten deshalb den inneren Fußrand. Selten halten die Schmerzen auch in der Ruhe an. Objektiv findet man immer lokale Druckempfindlichkeit. Bei Dorsalflexion der Großzehe tritt Dehnungsschmerz auf, desgleichen bei Rotationsbewegungen der Großzehe. Häufig sieht man leichte Schwellung besonders dorsal.

Nach MÜLLER erkranken vorwiegend Frauen. Die Krankheit ist nicht an ein bestimmtes Alter gebunden. Es wurden Fälle beobachtet im Alter von 18—32 Jahren. Befallen wird öfter das mediale als das laterale Sesambein.

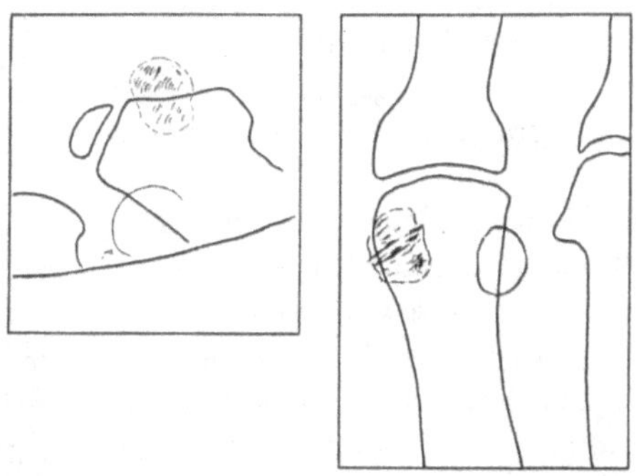

Abb. 103. Schema des dadurch hergestellten Röntgenbildes

Die histologische Untersuchung zeigt subchondrale Knochennekrosen, scholligen Zerfall schleichende Spaltbildung, echte Frakturen, Zeichen von Knochenneubildung (RENANDER).

Im Röntgenbild sieht man hauptsächlich Strukturveränderung des Knochens, osteoporotische Aufhellungen und sklerotische Verdichtungen ergeben eine unregelmäßig streifige Zeichnung. Zur genauen Darstellung soll man die Sesambeine auch in der Längsrichtung des Fußes darstellen. MÜLLER gibt eine spezielle Aufnahmetechnik an (Abb. 102 u. 103).

Eine systematische Untersuchung von 100 Fußröntgenbildern durch POWERS zeigte 13mal Zweiteilung eines Sesambeines, 1mal Vierteilung, gelegentlich Hantelform. Die Zweiteilung wird im allgemeinen als belanglose Varietät mit Bildung von 2 Knochenkernen aufgefaßt.

WISBRUN hat 7 gespaltene Sesambeine untersucht, die wegen erheblichen Beschwerden exstirpiert worden waren.

Nach WISBRUN kommen die geteilten Sesambeine in 6—10% vor. Im allgemeinen sind sie symptomlos. Gelegentlich machen sie Schmerzen. Die Teilung betrifft fast nur das mediale Sesambein. Der histologische Befund der geteilten, schmerzhaften Sesambeine zeigt eine ödematöse Auflockerung. Im Knorpel beginnt ein Riß, gefüllt mit Gewebstrümmern und Fibrin. Angrenzende Knochenbälklein sind zertrümmert, angenagt, in Resorption. Zahlreiche Riesenzellen, Osteoblastensäume. Es ist ein für aseptische Nekrose typischer Befund. WISBRUN bezeichnet die Fuge mit WIEDHOPF und GREIFENSTEIN als schleichende Spaltbildung (Abb. 104.)

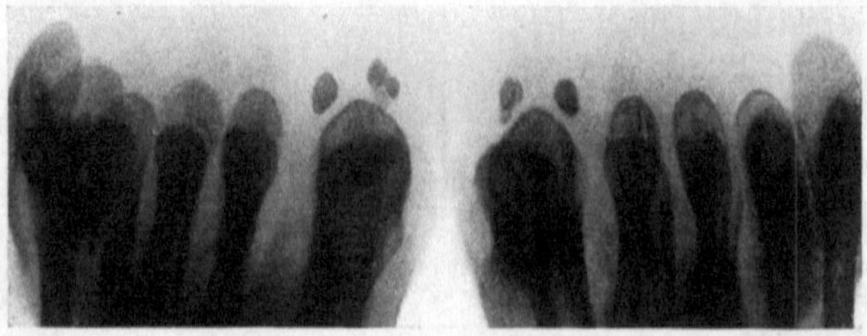

Abb. 104. P. M. Doppelseitige Osteonekrose des medialen Sesambeins der Großzehe

Bruch eines Sesambeines ist selten. Unterscheidung eines frakturierten Sesambeines von einem angeborenen Zweigeteilten, von einem mit schleichender Spaltbildung und einem mit einer aseptischen Osteonekrose ist nur teilweise möglich. Ein frakturiertes Sesambein hat scharfe Bruchränder und regelmäßige Struktur. Das angeborene Sesamoideum partitum ist beschwerdefrei und hat glatte Ränder. Die schleichende Spaltbildung und die aseptische Osteonekrose wird man nicht scharf auseinanderhalten können, weil beide nur eine verschiedene Phase der gleichen Erkrankung sind. Nach WISBRUN sind nur die symptomlosen Sesamoidea partita als angeborene Ossifikationsvarietäten aufzufassen, die schmerzhaften aber bereits als osteomalazisch veränderte Knochen (Abb. 105).

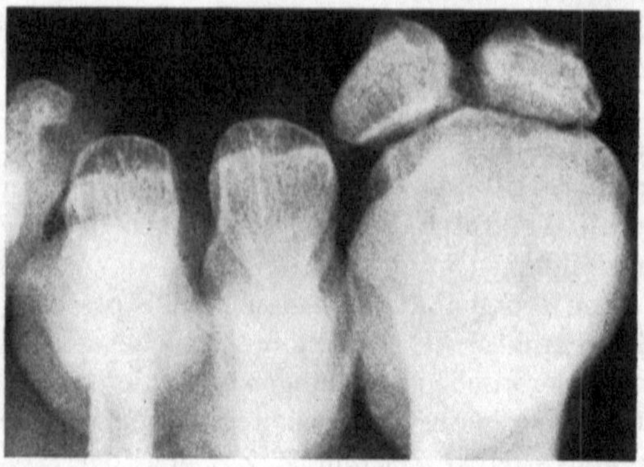

Abb. 105. Osteonekrose des medialen Sesambeins der Großzehe

Nach ihrer Lage sind die Sesambeine groben Traumen häufig ausgesetzt. Beim Springen und Laufen sind harte Schläge gegen die Zehenballen natürlich. Gute Weichteilpolsterung und weitgehende Federung des Fußes bilden einen guten Schutz. Frakturen der Sesambeine kommen vor, sind aber selten. Mikrotraumen der Sesambeine sind beim Gehen und Stehen an der Tagesordnung. Sie sind auch geeignet, die Blutzirkulation dieser Knochen zu beeinträchtigen durch direkten Druck beim Stehen und Gehen. Dadurch können sich an diesen Knochen leicht Überlastungsschäden geltend machen, die zur aseptischen Nekrose führen. Entsprechend fand auch MÜLLER die Krankheit bei einer Tanzlehrerin und einer Hebamme. Die Entstehung dieser Nekrosen und ihr pathologisch-anatomischer Verlauf zeigt keine Unterschiede gegenüber den anderen schon besprochenen Osteochondritis-Lokalisationen.

Auch hier ist mit einer langen Heilungsdauer zu rechnen, die bei der Exponiertheit dieser Knochen verständlich ist. Sie ist erst abgeschlossen mit dem völligen, knöchernen Umbau. Ruhigstellung und Entlastung lassen eine völlige Heilung erwarten. Entlastung kann gründlich mit Bettruhe, Gehgipsverbänden, Schienenhülsenapparat erzielt werden. Man wird aber aus praktischen Gründen meist mit Filzpolsterungen und Einlagen auskommen müssen, obschon damit kaum eine genügende Entlastung möglich ist. Zieht sich der schmerzhafte Zustand in die Länge, so wird der Kranke eine Exstirpation des malazischen Knochens der konservativen Behandlung vorziehen.

Die Krankheit wurde zuerst 1925 von RENANDER beschrieben. 1926 folgte eine Beschreibung von MÜLLER. Sie wird deshalb auch die RENANDER-MÜLLER'sche Krankheit genannt.

In der Fußwurzel werden gelegentlich auch *osteonekrotische Veränderungen an überzähligen Fußwurzelknöchelchen* beobachtet. So beschrieb SAUPE eine malazieartige Veränderung am Os tibiale externum, die er als aseptische Osteonekrose auslegte. Er brachte den Patienten zur Heilung mit Senkfußeinlagen (Abb. 106).

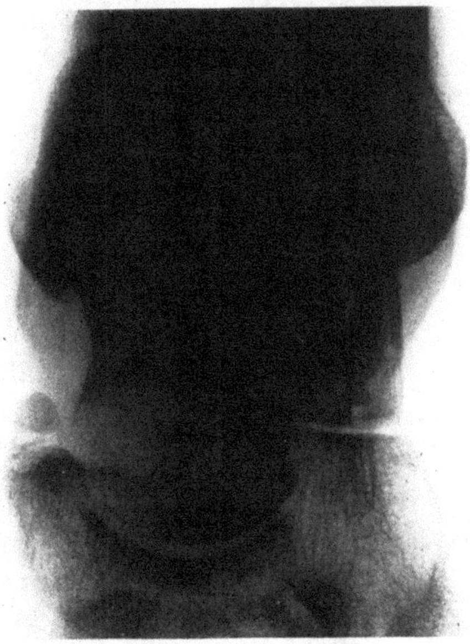

Abb. 106. R. S. Osteonekrose des Naviculare am Fuß und des geteilten Os tibiale externum. Am medialen proximalen Ende des Naviculare sieht man eine kleine Aufhellungszone mit verwaschener Struktur. Das angrenzende Os tibiale ist fleckförmig osteoporotisch, osteosklerotisch, in seiner Begrenzung unregelmäßig

Die aseptische Osteonekrose im *oberen Sprunggelenk*.

Die Lokalisation der Osteochondritis in diesem Gelenk ist selten. Es sind in der Literatur bis 1942 nur 19 Fälle publiziert worden. Die Erkrankung tritt bei Jugendlichen im Wachstumsalter auf von 10 bis 22 Jahren. Nach LÄWEN war der jüngste Patient 5jährig, der älteste 50jährig. Die Krankheit sitzt fast immer im medialen Teil der Trochlea tali, der Talusrolle. CORDES sah in einem Fall den osteochondritischen Herd im Fußgelenkende der Tibia sitzen. LÄWEN fand in der Literatur und in seinen eigenen Fällen 10mal den osteochondritischen Herd lokalisiert in der Talusrolle, 2mal in der Gelenkfläche der Tibia und 1mal in der Gelenkfläche des äußeren Knöchels. In der Talusrolle sitzt er nach ARONSSON fast immer in der medialen Partie. Seltener in ihrem mittleren oder lateralen Teil.

Das Leiden beginnt meist langsam, oft nach vorausgegangenem Trauma mit Schmerzen im Fußgelenk beim Gehen, Laufen und Springen. Schwellung fehlt meist, Druckempfindlichkeit ist gering. In fortgeschrittenen Fällen können auch Einklemmungserscheinungen mit Gelenksperre auftreten. Bei den Fällen, bei denen ein Trauma in der Anamnese angegeben wird, liegt dieses meist längere Zeit, ein bis mehrere Jahre zurück (Abb. 107 u. 108).

Im Röntgenbild machen sich meist erst nach einer stummen Periode gut abgegrenzte rundliche Herde an der Talusrolle geltend, die typische Bilder zeigen wie am Knie- oder Ellenbogengelenk. Im Zentrum des Defektes sitzt ein sklerotisches, verwaschen strukturiertes Knochengewebe. Es ist scharf vom gesunden Knochen abgesetzt, der gegen die Demarkation zu einen sklerotischen Wall gesetzt hat. Mehrfach haben sich die demarkierten Knochenstücke aus dem Bett gelöst und

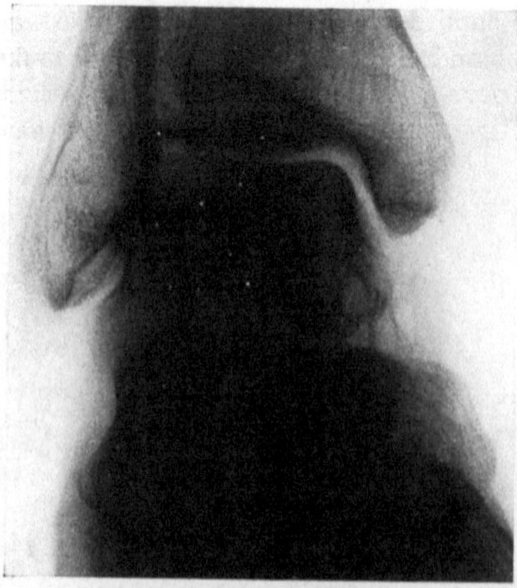

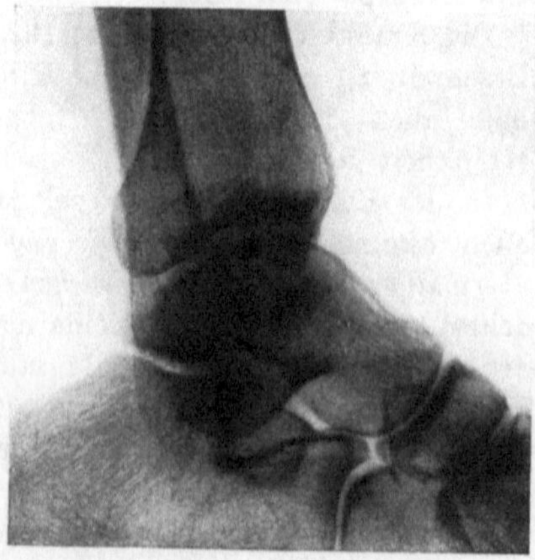

Abb. 107 u. 108. S. F. Osteochondritis dissecans der Talusrolle gegen die Fibula hin. Im seitlichen Bild sieht man rundlich begrenzte Aufhellungen mit sklerotischen Rändern

freie Gelenkkörper gebildet (PUHL, LERCH, SIDLER, SCHNABERTH). In späteren Stadien treten die Zeichen der Arthrosis deformans auf.

ARONSSON betont, daß in keinem Fall von Osteochondritis ein freibeweglicher Gelenkkörper entstanden sei. Freibewegliche Körper im Fußgelenk seien zwar beschrieben, doch waren sie durch intraartikuläre Frakturen verursacht. LERCH beschreibt freie Gelenkkörper in den Sprunggelenken bei Fußballspielern. Durch Überlastung beim Sport traten Gewebsschädigungen des Gelenkknorpels auf, welche zu Wucherungen von Knorpel- und Knochengewebe führten, analog den arthrotischen Randwülsten. Als Endstadium resultieren freie Gelenkkörper, die operativ entfernt wurden.

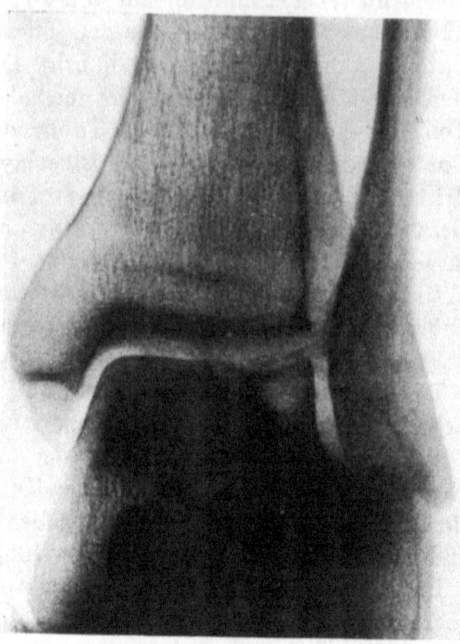

Abb. 109. E.P. Osteonekrose der Talusrollen, rechts im fibularen Teil. Sklerotische Abgrenzung der Aufhellungsherde

Histologische Befunde werden angegeben von LÄWEN, PUHL u. a. Beide fanden typische Knochennekrosen ohne entzündliche Veränderungen. Es handelte sich also bei dieser Erkrankung um eine Lokalisation der Epiphysennekrosen. Ihr Wesen und ihre Pathologie stimmen mit den oben beschriebenen Krankheitsbildern überein. Als Ursache der Krankheit findet man in der Literatur fast einmütig die Ansicht vertreten, daß traumatische Veränderungen anzuschuldigen seien. Die Krankheit tritt auch meist bei Sportlern, insbesondere bei Fußballspielern, auf (NIEDERWIESER, SCHNABERTHI). Das Schlagen gegen den Fußball, Störungen in der Muskelkoordination, mechanische Fehlstellungen werden als Ursache angegeben. PUHL gibt schon 1936 an, daß traumatische Fissuren auftreten, die wegen fortdauernder Funktion des Gelenkes zur Abtrennung des eingebrochenen Knochenstückes führen. Diese Erklärung des Zustandekommens müssen wir heute vollständig unterstützen, mit der Einschränkung, daß die traumatische Fissurbildung nur einer von mehreren möglichen Entstehungswegen ist. Nicht nur die subchondrale Fraktur, sondern auch die Überlastungsschädigung des Knochens kann zur Knochennekrose führen, welche den ganzen Umbau- und Disektionsvorgang einleitet. ARONSSON trennt scharf die osteochondritischen Fälle von den intraartikulären Frakturen. Er schließt deshalb auch einen Teil der in der Literatur als Osteochondritis publizierten Fälle aus. Nach Gelenkknorpelkontusionen findet ARONSSON charakteristische, degenerative Veränderungen des Knorpels mit Fissuren, während der darunterliegende Knochen widerstandskräftiger ist. In Gegensatz dazu stellt er die Osteochondritis dissecans, bei der die Veränderungen primär im Knochen auftreten und sekundär auf den Knorpel übergreifen, der erst allmählich erweicht, die Farbe wechselt und sich nach und nach gegen die Umgebung abgrenzt. Nach unseren neueren Ansichten läßt sich diese Trennung nicht mehr durchführen. Es handelt sich bei beiden Prozessen um die gleiche Krankheit, die einmal durch

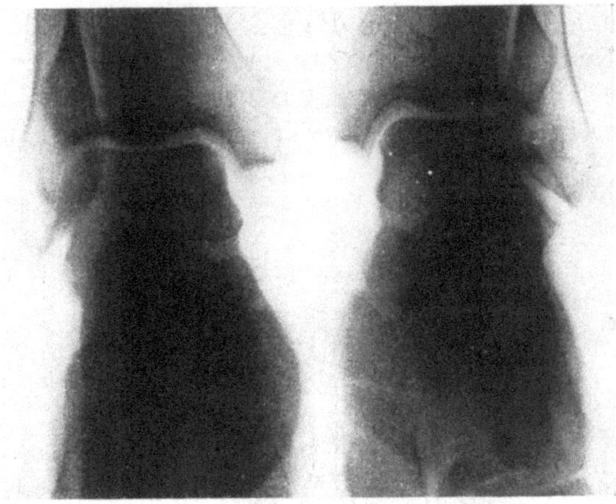

Abb. 110. E. P. Osteonekrose beider Talusrollen, rechts deutlicher als links

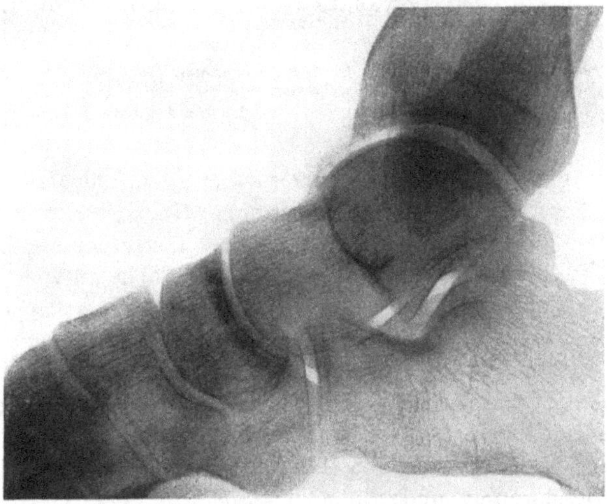

Abb. 111. E. P. Im seitlichen Bild sind die Herde in der Talusrolle distal-dorsal des Malleolus externus zu sehen

eine Schädigung von Knorpel und Knochen entstand, das andere Mal durch subchondrale Fraktur oder durch subchondrale Nekrose.

Die Behandlung des Leidens wird in erster Linie die ursächliche Schädigung fernhalten, die Überanstrengung bei Sport und Arbeit. Die weitergehende Destruktion und Dissektion wird durch Ruhigstellung und Entlastung möglichst eingeschränkt. Durch den nun ungestört vor sich gehenden Knochenumbauprozeß kann die Krankheit völlig ausheilen. NIEDERWIESER beschreibt einen großen Defekt in der Talusrolle, der spontan so völlig ausheilte, daß er im Röntgenbild nicht mehr zu sehen

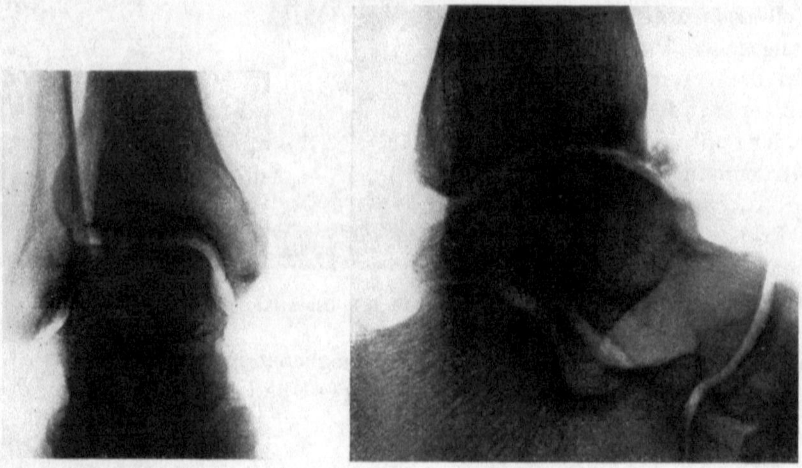

Abb. 112 u. 113. S. K. Osteonekrose der vorderen Tibiakante. Im a.-p.-Bild sieht man nur eine Unhomogenität der vorderen Tibiakante; im seitlichen Bild eine kleine Aussparung mit einem wolkigen freien Gelenkkörper. Leichte Arthrosis deformans

war. Operative Behandlung wird nur empfohlen zur Entfernung von freien Gelenkkörpern, evtl. noch zur Entfernung völlig dissezierter Mäuse in ihrem Bett. ARONSSON beschreibt einen Fall, der bei gut abgegrenztem Herd im Röntgenbild, bei der Operation eine intakte Gelenkknorpelfläche aufwies. Auf eine völlige Aussprengung der Maus wurde verzichtet und das Gelenk ruhiggestellt. In einem anderen Fall war auch der Knorpel demarkiert. Hier wurde die Maus aus dem Bett operativ entfernt. Im ersten Fall, indem die Maus unter dem intakten Gelenkknorpel belassen wurde, trat später während jahrelanger Beobachtung keine Beschwerdefreiheit auf, so daß dem Patienten eine zweite Operation vorgeschlagen wurde, die er aber ablehnte. ARONSSON betont, daß noch kein Fall mit ausgesprochenen subjektiven Beschwerden und röntgenologisch gut demarkiertem Herde spontan geheilt sei. Sind die subjektiven Beschwerden gering und zeigen die röntgenologischen Veränderungen nicht vollständige Demarkation, kann ein Versuch mit konservativer Behandlung gemacht werden. Ist man zur Operation gezwungen, so soll man sich auf die Entfernung der Maus aus ihrem Bett beschränken. Nach der Entfernung der Maus schreitet wahrscheinlich auch die Arthrosis deformans nicht mehr weiter.

LÄWEN macht darauf aufmerksam, daß bei der Operation die Übersicht über den hinteren Teil der Taluskonvexität von einem gewöhnlichen vorderen Gelenkschnitt aus nicht zu erzielen ist. Am besten erreicht man den Zugang durch temporäre Resektion des inneren Knöchels nach FRITZ KÖNIG mit einem zungenförmigen, nach oben konvexen Weichteillappen. Der obere hintere Teil der Talusrolle kommt aber auch jetzt erst zu Gesicht nach Durchtrennung der Sehne des Musculus tibialis posterior und des Musculus flexor digitorum longus. Nun kann der Fuß extrem proniert werden.

Als Spätfolge, besonders bei Deformation der Gelenkfläche, droht die Arthrosis deformans.

Die Prognose des Leidens ist im allgemeinen gut.

Becken

Die *Synchondrosis ischio pubica* des Beckens ist nicht so selten Sitz einer osteochondritischen Lokalisation (Abb. 114).

Diese Erkrankung wurde zuerst beschrieben durch VAN NECK 1923 und im gleichen Jahre durch ODELBERG. Vielfache, sich widersprechende Publikationen verwirrten in der Literatur das Bild dieser Erkrankung. Die Synchondrosis ist nicht nur häufig Sitz osteochondritischer Veränderungen, sondern auch oft von entzündlichen Erkrankungen.

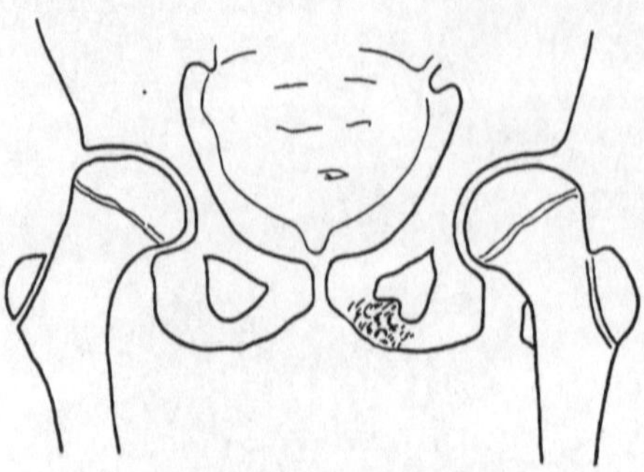

Abb. 114. Röntgenskizze nach DURHAM. Aseptische Osteonekrose an der Synchondrosis ischiopubica. Verbreiterung der Synchondrose. Auflockerung und Unhomogenität ihrer Struktur

Es wurden dementsprechend mehrere Gruppen der Erkrankungen der Synchondrosis aufgestellt.

LONGHI teilte die aseptische Osteonekrose der Synchondrosis 1942 in 2 Gruppen ein. Seine 1. Gruppe beginnt mit heftigen Schmerzen, Fiebern und Gangstörungen. Die 2. Gruppe verläuft völlig symptomlos und wird zufällig entdeckt. Differentialdiagnostisch schließt er aus: Caries sicca, tuberkulöse Osteomyelitis und akute Osteomyelitis.

ELEASEN teilt die Erkrankungen der Synchondrose 1941 ein in 1. aseptische Formen und 2. in septische Formen. Zur 1. Form gehören die Osteonekrosen. Die 2. Form repräsentiert die gewöhnliche Osteomyelitis.

CAMERER teilt 1942 ein 1. akute Osteomyelitis, 2. chronische Osteomyelitis, 3. Osteochondritis ischio pubica.

Die normale Verknöcherung des Synchondrosis ischio pubica erfolgt zwischen dem 8.—10. Jahr. Nach INCLAN bereits im 7. Jahr. Die Erkrankung an Osteochondritis wird beobachtet im Alter von 7—14 Jahren (ODELBERG, FORGERSEN, POLLAK). HIRSCH beschreibt einen Fall mit $5^1/_2$ Jahren. DURHAM einen mit $^1/_2$ Jahr. Die Erkrankung ist selten. Bis 1942 waren 60 Fälle veröffentlicht (nach CAMERER). Eine genaue Beurteilung der Veröffentlichungen ist aber schwierig, weil bei der Ungleichheit der Einteilung der Erkrankungen von den verschiedenen Verfassern verschiedene Krankheitsbilder zusammengefaßt wurden. Daher wird auch die Symptomatologie recht verschieden angegeben. So berichtet CORPER, daß seine Fälle akut begonnen haben mit Schmerzen, Fiebern, Leukozytose, so daß zuerst an eine Osteomyelitis gedacht wurde. POLLACK findet bei einem 10jährigen Mädchen Spontanschmerz und Druckempfindlichkeit in der Schambeingegend. Nach DURHAM bestehen Schmerzen in der Hüfte, Gehbehinderung, lokale Druckempfindlichkeit, vermehrte

Spannung der Adduktoren. Zeitlin stellt fest, daß der klinische Befund wechseln könne. Bald bestehe fast völlige Symptomlosigkeit, bald findet man Symptome ähnlich denen bei Hüftgelenktuberkulose. Forgersen sah bei einem 9jährigen Mädchen 2 Jahre lang Schmerzen in der Leistengegend. Der Röntgenbefund zeigt auch entsprechend der Unsicherheit der Einteilung recht wechselnde Verhältnisse in der Literatur. So beschreibt Kroh eine haselnußgroße, von wolkigen Schatten umgebene, von kleinen punktförmigen Schatten durchsetzte Aufhellungszone im Bereiche der Synchondrosis ischio pubica. Von Pollak werden unregelmäßige Struktur und Konturen angegeben. Hirsch sah eine mandelgroße Auftreibung, die unregelmäßig aufgehellt war. Über dieser lag ein Sequester. Oft wird eine demarkierende Sklerose angegeben. Heeren unterscheidet auch für die Röntgenbefunde 2 Gruppen. Eine 1. zeigt runde bis ovale Aufhellungszonen mit sklerosierenden Knochenpartien mit Schmerzen und eine 2. Gruppe mit aufgehellten, runden bis ovalen Auftreibungen ohne Kalkeinlagerungen ohne Beschwerden. Auch Camerer beschreibt die aufgetretenen, wolkigen Aufhellungen mit sklerotischen Rändern. Zeitlin findet einerseits ovale oder runde Verdünnungsstellen von normalem Knochen begrenzt. Ins Foramen ovale hinein projiziert sich ein knöchern-knorpeliges Dreieck. Diese Form heilt innerhalb mehrerer Monate. Andererseits findet er weitgehende Entkalkung und Übergang der Veränderungen weit auf den angrenzenden Knochen. Diese Form heilt aus innerhalb von vielen Monaten bis Jahren. Dainelli sah Auftreibung und Aufhellung der Synchondrosis nach Abszeßbildung in der Leiste. Petersen fand in 2 Fällen entsprechende Knochenveränderungen, kompliziert durch sekundäre Staphylokokkeninfektionen. Kroh's Fall mit dem zitierten Röntgenbefund ergab bei der operativen Ausräumung des Herdes rahmigen Eiter.

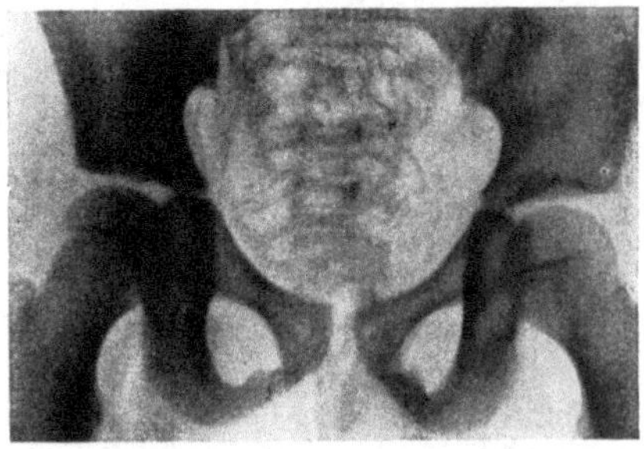

Abb. 115. G. R. Lockerung der Epiphysenfuge des rechten Femurkopfes. Osteochondritis dissecans der Synchondrosis ischio pubica rechts

Wir sehen, daß es sich bei diesen angeführten Röntgenbefunden unmöglich in allen Fällen um reine aseptische Osteonekrosen gehandelt haben kann. Es sind sicher Fälle von osteomyelitischen Herden und entzündlichen Veränderungen dabei. Entsprechend diesen Befunden wird auch in der Literatur recht häufig eine Infektion als Ursache der Osteochondritis der Synchondrosis ischio pubica angegeben (Dainelli Petersen). Haberle zieht daraus die richtige Konsequenz und stellt die gutartig verlaufende unspezifische, metastatische Synchondritis ischio pubica im Kindesalter als typisches Krankheitsbild dar. Dieses zeigt im Röntgenbild Aufhellungen an der Sychondrose mit demarkierenden Sklerosen. Diese Fälle beginnen akut mit hohem Fieber. Haberle schließt für diese Fälle eine Osteochondrosis sowie eine Tuberkulose aus.

Wir müssen also bei der Diagnose der aseptischen Osteonekrose der Synchondrosis ischio pubica kritischer werden. Die Fälle, die mit großen Schmerzen, hohem Fieber, Leukozytose akut beginnen, müssen wir von vornherein ausschließen. Es handelt sich hier durchwegs um entzündliche Erkrankungen. Die Synchondrosis ischio pubica scheint eine Prädilektionsstelle für benigne metastatische Entzündungen zu sein. Bei der Beurteilung der Röntgenbilder müssen wir uns vor Augen halten, daß auch normalerweise ohne Osteochondritis und ohne Entzündung die Verknöcherung der Synchondrosis recht verschieden verläuft. Man sieht auch bei gesunden Kindern in der Synchondrose häufig erhebliche Auftreibungen, unscharfe Ränder, osteoporotische, leicht verwaschene Struktur. Andererseits müssen wir uns daran erinnern, daß der Knochen auf verschiedene Reize, so auf Infektionen und auf aseptische Nekrosen, wahrscheinlich auch auf endokrine Störungen und Intoxikationen mit genau gleichen Röntgenbefunden reagiert. Wir dürfen niemals eine Diagnose allein auf einen Röntgenbefund stellen. Wir müssen den Röntgenbefund als ein Symptom ins klinische Krankheitsbild einreihen.

Wir dürfen eine aseptische Osteonekrose der Synchondrosis ischio pubica diagnostizieren bei langsamem Beginn und mäßigen Schmerzen bei Anstrengungen, beim Fehlen von Fiebern und entzündlichen Erscheinungen, bei normaler Senkungsgeschwindigkeit der roten Blutkörperchen, bei Hinken, bei leichter lokaler Schwellung, bei leichter Druckempfindlichkeit und vermehrter Muskelspannung im Bereiche der Adduktoren. Im Röntgenbild finden wir Auftreibung, Aufhellung der Struktur mit fleckiger Verdichtung und normaler oder leicht sklerotischer Begrenzung. Periostale Reaktion fehlt. Das Wesen der Erkrankung und ihre Pathologie stimmt mit den früher dargestellten Lokalisationen überein. Es handelt sich um aseptische Knochennekrosen, welche die Resorption, die Knochenneubildung, den Knochenumbau einleiten. Als Ursache des Leidens muß auch hier die Überlastung des Knochens durch Sport, Arbeit oder Anstrengung angesehen werden. Die Prognose ist gut. Auf Ruhigstellung und Schonung, wenn nötig mit Extensionsbehandlung des kranken Beines, heilt das Leiden innerhalb von einigen Monaten aus.

Das Leiden tritt bei Kindern auf im Alter von 5—8 Jahren. Die Verknöcherung der Synchondrosis ist normalerweise im 10. Jahr abgeschlossen.

In der Literatur muß ein erheblicher Teil der als Osteochondritis beschriebenen Fälle abgestrichen werden. Sie gehen auf Rechnung einer Entzündung, wahrscheinlich meistens einer chronischen, gutartig verlaufenden Osteomyelitis.

Sehr selten wird ein osteochondritischer Prozeß im *Tuber ischii* beschrieben. 1937 berichtet Raspe über einen Defekt am Tuber ischii, der röntgenologisch einer Osteochondritis dissecans entspricht.

1945 beschreibt Paul einen analogen Fall bei einem 19jährigen Mann. Er hat mit 14 Jahren anläßlich eines Sprungs aus geringer Höhe einen plötzlichen, heftigen Schmerz im linken Tuber ischii verspürt. Nach 4 Monaten Bettruhe war das Leiden geheilt. Der Jüngling wurde wieder sportfähig und rückte später als Soldat zum Kriegsdienst ein. Er stürzte auf das Gesäß und wies nachher eine Druckempfindlichkeit des linken Tuber ischii auf. Im Röntgenbild sah man, daß die knöcherne Vereinigung der Apophyse des Tuber ischii ausgeblieben war. Der Apophysenkern war stark vergrößert. Die Apophysenfuge verbreitert. Die angrenzenden Knochenränder waren unregelmäßig gezähnelt, leicht sklerotisch. Der Apophysenkern am oberen Pol etwas zerklüftet. Wahrscheinlich ist hier durch den Sturz mit 14 Jahren eine Schädigung des Apophysenkerns eingetreten, der dann eine aseptische Osteonekrose der Apophyse folgte, die darauf symptomlos wurde ohne ganz auszuheilen. Ein erneuter Fall mit 19 Jahren hat wieder ein schmerzhaftes Stadium ausgelöst. Normalerweise verschmilzt die Apophyse mit 20—25 Jahren (Abb. 116).

SORRELL, DERIEUX und BOËLLE beschrieben eine Apophysitis an der *Spina iliaca anterior superior*. Ein $14^1/_2$jähriges Mädchen war bei einem Hochsprung gegen eine Kameradin gestoßen. Es entwickeltete sich danach eine Verdickung der Gegend der Spina iliaca anterior superior. Im Röntgenbild sah man, daß zwischen der Spina iliaca anterior superior und der Beckenschaufel ein breiter Apophysenspalt offen geblieben war. Der Apophysenkern war zerklüftet und aufgeteilt in einzelne unregelmäßige Knochenkerne. Die angrenzende Beckenschaufel war unregelmäßig in ihrer Kontur und Struktur. Das Vergleichsbild der anderen Seite wies ziemlich gleiche Verhältnisse auf. Es handelte sich um eine doppelseitige aseptische Osteonekrose dieser Stelle. Das Trauma hat nur die Beschwerden ausgelöst. Als Nebenbefund bestand eine leichte Kyphoskoliose mit dem Röntgenbild der Epiphysitis vertebralis adolescentium. DUPAR beschreibt 3 analoge Fälle. Nach leichten indirekten oder direkten Traumen beim Sport waren Beschwerden aufgetreten an der Spina iliaca anterior superior. Vermehrte Schmerzen bei Bewegung bildeten eine funktionelle Behinderung. Lokal bestand umschriebene Schwellung. Im Röntgenbild war der Knochenkern der Spina iliaca anterior superior durch einen hellen Streifen der Apophysenfuge vom Darmbein abgetrennt. Ihre Knochenränder waren unregelmäßig, die Struktur unhomogen. Auf Ruhe und Wärme heilte die Erkrankung aus. WYBERG beschreibt 2 Fälle bei 17jährigen Jünglingen, die bei starker Muskelanstrengung einen Abriß an der Spina iliaca anterior superior erlitten. Hier kann es sich auch um reine Frakturen durch Muskelzug gehandelt haben. Möglicherweise kann eine osteochondritische Lockerung der Apophyse vorbestanden haben.

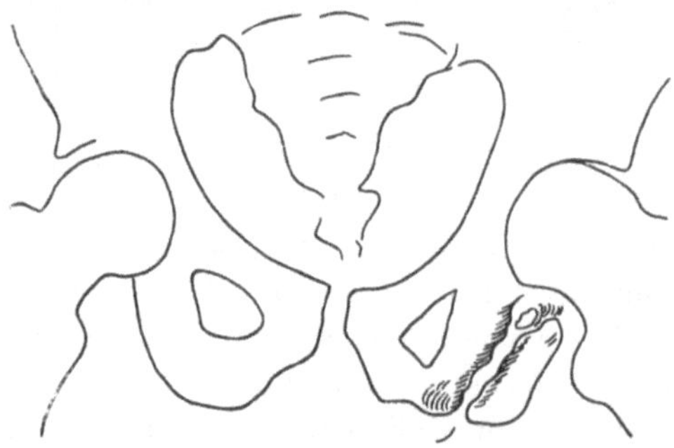

Abb. 116. Röntgenskizze nach PAUL E. MCMASTER: Aseptische Osteonekrose am Tuber ischii

Im Gebiet der *Symphysis pubis* beschreibt BURMANN eine osteochondritische Lokalisation. Ein 17jähriger Jüngling war unbedeutend gefallen und hatte eine Quetschung der Symphysengegend ohne Fraktur erlitten. Nach 4 Monaten entwickelte sich eine Osteochondritis.

Es hat sich um eine aseptische subchondrale Nekrose gehandelt, die wahrscheinlich durch den Sturz ausgelöst worden war.

Über Epiphysiolyse am *Trochanter minor femoris* in 2 Fällen berichtet LAPIDEN. Es handelte sich um 14- und 17jährige Jünglinge. Das eine Mal war die Apophyse abgeglitten beim Bergabgehen, das andere Mal anläßlich eines Wettlaufes. Im Röntgenbild sah man den unscharf begrenzten Apophysenkern vom Trochanter minor abgeglitten. Wir müssen hier eine vorbestandene Lockerung der Apophysenfuge annehmen, wahrscheinlich auf dem Boden einer aseptischen Osteonekrose.

Eine *Epiphysitis des Randes des Darmbeinkammes* beschreibt MOUCHET bei einem 16jährigen Jüngling. Eine Skoliose durch Kontraktur der paravertebralen Muskeln hatte auf die Krankheit aufmerksam gemacht. Die Apophyse auf dem Darmbeinkamm war druckempfindlich. Der Apophysenkern war noch nicht verschmolzen mit dem Darmbeinkamm. Auf Ruhe und Novocaininfiltrationen der schmerzhaften Gegend heilte die Krankheit völlig aus. Es ist wahrscheinlich, daß auch hier eine aseptische Osteonekrose vorgelegen hat.

Es ist auffällig, daß es sich bei diesen Lokalisationen immer um jüngere Männer gehandelt hat. Wahrscheinlich sind aseptische Knochennekrosen den Krankheitsbildern zugrunde gelegen.

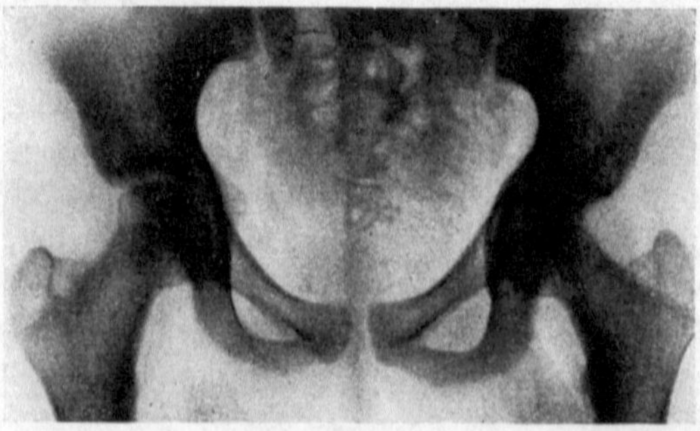

Abb. 117. D. N. Osteochondritische Ossifikationsstörung der Articulatio sacro-iliaca rechts. Am obersten Bildrand ist die Strukturveränderung zu sehen. Protrusio acetabuli rechts

Die Ätiologie und das Wesen dieser Lokalisationen sind genau gleich wie bei den früher eingehend beschriebenen Krankheiten.

Über *Osteochondritis dissecans des Ileosakralgelenkes* berichtet DEUTSCHLÄNDER an der Tagung der Vereinigung nordwestdeutscher Chirurgen in Danzig 1929. Bei einem 19jährigen Mädchen traten nach einem Fall bei Glatteis auf das Gesäß Schmerzen im Hüftgelenk auf. Im Röntgenbild fand er einen etwa fünfmarkstückgroßen Knochenherd mit einem zackigen Sequester in der Mitte. Es handelte sich um eine Lokalisation der Osteochondritis dissecans im Ileosakralgelenk. Dem Trauma wird nur die Rolle eines auslösenden Momentes zugesprochen (Abb. 117).

Wirbelsäule

Die aseptische Osteonekrose im Bereich der Wirbelsäule

(Die SCHEUERMANN'sche Krankheit)

Die Wirbelsäule macht auch krankhafte Veränderungen durch, die in die Gruppe der aseptischen Osteonekrosen eingereiht werden. Die feineren Wachstums- und Entwicklungsvorgänge der Wirbelsäule sind schwierig zu beurteilen. Auch heute noch gehen die Ansichten in diesen Fragen auseinander. Deshalb ist es auch bis heute nicht gelungen, zu einer allgemein anerkannten, einheitlichen Auffassung dieser Krankheitsgruppe zu gelangen.

Über die Entwicklung der Wirbelkörper wissen wir, daß sie zuerst knorpelig vorgebildet sind. Durch enchondrale Ossifikation entsteht der knöcherne Wirbelkörper, der beim Neugeborenen eiförmig ist. Gegen Ende des 1. Lebensjahres sieht man im seitlichen Röntgenbild des Wirbelkörpers kleine treppenstufenartige Aussparungen an den vorderen, oberen und unteren Ecken. Hier sind knorpelige Ringe eingelagert. Zwischen den Wirbelkörpern liegen die homogenen, faserknorpeligen Zwischenwirbel- oder Bandscheiben. Zwischen dem Faserknorpel der Bandscheiben und dem Knochen des Wirbelkörpers liegt eine dünne Schicht von hyalinem Knorpel als Abschlußplatte des Wirbelkörpers. Von dieser knorpeligen Abschlußplatte aus findet durch enchondrale Verknöcherung das Längenwachstum des Wirbelkörpers statt. Man sieht hier die bekannte Säulenanordnung der Knorpelzellen und von hier aus die typische Knochenbildung. Soweit stimmen die Ansichten der verschiedenen Autoren überein.

In den obenerwähnten Knorpelringen, die in den treppenartigen Aussparungen der Wirbelkörperkanten liegen, treten im 7.—8. Lebensjahr kleine Verknöcherungsherde auf, die im seitlichen Röntgenbild als linsengroße, dreieckige Knochenschatten sichtbar sind (Abb. 118 u. 119). Nach und nach bilden sich rings um solche Verknöcherungsherde, die untereinander verschmelzen zur knöchernen Randleiste. Ungefähr im 14. Lebensjahr beginnt die knöcherne Verschmelzung der Randleiste mit dem Wirbelkörper. Mit 25 Jahren ist der knöcherne Verschmelzungsprozeß abgeschlossen. Über das Wesen und die Aufgabe der Randleisten gehen die Ansichten der Autoren auseinander. SCHMORL, der die Histologie und Pathologie der Wirbelsäule grundlegend bearbeitet hat, fand mikroskopisch am Knochenkern der Randleiste kein Zeichen eines enchondralen Wachstums oder einer enchondralen Ossifikation. Er fand keine Säulen- oder Palisadenstellung der Knorpelzellen und keinen Übergang in Knochen, dies im Gegensatz zu den Epiphysen der langen Knochen. Deshalb bezeichnet SCHMORL die Randleisten nicht als Epiphysen und sagt, daß die Randleisten nicht zum Längenwachstum der Wirbelkörper beitragen. Nach SCHMORL besteht die Aufgabe der Randleisten darin, eine feste Verbindung der Bandscheibenfasern mit dem Knochen der Wirbelkörper zu schaffen. SCHMORL hält also die Randleisten für das Haftorgan der Bandscheibe. Nach SCHMORL erstreckt sich die knorpelige Abschlußplatte des Wirbelkörpers auch in die stufenartigen Aussparungen des Wirbelkörpers hinein, und zwar so, daß auch diese Stufe damit genau austapeziert wird (Abb. 120).

Im Gegensatz zu SCHMORL fand GALEAZZI im Knorpel der Randleiste Zeichen

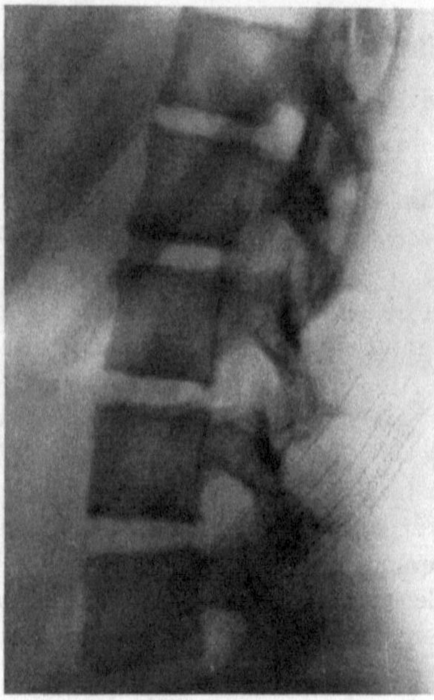

Abb. 118. L. L. Lendenwirbelsäule in der Entwicklung. Randleisten in Verknöcherung

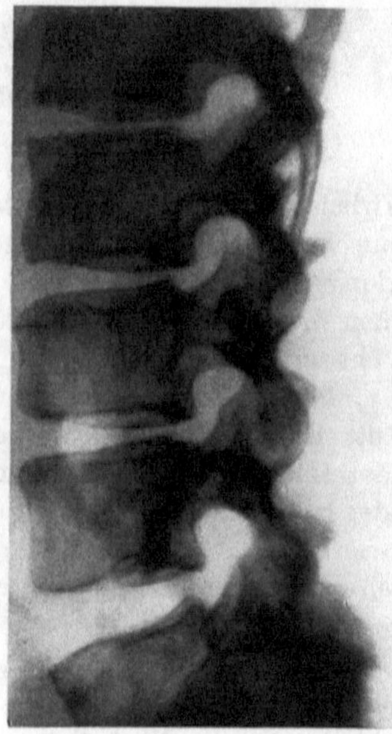

Abb. 119. S. C. Isolierte Verknöcherungsstörung der Randleiste an L 3. Die ventrale obere Kante des Körpers des 3. Lendenwirbels zeigt eine auffällige Abflachung. Hier besteht eine unregelmäßige Verknöcherung der Randleiste

von enchondralem Wachstum. Er sah die Knorpelzellen säulen- und reihenartig geordnet und beteiligt an der enchondralen Verknöcherung. Er hält also die Randleiste für eine richtige Epiphyse. Er stellt fest, daß die knorpelige Schlußplatte, sowie die Randleiste integrierende Bestandteile des Wirbelkörpers sind. Damit sind Abschlußplatte und Randleiste nicht an die Pathologie der Bandscheibe gebunden. Analoge Feststellungen macht RUNGE. Er sieht, daß die Wirbelkörpernebenknochenkerne (Knochenkerne der Randleisten) gleichartig erscheinen, reifen und synostosieren wie die Epiphysen und Apophysen des Skelettes. Bei generalisierten Epiphysenstörungen findet er die Wirbelkörperknochennebenkerne gleichartig mitbeteiligt. Er hält die knorpeligen Abschlußplatten und die Randleisten für Epiphysen, denen er den Namen von Chondrophysen gibt. Der zwischen zwei Chondrophysen liegende Hauptknochenkern des Wirbelkörpers ist die Wirbeldiaphyse. Auch NAO kommt zur Überzeugung, daß die Randleiste als Epiphyse aufzufassen ist.

SCHEUERMANN hat um 1920 ein Krankheitsbild der Wirbelsäule beschrieben, dem er den Namen Osteochondritis deformans juvenilis dorsi gab. Später sprach er von der Cyphoscoliosis deformans juvenilis oder von der Arbeitskyphose, Lehrlingskyphose, Arbeitsbuckel. Heute ist der Name der SCHEUERMANN'schen Krankheit geläufig. Diese Krankheit tritt bei Jugendlichen auf während des Wachstumsalters zwischen dem 11. und 21. Lebensjahr. Am meisten trifft man sie vom 15.—17. Jahr. Knaben befällt sie vom 13.—21. Jahr, Mädchen vom 11.—19. Jahr. Von 105 Patienten waren 92 Männer und 13 Frauen. 60 von ihnen zeigten eine Kyphose, 45 eine Kyphoskoliose. Die jungen Patienten klagen über Schmerzen in der Gegend der unteren Brustwirbelsäule, die gelegentlich gegen die Schulterblätter ausstrahlen. Die Schmerzen nehmen mit Arbeit und Anstrengung zu. Verbunden damit ist ein Gefühl der Schwere und vermehrter Ermüdung im Rücken. Bald fällt auch eine Kyphosenbildung auf, die in der Regel im unteren Teil der Brust- und oberen Teil der Lendenwirbelsäule sitzt. Die kyphotischen Wirbeldornen sind oft leicht druckempfindlich. Die Kyphose kann im Anfang gestreckt werden. Bald wird sie aber fixiert. Nach SCHEUERMANN in $^1/_2$ Jahr. SCHEUERMANN sagt, daß die juvenile Kyphose beginnt, wenn die schlechte Haltung in Fixation übergehe. Es gibt auch Fälle, bei denen die Schmerzen ganz im Hintergrund stehen, die wegen der Deformierung den Arzt aufsuchen. Nach EDELSTEIN ist das die größere Zahl der Kranken, während nach HETZAR 75% nur wegen den Schmerzen in ärztliche Behandlung treten. SCHILDBACH gibt als klinisches Frühzeichen eine Sargdeckelform der hinteren Brustkorbwand an. Der Körperbau der Patienten ist im allgemeinen kräftig. Die Rückenmuskulatur ist gut entwickelt. Es wird in der Literatur immer wieder betont, daß keine Störungen der Entwicklung oder der inneren Sekretion nachweisbar seien. Im Röntgenbild sieht man vor allem eine vermehrte Dorsalkyphose mit ihrem Scheitel über den unteren Brustwirbeln. Es handelt sich um eine runde Kyphosenbildung. Ein Gibbus fehlt. Die Form der Wirbelkörper ist im ganzen etwas niedriger als im Bereich der normalen Brust- und Lendenwirbel. Auf der Höhe der Kyphose sieht man eine ganz leichte, nach vorn zugespitzte Keilform. Die Struktur der Wirbelkörper ist kräftig. Die Bandscheiben sind in der erkrankten Partie deutlich verschmälert (SCHILDBACH gibt als röntgenologisches Frühzeichen die Höhenabnahme der Bandscheiben an). Die knöchernen Endplatten, die Begrenzung gegen die Band-

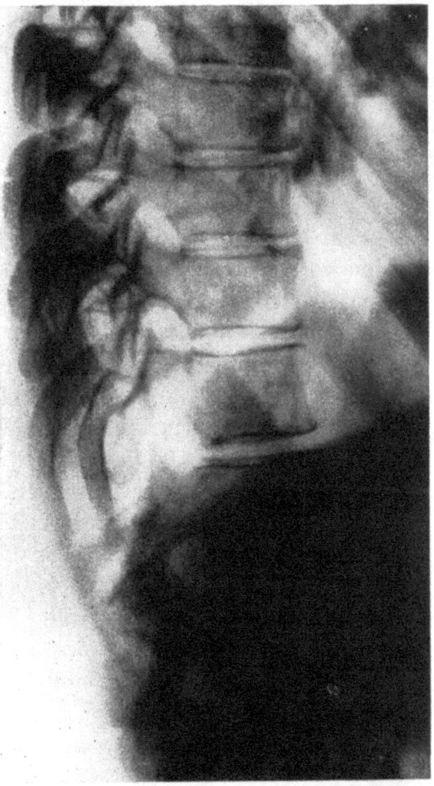

Abb. 120. D. Th. SCHEUERMANN'sche Krankheit. Isolierte separierte obere Randleiste von D 11

scheibe, sind unregelmäßig, gezackt, gezähnelt, verunstaltet, sklerotisch. Man sieht auffällig häufig SCHMORL'sche Knorpelknötchen. Es sind dies zystenartige Aufhellungen, die mit einem sehr kurzen und verschieden breiten Stiel mit der Bandscheibe zusammenhängen. Die Zysten haben einen Durchmesser von 2—10 mm. Die knöcherne Begrenzung dieser Zysten ist glatt, aber deutlich sklerotisch. Es handelt sich bei diesen Zysten nach den prächtigen Untersuchungen SCHMORL's um hernienartige Ausstülpungen knorpeligen Gewebes von den Bandscheiben aus. Daher nennt man sie Knorpelknötchen. Sie werden auch Diskushernien oder Nucleus-pulposus-Prolapse genannt. Ferner sieht man im Röntgenbild Unregelmäßigkeiten der Knochenkerne in den Randleisten. Sie können verspätet auftreten, sogar jahrelang fehlen. In diesem Fall bleibt die stufenartige Aussparung an den vorderen Kanten der Wirbelkörper leer, oder die Knochenkerne sind nur als unregelmäßige, wolkige, kaum sichtbare Schatten angedeutet. Die normal angelegten Knochenkerne können auch verspätet verknöchern mit dem Wirbelkörper. MADERSTEIG beobachtete bei einem 31jährigen Eunuchen im seitlichen Röntgenbild am 4. und 5. Lendenwirbel an den vorderen, oberen Ecken kleine dreieckige Schatten als persistierende Apophysen. Persistierende Randleisten nach Abschluß des Wachstums sieht man nur bei endemischem Kretinismus. Dann kann man dreieckige Knochenschatten nebst Stufenbildung an den Körperkanten sehen längs der ganzen Wirbelsäule (ROSENTAL). Bei dieser verspäteten Verknöcherung spricht man von persistierenden Wirbelepiphysen. Ihre Struktur kann unregelmäßig sein. Die Knochenkerne können direkt zerklüftet, zerrissen, fragmentiert sein, sie erscheinen verbreitert, becherförmig ausgeweitet. Ihre Grenzen sind dann unscharf verwaschen. Der Ausdruck persistierende Wirbelepiphysen hat rege Diskussionen hervorgerufen. SCHMORL bestreitet die Existenz von Wirbelepiphysen in den Randleisten. Demnach können sie auch nicht persistieren. GALEAZZI und RUNGE bejahen das Vorhandensein echter Epiphysen in den Randleisten. GALEAZZI faßt alle Deformationen in Form, Struktur und Wachstum, welche der Randleistenknochenkern durchmacht, als Veränderungen der Epiphyse auf und bringt sie in Zusammenhang mit echten osteochondritischen Erscheinungen. SCHMORL dagegen erklärt die Veränderungen der Randleistenkerne als traumatisch bedingte Aus- und Absprengungen (Abb. 121 u. 122). In Knorpelrissen treten Kalkablagerungen auf. (GRAZICINOSKI) Durch die Knorpelknötchen werde der Wirbelknochen rarefiziert, in seiner Wachstumsenergie und Widerstandskraft vermindert, so daß er traumatischen Einwirkungen besonders leicht zugänglich sei. Nach HETZAR wird durch das knochenzerstörende Werk der Knorpelknötchen der Knochen so weit verändert, daß die Randleistenabsprengungen fast spontan als pathologische Frakturen fast ohne Trauma erfolgen. MAU, der mit SCHMORL die Randleisten nicht als Epiphysen auffaßt, sagt, daß die Veränderungen der Randleistenverknöcherungen entweder traumatisch entstehen oder Folge einer langsam dissezierenden Krankheit seien, deren pathologisch-anatomische Grundlage noch nicht erforscht ist. Ausgelöst werde sie durch Überbeanspruchung. Nach JUNGHANNS kann auch Knochengewebe in Einrissen der Faserringe als Ausheilungsvorgang entstehen. Dies ergibt dann oft Unregelmäßigkeiten im Röntgenbild. Auch NIEDERER nimmt an, daß die sogenannten persistierenden Wirbelkörperepiphysen in Wirklichkeit allmählich durch mechanische Einflüsse entstandene Abtrennungen vom Wirbelkörper sind. Über die Entstehung der Knorpelknötchen besteht auch keine Einigkeit. Nach SCHMORL entstehen die Prolapse durch Austritt von Nucleus-pulposus-Substanz durch die Risse in der Knorpelplatte. Zerreißungen in der Knorpelplatte sind auf traumatische Einwirkungen zurückzuführen, auch auf Überdehnungen. Bei fortgeschrittenen degenerativen Veränderungen der Bandscheiben und der Knorpelplatte können sie auch entstehen ohne Gewalteinwirkungen bei physiologischer Beanspruchung. Desgleichen bei Osteoporosen. Lücken in der Knorpelplatte, z. B. Gefäßeintrittsstellen,

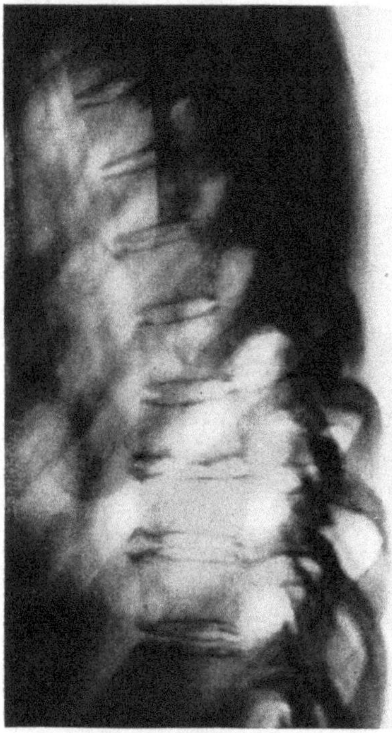

Abb. 121. W. R. Kyphosis juvenilis SCHEUERMANN. Leicht vermehrte Dorsalkyphose im unteren Brustwirbelteil. Schwere Unregelmäßigkeit der Deckplatten, besonders ventral mit Sklerose und spondylotischer Zackenbildung. Leichte Osteoporose

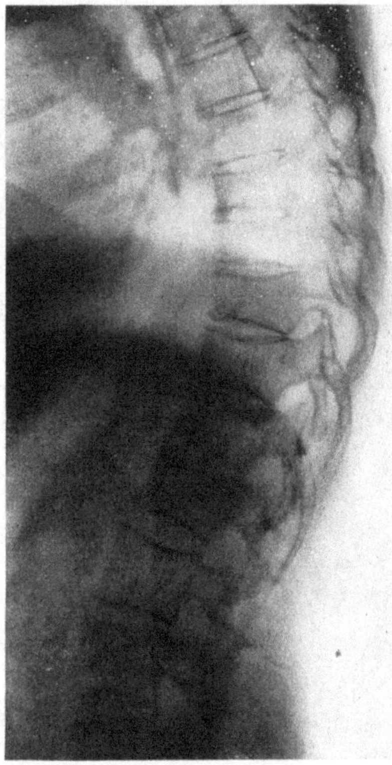

Abb. 122. R. E. Kyphosis juvenilis deformans SCHEUERMANN. Dorsalkyphose ist im unteren Brustwirbelteil vermehrt. Leichte Keilform der Wirbelkörper. Unregelmäßigkeit der Deckplatten. Einige SCHMORL'sche Knötchen. Verschmälerung der Bandscheiben

erleichtern die Entstehung. SCHEUERMANN spricht von fissurartigen Knorpelplattendefekten, die auf einer vereinigten Wirkung von Trauma und Entwicklungsdefekt beruhen. Anders wird die Entstehung der Knorpelknötchen z. B. durch NAO erklärt. Sie sollen in sogenannten Ossifikationslücken auftreten. Umschriebene Nekroseherde im hyalinen Knorpel der Deckplatte können die Ossifikation unterbrechen. Solche Nekroseherde bestätigt auch SCHMORL. Nach HETZAR handelt es sich dabei um kongenitale Entwicklungsanomalie der Knorpelplatten. An diesen Stellen wird kein Knochen gebildet. Im Laufe des Wachstums kann also hier der Knorpel der Bandscheibe leicht einwachsen. Nach NAO nimmt durch gesteigerten mechanischen

Einfluß Zahl und Größe der Ossifikationslücken zu, womit eine Störung in der Entwicklung der Wirbelkörper gegeben ist. Dadurch entstehen die Knorpelknötchen. Die Nukleushernien sind nach SCHMORL klinisch bedeutungslos, sofern sie vereinzelt auftreten. SCHMORL findet sie anatomisch bei 38% aller Wirbelsäulen. Röntgenologisch sollen sie sich in 13,5% feststellen lassen. Die Knorpelknötchen können nach SCHMORL unter gewissen Umständen eine klinische Bedeutung erlangen. Nämlich dann, wenn sie in größerer Zahl an benachbarten Wirbeln auftreten, wenn zugleich die Wirbelsäule im Wachstum ist und

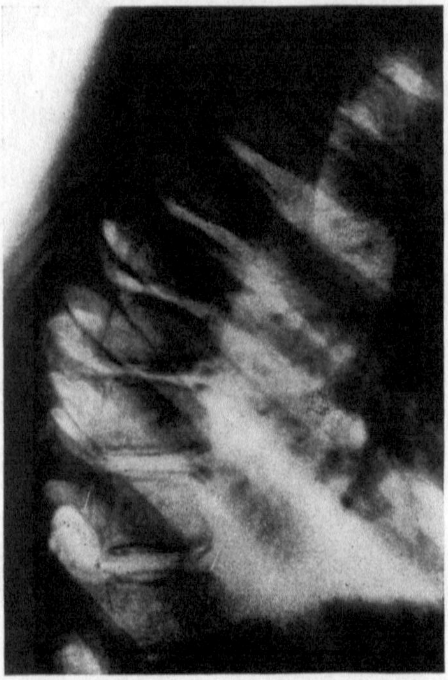

Abb. 123. M. H. Schwere SCHEUERMANN'sche Erkrankung der unteren Brustwirbelsäule. Keilwirbelbildung. Unregelmäßige Deckplatten. Isolierte, unregelmäßige und unhomogene Randleistenverknöcherung. Verschmälerte Bandscheiden

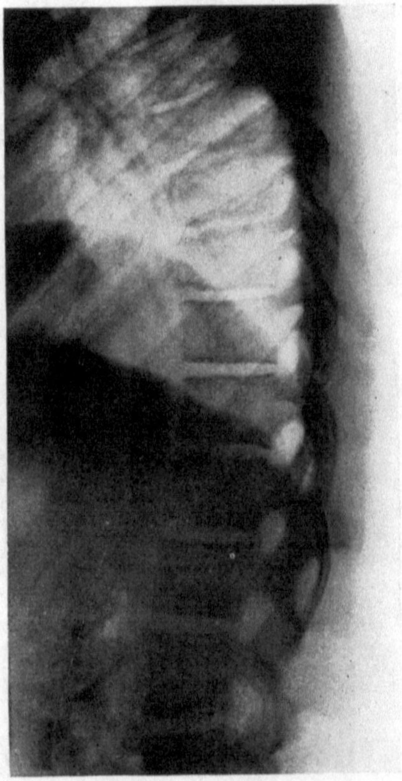

Abb. 124. Str. F. Schwere Kyphosis juvenilis SCHEUERMANN im Gebiet von D 6—10 mit Keilform der Wirbelkörper, Unregelmäßigkeit der Deckplatten. Ein SCHMORL'sches Knötchen. Verschmälerung der Bandscheiben, Osteoporose

durch Belastung schwer beansprucht wird. Beim Zusammentreffen all dieser Umstände werden nach SCHMORL die Knorpelknötchen zur Ursache der Adoleszentenkyphose, der Kyphosis juvenilis SCHEUERMANN. HETZAR nennt denn auch die juvenile Kyphose die Knorpelknötchenkrankheit. Andererseits gewinnen die Knorpelknötchen dadurch eine klinische Bedeutung, daß von ihnen aus Blutgefäße und Bindegewebe in die Bandscheiben einwuchern. Dadurch wird der normale Knorpel zerstört und durch ein Narbengewebe ersetzt. Damit verliert die Wirbelsäule ihre Elastizität und Beweglichkeit (Abb. 123 u. 124).

Durch diesen Verlust an Elastizität wird die degenerative Veränderung der Bandscheibe mächtig beschleunigt. Risse im fibrösen Knorpel heilen aus durch Ersatz mit narbigem Bindegewebe. Der restierende Knorpel fasert auf, wird nekrotisch, zerfällt schollig. Durch Einlagerung von Hämosiderin wird die Bandscheibe zu einer braunen, degenerativen, zerfallenden Gewebsplatte. Sekundäre Kalk- und Knocheneinlagerungen können im Röntgenbild sichtbar werden. Durch die Knorpelknötchenbildung einerseits und die degenerativen Vorgänge andererseits ist die Höhenabnahme der Bandscheibe verständlich.

Weiterhin wird auf eine Bedeutung der Knorpelknötchen aufmerksam gemacht. Sie sollen durch Behinderung des Wachstums der Wirbelkörper am Niedrigbleiben derselben, ferner an ihrer Keilform und an der unregelmäßigen Bildung der Knochengrenze gegen die Bandscheibe hin schuld sein. Ferner sollen sie als Fremdkörper eine Hyperämie im benachbarten Knochengewebe verursachen, welche wieder zu einer Osteoporose führe.

Die juvenile Kyphose sitzt nach SCHEUERMANN meist im Bereich des 10. Brust- bis 1. Lendenwirbels, nach EDELSTEIN im Bereich des 7.—10. Brustwirbels. Sie kann selten auch höhere oder tiefere Wirbelsäulenabschnitte befallen. SCHEUERMANN stellt fest, daß die oberste Grenze beim 3.—4. Brustwirbel, die unterste Grenze beim 3.—4. Lendenwirbel liegt. LINDEMANN beschreibt einen Fall von SCHEUERMANN'scher Krankheit in der Lendenwirbelsäule.

Der Verlauf der Krankheit ist günstig. Die Störungen in der Verknöcherung heilen mit dem Abschluß des Wachstums aus.

Schon während der Entwicklung der juvenilen Kyphose und auch nach deren klinischen Ausheilung besteht die Tendenz einer progressiven Spondylosebildung im befallenen Wirbelsäulenstück mit der Entwicklung von Knochenzacken und -spangen. Die Entwicklung der Krankheit kann auf jeder Stufe zum Stillstand und zur Heilung kommen. Wir beobachten zahlreiche Fälle mit nur geringen Veränderungen der Wirbelsäule, die im Pubertätsalter oft gar keine Symptome gemacht haben. Auch diese leichten Fälle führen zu degenerativen Veränderungen im Sinne der Spondylosis deformans. In neuerer Zeit weist BROCHER darauf hin, daß mit den Jahren sehr häufig Spondylosen auftreten, entweder in der kyphotisch veränderten Brustwirbelsäulenpartie oder in den angrenzenden Lenden- oder Halsteilen der Wirbelsäule. Mit der Abheilung bleibt natürlich die Verkürzung und die evtl. Keilform der befallenen Wirbelkörper sowie die Verschmälerung der Bandscheiben für immer fixiert. Auch ist die Beweglichkeit der befallenen Wirbelsäulenstücke verlorengegangen. Denn außer dem Verlust der Elastizität der Bandscheiben tragen auch die sekundären spondylotischen Veränderungen zur Fixation bei. Nach Abschluß des Wachstums sind die meisten Träger der juvenilen Kyphose voll arbeitsfähig (SCHEUERMANN). Doch kann die Prognose nie mit Sicherheit vorausgesagt werden. Die lokale Versteifung der Wirbelsäule verlangt vermehrte Beweglichkeit der Nachbarpartien, die dadurch vermehrter Abnutzung ausgesetzt sind. Wird die bestehende oder ausgeheilte juvenile Kyphose von einem Unfall betroffen, so kann vorübergehend Schmerzhaftigkeit und Leistungsunfähigkeit eintreten. Es handelt sich dann um einen vorübergehenden Insuffizienzzustand (FABER). Bei älteren Leuten kann für dauernd ein schmerzhafter Zustand resultieren (NESCHKES). Sicherlich bleiben ausgeheilte juvenile Kyphosen in vielen Fällen dauernd schmerzfrei und voll leistungsfähig (Abb. 125 u. 126).

MAU unterscheidet 4 Stadien der Krankheit, 1. Reizstadium mit verschwommenen, becherförmigen Epiphysen; 2. Destruierendes Stadium mit fortschreitender Auflockerung. Die Wirbelkörper werden niedrig und keilförmig; 3. Reparationsstadium. Die Konturen der Wirbelkörper werden gewellt und eingedellt; 4. Proliferationsstadium. Es entstehen Spangen und Zacken an den vorderen und seitlichen Wirbelkanten. Das 1. und 2. Stadium sind in 1—2 Jahren durchlaufen.

Das Wesen und die Pathologie der Krankheit übersehen wir heute klarer als früher. Zum Verständnis ist die Tatsache wichtig, daß das Leiden immer während des Wachstumsalters auftritt und vorwiegend Männer befällt, die ihre Wirbelsäule durch Arbeit oder Sport stark belasten. Die Frage nach der Ursache der Krankheit wird in der Literatur verschieden beantwortet. Zahlreiche Autoren sprechen von angeborenen Störungen in der Anlage der Wirbelknochen, von endogenen Verknöcherungs- und Wachstumsstörungen. SCHMORL selber spricht von krankhaften Veränderungen an der Wachstumslinie des Wirbelkörpers. Auch auf mangelhafte Funktion der endokrinen Drüsen wird hingewiesen. In zunehmendem Maße wird in jüngerer Zeit auf Überlastung der Wirbelsäule als Ursache der Kyphose aufmerksam gemacht.

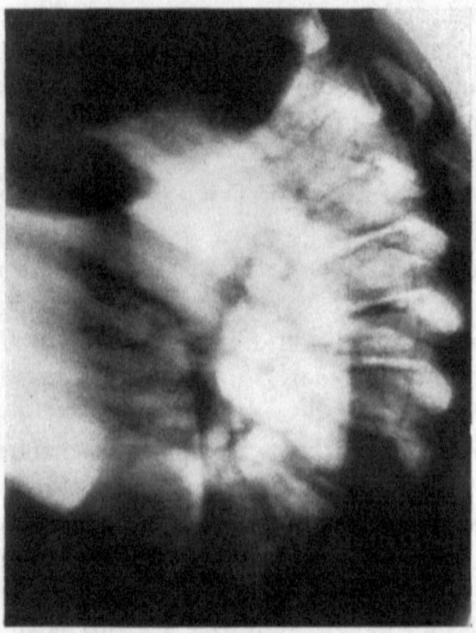

Abb. 125. D. A. Schwere Kyphosis juvenilis SCHEUERMANN. Stark vermehrte Dorsalkyphose der unteren Brustwirbelsäule. Keilwirbelbildung. Schwere Unregelmäßigkeit in Form und Struktur der Deckplatten. Randleisten fehlen oder sind unregelmäßig in der Verknöcherung. Die Bandscheiben sind z. T. sehr schmal, die Struktur der Wirbelkörper unhomogen

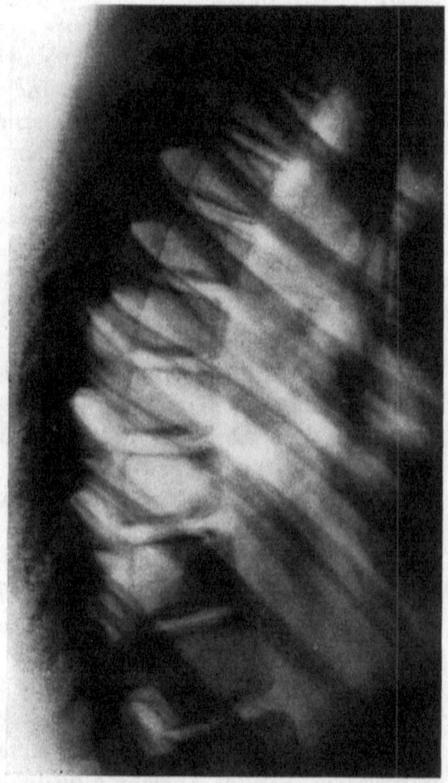

Abb. 126. G. G. SCHEUERMANN'sche Krankheit im Beginn. Ausgesprochene Rundrückenbildung. Leichte Keilform der Wirbelkörper. Unregelmäßige Deckplatten. Randleistenverknöcherung fehlt zum Teil, zum Teil ist sie unregelmäßig

Die Pathologie der Krankheit wird von SCHMORL so aufgefaßt, daß Knorpelknötchen in erheblicher Zahl an benachbarten Wirbeln, im Zeitraum der wachsenden Wirbelsäule bei gleichzeitiger starker mechanischer Belastung derselben zu Wachstumsstörungen der Wirbel führen, welche ein Kurzbleiben der Wirbelkörper, leichte Keilform derselben und unregelmäßige Deckplattenbildung hervorrufen. Gleichzeitig treten Degenerationen in den Bandscheiben auf, welche in Verbindung mit dem Substanzverlust durch die Knorpelknötchenbildung zu einer Verengerung des Intervertebralspaltes führen. Traumatisierung der vorderen Kanten der Wirbelkörper führt zur Knochenbildung in den Randleisten. Diese Randleistenverknöcherungen werden durch mechanische Schädigungen zu unregelmäßigen, wolkigen, oft fragmentierten Bildungen verändert. SCHMORL betont, daß bei der adoleszenten Kyphose an den Randleisten keinerlei primäre Veränderungen auftreten. SCHMORL mißt auch der mechanischen Überlastung der Wirbelsäule erhebliche Bedeutung bei. Er betont, daß die pathologische Kyphose an Stelle normaler Kyphose entstehe.

Von anderen Autoren wird der knorpeligen Abschlußplatte der Wirbelkörper und der Randleisten, welche beide zusammen als Wirbelkörperepiphyse aufgefaßt werden, eine primäre Rolle bei der juvenilen Kyphose zugeschrieben. Nach GALEAZZI sitzt die Krankheit in der epiphysären Randleiste. Die Veränderung in der Randleiste ist nach diesem Autor primär. Die Bildung der Knorpelknötchen ist sekundär. AXHAUSEN sieht eine Totalnekrose der Wirbelepiphyse (der Randleiste) auftreten durch embolischen Gefäßverschluß. LYOM betont, daß im Röntgenbild im Bereiche der Randleisten der Zustand der Knochen schwer zu beurteilen sei. Erst durch die Zusammenhangstrennung unterscheide sich die Nekrose von Varietäten oder Ossifikationsstörungen. Es bestehen fließende Übergänge zwischen dem Normalen und dem Pathologischen. MAU postuliert eine mechanische Schädigung der kleinen Arterien. SCHANZ schreibt, daß die juvenile Kyphose entstehe durch aseptische Epiphysennekrose, welche auf Druck und statisch mechanische Überlastung der Wirbelsäule zurückzuführen sei. Er betont, daß die mechanische Beanspruchung des Knochens im Verhältnis zur Größe seiner funktionellen Leistungsfähigkeit stehen müsse, sonst werde der Knochen geschädigt. MAU hat durch ein interessantes Experiment die Knochenschädigung der Wirbelsäule durch Überlastung bewiesen. Er hat den Schwanz der Ratte unter Zug am Sternum fixiert. Er sah, daß an den Schwanzwirbeln, an den Stellen des starken dauernden Druckes, Epiphysennekrosen auftraten.

Nach den neueren Anschauungen müssen wir die Kyphosis juvenilis SCHEUERMANN zu den aseptischen Osteonekrosen zählen. Wir haben nach den histologischen Untersuchungen von RUTISHAUSER und SÄGESSER gesehen, wie empfindlich die Knochenzellen sind auf Schädigungen durch Überlastung und Traumatisierung. Die ständige oder häufig wiederholte Überlastung der Wirbelsäule muß zum Absterben der besonders gedrückten Osteozyten im vorderen Teil der Wirbelkörper und im Bereich der vorderen Randleisten führen. Damit wird die lokale Knochennekrose bedingt, welche wieder die gewohnten Vorgänge der Resorption, der Knochenneubildung, des Einbruchs und des Knochenumbaus auslöst, die in ihrem genaueren Verlauf oben beschrieben wurden. Es ist nach diesen Überlegungen ohne weiteres verständlich, daß die Verknöcherung der Randleiste zeitlich verschoben werden kann. Ferner, daß der Nebenknochenkern in der Randleistenepiphyse Veränderungen in der Form und der Struktur, ferner Fragmentationen erleiden kann. Ohne weiteres ist auch zu verstehen, daß der ganze Wirbelkörper Formveränderungen und Konturveränderungen an den Deckplatten erleidet. Durch die Bildung von Knorpelknötchen und die obenerwähnten degenerativen Veränderungen der Bandscheiben läßt sich die Verschmälerung der Intervertebralräume verstehen. Die statischen Veränderungen durch die Wirbeldeformationen führen zur sekundären Spondylose.

Zur Therapie der Krankheit ist zu sagen, daß in erster Linie eine Entlastung der Wirbelsäule erzielt werden muß. Die Behandlung kann die Kyphose nicht heilen, sie kann aber die Schmerzen beseitigen. Zu ausgiebige und zu lange dauernde Entlastung führt zu Inaktivitätsatrophie des Knochens und der Muskeln. Sie muß vermieden werden. CALVÉ empfiehlt Gipsmieder mit redressierenden Kisseneinlagen. JANSEN verwirft das Gipsmieder. Er empfiehlt eine Gipsschale, die in Seitenlage angefertigt und benützt werden müsse. VON ASSEN und andere empfehlen ein Gipsbett, in das schwere Fälle für wenige Wochen gelegt werden sollen. Leichte Fälle soll man nur nachts und tagsüber einige Stunden darin liegen lassen. EDELSTEIN empfiehlt eine Extensionsbehandlung in einem Extensionsrahmen, mit Zug am Kopf und an den Füßen. Er führt die Extensionsbehandlung 3 Monate durch und setzt dann die Behandlung fort mit Gips-, später mit Ledermieder. Zur Ergänzung der Behandlung ist in allen Fällen Massage der Rückenmuskulatur und im richtigen Zeitpunkt vorsichtig dosierte Gymnastik zu empfehlen.

Über Komplikationen bei der juvenilen Kyphose sind in der Literatur spärlich Angaben zu finden. BLUM führt einen Fall von SCHEUERMANN'scher Erkrankung von D 7. 8. 9. an bei einem 22jährigen Rekruten, der beim Reiten Schmerzen bekam im Rücken. Bald traten Paresen der Beine auf, die in völlige Paralyse übergingen. Hypästhesie bestand von D 11 abwärts. Auf Reklinationsübungen trat weitgehende Besserung auf. Verfasser nimmt an, daß die SCHEUERMANN'sche Krankheit die Bedingungen schaffte für das Auftreten einer hinteren Nukleushernie und daß diese eine direkte Kompression des Rückenmarkes verursachte. WRETBLAD berichtet über Spätschädigungen des Rückenmarkes bei juveniler Kyphose (SCHEUERMANN) in 6 Fällen. Es handelte sich um 18—22jährige Männer mit zum Teil schleichend, zum Teil akut aufgetretenen spastischen Paraparesen mit Sensibilitätsstörungen. In 4 Fällen wurde laminektomiert. Verfasser fand vermehrte Spannung des hinteren Durablattes. Die Dura wurde eröffnet und offen gelassen.

Bei den spärlichen Mitteilungen über Komplikationen von seiten des Rückenmarkes dürfen wir annehmen, daß solche sozusagen nicht vorkommen. Bei verdächtigen Fällen werden wir sehr genau alle möglichen anderen Ursachen einer Rückenmarksschädigung ausschließen müssen.

HEIDSIECK beobachtet Wirbelverschmelzungen nach Jugendkyphose im ventralen Teil der Bandscheiben von D 9—12 und von L 1—2.

LINDEMANN sah Bandscheibenverknöcherung bei SCHEUERMANN.

Die Spondylolisthesis

Eine Besprechung der Spondylolisthesis im Rahmen der aseptischen Knochennekrosen erscheint mir gerechtfertigt. Das Wirbelgleiten ist eine seit langem bekannte Erkrankung. Schon 1853 wird die Krankheit von KILIAN beschrieben. Bis 1900 werden in der Literatur 125 Fälle angeführt, von denen mehr als die Hälfte von Gynäkologen und Geburtshelfern beobachtet wurden. Das Leiden spielte damals als Geburtshindernis die Hauptrolle. Mit der Verbesserung der Röntgentechnik nahmen die Zahl der Beobachtungen und damit die Publikationen enorm zu. Seit 1900 beschäftigt die Krankheit hauptsächlich Chirurgen und Orthopäden. Früher wurde zwischen Spondylolisthesis und Präspondylolisthesis unterschieden, heute zwischen Spondylolisthesis und Spondylolyse. Ohne Spondylolyse kann sich praktisch keine Spondylolisthesis entwickeln. Man versteht unter Spondylolisthesis ein Abgleiten eines Wirbelkörpers auf dem nächst unteren. Der abgleitende Wirbel rutscht so wie ein gleitender Ziegel auf dem Dach auf der Stützfläche seines unteren Nachbarn ab. Die Wirbelsäule findet ihre Fixation im Bereiche der Intervertebralscheiben einerseits und der Gelenkfortsätze andererseits. Wenn ein Abgleiten möglich werden soll, muß eine Lockerung der Intervertebralscheibe vorausgehen und eine Lösung im Bereiche der Wirbelbogen, und zwar zwischen dem unteren und dem oberen Gelenkfortsatz erfolgen. Diese Stelle wird als die Interartikularpartie bezeichnet. Man findet nun bei ausgesprochenem Wirbelgleiten in der Interartikularpartie eine Lücke im knöchernen Wirbelbogen, die mit einem fibrösen, narbigen Gewebe ausgefüllt ist. Je nach der Ausdehnung des Gleitprozesses ist diese Lücke zwischen den Fragmenten des Wirbelbogens größer oder kleiner. Man findet nun im Röntgenbild gelegentlich Fälle, bei denen kein Gleitprozeß eingetreten ist, die aber in der Interartikularpartie des Wirbelbogens ein- oder doppelseitig eine feine aufgehellte Zone aufweisen, eine „Spaltbildung", welche dem Anfangsstadium der obengenannten Lücke entspricht (Abb. 127). Diese Spaltbildung im Wirbelbogen nennt man die Spondylolyse. Selten trifft man auch die Bezeichnung Spina bifida lateralis. Sie ist Vorbedingung dafür, daß ein Wirbelgleiten eintreten kann. (Wirbelgleiten ohne Lückenbildung in der Interartikularpartie wird sehr selten bei abnormal flach verlaufenden Gelenkfortsätzen beobachtet. Die Gleitmöglichkeit dabei ist minimal, sonst ist sie mit einer Subluxation verbunden. Praktisch können diese Fälle vernachlässigt werden.)

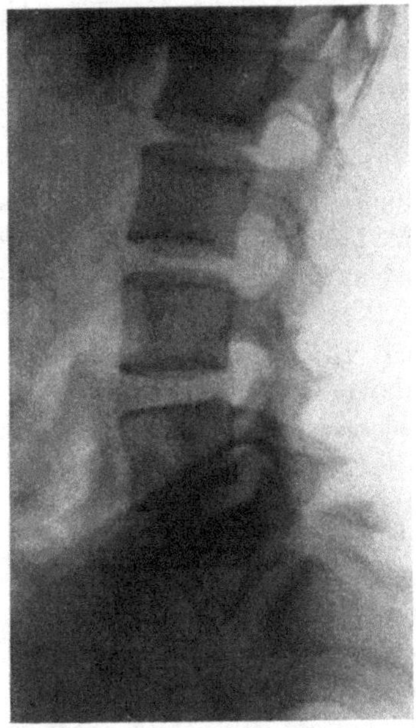

Abb. 127. R. I. Spondylolyse L 5/S 1. Die Spaltbildung in der Interartikular-Portion des Bogens ist deutlich sichtbar. Eine Verschiebung des Wirbelkörpers ist noch nicht eingetreten

Das Interesse, welches das Wirbelgleiten für die Frage der aseptischen Osteonekrose bietet, konzentriert sich auf die Spaltbildung der Spondylolyse und ihre Entstehung.

Die Spondylolyse und die Spondylolisthesis kommen vor im Bereiche der Lendenwirbelsäule. Es handelt sich um eine nicht sehr seltene Krankheit. Jäger fand unter 244 Wirbelsäulen im Röntgenbild 11 mal Spondylolisthesis und 5 mal Spondylolyse. Congdon fand unter 200 Skeletten 5% doppelseitige Spaltbildung im Wirbelbogen.

Willis unter 1520 Wirbelsäulen 79 = 19%. Die Spaltbildung war bei Congdon 9mal im 5. Lendenwirbel, 1mal im 4. und 5. Lendenwirbel. Bei Willis 1mal im 1. Lendenwirbel, 1mal im 2. Lendenwirbel, 4mal im 4. Lendenwirbel, 66mal im 5. Lendenwirbel, 6mal im 6. Lendenwirbel. In einem Fall gleichzeitig im 4. und 5. Lendenwirbel. Junghanns berichtet 20mal über Spaltbildung im 5. Lendenwirbel und 10mal im 4. Lendenwirbel. Suermont fand die Spaltbildung 1mal im Bogen des 3. Lendenwirbels, 2mal im 4. und 1mal im 5. Lendenwirbelbogen. Meyerding stellt Spaltbildung fest im 5. Lendenwirbel in 86%, im 4. Lendenwirbel in 11%, im 3. Lendenwirbel in 1%. Als Seltenheiten berichtet Janssen über Spaltbildung im 1., 2. und 4. Lendenwirbelbogen. Mouchet sah einen abgerutschten 1. Kreuzbeinwirbel bei einer Mißbildung.

Die Spaltbildungen sind oft begleitet von Spina bifida.

Die Spondylolisthesis wird in allen Altersstufen diagnostiziert bis ungefähr zum 40. Jahr. Der jüngste Patient ist ein 17 Monate altes Kind, das Kleinberg anführt. Es bestand dabei eine Entwicklungsanomalie. Die Krankheit kann viele Jahre latent verlaufen und erst im Alter Beschwerden machen.

Die Symptome der Krankheit sind recht verschieden. Es gibt Erwachsene, die seit vielen Jahren daran leiden, ohne etwas von einem krankhaften Zustand zu ahnen. So berichtet Kopitz von einer 30jährigen Frau, die seit ihrem 9. Jahr eine schwere Spondylolisthesis hatte, so daß die Deckplatte von L 5 auf der Höhe der Deckplatte von S 1 stand, ohne daß sie jemals Schmerzen verspürt hätte. Im allgemeinen aber treten Schmerzen auf im Rücken und in den Lenden. Die Schmerzen strahlen oft in die Beine aus. Nicht selten bestehen die Schmerzen einer Ischiadikusneuralgie. Stehen und Heben von Lasten vermehrt die Beschwerden. Bei der Betrachtung der Kranken sieht man eine stark ausgeprägte Lendenlordose. Das Becken steht stark nach vorn geneigt. Der Rumpf ist verkürzt, der Abstand der Rippen von der Crista ilei ist verkleinert. Die Hautfalten seitlich am Rumpf sind vermehrt. Es besteht eine „teleskopartige Einstoßung“ der Wirbelsäule ins Becken. Der Dornfortsatz des 5. oder 4. Lendenwirbels springt stufenartig vor. Der Gang ist watschelnd. Rattke spricht von einem Seiltänzergang (Neugebaur). Bei der Rektal- oder Vaginaluntersuchung fühlt man eine Verlagerung des Promontoriums. Gelegentlich bestehen Parästhesien in den Beinen. Merkwürdigerweise bestehen aber in der Regel keine neurologischen Störungen.

Im Röntgenbild sieht man in der anterior-posterior-Aufnahme oft Andeutung von Spaltbildung. Die Wirbelverschiebung kann man besser in der seitlichen Aufnahme beurteilen. Feine Beobachter stellen die ersten Veränderungen des Gleitprozesses im a.-p.-Bild fest. Im seitlichen Bild sieht man, daß immer die Deckplatte des als Gleitbahn dienenden Wirbels stark geneigt steht (Schiefstand des Beckens, starke Lendenlordose, Sacrum acutum (Abb. 128). Der Gleitwirbel, meistens L 5, hat einen verschieden großen Gleitweg zurückgelegt. Er kann sich um wenige Millimeter verschoben haben (Beurteilung an der hinteren Kante des Wirbelkörpers) oder aber er kann vollständig über dem S 1 abgeglitten sein und vor dem Sakrum stehen. Dementsprechend sieht man auch im seitlichen Bilde die Lücke im Wirbelbogen besser oder schlechter. Durch Spezialaufnahmen in schräger Richtung kann man die Lücke besonders gut nachweisen. Diese Schrägaufnahmen muß man immer anfertigen, wenn man eine Spondylolyse sucht. Oft sieht man vom 1. Sakralwirbel aufsteigend eine knöcherne Konsole, die den gleitenden 5. Lendenwirbel stützt. Dies läßt Rückschlüsse über das Alter des Gleitprozesses zu.

Über das Wesen der Spaltbildung in der Interartikularpartie des Bogens und über ihre Entstehung gehen die Ansichten erheblich auseinander. JUNGHANNS, KLEINBERG, ROEDER halten die Spaltbildung für angeboren. SCHMORL fand im Spalt palisadenförmig gruppierte Knorpelzellen. Er taxiert ihn deswegen als offengebliebene Epiphysenfuge. Die Entwicklung des Wirbelbogens wird auch zur Klärung der Verhältnisse herangezogen. Jede Bogenhälfte soll fötal aus 2 Ossifikationsherden verknöchern (WILLIS). Andere Autoren anerkennen allerdings unter normalen Verhältnissen nur einen; zwei sollen nur unter gestörten Bedingungen vorhanden sein. Bei 2 Knochenkernen ist die Bildung einer Spalte oder einer schwachen Stelle verständlich (FRIBERG, KLOS). Im Widerspruch dazu steht, daß bei Neugeborenen, bei systematischer autoptischer Untersuchung von MEYER-BURGDORFF und von KLOSE keine Spaltbildungen in den Wirbelbogen gefunden werden konnten. Dieser Befund überrascht, da doch die Wirbelbogen im späteren Leben nicht so selten die Spaltbildungen aufweisen. MEYER-BURGDORFF und KLOSE schließen daraus, daß die Spaltbildung nicht angeboren vorkomme. Ihnen schließen sich REGENSBURGER, HOBITZ, JÄGER usw. an. Die Spalte muß also im späteren Leben erworben sein. Über die Art ihrer Entstehung sind mehrere Theorien aufgestellt worden. Nach MEYER-BURGDORFF soll bei starker Lendenlordose der untere Gelenkfortsatz des kranialen Wirbels gegen die Interartikularportion des gleitenden Wirbels drücken. Desgleichen der obere Gelenkfortsatz des kaudalen Wirbels. Dadurch wird ein „Kneifzangendruck“ gegen den Bogen des Gleitwirbels ausgeübt, der genügt, hier den Knochen zur Erweichung zu bringen. Der gleiche Autor stellt aber auch fest, daß übermäßige Belastung in der Interartikularpartie eine Umbauzone entstehen lasse, die zur Resorption des Knochens führe. Nach HOBITZ entsteht die Spalte durch lokale Ernährungsstörung. Ihm schließt sich JÄGER an. Nach GLORIEUX besteht eine angeborene Minderwertigkeit des Knochens, zu der eine statische Störung kommt, welche die Spalte bedingt. Abnützungserscheinungen bei konstitutioneller Minderwertigkeit oder entzündliche Zerstörung schuldet ABRAHAM an. Nach REGENSBURGER verursachen Zug- und Druckspannungen Ernährungsstörungen,

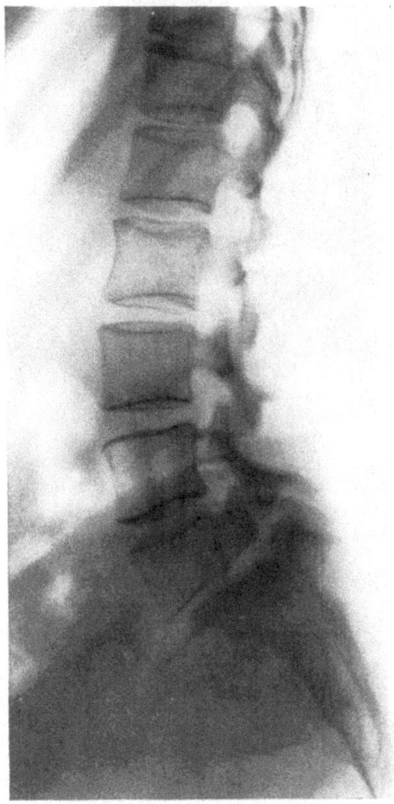

Abb. 128. W. P. Spondylolisthesis L 5/S 1. Der Wirbelkörper L 5 ist um etwa halbe Wirbelkörperbreite auf dem Sacrum abgerutscht. Starke Verschmälerung der Bandscheibe L 5/S 1. Deutliche Spaltbildung in der Interartikularpartie des 5. Wirbelbogens

die zu aseptischen Knochennekrosen führen. Reischauer spricht von schleichend entstehenden Trennungen infolge eines Mißverhältnisses zwischen Tragfähigkeit und Last. Nagura legt dieser Knochentrennung seine Knochendestruktions- und Umbautheorie zugrunde, die er allgemein bei den Osteonekrosen anwendet. Die primäre Schädigung ist für ihn die subchondrale Kontinuitätstrennung im Knochen. Die traumatische Entstehung dieser Spalten wird ziemlich allgemein abgelehnt. Dem Trauma wird aber die Möglichkeit einer verschlimmernden Wirkung zugebilligt. Böhler hat bewiesen, daß traumatische Spondylolisthesis möglich ist. Er beschreibt einen Fall von Bruch des hinteren Wirbelbogens mit dem Processus spinosus und dem hinteren Gelenkfortsatz an D 11. Der verletzte Wirbel war nach vorn abgeglitten. Die Fraktur wurde reponiert und im Gipsverband zur Heilung gebracht. Eine solche traumatische Spondylolisthesis ist ein einmaliges Ereignis. Bei experimentellen Untersuchungen an der Leiche gelang es Turner nicht, durch direkten Schlag oder durch Hyperextension oder Flexion einen Wirbelbogenbruch zu erzielen. Leicht gelang dies nach künstlicher Verdünnung eines Bogens. Es braucht also zur Kontinuitätstrennung eine vorbestandene Spondylolyse (Abb. 129).

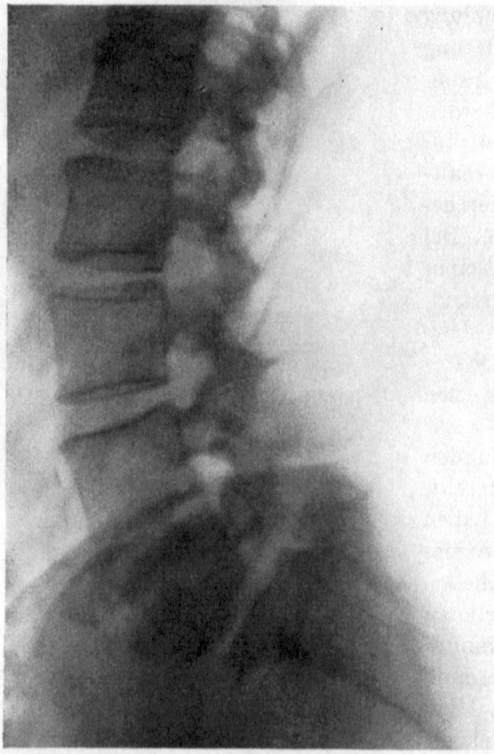

Abb. 129. B. F. Spondylolisthesis L 5/S 1. Der 5. Lendenwirbelkörper ist vom Sacrum um 1/3 Wirbelkörperbreite abgerutscht. Ausgedehnte Konsolenbildung an S 1. Es handelt sich also um einen alten Prozeß. Deutlich sichtbare Spaltbildung im Wirbelbogen

Nach unserer Ansicht handelt es sich bei der Spondylolyse um eine erworbene Spaltbildung durch Überlastung. Ein Mißverhältnis zwischen physikalischer Leistungsfähigkeit und funktioneller Belastung führt zu einem regelrechten Überlastungsschaden. Nach den Untersuchungen von Rutishauser kann eine schwere Überbeanspruchung zur Schädigung der Osteozyten führen, die dann zur Nekrose des Knochens überleitet. Diese Überbeanspruchung wird praktisch wohl immer in Form des chronischen Traumas erfolgen, also einer periodisch immer wiederkehrenden Belastung, die über die Grenze des für die Osteozyten tragfähigen hinausgeht. Der Knochennekrose folgen dann zwangsläufig die Knochenumbauvorgänge, die in diesem Falle zur Ausbildung einer Umbauzone führen. Wir fassen also die Spaltbildung bei der Spondylolyse als Umbauzone nach Looser-Rutishauser auf. Damit ist die mechanische Festigkeit des Wirbelbogens erschüttert. Die Fixation des Wirbels erfolgt nun nurmehr in der Bandscheibe. Der ganze Umbau und Gleitprozeß kommt nur in Gang, wenn die zukünftige Gleitfläche nahezu senkrecht steht. Dies ist der Fall bei stark ausgeprägter Lendenlordose, stark nach vorn geneigten Becken und Sacrum acutum. Dann verläuft die Bandscheibe L 4/5 resp. L 5/S 1 nahezu senkrecht. Bei diesem Verlauf liegt ein solcher Druck bei der aufrechten Körperhaltung und der evtl. Beanspruchung durch Gymnastik und Sport, auf dem Wirbelbogen, daß es zu Überlastungsschäden kommt. Je weiter nun die Entwicklung der Umbauzone im Wirbelbogen fortschreitet, um so mehr nimmt die Zugfestigkeit des Wirbelbogens ab. Um so größer wird die Druckbeanspruchung der zugehörigen Bandscheibe, die nach und nach die ganze Körperlast allein tragen muß. Dabei machen sich auch analoge Überlastungsschäden am Bandscheibengewebe geltend. Im fibrösen Knorpel treten kleine Risse auf. Es bilden sich auch durch Zirkulationsstörungen umschriebene Gewebsnekrosen. Durch Resorption derselben entstehen auch wieder Lücken. Risse und Lücken werden ersetzt durch fibröses Narbengewebe. Dieses zeigt eine wesentlich geringere Zugfestigkeit als der normale Knorpel. Deshalb treten an den Narben weitere traumatische Rißbildungen auf, die endlich zu einer fibrösen Degeneration der ganzen Bandscheibe mit Verschmälerung derselben führen. Ihre Festigkeit wird nach und nach so gering, daß der gelockerte Wirbel allmählich ins Gleiten kommt. Der Gleitprozeß wird nicht in allen Fällen gleich weit fortschreiten. Er kann in jedem Stadium zum Stillstand kommen. Als Reaktion der angrenzenden, knöchernen Deckplatten tritt eine Sklerose derselben auf. Zur Prüfung der Festigkeit der Bandscheibe allein wurden Versuche angestellt. MEYER-BURGDORFF hat an Hunden die seitlichen Wirbelbögen weggenommen. Er sah darauf die gleichen degenerativen Veränderungen der Bandscheibe auftreten wie beim Menschen mit fibröser Degeneration, Zerklüftung, Zermürbung und scholligem Zerfall. Innerhalb 7—10 Monaten kam es dann auch zu Spondylolisthesis analog wie beim Menschen. Ohne die fast senkrechte Stellung der entsprechenden Bandscheibe genügt die normale Festigkeit von Wirbelbogen und Bandscheibe vollauf. Es sind demnach zum Eintritt des Gleitens nach SCHERB und JUNGHANNS 3 Faktoren notwendig: 1. Steilstellung der Gleitfläche, 2. Lösung bzw. Zerstörung der kaudalen Bandscheibe. 3. Spondylolitische Spaltbildung im Wirbelbogen. Der Gleitprozeß erfolgt allmählich und schubweise. Durch Traumen kann das schubweise Gleiten verursacht werden. Ein Trauma kann somit eine Verschlimmerung einer vorbestandenen Spondylolisthesis verursachen. RATTKE gibt an, daß die traumatische Verschlimmerung auf 10—30%, selten bis 50% geschätzt werden. In der Praxis trifft man immer wieder Patienten, welche ihre Spondylolisthesis auf einen Unfall zurückführen wollen. Diese Frage wurde eingehend geprüft durch FRIBERG. Von 280 Spondylolisthesisfällen wurde in 25% ein Trauma angeschuldigt. Genaue anamnestische Erhebungen zeigten, daß nach Art und Heftigkeit des Traumas, nach den zeitlichen Verhältnissen usw. meistens die traumatische Ätiologie gar nicht ernsthaft in Betracht gezogen werden konnte. Nur 2 Fälle wiesen Traumen auf, die imstande gewesen wären, eine Spondylolisthesis zu verursachen. Bei einem Fall bestand eine richtige Fraktur, bewiesen durch die spätere Callusbildung.

Als sekundäre Folge der Spondylolisthesis tritt immer eine Spondylose auf mit Bildung von Randzacken in größerem oder kleinerem Ausmaß. Zu dieser Spondylose gehört auch die sekundäre Sklerose der angrenzenden knöchernen Deckplatten und die Konsolenbildung vom Sakrum aus.

Die Spondylolisthesis gilt besonders bei ausgeprägter Form als ein absolutes Geburtshindernis. In seltenen Fällen gibt es auch Ausnahmen von dieser Regel. So beschreibt JONSTON eine schwere Spondylolisthesis bei der L 5 bis vor das Sakrum abgerutscht war. Die erste Geburt verlief spontan, die 3 nächsten instrumental, die 5. wieder spontan.

Es wird immer wieder vom Wirbelgleiten nach hinten gesprochen. Ein solches ist nur in sehr beschränktem Umfang möglich. Wenn durch degenerative oder traumatische Vorgänge eine Verschmälerung einer Bandscheibe eintritt, so sinken die Wirbel zusammen. Nach dem schrägen Verlauf der intervertebralen Gelenkflächen gelangt dabei der kraniale Wirbel zwangsläufig leicht nach dorsal (JUNGHANNS, SISEFISKY).

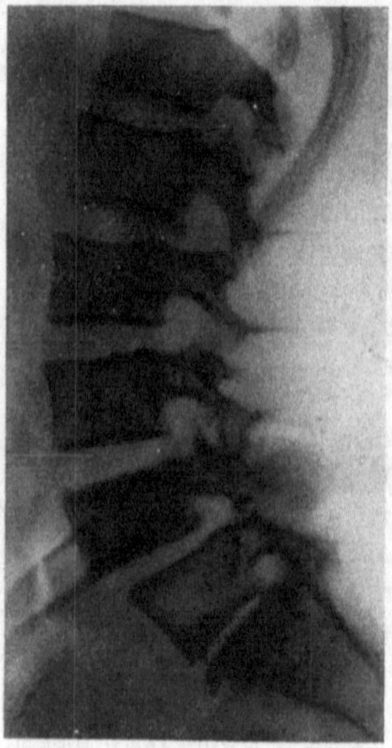

Abb. 130. W. S. Spondylolisthesis L 4/L 5. 56jähriger Mann. Als Nebenbefund besteht eine starke Verschmälerung der Bandscheibe L 5/S 1. Entsprechende spondylotische Veränderung. Sklerose der angrenzenden Deckplatten

Auch bei schweren Formen von Spondylolisthesis fehlen neurologische Erscheinungen (EICHLAM).

Die Therapie muß in erster Linie die Überlastung der Wirbelsäule ausschalten. Dadurch kann ein Aufhalten des weitern Abgleitens erfolgen und unter günstigen Bedingungen auch eine neue regenerative Ossifikation. Ein Repositionsversuch bei erheblichem Abgleiten kann gemacht werden. Er wird aber nicht immer zum Ziele führen. JENKINS gibt an, daß er bei einem Fall mit sehr starker Dislokation durch Extension mit 25—30 kg an beiden Beinen innerhalb 4 Tagen eine Reposition erzielte. SPEED reponierte durch maximalen Zug an den Beinen und am Kopf unter Hebung der Beine um 35°.

Erwartungsgemäß wird die knöcherne Konsolidierung sèhr langsam vor sich gehen. Man kann in leichten Fällen auf sie bauen. Bettruhe, Gipsschalen, Wärme, Massage der Muskulatur, später Gips- oder andere Stützkorsetts verhindern das weitere Abrutschen und verschaffen die nötige Zeit zur knöchernen oder ligamentären Festigung. Läßt sich der Gleitprozeß nicht aufhalten oder ist eine Reposition nach starker Dislokation gelungen, so muß man eine operative Fixation erreichen. Die einfachen Verfahren, die dazu angegeben wurden, wenden eine Versteifung der erkrankten Wirbelsäule an, durch An- oder Einlagerung eines Tibiaspanes im Bereiche der Dornfortsätze, so daß der abgeglittene Wirbel überbrückt wird (Operation nach ALBEE HIBBS oder SALMON). Nach der Spanplastik müssen 3 - 4 Monate Bettruhe eingehalten werden, bis der Span knöchern eingeheilt ist. Die Spanplastik eignet sich demnach für leichte oder schwere Fälle, bei denen keine Reposition vorgenommen wurde. Nach Reposition muß eine Operation ausgeführt werden, die sofort eine Fixation bringt. Dazu sind die Eingriffe von der Bauchseite geeigneter. BURNS hat z. B. einen Tibiaspan transperitoneal durch ein Bohrloch schräg durch den Körper von L 5 in S 1 hineingetrieben. Desgleichen JENKINS nach seiner Reposition. HENSCHEN übt eine ähnliche Methode. Er schraubt in der Mitte eine Schraube durch den

Körper L 5 in S 1 und bringt beiderseits auf gleiche Weise noch einen Knochenbolzen aus der Tibia an. Ähnlich geht auch MERCER vor. Er läßt den Kranken nach der Operation 5 Monate liegen, 4 davon in Gipsschale. SPEED lehnt alle hinteren Spanplastiken ab und geht abdominal vor. Es werden noch andere Operationsmethoden angegeben, z. B. die ilio-lumbale Osteosynthese nach MATHIEU. Es werden mehrfache Knochenstäbe eingelegt zwischen Darmbeinkamm und den Querfortsätzen vom 4. und 5. Lendenwirbel. Eine weitere Spanplastik vom Rücken her durch das Sakrum hat CAPENER angegeben. Weitere Autoren geben kombinierte Plastiken an vom Rücken und von der Bauchseite her. Bei heftigen Schmerzen kombiniert JONKHEESE eine Laminektomie mit Spanplastik. Bei vollständiger Dislokation und bei adipösen Patienten rät MERCER von operativem Angehen von ventral her ab. RATHKE erwähnt auch die Möglichkeit einer Entfernung der Bandscheibe L 5/S 1, um eine Verknöcherung zwischen L 5 und S 1 zu erzielen.

Die Spondylolisthesis, speziell die Spondylolyse, ist eine Erkrankung, die zu den aseptischen Knochennekrosen gehört. Sie führt mit einem analogen Überlastungs- und Zermürbungsprozeß in der kaudal gelegenen Bandscheibe zur Lysis und zum Abgleiten des ganzen Wirbels.

Die Vertebra plana

Die *Vertebra plana osteonecrotica* CALVÉ wurde 1925 von CALVÉ beschrieben. Nach SUNDT TEILMANN und MARQUARD hat der Norweger BÜLOW-HANSEN und HEYERTAL mit NICOLAYSEN schon 1924 eine Beschreibung gegeben unter der Bezeichnung: KÖHLER'sche Krankheit eines Dorsalwirbels. Nach anderer Version soll BRACKETT in Boston schon vor CALVÉ einen Fall in einer amerikanischen Zeitschrift veröffentlicht haben.

CALVÉ nannte 1925 die Krankheit: Ostéochondrite vertébrale infantile. Die Bezeichnung Vertebra plana stammt von HARRENSTEIN-Amsterdam (DENKS). Später wurde sie durch den Eigennamen CALVÉ präzisiert.

Die Vertebra plana ist eine seltene Erkrankung. Nach SUNDT waren bis 1935 21 Fälle in der Weltliteratur publiziert. Eine genaue Zählung der veröffentlichten Fälle ist schwierig, weil über den gleichen Fall oft nach Jahren wieder Mitteilungen von verschiedenen Autoren erfolgen, welche über den Heilungsverlauf referieren.

Die Krankheit befällt Kinder im Alter von 3—10 Jahren nach BÜHRING, von 2—15 Jahren nach MEZZARI. Meist tritt sie auf zwischen 4 und 7 Jahren. SUNDT schreibt, daß fast alle Fälle vor dem 9. Jahr und die meisten vor dem 5. Jahr auftreten. Unter 19 Fällen unterschied SUNDT 11 Knaben und 8 Mädchen.

Das Leiden sitzt in der unteren Brust- oder in der oberen Lendenwirbelsäule. Es umfaßt D 7 bis L 2. Ausnahmsweise sitzt das Leiden auch in der Hals- und in der Lendenwirbelsäule. L 1, 2, 3 oder 5, C 6 waren befallen. In den ersten Veröffentlichungen wird festgestellt, daß immer nur ein einziger Wirbel erkranke (BÜHRING). Spätere Beobachtungen zeigen, daß gelegentlich auch mehrere Wirbel ergriffen werden können. Genaue Abgrenzung von den Systemerkrankungen der Wirbelsäule und der Knochen ist aber unerläßlich. In der Literatur ist dies nicht immer der Fall, so daß viele Fälle nicht als Vertebra plana CALVÉ anerkannt werden können.

Die Krankheit beginnt akut oder schleichend mit den Symptomen einer Spondylitis tuberculosa. Mehrmals wird bemerkt, daß die Kinder vorgängig über Bauchschmerzen geklagt hätten und daß die Erscheinungen einer Enteritis vorlagen, gelegentlich mit leichten Fiebern (Calvé, Sundt, Denks, Schüller). Ein Fall wurde mit der Diagnose Appendicitis acuta hospitalisiert (Harrenstein). Die Kinder geben Schmerzen an, an umschriebener Stelle der Wirbelsäule. Oft sind die Schmerzen so stark, daß die Kinder nicht gehen und stehen können, ja sich nicht einmal im Bett aufsetzen wollen. Es bildet sich ein leichter, druckempfindlicher Gibbus. Die befallene Wirbelsäulenpartie wird steif gehalten. Als wesentlicher Unterschied gegenüber der Spondylitis tuberculosa kann angeführt werden, daß bei der Vertebra plana niemals Abszesse oder Fisteln auftreten. Die Senkungsgeschwindig-

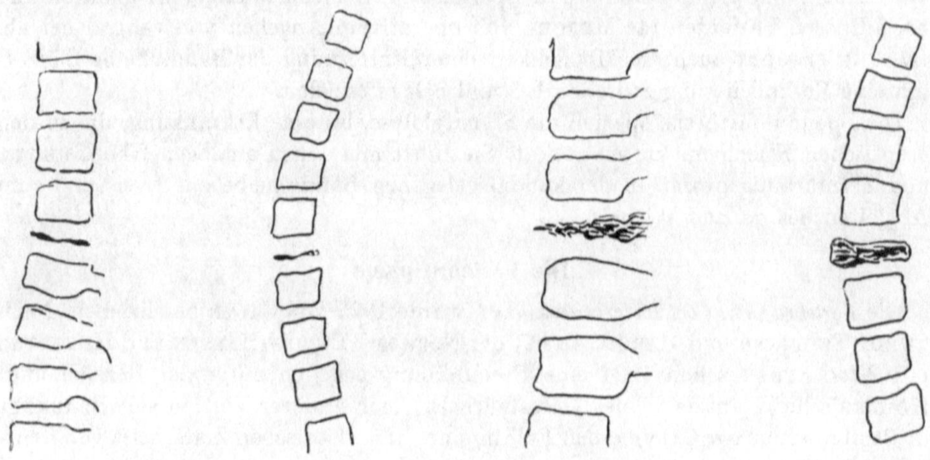

Abb. 131 Abb. 132 Abb. 133 Abb. 134

Röntgenskizze: Schema einer Vertebra plana osteonecrotica Calvé nach Denks

Abb. 131. Der befallene Wirbelkörper schrumpft zu einer schmalen Scheibe zusammen. Abb. 132. Die Vertebra plana hat ihre stärkste Verschmälerung und Verdichtung erfahren. Abb. 133. Beginnende Regeneration. Abb. 134. Endgültige Form des regenerierten Wirbelkörpers

keit der roten Blutkörperchen ist normal. Häufig werden in der Anamnese leichte Traumen angegeben, denen aber kaum kausale Bedeutung zukommen dürfte. Neurologische Symptome wie hyperalgetische und hyperästhetische Zonen und Steigerung der Patellar- und Achillessehnenreflexe beobachtete Janzen in einem Fall. Gelegentlich werden Paresen angegeben im Rücken und in den Beinen (Abb. 131—134).

Im Röntgenbild sieht man in voll ausgeprägten Fällen schwere Veränderungen an einem einzigen Wirbelkörper, selten an mehreren (Marquard). Der Knochenkern des Wirbelkörpers ist abgeflacht zu einer gleichmäßig dicken, planparallelen 1—2 mm hohen Scheibe von stark verdichteter, sklerotischer Struktur. Immer sind die beiden angrenzenden Intervertebralscheiben höher als die übrigen. Im a. p.-Bild überragt der Plattwirbel die Nachbarn in der Breite. Im seitlichen Bild springt der veränderte Wirbel nach ventral erheblich über die Breite der anderen Wirbel vor. In Frühfällen sieht man am Wirbelkörper noch keine oder erst geringfügige Veränderungen. Innerhalb einiger Monate kann man röntgenologisch beobachten, wie der Wirbelkörper zu der schmalen Scheibe wird. Nach Federschmidt innerhalb 6 Monaten, nach Sundt sogar schon innerhalb einiger Wochen. Während des weiteren Verlaufes sieht man im Röntgenbild eine nach und nach wieder eintretende Rekonstruktion des Wirbelkörpers. Dieser wächst also wieder in die Höhe. Auf diese Wiedererstehungsmöglichkeit wird mit Nachdruck hingewiesen. Analoge Vorgänge in der Pathologie sind kaum bekannt. Dies unterscheidet das Leiden sicher von einer Tuberkulose. Man sieht, daß die Wiederherstellung des Wirbelkörpers sehr viel Zeit braucht. Nach LINDSTRÖM 7 Jahre. Auch LÖHR (FÖRSTER) beobachtete eine Aufbauzeit von 7 Jahren. Ein Wiederaufbau zu normaler Wirbelhöhe wurde nie beobachtet. Eine Rekonstruktion zur Hälfte der normalen Höhe mit normaler Wirbelform und Struktur ist das im besten Fall zu erwartende Resultat (LINDSTRÖM).

Als wichtiges Charakteristikum der Vertebra plana gilt das Fehlen jeglicher reaktiver Wucherungen während des ganzen Restaurationsvorganges. LÖHR macht auf ein weiteres röntgenologisches Merkmal aufmerksam. Er beobachtete an den dem Planwirbel benachbarten ventralen Wirbelkörperkanten eine ausgesprochene Kantenabflachung. Die längsten Beobachtungszeiten des einzelnen Falles betragen 8, 9—11 Jahre (PANNER-Kopenhagen, BÜLOW-HANSEN, SUNDT). Der von PANNER 9 Jahre beobachtete Fall zeigte eine geringe Regeneration. Nach der Spitalentlassung ging es dem Patienten während 4 Jahren gut. Dann nahm die Gibbusbildung und die Schmerzhaftigkeit zu, so daß der Mann nun auf ein Stützkorsett angewiesen war. Nach SUNDT war bei einem weiteren, jahrelang beobachteten Fall wohl das Behandlungsergebnis gut, der Mann war aber nicht voll arbeitsfähig. In einem Fall von PASSBOIS hielt sich der zusammengesinterte Wirbelkörper 8 Monate lang unverändert. Im Verlauf der nächsten 2 Jahre trat dann eine Besserung und teilweise Rekonstruktion auf.

Der Verlauf der Krankheit zeigt eine rasch verlaufende Periode des Zusammensinterns des Wirbelkörpers und eine sehr langsam verlaufende Periode des Wiederaufbaus. Demnach wurden verschiedene Einteilungen der Krankheit vorgenommen. MEZZARI unterscheidet ein 1. Stadium der Osteolyse und ein 2. Stadium der Reparation. MARQUARD unterscheidet 3 Stadien: 1. Einschmelzung und Verdichtung, 2. Höhenabnahme und Verbreiterung, 3. Lockerung, Einbeziehung der knorpeligen Anteile des Wirbelkörpers in den Kalkanbau.

Die Regeneration kann auch gering ausfallen oder ganz fehlen. SUNDT betont, daß in keinem Fall, in dem es zur völligen Ausbildung einer einzigen Vertebra plana von 1—3 mm Höhe gekommen war, bisher ein Wiederaufbau nennenswerten Grades beobachtet worden ist, noch weniger eine Restitutio ad integrum. Nach HANSEN und DENKS gibt es nun auch bei der Vertebra plana eine Forme fruste, die nicht zur maximalen Zusammensinterung des Wirbelkörpers führt. Bei diesen Formen wird eine erhebliche Restitution beobachtet. DENKS sah bei einem solchen Fall eine fast vollkommene Restitution mit völliger körperlicher Leistungsfähigkeit. Eine völlige funktionelle Wiederherstellung der Wirbelsäule ist nur selten zu erwarten (Abb. 135—138).

Über die Histologie der Krankheit liegt eine Mitteilung von MEZZARI vor. Er konnte einen Patienten, der 1 Jahr nach Auftreten der Krankheit an Diphtherie verstorben war, untersuchen. Er fand den befallenen Wirbel weitgehend nekrotisch. Er beurteilt seinen histologischen Befund als ein Zwischenstadium eines Regenerationsversuches in der Art einer Kallusbildung, die dann in die endgültige Reparation übergehe. Er findet also eine aseptische Knochennekrose. NAGURA hat die aseptischen Knochennekrosen im allgemeinen histo-pathologisch und experimentell bearbeitet. Für die Vertebra plana stellt er die gleichen pathologischen Überlegungen an wie für die PERTHES'sche, die KÖHLER'sche Krankheit oder die Osteochondritis deformans coxae. NAGURA fand, daß bei der Vertebra plana Ab- und Aufbauerscheinungen am Knochen entstehen, die sich mannigfaltig wiederholen (N-Erscheinungen) und schließlich zur Restauration und teilweisen Regeneration des Knochens führen.

Das Wesen der Krankheit wird in der Literatur ziemlich einheitlich als aseptische Osteonekrose taxiert. Es wird auf die Ähnlichkeit mit den Veränderungen bei der PERTHES'schen Krankheit und anderen Formen der Osteochondritis dissecans hingewiesen (SUNDT, TEILMANN, SAUERWALD). Auffällig bei dem ganzen Geschehen ist

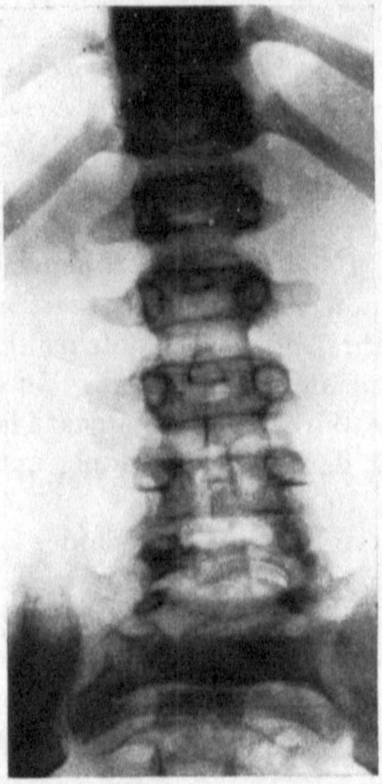

Abb. 135

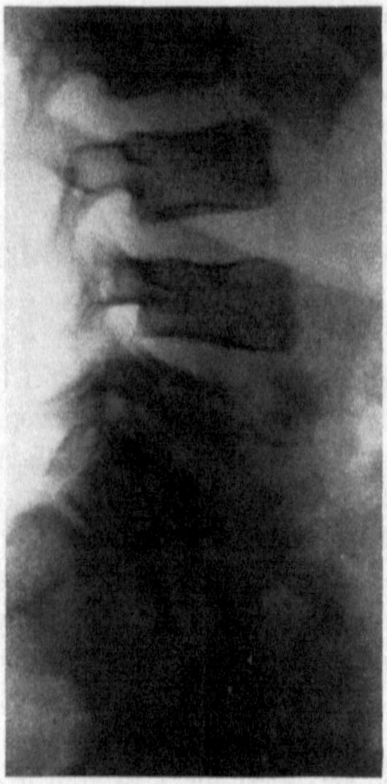

Abb. 136

Abb. 135 u. 136. F. M. Vertebra plana CALVÉ

Abb. 135. F. M. Der 5. Lendenwirbelkörper ist im p.-a.-Bild niedriger und unhomogener. Aufnahme vom 17. 12. 1946. Abb. 136. F. M. Aufnahme vom 17. 12. 1946: Vertebra plana CALVÉ in seitlicher Aufnahme. Der Körper von L 5 ist erniedrigt, in der ventralen Partie stärker als in der dorsalen; er springt nach ventral über die Nachbarwirbel vor, seine Struktur ist unhomogen

die Dickenzunahme der angrenzenden Bandscheiben während dem Zusammensintern des Wirbelknochens. CALVÉ beurteilt dies in seiner ersten Publikation als eine Knorpelneubildung, verbunden mit Rückbildung des Knochens. DENKS erklärt diese merkwürdige Dickenzunahme der Bandscheiben damit, daß er sagt: Es finde keine Kompression des Wirbelknochens statt, sondern eine Entkalkung an der Peripherie mit Verdichtung gegen die Mitte.

Über die Ursache der Erkrankung finden wir schon mehrfache Hinweise in der Literatur auf Überlastung. HECKER bezeichnet die Überlastung durch langes Stehen als Dauertrauma.

Diese letzten Beobachtungen und Bemerkungen führen uns von selbst zu unserer modernen Auffassung der Krankheit, die weitgehend mit NAGURA übereinstimmt.

Genau so wie bei den übrigen Lokalisationen der Osteochondritis dissecans kann auch an einem Wirbel durch Überlastung eine lokale Osteonekrose eintreten, die zur Knochenresorption führt. Diese leitet den ganzen weiteren Krankheitsprozeß ein mit Knochenneubildung, neuer mechanischer Schädigung, Zusammenbruch, neue Nekrosen bis zur endlichen definitiven Reorganisation des Knochens. Das Breiterwerden der Intervertebralscheiben ist nach unserer Auffassung auch zu verstehen. Im peripheren Teil des Wirbelkörperknochens ist die Überlastungsschädigung am größten. Da ist auch die Blutzirkulation am geringsten. Hier geht die Schädigung des Knochens so weit, daß die Knochenregeneration in Form von osteoidem und teilweise verkalkendem Gewebe ausbleibt. Der Knochen wird hier ersetzt durch

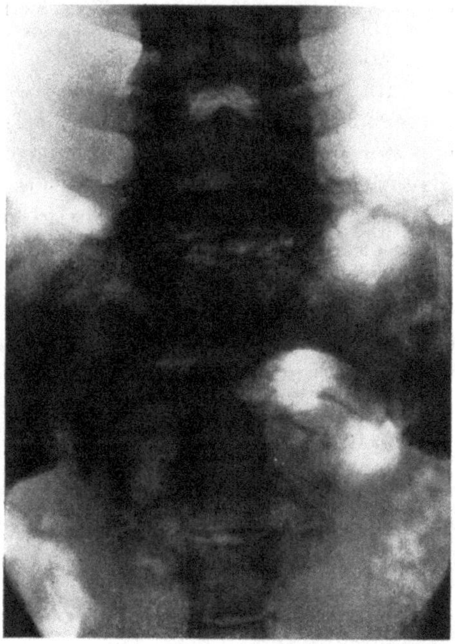

Abb. 137

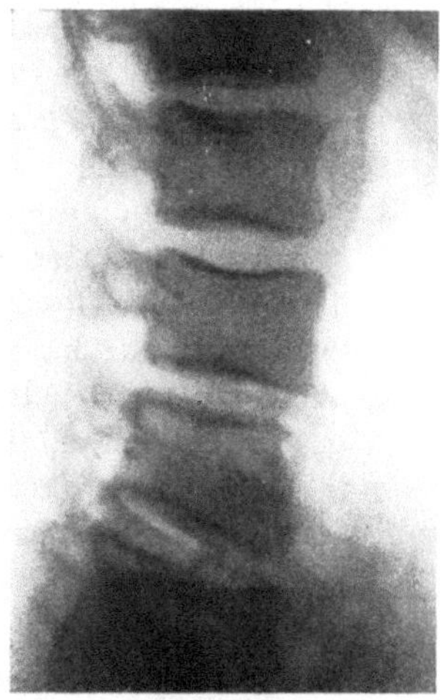

Abb. 138

Abb. 137 u. 138. F. M. Vertebra plana Calvé

Abb. 137. F. M. Aufnahme vom 13. 12. 1949: Der Wirbelkörper ist erniedrigt, unregelmäßig, in seiner Struktur im ganzen sklerotisch. Abb. 138. F. M. Aufnahme vom 13. 12. 1949: in seitlicher Richtung. Der 5. Lendenwirbelkörper ist verschmälert; seine Struktur ist in einem schmalen Streifen stark sklerotisch, in seinen übrigen Partien aufgehellt. Der Wirbelkörper ist in Regeneration, er ist breiter als seine Nachbarn

ein fibröses Gewebe. Die Knochenstruktur ist verlorengegangen. Es hat sich hier eine Umbauzone gebildet, wie sie von Rutishauser beschrieben wird. Andererseits ist in der zentralen Partie des Wirbels keine Kompression erfolgt, welche zur Verdünnung und Verdichtung geführt hat. Hier hat die Überlastungsschädigung auch zu einer Nekrotisierung des Knochens geführt. Ihr folgt gleichzeitig mit der Resorption eine überstürzte Knochenneubildung, welche zu einer Verdickung der Knochenbälklein und zu einer Verschmälerung bis Obliteration der Markräume führt. Wir haben hier die Osteosklerose und Mikrospongiosierung, welche Rutishauser neben jeder Umbauzone sieht. Die Vertebra plana hat also eine Umbauzone oben und eine unten. Die beiden osteosklerotischen Partien fallen in der Mitte zusammen. Natürlich wird durch das Körpergewicht während des Umbaus wohl noch eine Kompression und eine Zusammensinterung des Wirbelkörpers erfolgt sein. Darum kann er sich nachher nicht mehr in seiner ehemaligen Höhe regenerieren. Diese Regeneration ist genau nach den Erfahrungen RUTISHAUSERS vom erhaltenen Knochenkern aus zu erwarten unter Resorption des fibrösen Gewebes und langsamem Ersatz desselben mit neuem definitivem Knochengewebe. Daß die Resorption und Destruktion relativ schnell, die Regeneration sehr langsam erfolgt, ergibt sich aus dem pathologischen Geschehen. SUNDT stellt fest, daß selbst einjähriges Krankenlager die Entwicklung der Krankheit nicht aufzuhalten vermag. Dies ist begreiflich. Sobald einmal die Schädigung, die zur primären Osteonekrose geführt hat, eingetreten ist, läuft der pathologische Prozeß ab, auch wenn weitere Belastung ausbleibt. Selbstverständlich ist es doch für die Dauer des Ablaufes des Krankheitsprozesses nicht gleichgültig, ob die schädliche Belastung fortdauert oder nicht.

Die Behandlung erstrebt in erster Linie Entlastung der Wirbelsäule. Die Angaben in der Literatur, daß die Behandlung durchgeführt werden müsse wie bei einer Spondylitis tuberculosa, sind ohne weiteres zu beherzigen. Die anfängliche Lagerung im Gipsbett, später abwechselnd mit Bauchlage und aktiven Extensionsübungen des Rückens wird verbunden mit Luft- und Lichtkuren. Die Liegekur wird bis zu 2 Jahren ausgedehnt werden müssen. Dann darf man übergehen zur Fixation mit Gipskorsett. Damit ist die Zeit für die ersten Steh- und Gehübungen gekommen. Die Stützmiederbehandlung muß über mehrere Jahre durchgeführt werden, bis zur röntgenologisch kontrollierten Reorganisation des Knochens. Vorzeitige Belastung kann das pathologische Geschehen wieder von vorne auslösen. Von der Geduld während der Behandlung hängt später das Heilungsergebnis mit der funktionellen Leistungsfähigkeit der Wirbelsäule ab. Die Bemerkung SUNDT'S, daß die meisten Fälle mit oder ohne Behandlung zur vollen klinischen Heilung kommen, steht mit den Tatsachen in Widerspruch.

Aus differentialdiagnostischen Gründen möchte ich eine Einteilung wiedergeben, die POLGAR über die Plattwirbel aufstellt. Er teilt ein in:

1. Angeborene Plattwirbel:
   a) Vertebra plana congenita simplex (Mikrospondylie);
   b) Vertebra plana congenita larga (echte Platyspondylie Putti). Wirbel verkleinert und im horizontalen Durchmesser verbreitert;
   c) Vertebra plana chondrodystrophica (Chondrodystrophische Plattwirbel als Systemerkrankung).
2. Erworbene Plattwirbel:
   a) Vertebra plana osteonecrotica (juvenile Vertebra plana CALVÉ). Der Wirbelkörper ist schmal, sklerotisch verdichtet. Die Bandscheiben sind erhalten, sogar höher als normal. Weitgehende Reorganisation (D. D. gegen Tbc.);
   b) Vertebra plana osteoporotica (präsenile V. pl.);
   c) Vertebra plana traumatica (gewisse Fälle von KÜMMEL'scher Krankheit).

ROST unterteilt die erworbene Platyspondylie noch weiter in Plattwirbel bei SCHÜLLER-CHRISTIAN'scher Lipoid-Speicherkrankheit in Vertebra brevis rachitica, in Vertebra brevis osteopsathyrotica und Vertebra brevis osteofibrotica.

Die tiefer greifende Frage, warum nun speziell dieses Kind und bei diesem nur der spezielle Wirbel erkranke, kann nach unsern heutigen Kenntnissen nicht gelöst werden. Meines Erachtens hat es keinen Wert, sich darüber spekulativen Betrachtungen hinzugeben.

Knochen- und Gelenkschädigungen, die bei der Arbeit mit Preßluftwerkzeugen beobachtet werden

Bei den Arbeitern, die Preßlufthämmer bedienen, treten auffällig oft aseptische Osteonekrosen an den Gelenken von Hand, Ellbogen und Schultern auf, ferner Zackenbildungen und Knochenwucherungen in der Umgebung dieser Gelenke.

Rostock hat in zahlreichen Publikationen zur Erforschung und Klärung dieser Fragen grundlegend gearbeitet. Rostock fand bis 1931 193 entschädigte Erkrankungsfälle in Deutschland. Die Erkrankungen treten selten auf. Nach Rostock wird nicht $^{1}/_{100}$ der Belegschaften befallen. Die Ursache der Krankheit ist in starken, regelmäßigen, dauernden Erschütterungen zu suchen, denen die oberen Extremitäten bei der Bedienung dieser Maschinen ausgesetzt sind. Der Preßlufthammer führt in sehr rascher Folge gleichmäßige, ununterbrochen dauernde Hämmerschläge gegen einen Meißel aus. Die Rückschläge des schweren Hammers werden durch den elastischen Gegendruck der Hände und Arme abgefangen. Durch starken Druck mit den Armen wird die Wirkung des Hammers gesteigert. Die Arme geraten dadurch in eine Art ständiger Schwingungen. Rostock teilt die Preßluftschäden in 2 Typen ein. Der 1. Typ lokalisiert die Schädigungen in die Sehnen und Muskeln und ihre Ansatzstellen an den Knochen. Auch die Ansatzstellen der Gelenkkapsel und ihre Verstärkungsbänder sind befallen. Bei der starken Beanspruchung dieser Ansatzstellen, die zum Auffangen der Hammerstöße stark angespannt werden, degenerieren die genannten Organe in ihren bindegewebigen Teilen vorzeitig. Der Körper ist bestrebt, diese Degenerationen zur Ausheilung zu bringen, wobei Verkalkungen und Verknöcherungen der Degenerationsherde resultieren. Es entstehen so Knochenzacken in der Umgebung der Gelenke mit konstantem typischen Sitz. Der 2. Typ zeigt örtliche Drucknekrosen des Knorpels und der subchondralen Knochenteile. Diese Nekrosen führen zur Bildung von Osteochondritis-dissecans-Herden. Am Handgelenk erkrankt meist das Lunatum, seltener das Kapitatum oder das Navikulare. An den Handwurzelknochen kommen Nekrosen und Pseudarthrosen vor. Die Differentialdiagnose zwischen Pseudarthrose und Malazie macht oft Schwierigkeiten. Rostock empfiehlt, von Pseudarthrose nur dann zu sprechen, wenn diese nach einer Fraktur durch einen Unfall entstanden ist. Im anderen Fall müsse es sich um eine Nekrose z. B. des Navikulare handeln. Am Ellbogen treten periartikuläre Verkalkungen und Knochenzackenbildungen auf, speziell an der Beugeseite, entsprechend der Kapselansatzstellen, ferner am Ansatz des Musculus brachialis internus und am Ansatz des Musculus triceps am Olekranon als Olekranonsporn. Die direkten Knorpel- und Knochenschädigungen am Ellbogen führen zu osteochondritischen Herden am Humerus- und Radiusköpfchen, oft auch nur zu Randwulstbildungen am Außenrand der Gelenkfläche des Radiusköpfchens. Im Bereich des Schultergelenkes kommt es zu Knochenwucherungen am unteren Pfannenrand und an den gegenüberliegenden Stellen des Oberarmkopfes. Ferner stellt sich oft Abflachung des Humeruskopfes ein mit Randwulstbildung. Sehr selten beobachtet man auch eine Erkrankung des Akromio-Klavikulargelenkes. SOMMER beschreibt einläßlich die Preßluftschäden des Ellbogengelenkes. Die ersten Veränderungen beobachtet er am Radiusköpfchen. Sie beginnen mit Randzackenbildung am ulnaren distalen Rand. Auf der Gegenseite tritt eine tränenförmige Wucherung auf. Es folgen dann die Auflagerungen am Processus coronoideus und am Ansatz der Gelenkkapsel ventral und dorsal am Humerus. SOMMER vermißt die Bilder der typischen Osteochondritis dissecans, wie sie am Humerusköpfchen gewöhnlich eintritt. Er verlangt für die Diagnose Preßluftschädigung am Ellbogen die Lokalisation der Knochenveränderung an den 4 Stellen.

Auch andere, in bezug auf Erschütterungen wesensfremde Arbeitstätigkeiten können dieselben Veränderungen verursachen. Diese Gewebsreaktionen sind der Ausdruck dafür, daß dem Gelenk eine Arbeitslast zugemutet wurde, welche die Widerstandskraft des ganzen Muskel-Band- und Sehnenapparates sowie des Knorpels und der Knochen überstieg. ROSTOCK beobachtete diese Erkrankungen bei 2 Lokomotivheizern, bei einem Arbeiter einer Eisengießerei und bei einem Lastwagenführer. In der Literatur werden angeführt: Forstarbeiter, Schlosser, Schmiede, Steinbrucharbeiter, Bergleute, Sportlehrer, Terrazzoarbeiter. Solange die Arbeit fortgeführt wird, beobachtet man starke Zunahme der Veränderungen. Mit dem Weglassen der schädigenden Arbeit hört die Zunahme der Erkrankung auf. Am Ellbogen wurden unter 828 Fällen nur 7mal freie Gelenkkörper beobachtet. Soweit die Ausführungen ROSTOCK's. Klinisch tritt meist erst nach jahrelanger Tätigkeit mit dem Preßlufthammer ein langsam zunehmendes Schwächegefühl im befallenen Arm auf. Oft auch lästiges Zittern der Arme. In vielen Fällen klagen die Kranken besonders über Schmerzen in der Ruhe, nachts und an Sonn- und Feiertagen. Bei der Arbeit verschwindet der Schmerz oft wieder. Nach und nach macht sich Bewegungseinschränkung der befallenen Gelenke geltend.

LINOA berichtet von entsprechenden Erkrankungen in der Steinbruchindustrie. Er sah am Ellbogengelenk Arthrosis deformans, am Os lunatum malacie, am Schultergelenk chronische Entzündung. Auch soll bei Nietern, die den Preßlufthammer mit der Schulter gegenzudrücken gewohnt sind, die Lokalisation häufig im Schultergelenk sein (SOMMER).

LIECHTI untersuchte eine Reihe von 92 Arbeitern, die Preßluftgeräte bedienten. Keiner gab Beschwerden an. Er fand bei 13 Zeichen einer leichten Periarthritis des Ellbogens, kleine Verkalkungen am Ansatz der Trizepssehne. In 1 Falle Osteochondritis dissecans mit freiem Gelenkkörper, die aber unabhängig vor der Preßluftarbeit entstanden war. In 2 Fällen Lunatumnekrose und 3mal Pseudarthrose des Navikulare.

WIESE beschreibt bei einem Arbeiter mit Preßluftgerät eine Neuritis des Nervus ulnaris mit Sensibilitätsstörung am 4. und 5. Finger mit Verminderung der groben Kraft und Atrophie der interossealen Muskeln der Hand.

LIECHTI erwähnt lokalisierte Muskelatrophien, frühzeitige Ermüdungserscheinungen, Schädigung der morotischen Nerven bis zu vorübergehender völliger Unbrauchbarkeit der Handmuskulatur. Von den Gefäßen aus Zirkulationsstörungen bis zu

Fingergangrän. Für die Nerven- und Gefäßschädigungen ist bis jetzt der Zusammenhang mit der Preßluftschädigung noch nicht bewiesen.

Andreesen beobachtet das Auftreten der Knochen- und Gelenkveränderungen 8—12 Monate nach Beginn der Preßluftarbeit. Nach anderen Autoren treten die Veränderungen erst nach mehrjähriger entsprechender Arbeit auf. Linde beobachtete Verbildung der Gelenkenden, freie Gelenkkörper und Arthrosis deformans. Sommer stellt fest, daß im Gegensatz zu den Abnützungsveränderungen bei den Preßluftschäden eine Knochenneubildung eintrete durch Reizung des Gewebes. Er schließt daraus, daß den Preßluftschäden keine Minderwertigkeit der Gelenke zugrunde liege.

Es ist von Interesse, wie hier bei den Preßluftschäden ein enger Zusammenhang zwischen Osteochondritis dissecans und Arthrosis deformans nachzuweisen ist. Man sieht als Ausdruck leichterer Schädigung Randwulstbildungen am Radiusköpfchen und im Bereiche des Schultergelenkes, als Ausdruck schwerer Schädigungen Osteochondritis dissecans. Es ist demnach anzunehmen, daß die gleiche Noxe die Osteochondritis und die Arthrosis deformans verursacht.

Die Histologie und Pathologie der Preßluftschäden stimmt absolut mit derjenigen der beschriebenen Lokalisationen der aseptischen Knochennekrose überein, so daß auf die früheren Kapitel verwiesen werden kann. Es ist hier augenfällig zu sehen, wie chronische Mikrotraumen, von denen eines allein niemals zu einer Schädigung von Knochen oder Gelenken führen würde, zur aseptischen Osteonekrose Veranlassung geben. Nach den modernen pathologisch-anatomischen Gesichtspunkten bedingen diese ständigen Erschütterungen und Kompressionen eine direkte Schädigung der Osteozyten und verursachen schließlich deren Absterben. Ihm folgt die Osteonekrose, welche den ganzen osteochondritischen Prozeß einleitet.

Die Anhänger der ischämischen Infarkttheorie werden argumentieren, daß die dauernden Stöße gegen den elastischen Widerstand der Gelenkbänder und -sehnen zu einer rhythmisch immer wiederkehrenden Abdrosselung der Blutgefäße in den Gelenkkapselpartien führen, woraus endlich ein anämischer Infarkt resultiere. Nach den neueren Forschungen ist zur Erklärung der Nekrosen der Umweg über die Ischämie nicht mehr nötig.

Die *Arthrosis deformans* wird von vielen Autoren in Zusammenhang gebracht mit den Ursachen der aseptischen Osteonekrosen. So bezeichnet Axhausen die Krankheiten nach Perthes, Köhler, Kienböck usw. als ossale Arthrosis deformans, die durch Besonderheiten der Lokalisationen, des Alters, der körperlichen Bedingungen den speziellen Verlauf nehmen. Auch Lang findet zwischen Arthrosis deformans und aseptischen Osteonekrosen keinen grundlegenden Unterschied. Beide Krankheiten nehmen ihren Ursprung in einer Schädigung des Knorpels, der dadurch seine Elastizität verliere. Recht häufig wird der Ansicht Ausdruck gegeben, daß die gleichen Schädigungen in der Jugend eine aseptische Osteonekrose verursachen, im Alter aber eine Arthrosis deformans.

Konstitution. Vererbung der Osteonekrosen

Beim Studium der Fragen der aseptischen Osteonekrosen fällt uns ein eigentümliches Verhalten der Krankheit auf. Es werden mit Vorliebe Personen bestimmter Kreise befallen, und zwar sind es bestimmte Familien, oft ganze Sippen, welche auffällig häufig Osteonekrosepatienten zeigen unter ihren Gliedern. Es fällt ferner auf, daß der gleiche Kranke oft von verschiedenen Lokalisationen der Osteonekrose befallen wird. Diese Lokalisationen brauchen nicht gleichzeitig aufzutreten, sondern in dem für die spezielle Lokalisation typischen Alter. Es ist ferner bemerkenswert, daß die Osteonekrosen recht häufig doppelseitig auftreten, z. B. SCHLATTER'sche Krankheit, Lokalisation am Capitulum humeri, an der Calcaneusapophyse, an den Phalangen der Finger usw. Die Kinder mit kongenitalen Hüftgelenkluxationen werden oft im späteren Alter an der gleichen oder an der anderen Hüfte von einem Perthes befallen. Andererseits sieht man Häufungen osteonekrotischer Erkrankungen bei hormonalen Störungen, besonders bei Hypothyreosen, evtl. auch bei Störungen in der Tätigkeit der Geschlechtsdrüsen. Nicht selten auch sind schwere osteonekrotische Störungen verbunden mit Allgemeinerkrankungen, wie Blutbildungsanomalien oder mit Mißbildung, Stoffwechselkrankheiten, Ernährungsstörungen, Vitaminmangelzustände. Man sucht auch Erklärungen dafür, daß unter gleichen Bedingungen nur vereinzelte Menschen an den Osteonekrosen erkranken.

Nach diesen Beobachtungen wurde zuerst eine Erblichkeit der Krankheit postuliert. Dann wurde die Theorie aufgestellt, daß eine angeborene Schädigung des Keimes vorliege, daß also schon die Anlage für die Erkrankung mit auf die Welt gebracht werde. Weiterhin wird die Ansicht vertreten, daß die Anlage der knorpelig vorgebildeten Knochen normal sei, und daß die Störung in der Ossifikation des Knorpels zu suchen sei. Angeboren werde dann die Disposition für die Verknöcherungsstörung. Diese Disposition bleibe latent bis zu dem für die betreffende Lokalisation typischen Zeitpunkt. Die Anhänger dieser Theorien vertreten also die Lehre, die Osteonekrose werde als Krankheitsdisposition vererbt, die, je nach der Lokalisation des Herdes, früher oder später nach entsprechender Latenzzeit zum Ausbruch der Krankheit führe.

Nach unseren neuen Ansichten entsteht die Osteonekrose auf dem Boden eines Überlastungsschadens. Das Primäre des osteonekrotischen Herdes ist die subchondrale Knochennekrose. Diese löst den ganzen Ablauf der Erkrankung aus. Die primäre Knochennekrose kann ausgelöst werden durch ein einmaliges Trauma oder durch eine große Zahl kleinerer, sogenannter Mikrotraumen, durch Überlastung. Die oben erwähnten Tatsachen der familiären Häufung der Erkrankung, des symmetrischen Auftretens und der Multiplizität der Herde lassen sich allein durch die Überlastung nicht erklären. Wir müssen dazu eine Disposition annehmen, eine besondere Beschaffenheit der Knochen, welche der Kranke mit auf die Welt bringt, oder die er nach der Geburt erwirbt. Diese Disposition vermindert die Widerstandskraft des Knochens, so daß eine verhältnismäßig geringe Belastung sich bereits als Überlastung auswirkt, ja, daß in vielen Fällen schon die Knochenbelastung, wie sie die normalen Funktionen des Lebens verlangen, sich als Überlastung auswirkt. Es scheint heute so, daß diese Disposition vererbt werde.

Bei all diesen Fragen sind wir heute nur auf Spekulationen angewiesen. Sichere Antworten können wir darauf nicht geben.

Sicher wissen wir heute nur, daß neben der Überlastung noch ein weiterer Grund für das Auftreten der Osteonekrose vorhanden sein muß. Diesen weiteren Grund nennen wir Disposition. Diese Disposition kann sich aus vielen Faktoren zusammensetzen, so z. B. aus Mißbildung, Störung der Ossifikation, des Stoffwechsels, der endokrinen Drüsen, der Ernährung, des Vitaminstoffwechsels usw.

Mit der Erkenntnis, daß die primäre subchondrale Osteonekrose durch Überlastung allein ausgelöst werden kann, durch primäre Schädigung der Osteozyten, sind wir dem Verständnis der Osteonekrosen doch einen Schritt nähergerückt. Wir müssen heute nicht mehr unbedingt ein Trauma suchen, welches eine initiale Schädigung setzt, wie dies BARTH für seine Theorie nötig hat. Andererseits brauchen wir auch nicht mehr unbedingt eine Unterbrechung der Blutzirkulation, um die initiale Knochennekrose durch Ischämie erklären zu können (AXHAUSEN). Die Anwendung der traumatischen wie der ischämischen Theorie macht uns in gewissen Fällen immer wieder Schwierigkeiten. Beide Theorien befriedigen uns nicht restlos in allen Fällen. Wenn wir nun heute wissen, daß bloße Überlastung an sich zu einer Nekrose der Osteozyten und zu einer folgenden Nekrose des Knochens führen kann, so sind wir froh darüber, nicht die eine oder die andere der obigen beiden Theorien zurechtbiegen zu müssen, bis sie uns zur Erklärung passen. In diesem Sinne bedeutet die neue Lehre von der Knochennekrose einen Fortschritt in unserer Erkenntnis.

Sicher bestehen die traumatische und die ischämische Theorie zu Recht. Die primäre Osteonekrose kann sowohl traumatisch wie ischämisch bedingt sein. Daneben kann sie aber auch durch Überlastung direkt ausgelöst werden.

Diese Erkenntnis führt uns direkt zur Frage nach der Bedeutung des Unfalls für das Zustandekommen der aseptischen Osteonekrose.

Osteonekrose und Unfall

Die Frage nach der Zumessung einer kausalen Bedeutung eines Unfalls beim Zustandekommen einer Osteonekrose richtet sich weitgehend nach unserer Auffassung über das Wesen der Erkrankung.

Wir haben gesehen, daß eine mechanische Schädigung zu einer Nekrose der Osteozyten und damit des Knochens führen kann. Wir haben aber die gleiche Osteonekrose auch auftreten sehen nach experimentell gesetzten subchondralen Frakturen. Es kann also ohne weiteres jedes Trauma, wenn es von geeigneter Schwere ist und den richtigen Knochenteil trifft, eine Osteonekrose auslösen. Die praktische Erfahrung zeigt, daß aber nur sehr selten ein Trauma allein in Betracht kommt zur Auslösung der Krankheit. Bei allen Fällen mit doppelseitigen oder multiplen Herden und bei anamnestischer Belastung wird man die Rolle des Unfalls sehr vorsichtig beurteilen. Es besteht heute die Tendenz, die kausale Bedeutung des Unfalls bei der Entstehung einer Osteonekrose gering einzuschätzen. Das krankhafte Moment, die Disposition, wird in den Vordergrund gerückt. Es ist ohne weiteres zuzugeben, daß ohne Disposition nur sehr selten eine Osteonekrose auftritt. Andererseits muß aber doch dem Trauma eine größere oder kleinere Bedeutung zugemessen werden. Ganz sicher ist das chronische Mikrotrauma, die Überlastung, die Hauptursache der Osteonekrose. Die Wucht des Mikrotraumas kann in jeder Abstufung zunehmen, bis die einzelne Gewalteinwirkung genügt, um eine subchondrale Fraktur zu setzen. In dem Augenblick ist die Osteonekrose traumatisch entstanden und als Unfall der Haftpflichtversicherung unterstellt. Praktisch wird es selten möglich sein, den Beweis einer rein traumatischen Entstehung zu erbringen. Sehr oft hingegen wird man dem Trauma eine Teilkausalität zumessen müssen. Über ihre Höhe läßt nur eine eingehende Anamnese in jedem Einzelfall ein Urteil zu.

Bei der Osteonekrose, die durch Überlastung entsteht, ist die Knochennekrose das Primäre, die Fraktur das Sekundäre. Bei der traumatisch entstandenen Osteonekrose ist die subchondrale Fraktur das Primäre und die Osteonekrose das Sekundäre. Die Pathologie der Osteonekrose zeigt einen reihenförmigen Ablauf der Ereignisse. Auf die primäre Knochennekrose folgt die Knochenresorption und dieser die Knochenregeneration. Während der Resorption und der beginnenden Regeneration ist die mechanische Widerstandskraft des Knochens stark vermindert. In dieser Periode bricht der Knochen unter der physiologischen Belastung ein. Es entsteht also die sekundäre Fraktur. Dieser folgt nun wiederum Knochennekrose, welche wieder die Resorption und Regeneration einleitet, der dann wieder eine tertiäre usw. Fraktur folgt, bis endlich beim soundsovielten Umbau die Regeneration eines normalen, widerstandsfähigen Knochens gelingt. Bei der traumatischen Osteonekrose fängt die Reihe mit der Fraktur an und führt zum genau gleichen Ablauf wie beim Reihenbeginn mit der Nekrose. Es handelt sich bei beiden Entstehungsarten um den gleichen Prozeß.

Die Traumatheorie BARTH's und die Ischämietheorie AXHAUSEN's lassen sich beide ohne weiteres mit dem pathologischen Geschehen in Einklang bringen. Bei dem zyklischen Ablauf des pathologischen Geschehens beginnt eben der Ablauf bei der traumatischen Entstehung mit der Fraktur, bei der ischämischen Entstehung mit der Nekrose.

Der Ischämie als auslösenden Ursache muß bei der Ätiologie der Osteonekrose auch ein Platz gelassen werden. Die Theorie AXHAUSEN's mit den mykotischen Embolien ist nicht bewiesen. Hingegen mag die Theorie von der Gefäßunterbrechung in den Gelenkbändern und Kapseln durch dauernde oder rhythmische Abschnürung in einzelnen Fällen zu Recht bestehen. Ein Trauma kann auch auf dem Umweg über das Blutgefäßsystem kausalen Einfluß auf die Osteonekrose gewinnen. Durch Bänderzerrung oder Zerreißung kann eine Zirkulationsschädigung auftreten, die zur Osteonekrose führt.

Besondere Angaben sollen für einige Lokalisationen gemacht werden.

Die PERTHES'sche Krankheit kann in seltenen Fällen traumatisch entstehen. Ein erhebliches, nachgewiesenes Trauma muß das Hüftgelenk treffen. Zwischen dem Unfall und dem Ausbruch der Krankheit müssen Brückensymptome vorhanden sein. Fast immer ist die Überlastung als äußere Ursache zu finden bei vorhandener Disposition. Die Zusammensetzung dieser Disposition kennen wir nicht. Zu ihr gehören angeborene Mißbildungen und Anomalien, Ossifikationsstörungen, Stoffwechselstörungen, endokrine Störungen, allgemeine infektiös toxische Einwirkungen, Ernährungsstörungen usw.

Die Frage nach der unfallmäßigen Entstehung wird besonders oft bei der Coxa vara adolescentium aufgeworfen, bei der Epiphyseolysis capitis femoris. In den Fällen mit plötzlichem Abgleiten der Kopfepiphyse vom Hals wird meistens vom Kranken und seinen Angehörigen ein Trauma angeschuldigt.

Eine rein traumatische Epiphysiolysis capitis femoris gibt es nicht. Wohl kommen auch bei Jugendlichen Schenkelhalsfrakturen vor. Diese Brüche erfolgen aber erfahrungsgemäß nie in der Epiphysenfuge, sondern im Knochen des Schenkelhalses, sei es medial oder lateral oder im Bereiche der Trochanteren. Für das Auftreten der Epiphyseolysis capitis femoris ist Überlastung, eine Summation unzähliger Mikrotraumen, verantwortlich zu machen. Das völlige Abgleiten der Kopfepiphyse wird durch die Überlastung vorbereitet. Die letzte vollständige Dislokation kann durch ein leichtes Trauma erfolgen, das aber nicht kausal für das ganze Krankheitsgeschehen, sondern höchstens teilkausal für das letzte, völlige Abgleiten verantwortlich gemacht werden kann. Ein rein unfallmäßiges Geschehen liegt bei der Epiphyseolyse nie vor. Dem Unfall kann aber ein größerer oder kleinerer kausaler Teilfaktor zugeschrieben werden müssen. Ohne terminales leichtes Traumen wäre vielleicht das völlige Abgleiten ausgeblieben. Eine evtl. verschlimmernde Wirkung eines Traumas wird meistens sehr gering zu veranschlagen sein. Meistens wird der Teilfaktor Unfall im ganzen Krankheitsgeschehen so gering sein, daß er vernachlässigt werden darf. Ein genaues Abwägen der Unfalls- und der Krankheitsmomente ist aber in jedem Einzelfall nötig.

Die Oberschenkelkopfnekrosen nach Frakturen und Luxationen sind wohl immer als Unfallfolgen anzusprechen, wenigstens dann, wenn die primäre Fraktur oder Luxation unfallbedingt war. Bei diesem Krankheitsbilde können auch isolierte Zysten im Schenkelkopf auftreten, die in diesem Falle auch als traumatische Zysten aufzufassen sind (Becker).

Bei der Osteonekrose der Femurkondylen im Kniegelenk spielen sicherlich Traumen eine gewisse Rolle. Der sichere Beweis einer rein traumatischen Osteonekrose des Knies wird nur sehr selten zu erbringen sein. Meistens handelt es sich um Überlastungsschäden, bei denen einzelne gröbere Traumen mitunterlaufen sein mögen (Turn-, Sportbetrieb, Fußball). In solchen Fällen kann doch öfter eine Teilkausalität des Unfalls anerkannt werden. Recht häufig findet man osteochondritische Herde an den Femurkondylen bei Meniskusverletzungen, die lange Zeit bestanden vor der Operation. Man bekommt immer wieder den Eindruck, daß der lange Zeit dislozierte und abnorm bewegliche Meniskus zur Osteochondritis dissecans geführt habe, welche damit auf die Meniskusverletzung und damit sekundär auf ihre Ursache zurückzuführen sei.

Die Chondropathie und die Osteonekrose der Patella ist meist als Überlastungsschaden aufzufassen. Es gibt aber rein traumatisch bedingte Fälle, bei denen oft erst nach Monaten mit Röntgenbild sichere Zeichen sichtbar werden. Brückensymptome sind in diesen Fällen immer vorhanden.

Bei der Patella partita hat die Frage der unfallmäßigen Entstehung einmal eine große Rolle gespielt. Heute muß die Möglichkeit einer unfallmäßigen Entstehung bejaht werden. Ebenso die Möglichkeit einer Entstehung durch aseptische Osteonekrose. Praktisch handelt es sich aber fast immer um angeborene Entwicklungsstörungen.

Bei der Schlatter'schen Krankheit spielt das Trauma sehr selten eine direkte kausale Rolle.

Die Osteonekrose des Os lunatum steht nach den experimentellen Studien von Lang häufiger in kausalem Zusammenhang mit einem Trauma, als bis jetzt angenommen wurde. Sehr oft handelt es sich um verkannte Frakturen. Die Entstehung durch Überlastung ist natürlich absolut möglich. Schneider verlangt für eine traumatische Lunatummalazie, daß sich die Krankheit nach einwandfreiem Trauma frühestens nach 1 Monat, spätestens aber 12 Monate nach dem Trauma, zeige. Nach den neueren Ansichten muß die Bedingung, daß sie frühestens 1 Monat nach dem Trauma manifest werden dürfe, fallen gelassen werden. Die Symptome können bei Frakturen sehr wohl gleich im Anschluß an den Unfall auftreten.

Genau die gleichen Überlegungen gelten für das Os naviculare der Hand und das Os capitatum.

Für die osteonekrotischen Lokalisationen im Ellbogen gelten die gleichen Richtlinien wie für das Knie.

Die Osteonekrosen im Bereiche des Fußes sind selten auf ein Trauma zurückzuführen.

Die Scheuermann'sche Krankheit hat mit Traumen keinen Kausalzusammenhang.

Einen breiteren Raum nimmt die Frage nach der unfallmäßigen Entstehung der Spondylolisthesis ein. Eine rein unfallbedingte Spondylolisthesis auf dem Boden eines doppelseitigen Bogenbruches ist als Einzelbeobachtung beschrieben (Böhler).

Praktisch kommt dies aber nicht vor. Bei vorbestandener Spondylolyse hingegen kann ein Trauma den Gleitprozeß in Gang setzen oder ihn beschleunigen und verschlimmern. Hier kommt also dem Unfall kausale Teilursache zu, deren Anteil am ganzen Krankheitsgeschehen in jedem Einzelfall sorgfältig abgewogen werden muß.

Bei der Vertebra plana Calvé kommt der unfallmäßigen Entstehung keine Bedeutung zu.

Im übrigen verweise ich auf Einzelheiten, die bei der Beschreibung der einzelnen Lokalisationen noch angegeben werden.

Über die Beziehungen der nicht einzeln aufgeführten osteonekrotischen Lokalisationen zum Unfall möchte ich allgemein sagen, daß nach unserer heutigen Auffassung des Wesens der Osteonekrosen jede Form durch einen einmaligen Unfall hervorgerufen werden kann. Die rein traumatische Entstehung ist aber sehr selten. Fast immer handelt es sich um Überlastungsschäden, die sich auf dem Boden der genannten besonderen Disposition abspielen.

Nachtrag

Operative Behandlung deformierter Hüftgelenke

Beim Abschluß dieser Arbeit war die operative Behandlung der deformierenden Erkrankungen des Hüftgelenkes noch in ihren Anfangsstadien. Wegen mannigfachen Ursachen wurde die Drucklegung dieses Buches verzögert. Unterdessen hat sich nun die plastische Chirurgie des Hüftgelenkes mächtig entwickelt. Sie ist heute bereits Allgemeingut der Chirurgie und Orthopädie geworden, so daß ich die operative Behandlung der deformierenden Hüftleiden hier als besonderes Kapitel anfügen möchte.

Die operative Behandlung der deformierten Hüftgelenke bei Coxarthrosen und bei den Endzuständen nach Perthes'*scher Krankheit, nach Osteochondritis dissecans, nach Subluxationen der Hüfte, nach Coxa vara oder Coxa valga, bei Schenkelhalsfrakturen und ihren Komplikationen.*

Die Coxarthrosis deformans, das Malum coxae senilis wurde schon lange plastisch operativ behandelt. Schon in den zwanziger Jahren dieses Jahrhunderts wurden deformierte Hüftgelenke eröffnet. Kopf und Pfanne wurden mit Meißel und Hammer von den deformierenden Randwülsten befreit. Der Kopf wurde gerundet, die Gelenkpfanne vertieft. Dann wurde ein Fettlappen oder meistens ein Faszienstück über den neu geformten Gelenkkopf gezogen und mit Nähten fixiert. Nach Reposition des neugebildeten Gelenkes verhinderte das interponierte Fasziengewebe eine Synostose und gab zu einer Neubildung des Gelenkes Anlaß. Dieses operative Vorgehen wurde in den letzten Jahren ausgebaut.

Vitalliumkappe nach Smith-Petersen

Speziell Smith-Petersen in Amerika hat diese Methode ausgearbeitet. Er hat, wie dies früher gemacht wurde, die deformierten Gelenkenden wieder in normale Form gebracht. Statt des Faszienlappens zur Interposition legte er eine für den menschlichen Körper indifferente Schale als Überzug über den Schenkelkopf ein. Anfänglich verwandte er dazu Schalen aus Plexiglas, die er über den Kopf stülpte. Er sah, daß diese Plexiglasschalen im Gelenk gut toleriert wurden und daß sich mit dieser Zwischenlage wieder ein gut funktionierendes Gelenk bildete. Verhältnismäßig häufig konnte er aber beobachten, daß durch den täglichen Gebrauch die Plexiglasschalen brachen und durch die Gelenkbewegungen zermalmt wurden. Er suchte deshalb ein festeres Material als Kopfüberzug und fand dies im Vitallium. Er ließ sich Vitalliumkappen anfertigen von verschiedener Größe und verschiedener Tiefe. Diese Vitalliumkappen als Interpositum im Hüftgelnk haben sich sehr gut bewährt. Sie werden vom Körper reizlos ertragen. Sie führen zu einer guten Beweglichkeit des Hüftgelenkes. Sie sind widerstandsfähig für jede Belastung. Die ehemalige Schmerzhaftigkeit des Gelenkes verschwindet. Bis jetzt haben sich diese Kappen bewährt. Wie sie vom Körper auf viele Jahre vertragen werden, kann man heute noch nicht beurteilen, da die Methode noch zu jung ist.

Smith-Petersen eröffnet das Hüftgelenk von der ventralen Seite her. Er beginnt den Hautschnitt auf der Crista ilei, wenig über der Spina iliaca anterior superior. Der Schnitt wird längs der Crista iliaca über die Spina iliaca anterior superior geführt. Er folgt dem Ligamentum inguinale bis zu seiner Mitte und biegt dann um zu einem 15 cm langen Längsschnitt über die ventrale Seite des Oberschenkels. Der laterale Hautlappen wird zurückpräpariert. An der Spina iliaca anterior superior entspringen der Musculus sartorius, der nach medial distal zieht, und der Tensor fasciae latae, der nach distal lateral zieht. Die einander zugekehrten Ränder dieser Muskeln werden freigelegt. Zwischen ihnen geht man in die Tiefe und kommt sofort auf die Spina iliaca anterior inferior. Von diesem Dorn entspringt mit kurzer Sehne der Musculus rectus femoris. Unter und lateral dieser Sehne liegt der Kopf des Hüftgelenkes. Smith-Petersen durchtrennt die Sehne des Musculus rectus femoris nahe ihrem Ansatz. Dann legt er die Vorderseite der Hüftgelenkkapsel frei. Er reseziert nun sogleich die vorliegende Gelenkkapsel mitsamt dem Ligamentum iliofemorale in ganzer Ausdehnung. Am vorliegenden Hüftkopf sieht man jetzt die Deformierung, die Randwülste. Oft ist auch der Gelenkpfannenrand verbreitert durch unförmliche arthrotische Randwucherungen. Durch Außenrotation und Extension des Oberschenkels gelingt es nun, den Kopf aus der Pfanne zu luxieren. Bei großen Randwülsten gelingt die Luxation gelegentlich erst nach Abmeißelung des vorderen Pfannenrandes. Man sei jedoch damit zurückhaltend, weil am Schlusse der Operation der neugeformte Kopf mit seiner Kappe um so leichter luxiert, je niedriger der vordere Pfannenrand ist. Nach Luxation des Kopfes kann durch maximale Außenrotation des Oberschenkels Einblick in die Gelenkpfanne und Überblick über die hinteren Teile der Gelenkkapsel gewonnen werden. Der hintere Teil der Gelenkkapsel soll jetzt ebenfalls völlig ausgeschnitten werden. Damit wird der Kopf beweglicher. Jetzt wird der Kopf mit Meißel und Hammer modelliert. Er wird verkleinert auf die normale Größe. Die Randwülste werden entfernt. Der Kopf bekommt wieder normale Kugelform. Die Knorpeldecke wird dabei völlig entfernt. Zum Schluß wird der Kopf mit einem suppenkellenartigen Raspel kugelrund gefeilt. Ähnlich wird nun auch die Gelenkpfanne bearbeitet. Große Randwülste werden entfernt. Der Gelenkknorpel wird ausgemeißelt. Die Pfanne wird, wenn nötig, vertieft. Die flache Pfanne der Subluxation wird neugeformt, so daß der Hüftkopf mit der Vitalliumschale eine breite, adaptierte Stützfläche im Innern der Pfanne bekommt. Jede deformierte Pfanne wird entsprechend umgeformt. Zu dieser Arbeit braucht man gerade und kreisförmig abgebogene Meißel. Zur endgültigen Ausglättung der Pfanne hat Smith-Petersen einen gleichen suppenlöffelartigen Raspel angegeben, dessen schneidende Riffelung aber auf der konvexen Seite des Instrumentes liegt. Dieser Raspel wird über den Gelenkkopf gestülpt, mitsamt dem Kopf ins Gelenk reponiert, und in dieser Lage wird die Pfanne ausgeraspelt. Die Formung von Kopf und Pfanne muß so vorgenommen werden, daß beide in ihrer Größe übereinstimmen. Nun wird die passende Vitalliumkappe aufgesetzt und Kopf mit Kappe reponiert. Die Kapsel muß jetzt gut in der Pfanne sitzen. Ihr freier Rand soll etwa 2 cm über die Pfanne herausragen. Die Kapsel muß in der Pfanne bewegt werden können. Der Kopf in der Kapsel soll sich leichter bewegen als die Kapsel in der Pfanne. Der so zubereitete Kopf reluxiert verhältnismäßig leicht. Durch die Naht der durchtrennten Rectussehne bekommt der Kopf vermehrten Halt. Das Bein wird in leichter Beugung und Innenrotation gehalten. So bleibt die Repositionsstellung erhalten.

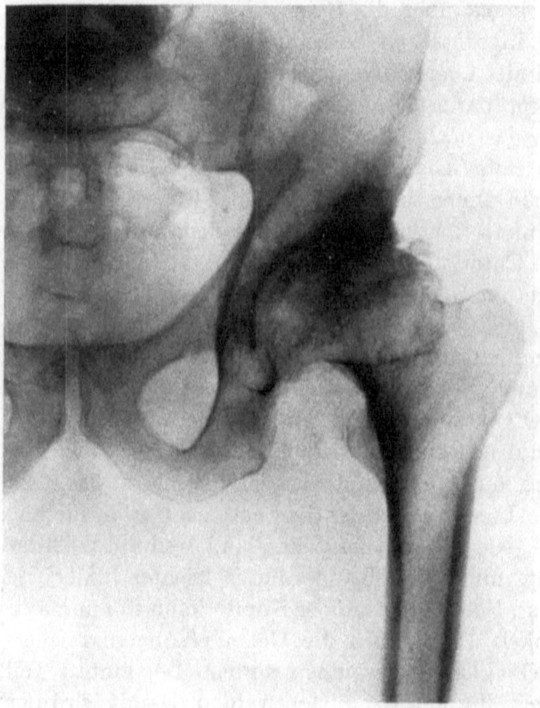

Abb. 139. S. E. 1876. Lk. Hüftgelenk: Alte Epiphysiolyse des Schenkelkopfes. Flache Pfanne. Subluxationsstellung des Kopfes. Schwere sekundäre Arthrosis deformans des Gelenkes mit Sklerose, Verschmälerung der Gelenkspalte und „zystischer" Aufhellung am oberen Pfannenwinkel.

Bei der Operation ist in erster Linie der Nervus femoralis gefährdet. Er verläuft in der Muskelfalte des Musculus iliopsoas, und zwar zwischen dem Musculus iliacus und dem Musculus psoas. Medial vom Musculus rectus femoris kommt man an den Musculus iliopsoas. Um die Gelenkgegend gut zugänglich zu machen, ist man bestrebt, den Musculus iliopsoas nach medial abzuschieben. Man möchte ihn auch von der inneren Beckenseite abheben, um die Tiefe der Pfanne im Verhältnis zur Dicke der Beckenknochen beurteilen zu können. Bei diesen Manipulationen kann man den Nervus femoralis schädigen, meistens durch Zug mit den Hacken. Ferner kommt man in Berührung mit dem Nerven, wenn man nach Durchtrennung der Sehne des Musculus rectus femoris diesen Muskel nach distal abhebt, besonders da, wo er mit dem angrenzenden Musculus iliopsoas verbunden ist. Man soll hier den Muskel nur wenig ablösen. Der Zugang wird durch ausgiebiges Ablösen nicht besser. Eine Schädigung des Nervus femoralis zeigt sich in einer Lähmung des Musculus quadriceps des Oberschenkels mit Ausfall der Streckfähigkeit des Unterschenkels. Wird der Nerv nur gezerrt, so kommt die Muskelaktion wieder zurück.

Nach der Operation wird das Bein in leichter Flexions- und Einwärtsrotationsstellung gelagert. Eine Reluxationsgefahr besteht nur kurze Zeit. Ist nach der Narkose der normale Muskeltonus wieder erreicht, was nach zwei Tagen der Fall sein dürfte, so reluxiert die Hüfte nicht mehr. Drei Tage nach der Operation legen wir einen Heftpflasterzugverband an das operierte Bein und belasten mit 3 kg. Damit verbinden wir eine Mobilisierungseinrichtung, mit welcher der Patient selber sein operiertes Hüftgelenk bewegen kann. Er kann durch Zug an einer Schnur seinen Oberschenkel hochziehen. Damit wird das operierte Hüftgelenk gebeugt gleichzeitig mit dem Knie. Durch Zug mit der anderen Hand an einer zweiten Schnur kann er das Extensionsgewicht anheben. Mit dieser Einrichtung kann der Kranke regelmäßige Bewegungsübungen mit dem operierten Bein ausführen. Nach 8–10 Tagen beginnen wir mit der Massage des operierten Beines und passiven Bewegungen. Nach 14 Tagen werden aktive Abduktions- und Adduktionsübungen beider Beine gemacht. Abgeänderte Rollschuhe werden an beide Füße geschnallt. Diese Rollschuhe gleiten auf Brettern im Bett. Fallen die zwei Bretter nach Art eines Daches nach außen ab, so gleiten die Beine in Abduktion. Sie werden dann aktiv wieder adduziert. Steigen die beiden Bretter nach außen an, so wird aktiv abduziert.

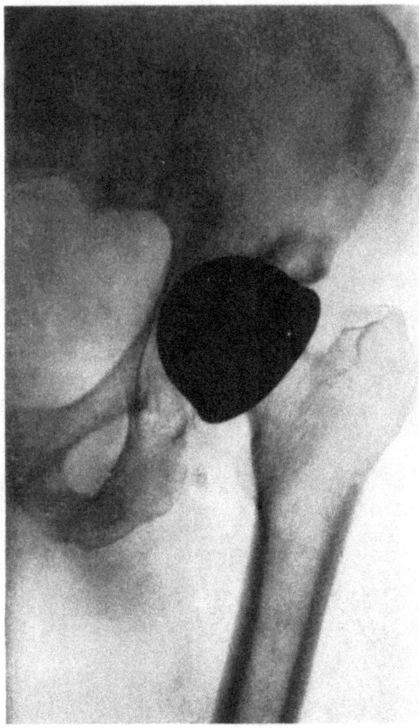

Abb. 140. S. E. 1876. Nach Arthroplastik mit Vitalliumkappe nach SMITH-PETERSEN. Die Gelenkpfanne ist vertieft, das Pfannendach ist richtig horizontal gestellt, die Belastungsfläche ist verbreitert.

Nach 4 Wochen steht der Patient auf. Der Erfolg hängt weitgehend von der aktiven Mitarbeit des Kranken und von seinem Genesungswillen ab. Lange mechano-therapeutische Nachbehandlung ist notwendig. Nach unseren Erfahrungen sind die Erfolge mit dieser Vitalliumkappe recht gut. Die operierten Gelenke werden vollständig schmerzfrei. Die Beweglichkeit im Hüftgelenk wird befriedigend. Die Patienten gehen oft, ohne zu hinken. Sie können normal Treppen steigen. Sie ziehen Schuhe und Strümpfe normal an. Die Stützfähigkeit der Beine wird normal. Die Erfahrung über Dauerresultate fehlt uns noch.

Die Resektions-Plastik nach JUDET

Weitere Untersuchungen zum Ausbau dieser Gelenkplastiken führten zum Versuch, den ganzen kranken Schenkelkopf zu ersetzen. Die Brüder JUDET in Paris haben diese Methode ausgearbeitet. JUDET betont, daß bei der Coxarthrose in erster Linie der Schenkelkopf erkrankt sei. Er legt dar, daß zur Sanierung des Gelenkes in erster Linie der veränderte, erkrankte Gelenkkopf entfernt werden müsse. JUDET hat aus Plexiglas einen ganzen Schenkelkopf hergestellt, der mit einem Stiel in den Schenkelhals eingesetzt wird. Es handelt sich hier um eine Gelenksprothese. Versuche haben gezeigt, daß die Plexiglasprothesen vom Körper gut ertragen werden und daß sie keine Reizung auf die Umgebung ausüben.

Dieses Verfahren ist gegeben, wenn ein abgebrochener Schenkelkopf ersetzt werden muß. Wenn die Nagelung eines gebrochenen Schenkelkopfes mit dem Dreilamellennagel nicht vorgenommen werden kann, oder wenn eine alte Schenkelhalspseudarthrose zur Operation kommt, oder wenn nach einer Schenkelhalsnagelung eine Kopfnekrose eingetreten ist, wird man mit Freuden auf die JUDET-Plastik zurückgreifen. Hier wird der gebrochene oder nekrotische Kopf entfernt und ersetzt durch die Prothese.

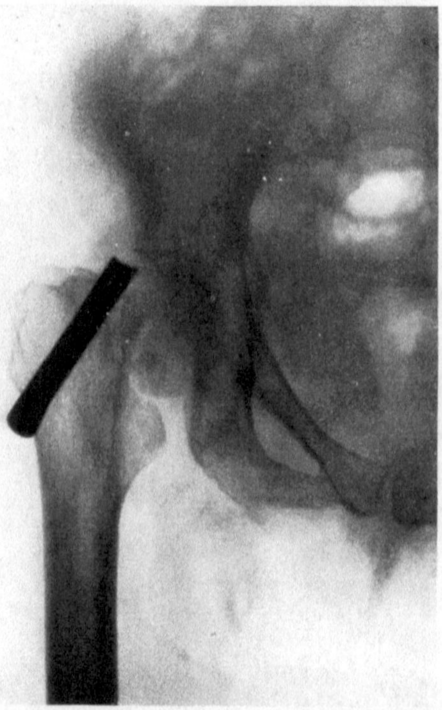

Abb. 141. M. H. Re. Hüftgelenk. Der Schenkelhalsnagel nach medialer Schenkelhalsfraktur war zu kurz. Er rutschte aus dem Kopffragment heraus. Das periphere Fragment verschob sich nach cranial. Der Kopf stellte sich in Coxa-vara-Stellung.

Der heute im Handel erhältliche JUDET-Kopf trägt im Hals einen stabförmigen Einsatz aus einem Vitalliumstift. Man sieht daraus, daß der Erfinder das Bestreben hatte, den Stiel der Prothese zu verstärken. Die Erfahrung hat gezeigt, daß der Plexiglasstiel den mechanischen Anforderungen oft nicht genügte. Die Verstärkung mit einem Metallstift erscheint gegeben. Nur müssen wir bedenken, daß sich Metall und Plexiglas nicht zu einer Einheit verbinden. In Tat und Wahrheit sitzt die Metalleinlage locker in der Plexiglashülle, so daß die mechanische Festigkeit des ganzen Systems nicht über alle Zweifel erhaben ist.

Bei der praktischen Ausführung dieser Plastik machen sich verschiedene Schwierigkeiten geltend. JUDET bestimmt die Achsenrichtung des Schenkelhalses nach der Inspektion und Palpation des Halsrestes. Man kann bei erhaltenem Schenkelhals die Achse auf diese Weise sehr zuverlässig bestimmen. In den Fällen von alten Pseudarthrosen und Kopfnekrosen findet man oft bei der Operation keinen sichtbaren Schenkelhals mehr. Man kann die Bruchfläche des Schenkelhalses noch sehen. Vielleicht ist aber der erhaltene Halsanteil so kurz, daß man die Richtung seiner Achse nicht mehr erkennen kann. Die Bruchfläche sitzt auf dem Trochantermassiv. Die Schwierigkeit besteht nun darin, die Richtung der Schenkelhalsachse, respektiv die gewünschte Stilrichtung der Prothese festzulegen. Gelingt dies nicht ganz genau, so kann die Prothese nach der Operation zu steil sitzen im Sinne der Coxa valga, oder sie kann zu stark horizontal sitzen im Sinne der Coxa vara. Dazu muß die Schenkelhalsachse die richtige Stellung bekommen im Sinne der Ein- und Auswärtsrotation des Beines. Verläuft die Achse zu stark nach dorsal, so stellt sich das Bein in Einwärtsrotation. Verläuft die Achse zu stark nach ventral, so stellt sich das Bein in Auswärtsrotation. Zur Bestimmung der gewünschten Achsenrichtung haben wir verschiedene Möglichkeiten. Wir können vom Trochanter aus einen Führungsdraht in der gewünschten Richtung einbohren, wie wir dies bei der Schenkelhalsnagelung ausführen als selbständige Voroperation. Röntgenaufnahmen in zwei Richtungen zeigen uns, ob der Führungsdraht die gewünschte Richtung aufweist. Oder aber wir können nach geometrischen Überlegungen die Achsenrichtung bestimmen. Wir gehen von folgenden Grundpositionen aus: Das Hüftgelenk ist von der ventralen Seite nach SMITH-PETERSEN eröffnet. Der abgebrochene und veränderte Schenkelkopf ist entfernt. Das kranke Knie wird gebeugt, das ganze Bein außenrotiert. Die Gegend des Fußgelenkes distal des Malleolus externus wird auf den gesunden Oberschenkel dicht über der Patella aufgelegt. Das kranke Bein wird nun maximal außenrotiert durch Druck auf die Innenfläche des krankseitigen Kniegelenkes gegen die Tischplatte. Diese Außenrotation erreicht ihre Grenze, wenn Ober- und Unterschenkel in der Horizontalebene des Körpers liegen. In dieser Stellung liegt die Achse des Schenkelhalses in der Sagittalebene in einer Linie, welche mit dem Lot einen kranial offenen Winkel von 60 Grad bildet. In der Horizontalebene beträgt die Neigung der Schenkelhalsachse mit der Sagittallinie einen nach lateral offenen Winkel von 15 Grad. So können wir geometrisch die Achse des Prothesenstiels bestimmen. In der festgelegten Achse bringen wir nun das Bohrloch an, in welches der Stiel des JUDET-Kopfes genau paßt. Der Bohrkanal wird durch Schenkelhals-Trochantermassiv durchgeführt bis auf die Kortika des Schenkelschaftes. Die Kortika bietet dem Bohrer oft einen Widerstand, den er nicht überwindet. Man entfernt dann den Bohrer und schlägt mit einem schmalen Meißel oder einem Pfriem die Kortika durch. Darauf kann der Bohrer leicht durch die Kortika durchgedreht werden. Der freie Rand des Schenkelhalses wird mit der speziellen Knochenfräse zugeschnitten, daß er genau in die Hohlrinne unter dem Prothesenkopf paßt. Nach der Zurichtung des Halses wird die Pfanne vorbereitet. Die Reste der Gelenkkapsel an der Hinterwand werden ausgeschnitten. Am Pfannen-

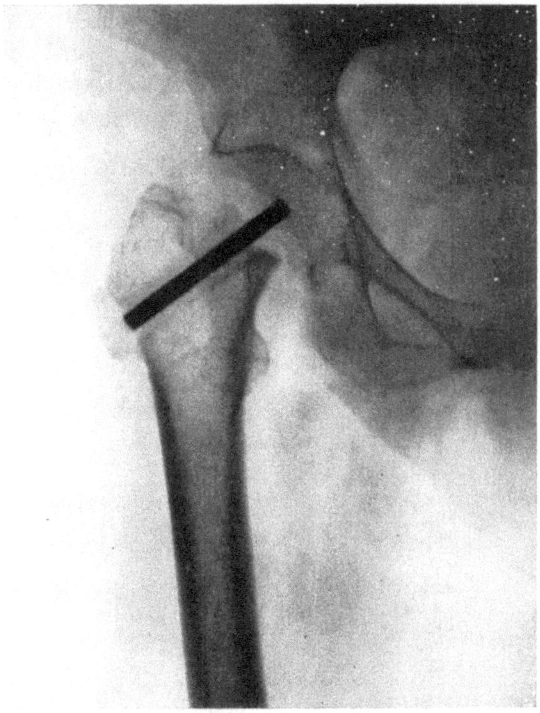

Abb. 142. M. H. Rc. Hüftgelenk. Der Schenkelkopf ist entfernt. Er ist ersetzt durch einen JUDET-Kopf. Die Achse des Prothesenstiels steht gut. Der Stiel überragt die Schaftcorticalis deutlich.

rand entfernt man die Randwulstbildung. Der Knorpel der Pfanne wird mit Hammer und Meißel abgetragen. Die Pfanne wird nach Bedarf mit geraden und gebogenen Meißeln vertieft geformt. Nun wird der JUDET-Kopf auf den vorbereiteten Hals aufgesetzt. Er wird anfänglich von Hand eingedreht. Zum Schluß wird er mit einigen vorsichtigen Hammerschlägen eingetrieben. Der montierte Kopf wird nun durch Innenrotation und Streckung des Beines im Hüftgelenk in die Pfanne reponiert. Nach der Reposition wird das Bein in Einwärtsrotation und leichter Beugestellung gehalten, um eine Reluxation zu vermeiden. Der Musculus rectus femoris wird genäht.

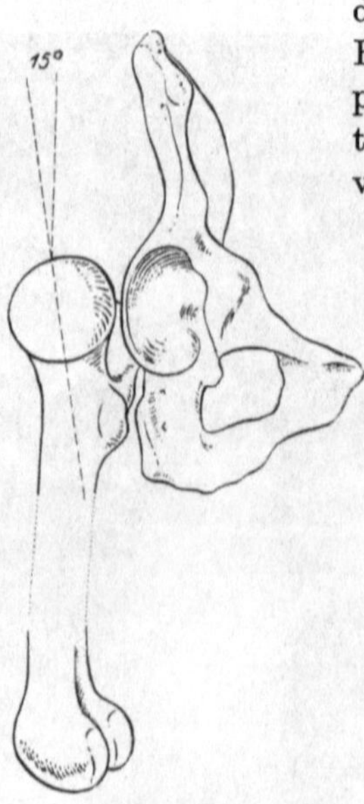

Abb. 143. Die Schenkelhalsachse bildet in der Frontalebene mit dem Lot einen nach lateral offenen Winkel von 15 Grad.

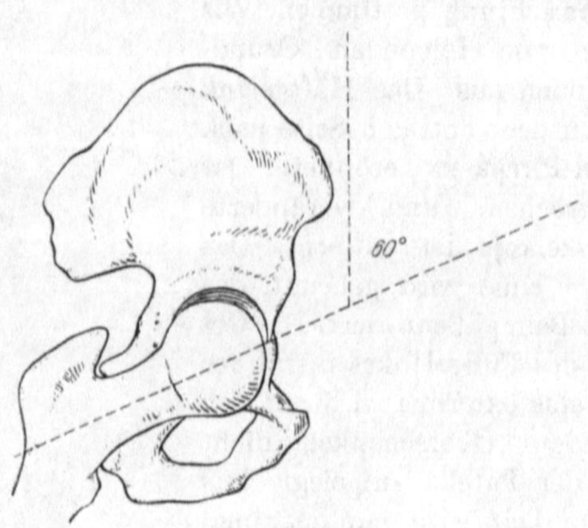

Abb. 144. Die Schenkelhalsachse bildet in der Sagittalebene mit dem Lot einen nach cranial offenen Winkel von 60 Grad.

Die Wunde in Schichten geschlossen. Die Beugung und die leichte Einwärtsrotation im Hüftgelenk wird 2 Tage aufrechterhalten. Dann folgen aktive Bewegungen, bald auch passive Gymnastik. Die Nachbehandlung wird nach der bei der Vitalliumkappenplastik angegebenen Methode durchgeführt.

Es wurden verschiedene *Modifikation n* der Haut- und Weichteilschnittführung angegeben. SMITH-PETERSEN verschafft einen größeren Zugang dadurch, daß er den Musculus sartorius und Tensor fasciae latae am Ansatz an der Spina iliaca anterior superior durchtrennt. Weiterhin löst er die Weichteile in der Nachbarschaft der Spina iliaca anterior superior subperiostal von der Beckenschaufel und vom Beckenkamm ab. Dadurch wird das Operationsfeld besser zugänglich. Der Nervus cutaneus femoris lateralis wird bei diesem Vorgehen durchtrennt. JUDET empfiehlt einen modifizierten Schnitt nach SMITH-PETERSEN. Die Haut wird in gleicher Richtung durchtrennt. Der Schnitt dringt in die Tiefe, nicht zwischen Musculus sartorius und Musculus tensor fasciae latae, sondern innert der Sartoriusscheide. Dieser Weg wird gewählt, um eine Verletzung des Nervus cutaneus femoris lateralis zu vermeiden. Dieser tritt nahe der Spina iliaca anterior superior durch die Scheide des Musculus tensor fasciae latae an die Oberfläche. JUDET vermeidet die Durchtrennung jeglicher Muskulatur. Der Musculus rectus femoris wird nicht durchtrennt. Er wird mobilisiert und nach medial auf die Seite gezogen. Damit gelangt man auf die Gelenkkapsel. Die Gelenkkapsel liegt tief. Der Zugang ist dadurch erschwert. Es gelingt aber so, die vordere Kapsel partiell zu exstirpieren und den Gelenkkopf zu luxieren. Der Kopf liegt damit zur Bearbeitung oder zur Resektion frei. Wegen dem tiefen Wundspalt und dem schwierigen Zugang gibt JUDET folgende Hilfsmittel an: Der Patient

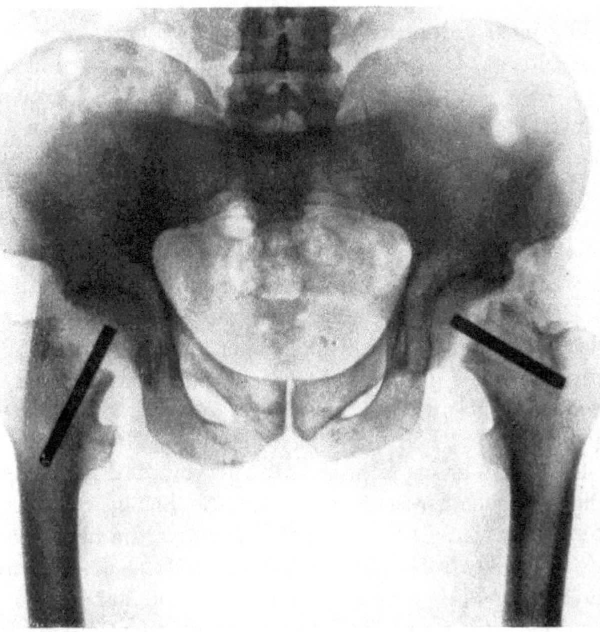

Abb. 145. S. P. Beckenübersichtsbild. Beide durch Arthrosis deformans stark veränderten Schenkelköpfe sind ersetzt durch Prothesen nach JUDET. Die Richtung des Prothesenstiels ist auf der rechten Seite besser als auf der linken. Das Resultat ist gut. Der Mann ist arbeitsfähig.

muß mit dem Becken hochgelagert werden, damit nach der Luxation des Kopfes das B in noch dorsal überstreckt werden kann. Damit wird der Schenkelhals an die Oberfläche gebracht. Die Anlage des Bohrloches und die Abfräsung des oberen Endes des Schenkelhalses werden dadurch erleichtert. Statt der Beckenhochlagerung kann auch am Operationstisch die Beinplatte auf der kranken Seite entfernt werden. Die kranke Seite liegt dann nur bis zum Gesäß auf dem Tisch auf. Das Bein wird gehalten und kann bei Bedarf nach Wunsch überstreckt werden. Mit diesem Hilfsmittel wird auch der Femurmarkkanal zugänglich. Ist einmal der Schenkelkopf luxiert, so ist auch die Gelenkpfanne zur Bearbeitung zugänglich. JUDET legt im Gegensatz zu SMITH-PETERSEN keinen Wert auf Exzision der Kapsel. JUDET spaltet die Kapsel nur am Rande der Gelenkpfanne und läßt sie im weiteren unberührt. JUDET betont, daß die Ernährung des Schenkelhalses zum Teil aus den Kapselarterien stammt. Die Resektion der Kapsel verschlechtert also die Blutversorgung des Halses und begünstigt seine Nekrose. SMITH-PETERSEN hält die Kapselresektion für notwendig, um spätere Schmerzfreiheit sicherzustellen. JUDET legt darauf keinen

Wert. Nach seiner Ansicht gibt die Gelenkplastik auch Schmerzfreiheit bei Belassen der Kapsel.

Weitere Zugangswege zum Hüftgelenk sollen nicht vergessen werden. Ich möchte in erster Linie die obere und die untere Desinsertion erwähnen. Die obere Desinsertion stammt von SPRENGEL. Der Hautschnitt beginnt in der mittleren Axillarlinie 3 cm distal des Darmbeinkammes. Er folgt im gleichen Abstand dem Darmbeinkamm nach ventral, reicht 2—3 cm über die Spina iliaca anterior superior hinaus, biegt dann rechtwinklig nach unten und umschneidet den Trochanter major nach distal-dorsal. Der Musculus tensor fasciae latae wird durchtrennt und abgehoben. Dabei gelangt man auf die ventrale Fläche der Hüftgelenkkapsel. Bei der unteren Desinsertion legt man das Hüftgelenk nach dem Schnitt von OLLIER-TILLING-MIKULICZ frei mit temporärer Resektion des Trochanter major. Auf diesem Weg bekommt man sehr guten Zugang zum Hüftgelenk, muß aber die Durchtrennung und Wiederannagelung des Trochanter major in Kauf nehmen. Der Hautschnitt beginnt distal-dorsal der Spina iliaca anterior superior, steigt schräg lateral distal ab, umkreist den Trochanter major und steigt nach hinten auf der Glutealregion auf. Der Musculus tensor fasciae latae wird in seiner Faserrichtung durchtrennt. Der Trochanter major wird schräg von unten lateral nach oben medial durchmeißelt. Er wird mit dem ansetzenden Musculus glutaeus maximus und minimus nach oben geschlagen. Damit liegt die Gelenkpfanne frei.

Die Gelenkplastiken nach JUDET brachten nicht selten schlechte und mangelhafte Erfolge. Diese Erfahrungen haben JUDET veranlaßt, in seiner letzten Monographie über die Hüftgelenksresektionsplastik, die Erfolgsaussichten genau zu umschreiben. JUDET stellt fest, daß diejenigen Patienten, die nicht mehr gehen können ohne Stock- oder Krückenhilfe, mit starker Versteifung des Gelenkes und starken Schmerzen, die besten Operationserfolge zu erwarten haben. Im Gegensatz dazu haben Coxarthrotiker mit guter Beweglichkeit, geringer Versteifung und geringer Schmerzhaftigkeit einen relativ schlechten Erfolg zu erwarten. Die Gelenkplastik bringt in der Regel eine größere oder geringere Schmerzfreiheit des operierten Gelenkes. Sie bringt eine beschränkte Beweglichkeit und eine mehr oder weniger gute Gehfähigkeit. Den Zustand eines normalen Hüftgelenkes erreicht die Plastik natürlich nie. Es ist darum verständlich, daß der Kranke, der vor der Operation eine gute Funktion seines arthrotischen Hüftgelenkes hatte mit geringer Schmerzhaftigkeit, den Zustand nach der Gelenkplastik als Verschlechterung seines Vorzustandes empfinden kann. Während der kaum gehfähige Arthrotiker mit seiner sehr schmerzhaften Hüfte den Zustand nach der Plastik als große Erlösung preist. Man darf also nicht hoffen, daß der frühzeitig Operierte, entsprechend seinem guten Vorzustand, ein entsprechend besseres Operationsresultat erziele, als der Kranke mit weiter vorgeschrittener Arthrose. Der Kranke soll also entsprechend seiner schmerzhaften arthrotischen Bewegungsbehinderung quasi die Indikation der Operation selber stellen. Man soll diese Gedankengänge bei der Auslese der Patienten zur Plastik berücksichtigen.

Als wir von der JUDET-Plastik hörten, haben wir dieses Vorgehen lebhaft begrüßt als Fortschritt vor der Vitalliumschalenplastik nach SMITH-PETERSEN. Wir glaubten der JUDET-Kopf werde die Metallschalen verdrängen. Heute hat unsere JUDET-Prothesenfreude bereits einen Dämpfer bekommen. Wir haben bei einem 1903 geborenen, schweren, muskulösen Schwerarbeiter mit doppelseitiger Coxarthrose eine rechtsseitige Arthroplastik nach JUDET ausgeführt am 19. 9. 1952. Nach der Operation erholte sich der Mann sehr gut. Er konnte ohne Schmerzen, ohne Stock fast normal herumgehen. Mit der Arbeitsaufnahme am 20. 1. 1953 traten wieder zunehmende Schmerzen in der rechten Hüfte auf mit Verkürzung des Beines und Versteifung des Gelenkes. Die Röntgenaufnahme zeigte, daß die Plexiglasprothese im Stiel gebrochen war. Und zwar waren sowohl Metalleinsatz wie Plexiglasmantel gebrochen.

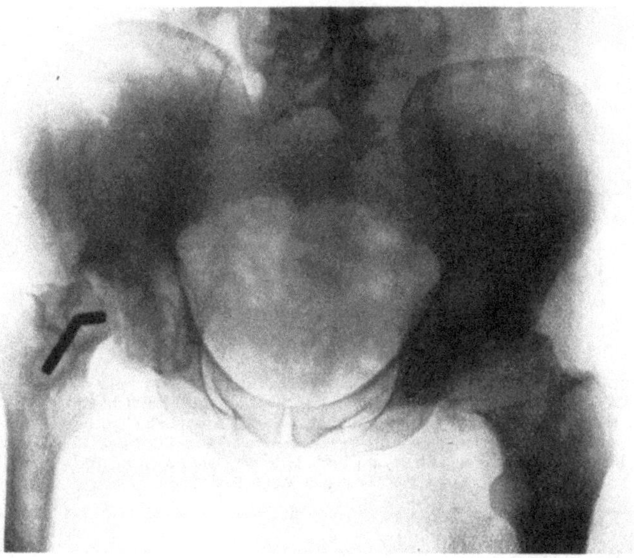

Abb. 146. Beckenübersichtsbild vom 25. 2. 53. S. A. Der Stiel der JUDET-Kopfprothese im re. Hüftgelenk ist gebrochen. Der Plexiglasüberzug ist zersplittert. Der Vitalliumeinsatz ist gebrochen. Schenkelhals und Trochentermassiv erwiesen sich als erweicht, brüchig, nekrotisch, so daß eine größere Prothese, z. B. ein GOSSET-Kopf, nicht eingesetzt werden konnte, weil er keinen knöchernen Halt gefunden hätte.

Die Schmerzhaftigkeit wurde immer größer, so daß er bald nurmehr mit zwei Stöcken sehr mühsam gehen konnte. Wir führten bei ihm am 26. 3. 1953 einen zweiten operativen Eingriff aus. Wir hatten im Sinn, eine Prothese nach GOSSET einzuführen, welche Kopf und Hals ersetzt. Nach Freilegung des Gelenkes luxierten wir den abgebrochenen Kopf. Der Stiel war in seinem Plexiglasanteil zersplittert, der Metallkern gebrochen. Zu unserer Überraschung fanden wir den Schenkelhals in ganzer Ausdehnung nekrotisch. Durch Fingerdruck konnte der Hals abgebrochen und zermalmt werden. Ebenso war der Trochanter major weich, widerstandslos nekrotisch. Wir fanden in dem erweichten oberen Femurende keinen festen Hals für eine weitere Prothese und mußten den Eingriff so zu Ende führen, wie man es in der Zeit vor den plastischen Operationen gewöhnt war. Wir implantierten das obere Femurende in der Gelenkpfanne und fixierten das Bein in Abduktionsstellung im Gipsverband. Das Heilungsresultat war noch relativ günstig. Zum Schluß beklagte sich der Mann hauptsächlich über sein linkes arthrotisches Hüftgelenk. Ich möchte aus dieser Erfahrung den Schluß ziehen, daß bei schweren muskulösen Coxarthrotikern eine

Vitalliumkapsel der JUDET-Prothese vorzuziehen ist. Der einmal entfernte Kopf kann nicht mehr durch körpereigenes Material ersetzt werden. Die JUDET-Prothese ist angezeigt bei grazilen, mageren Leuten und besonders bei erheblichen Deformierungen von Kopf und Pfanne. Bei den Endzuständen von kongenitalen Subluxationen, von Epiphysiolysen, von PERTHESschen Deformierungen von Kopf und Pfanne, bei Coxavalga- und Coxavarazuständen. Betreffend die Deformierungen auch den Hals wird man oft zur JUDET-Prothese eine Verpflanzung des Trochanter major ausführen müssen, oder man wird eine größere Prothese, z. B. diejenige nach GOSSET, wählen müssen.

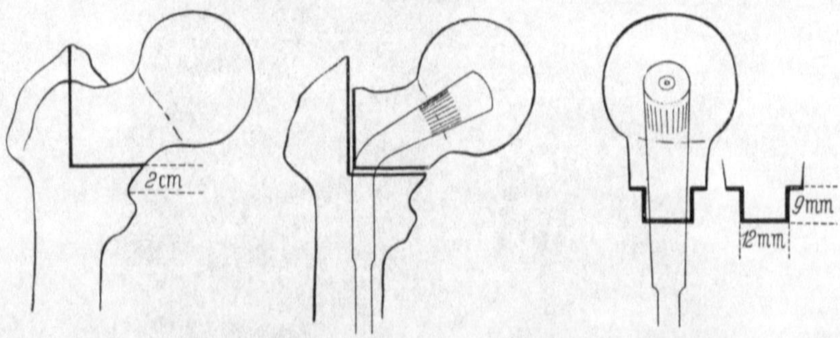

Abb. 147. Die Schenkelhals- und Kopfprothese nach GOSSET. Die Abbildung zeigt die technischen Einzelheiten zur Einpassung der Prothese nach GOSSET. Die eine Resektionsebene geht sagittal durch die Trochanterspitze. Die andere Resektionsebene verläuft horizontal 2 cm über dem oberen Ansatz des Trochanter minor. In die horizontale Resektionsfläche wird eine querverlaufende Rinne gemeißelt von 9 mm Tiefe und 12 mm Breite. Im maximal nach außen rotierten Femur verläuft diese Rinne annähernd in der Sagittalebene (in einem 15 Grad nach lateral offenen Winkel).

Wie sich diese Plastiken auf die Dauer bewähren, kann noch nicht sicher beurteilt werden. Die ersten Operationen von SMITH-PETERSEN liegen ungefähr 17 Jahre zurück. Die ersten Judetplastiken wurden vor 5 Jahren ausgeführt. Diese Zeitspanne ist noch zu kurz, um die Verträglichkeit der Prothesen im Körper definitiv beurteilen zu können. Mit der Zeit werden sich immer engere Indikationen für die Vitalliumkappe und für die JUDET-Plastik herausstellen. Die JUDET-Plastik wird immer eine schwierige Operation bleiben, weil es immer schwer bleiben wird, die statischen Verhältnisse des Hüftgelenkes nicht nur zu erhalten, sondern in vielen Fällen noch zu verbessern. (Subluxationen, Coxavare-Coxavalga-Fälle usw.) Nicht nur der Collumschaftwinkel und die Außen- und Innenrotationsstellung müssen gebührend berücksichtigt werden, sondern auch die Form und die Stellung der Pfanne, die Größenverhältnisse von Kopf und Pfanne, die Wahl der richtigen Belastungsfläche von Kopf und Pfanne und anderes mehr.

Wenn wir es verstehen, die richtigen Patienten auszulesen zur plastischen Operation, so werden die neuen Verfahren der Vitalliumkappen nach SMITH-PETERSEN und die JUDET-Plastiken dem Patienten und dem Chirurgen große Befriedigung bringen. Wir haben damit eine wesentliche Bereicherung unserer Behandlungsmöglichkeiten der .chweren Hüftgelenksdeformierungen erhalten.

Literaturverzeichnis

Osteochondritis dissecans im allgemeinen

ANDREESEN, REMMER: Zur Begutachtung der Osteochondritis dissecans (KÖNIG). Zbl. Chir. 1939. 1594—1598.

ANGERER, H.: Trauma und Ernährungsstörung als Ursache chronischer Knochen- und Gelenkkrankheiten. Münch. med. Wschr. 1941. II. 1081—1083.

AXHAUSEN, G.: Über die Osteochondritis dissecans KÖNIG's. Klin. Wschr. 3. 1057—1060. 1924.

— Bemerkungen und Beiträge zur Frage der Entstehung der freien Gelenkkörper. Arch. klin. Chir. 114. 1—36. 1920.

— Die Entstehung der freien Gelenkkörper und ihre Beziehung zur Arthritis deformans. Arch. klin. Chir. 104. 581—674. 1914.

— Ist die embolische Genese der freien Gelenkkörper denkbar? Bruns' Beitr. 131. 386—394.

— Über anämische Infarkte am Knochensystem und ihre Bedeutung für die Lehre von den primären Epiphysennekrosen. Arch. klin. Chir. 151. 72—98. 1928.

— Über Vorkommen und Bedeutung epiphysärer Ernährungsunterbrechung beim Menschen. Münch. med. Wschr. 69. 881—884. 1922.

— und E. BERGMANN: Die Ernährungsunterbrechungen am Knochen. Hdb. path. Anat. LUBARSCH-HENKE 1937.

BERGMANN, Ernst: Theoretisches Klinisches und Experimentelles zur Frage der aseptischen Knochennekrosen. Dtsch. Z. Chir. 12—87. 1927.

BLOCK, Werner: Zur Pathogenese unspezifischer Spongiosaerkrankungen der Knochen, insbesondere der nach PERTHES-CALVÉ-LEGG, KÖNIG, KIENBÖCK, OSGOOD-SCHLATTER, AXHAUSEN u. a. benannten und verwandten Krankheitsbilder. Versuch einer einheitlichen Deutung. Arch. klin. Chir. 174. 172—207. 1933.

BONET, Ole: Osteochondritis juvenilis. Ugeskr. Laeg. 1934. 722—725.

BRAILSFORD, James F.: Osteochondritis. Brit. J. Radiol. 8. 87—134. 1935.

BRIKEY, Paul A., and John B. GROW: Osteochondritis dissecans. Report of cases involving elbow, ankle and metatarsophalangeal joints. Amer. J. Surg. 48. 463—466. 1940.

BUCHMANN, Josef: A resume of the osteochondritis. Surg. 49. 447—453. 1929.

BURR, R. C.: Osteochondritis dissecans. Canad. med. Assoc. J. 41. 232—235. 1939.

CARNEVALI, Luigi: Contributo clinico e istologico alle studio dell osteochondrite dissecante. Atti e Mem. Soc. lomb. Chir. 6. 561—570. 1938.

CATEL, W.: Osteochondritis dissecans (KÖNIG'sche Krankheit) und Dyschondrosis traumatica im Kindesalter. Mschr. Kinderheilkunde 89. 301—312. 1942.

CHIERICI, Romolo: Contributo alla conoscenza della osteochondrite dissecante di KÖNIG. Quad. radiol. 4. 43—64. 1939.

CHIZZOLA, Guiliano: Sull'osteocondrolise circoscritta (Osteochondrite dissecante). Radiol. med. 19. 1371—1382. 1932.

CHRISTIE, A. C.: Osteochondritis or epiphysitis. J. amer. med. Assoc. Vol. 87. 291.

CONWAY, Francis M.: Osteochondritis dissecans. Description of the stages of the condition and its probable traumatic etiology. Amer. J. Surg. 38. 691—699. 1937.

— Osteochondritis dissecans. Ann. Surg. 99. 410. 1934.

DEUTSCHLÄNDER: Zu den seltenen Formen der Osteochondritis dissecans. Tagung der Vereinigung nordwestdeutscher Chirurgen, 1929, in Danzig.

ERLACHER, Ph. J.: Osteopathia pubertatis. Z. orthop. Chir. 58. 157—174. 1932.

FAIRBANK, H. A. I.: Osteochondritis dissecans. Brit. J. Surg. 21. 67—82. 1933.

FAUBEL: Epi- und Apophysenstörungen als Systemerkrankung. Z. Orthop. 72 Beil. H. 216—221 1941.

FILIPPI, Giusto: Contributo alle studio della osteochondrite dissecante (KÖNIG). Chir. Org. Movim. 16. 35—103. 1931.

FRIEDE, E.: Osteochondritis dissecans. Fortschr. Röntgenstr. 67. 17—25. 1943.

GUI, Leonardo: Osteochondrodistrofia sistemica dell'accrescimento. Arch. di Ortop. 56. 405 bis 420. 1941.

HÄBLER, C.: Freie Körper in Gelenken und Unfall. Mschr. Unfallheilk. 40. 446—453. 1933.

HÄUPTLI, O.: Über Osteochondritis dissecans. Bruns' Beitr. 131. 395—408. 1924.

HANKE, Hans: Osteodystrophische Erkrankungen und ihre Begrenzung. Dtsch. Z. Chir. 245. 641—691. 1935.

HARBIN, Maxwell: Osteochondritis focal und multiple. Amer. J. Röntgenol. 29. 763—765. 795—797. 1933.

HELLSTRÖM, John: Erfahrungen über die Osteochondritis dissecans. Zbl. Chir. 1934. 410—412.

HIRSCH, Edwin F.: Arterial occlusion with aseptic necrosis of bone. Arch. Surg. 37. 926—943. 1938.

HIRSCH, R.: Über Osteochondropathia juvenilis. Z. orthop. Chir. 58. 256—276. 1932.

HOFFHEINZ, S.: Pathologie und Therapie der Gelenkserkrankungen. Bericht über die Jahre 1931, 1933. Zbl. Chir. 1934. 999—1011.

HOWAD, H.: Zur Kenntnis der Osteochondrosis dissecans (Osteochondritis dissecans). Arch. Orth. u. Unf.-Chir. 41. 730—788. 1942.

INGELRAUS, B., et E. LAINE: L'ostéochondrite dissecante. Rev. d'ortop. 26. 645—655. 1940.

JAKOB, F.: Die Osteochondritis deformans juvenilis (sogenannte aseptische Epiphysennekrose). Schweiz. med. Wschr. 1941. I. 152—155.

KABLSTROM, S. C. C. C. BURTON and D. B. PHEMISTER: Aseptic necrosis of bone (II: Infarction of bones) of undetermined etiology resulting in encapsulatet and calcefied areas in diaphyses and in arthritis deformans. Surg. etc. 68. 631—641. 1939.

KAPPIS, Max: Tatsachen und Hypothesen in der Erklärung der „spontanen" Entstehung der Gelenkmäuse. Münch. med. Wschr. 69. 1158—1159. 1922.

— Osteochondritis dissecans und traumatische Gelenkmäuse. Dtsch. Z. Chir. 157. 187—213. 1920.

— Epiphysennekrosen. Zbl. Chir. 53. 1067—1070.

— Weitere Beiträge zur traumatisch-mechanischen Entstehung der „spontanen" Knorpelablösung (sog. Osteochondritis dissecans). Dtsch. Z. Chir. 171. 13—29. 1922.

KIENBÖCK, R.: Osteochondritis dissecans und freie Gelenkkörperchen. Arch. orthop. Chir. 39. 240—243. 1938.

KING, Don: Osteochondritis dissecans. A clinical study of twenty-four cases. J. Bone Surg. 14. 535—544. 1932.

KÖNIG, Fritz: Osteochondritis dissecans. 50. Tagung dtsch. G.- Chir. 1926.

KOHLBACH, Wilm: Das Röntgenbild der aseptischen Epiphysennekrose bei Erhaltung des Gelenkknorpels. Fortschr. Röntgenstr. 61. 310—317. 1940.

KROH: Osteochondritis dissecans. Kölner Chirurgenvereinigung. 1933.

LABRY und AUFRÈRE: Contribution à l'étude de l'ostéochondrite dissequante. Lyon méd. 1932. 493.

LEHMANN, J. C.: Über die Entstehung der Osteochondritis (subchondrale Knochennekrose). Zbl. Chir. 1935. Nr. 25.

— Ist eine Wiedereinheilung osteochondritischer Gelenkmäuse möglich? Dtsch. Z. Chir. 192. 88—108. 1925.

— Über die Entstehung der Osteochondritis. Subchondrale Knochennekrose. Zbl. Chir. 1935. 1443—1446.

— Über die Bedeutung der Osteochondritis für den Praktiker. Dtsch. med. Wschr. 1936. I. 573—577.

LIEBMANN, Ch., and R. M. ISEMANN: Osteochondritis dissecans. Amer. J. Röntgenol. 43. 865 bis 870. 1940.

LITTLEJOHN, C. W. B.: Osteochondritis and in particular osteochondritis dissecans. Austral. a. U. Jeald J. Surg. 2. 278. 1933.

LORENZ, Reinhold: Symmetrische Osteonekrose an den Tubera calcanei. Fortschr. Röntgenstr. 72. 5. 1950. 596—600.

MAELE, M. van de: Les ostéochondrites juveniles. J. belge Radiol. 21. 181—213. 1932.

MARKELOV, U.: Osteochondritis dissecans (KÖNIG). Nov. chir. Arch. 27. 393—405 (russ.).

MARQUARDT, Wolfgang: Zur Klinik und Röntgenologie der atypischen chondrodystrophischen Wachstumsstörungen. Arch. ortop. Chir. 38. 711—725. 1938.

— Die angeborenen Epiphysenverknöcherungsstörungen. Z. Orthop. 72. Beil. H. 209—213. 1941.

MEYER-WILDISEN, Rob.: Über aseptische Nekrosen. Schweiz. med. Wschr. 1941. II. 1442 bis 1445 u. 1470—1473.

MÜLLER, Walter: Gleichzeitiges Auftreten von Osteochondritis dissecans in sechs Gelenken. Dtsch. Z. Chir. 238. 635—640. 1933.

— Osteochondritis dissecans. Zbl. Chir. 1934. 2292.

— Das Bild der multiplen erblichen Störung der Epiphysenverknöcherung. Z. Orthop. 69. 257 282. 1939.

— Das Bild der familiären und multiplen Epiphysenstörung. Z. Orthop. 69. Beil.-H. 277—279. 1939.

— und W. HETZAR: Familiäre generalisierte Osteochondritis dissecans zahlreicher Gelenke und der Wirbelsäule. Dtsch. Z. Chir. 241. 795—804. 1933.

NAGURA, S.: Über die PERTHES- und KÖHLER-II-Krankheit. Zbl. Chir. 1937. 35. 2049.

— Zur Entstehung der sog. osteochondritischen Krankheiten (zugleich Richtigstellung der bisherigen Anschauung über dabei vermeintlich auftretende mehrere Ossifikationspunkte). Zbl. Chir. 1938. 2761—2767.

— und NAGOYA, Japan: Über die Bedeutung der Knorpelkallusbildung in der Ätiologie und Pathogenese der sog. Epiphysennekrosen. Zbl. Chir. 1941. 25. 1156.

— Ein weiterer Beitrag zur Entstehung der PERTHES'schen Krankheit. Zbl. Chir. 1938. 1707–1712.

— Das Wesen und die Entstehung der Osteochondritis dissecans KÖNIG's (bzw. der PERTHES-KÖHLER II und der ähnlichen Krankheiten) und Veränderungen an wachsenden Knochenenden. Zbl. Chir. 1937. 2049—2059.

— und S. KOSUGE: Die bei den einseitigen experimentellen Gelenkdeformationen (Coxa vara, Hüftverrenkung usw.) auf der Kontrollversuchsseite auftretenden Binnenläsionen und deren Wiederherstellung in Form von Knorpelkallusbildung. Arch. klin. Chir. 202. 305—313. 1941.

— — Die Pathogenese und das Wesen der PERTHES'schen Krankheit. (Experimentelle Beiträge zur Entstehung der PERTHES'schen Krankheit.) Arch. klin. Chir. 191.

NIELSEN, Aage: Osteochondritis dissecans und Epiphysennekrosen. Verh. jütländ. med. Ges. 1934. 47—55. Hops. tid. 1935 (dänisch).

OSGOOD, Robert: The orthopaedic apeet of chron. Arthritis. J. Bone Surg. 8. 1—41. 1926.

OVERTON, Lewis M.: Osteochondritis of the growth centres. Ann. Surg. 101. 1062—1068. 1935.

PAÎTRE, R. F. C.: Les corps étrangers articulaires. Arch. med. mil. 95. 164—193. 1931.

— et DU BOURGUET: L'ostéochondrite disséquante. Rev. de chir. 65. 626—695. 1927.

PICKETT, J. C., and Maxwell HARBIN: Osteochondritis of the growth centres. A further consideration. Surg. 56. 1000—1008. 1933.

PFAB, Bruno: Über freie Gelenkkörper. Arch. orthop. Chir. 35. 618—639. 1935.

RAUCH: Ein Beitrag zur Osteochondritis dissecans. Zbl. Chir. 1935. 2106—2108.

RIBBING, S.: Familiäre multiple Epiphysenveränderungen und ossale aseptische Nekrosen Upsala Läk. för. Förh. U. T. 39. 433—448. 1934.

— Studien über hereditäre multiple Epiphysenstörungen. Acta Radiol. (Stockh.). Suppl. Bd. 34. 1937.

RIEGER, H.: Zur Pathogenese von Gelenkmäusen. Münch. med. Wschr. 67. 719—720. 1920.

ROSTOCK, P.: Aseptische Knochennekrosen. Med. Klin. 1942. I. 200—202.

ROTENFELD, M.: Zur Kasuistik, Entwicklungsdynamik und Behandlung der Osteochondritis KÖNIG. Chir. 1. 93—96. 1937.

SANTELMANN, Georg August: Die aseptischen Knochen-Knorpelnekrosen unter besonderer Berücksichtigung ihrer röntgenologischen Übereinstimmungen und Besonderheiten. Göttingen. Diss. 1937.

SCHÄFER: Zur Genese der subchondrischen Nekrosen. Z. Orthop. 72. Beil.-H. 197—203. 1941. 34. Tagung der deutschen orthopädischen Gesellschaft 1940. Berlin.

SCHMIDT, M. B.: Atrophie und Hypertrophie des Knochens einschließlich der Osteosklerose. Hdb. LUBARSCH-HENKE 1. 86. 29 Abb.

SCHNEIDER, E.: Ursachen und Frühbehandlung der Wachstumsmalazien. Tung. Chir. 14. 70 bis 75 u. 91—98. 1938.

SFARAIALA, Marin: Osteochondritis dissecans. Rev. orthop. si Chir. infant. 9. 35—59. 1936 (rumänisch).

SONNTAG, Horst: Zur Ätiologie und Behandlung der Osteochondritis dissecans. Diss. Jena 1938.

STAMMEL, C. A.: Juvenile osteochondritis. Radiology 35. 413—424. 1940.

STEVENSON, Douglas, and Fergus L. HENDERSON: Osteochondritis dissecans. Brit. med. J. 3983. 963—965. 1937.

TAMMANN, H.: Über den Bau der freien Gelenkkörper (SCHMITT-Röntgen-Analyse). Bruns' Beitr. 162. 434—440. 1935.

TIDOW, Rudolf: Fünf Fälle von Osteochondritis dissecans. Dtsch. Mil.-Arzt Z. 367—371. 1937.

TURPIN, R., et F. COSTE: La polyostéochondrite. Presse méd. 1941. II. 1136—1139.

TWELBECK, Gustav: Über seltene Lokalisationen von Epiphysennekrosen. Königsberg. Diss. 1935. 295.

VIERZIG, Gerhard: Über ambulante Behandlung von lokalen Knochenmalazien, PERTHES'sche, KÖHLER'sche, SCHLATTER'sche Krankheit. Lunatumnekrose. Metatarsalinsuffizienz, Sesambeinmalazie. Königsberg. Diss. 1937.

WALTER, Hermann: Die Entstehung der lokalen Malazien. Osteochondritis dissecans, PERTHES, KÖHLER, SCHLATTER'sche Krankheit und andere verwandte Prozesse. Arch. orthop. Chir. 557—599. 1927.

— Ursachen der Spontanpseudarthrose, der Osteochondritis und verwandten Prozesse und ihre Beziehungen zur Entstehung selbständiger Knochenkerne. Z. orthop. Chir. 62. Beil. H. 78 bis 101. 1935.

WEISS, Konrad: Zur Pathogenese der aseptischen Nekrosen (lokale Malazien) des Skelettes. Ein röntgenologischer Beitrag. Fortschr. Röntgenstr. 43. 442—459. 1931.

WESTHOFF, Friedrich: Seltene Lokalisationen der Osteochondritis dissecans. Königsberg. Diss. 1936.

ZOGERMANN: Erfahrungen an Hand 84 operierter Kranken mit Osteochondritis dissecans. Zbl. Chir. 1939. 1206.

Endokrinologie

BALLIN, Max: Skeletal pathology of endocrine origin. Ann. Surg. 98. 868—881. 1933.

CORYN, G.: Les Affections endocriniennes du squelette. Presse méd. 1937. 1582—1585.

— Étude de l'Influence des glandes endocrines sur le squelette. Arch. international med. expér. 11. 135—290 und 291—403. 1936.

FEISTMANN, Lutterbeck Eugen: Die Kretinenhüfte (Osteoarthrosis cretinosa). Helv. med. acta 4. 329—354. 1937.

FROMME, Albert: Die Spätrachitis und ihre Beziehung zu chirurgischen Erkrankungen (Genu varum und valgum. Coxa valga und vara. Osteochondritis coxae. SCHLATTER'sche Krankheit. Pes planovalgus und Kyphoskoliose. Bruns' Beitr. 118. 493—545.

HERSKOVITS, Eugen: Affections osseuses et para-osseuses dans le dysfonctionnement des glandes endocrines. Arch. Neur. Bucarest 3. 193—215. 1939.

KIENBÖCK, Robert: Über Schenkelhalsmalazien bei kombinierten Hypophysen und Schilddrüsenentartungen. Strahlenther. 60. 115—119. 1937.

KOLB, Anton: Schilddrüsentätigkeit und Osteochondritis dissecans. Freiburg. Diss. 1937.

LEHMANN: Die konstitutionell schwache Epiphyse und ihre Beziehungen zur Rachitis, Osteochondritis und Arthritis deformans. Dtsch. Z. Chir. 178. 11—36. 1923.

LIEK, E.: Über die Epiphysenerweichung im Wachstumsalter. Arch. klin. Chir. 119. 329—346. 1922.

LOOSER, E.: Die Kretinenhüfte. Schweiz. med. Wschr. 1929. II. 1258—1261.

MOURIQUAND, G. M.: DAUVERGUE et v. EDEL: Osteopathies par carence. Décalcification «irreversible» du col fémorale dans l'avitaminose. C. Chronique. Presse méd. 1940. I. 268—289.

NIEDERECKER: Endokrine Epiphysenstörungen im Mannesalter und deren Behandlung. Z. Orthop. 72. 233—237. 1941.

SCHÄFER, Robert, L. FRED, L. STRICKROOT and FRANK, H. PURCELL: The endocrine implication of juvenile chondro-epiphysitis. J. Amer. med. association 112. 1917—1919. 1939.

Überlastungsschaden

HENZE, T.: Ein Beitrag zum Überlastungsschaden am Knochensystem der unteren Extremitäten. Med. Welt 1939. 991—994.

KUFFERATH, W.: Zum Problem der Überlastungsschäden. Zbl. Chir. 1943. 870—875.

LINDE, Fritz: Über schleichende und scheinbar schleichende Entwicklung bei Körperschäden durch dynamische Erscheinungen. Med. Klin. 1938. II. 1060—1063.

MURRAY, E. Gibbens: J. Bone Surg. Jan. 1945.

SIEMENS, W.: Doppelseitiger Wadenbeinermüdungsbruch (Überlastungsschaden) beim Kleinkind. Zbl. Chir. 1942. 1809—1813.

WERTHMANN, H.: Die Überlastungsschäden des Skelettsystems. Med. Verlag Hans Huber, Bern. 1948.

Arthritis deformans

AXHAUSEN: Die Arthritis deformans, ihre Abarten und Behandlung. Verh. dtsch. Ges. Chir. Berlin 1923.

— Epiphysennekrose und Arthritis deformans. Arch. klin. Chir. 129. 341—363. 1924.

CORNILUS: Les ostéochondrites de la hanche aperçu pathogénique et therapeutique. Ann. med. phys. et Physiol. Biol. 26. 125—132. 1933.

LANG, F. J.: Osteoarthritis deformans contrasted with osteoarthritis deformans juvenilis. J. Bone Surg. 14. 563—575. 1932.

Chondrodysplasie

BOENIG, Horst: Formentwicklung und physiologische Umgestaltung des menschlichen Knorpelskelettes. 1. Teil. Entstehung und Umbildung der Knorpelanlage von Kopf, Hals und proximalem Ende des menschlichen Oberschenkelbeines. Z. Orthop. 74. 15—45. 1942.

BOCCHI, Luigi: Discondroplasia di Ollier. Ortop. e traumatol. appar. mot. 9. 1—26. 1937.

FABER: Zur Pathologie der angeborenen Dysplasie des Hüftgelenkes. Z. Orthop. 67. Beil.-H. 259—274. 1938.

FREUND, E.: Spastic paraplegia in achondroplasia. Arch. Surg. 27. 859—867. 1933.

GROSCURTH, Claus Hennings: Der sog. angeborene Femurdefekt. Ein Beitrag zur Kenntnis der hypoplastischen Gliedmaßenmißbildung. Diss. 1938. Göttingen.

HILGENREINER, H.: Zur angeborenen Dysplasie der Hüfte. Z. Orthop. 69. 30/51. 1938.

HIRSCH, J. Seth: Generalized osteochondrodystrophy the eccentrochondroplastic form. J. Bone Surg. 19. 297—313. 1937.

HUNTER, Donald, and Philip WILES: Dyschondroplasia (OLLIER's disease). With report of a case. Brit. J. Surg. 22. 507—519. 1935.

LAGOS, Garcia, und Mario L. OLASCOAGA: OLLIER'sche Krankheit (Dyschondroplasie). Semana méd. 1938. I. 1049—1057 (spanisch).

LANGE, Adolf: Die OLLIER'schen Wachstumsstörungen. Münster i. W. Diss. 1935.

LESTER, H. Mark: A familial dyschondroplasia associated with anomyelica and other deformities. Lancet. 1936. II. 1519—1521.

LEVIN, R. S.: Dyschondroplasie (Perturbation de la croissance). D'OLLIER Rev. d'orthop. 24. 30—48. 1937.

MANZONI, Aleksander: Beitrag zum angeborenen Femurdefekt. Arch. orthop. Chir. 38. 373 bis 378. 1937.

MARZIANI, Rosario: Sur les ostéochondrodystrophies cyste-matisées de la croissance. Arch. franco belges chir. 34. 22—46. 1939.

MEYENBURG, H. v.: Über chondrogene Skeletterkrankungen. Schweiz. med. Wschr. 1938. I. 57—61.

PFEIFFER, Richard: Die Variabilität der angeborenen Femurhypoplasie (sog. kongenitaler Oberschenkeldefekt). Z. menschl. Vererbungs- u. Konstitutionslehre 20. 493—525. 1937.

SANDERSON, George H., and Francis Scott SMYTH: Chondrodysplasia (OLLIER's disease). A report of a case resembling osteitis fibrosa cystica. J. Bone Surg. 20. 61—67. 1938.

SCHLAGS, Karl: Über 3 Fälle von kongenitalen Femurdefekten und dessen Beziehung zu dem Krankheitsbild der Osteochondritis deformans coxae juvenilis (PERTHES). 1934. Emsdettem Haus. u. J. LECHTE 1934. 31 S.

SCHRICK, F. G.: Ein Beitrag zu dem Problem: Chondrodystrophie. Z. orthop. Chir. 60. 387 bis 400. 1934.

SIEGERT, F.: Die Osteogenesis chondrodysplastica, mit besonderer Berücksichtigung des Pseudoepiphysenproblems. Fortschr. Röntgenstr. 48. 666—682. 1933.

SITENKO, M.: Dystrophische Knochen- und Gelenksprozesse. Nov. chir. Arch. 31. 557—569. 1934 (russisch).

— Dystrophische Prozesse in Knochen und Gelenken (Osteochondropathia juvenilis, Osteochondritis dissecans fibrosa localisata). Ortop. i Travmat. 9. H. 1. 9—24. 1935.

VERFARTH, Liselotte: Zur Kenntnis des angeborenen Femurdefekts. Bleicherode a. H. Karl Hüft 1936.

WARKANY, Josef, and A. Graeme MITCHELL: A typical Chondrodystrophy. J. Pediatr. 4. 734 bis 745. 1934.

WILER, Philip: Multiple epiphyseal dysplasia. Proc. roy. soc. med. 32. 279—281. 1939.

ZIKEEF, V. W.: La maladie d'ollier et la place quélle occupe dans l'ordre des maladies du systeme des os. J. de Chir. 50. 621—637. 1937.

Experimentelle Arbeiten

BURCKHARDT, E.: PERTHES, Osteochondritis dissecans und Coxa vara infantum im Tierexperiment. Helv. chir. Acta 15. 3. 1948.

GUILIANI, Giovanni Mario: L'influenze della vasco-larissazione nell' osteogenesi conneti-cale e nella formazione die cartilagenesi (condrogenesi) (Ricerche spermentali). Arch. ital. Chir. 38. 645—686. 1934.

INOUE, S.: Über den Einfluß der Knochentransplantation auf die Reparation des verletzten Oberschenkelkopfes. Z. jap. Chir. Ges. 36. 1935 (japanisch). (Autoref. z. Org. Chir. 79. 1936. 476)

INTROZZI, Anibal S.: Experimenteller Beitrag zur Pathogenese und Physiopathologie der dystrophischen Epiphysenaffektionen des Wachstumsalters. Semana med. 1933. I. 968—979 (span.).

— Über Pathogenese und Physiopathologie der dystrophischen Epiphysenerkrankungen des Wachstumsalters. Bol. Inst. Chir. quis Univ. Buenos Aires 7. 190—232. 1931.

JENNY, Fritz: Über traumatisch entstandene Knochennekrosen. Praxis 1949. 46. 1023—1025.

KISTLER, Gene H.: Effects of circulatory disturbances on the structure and healing of bone. Injurious of the head of the femur in young rabbits. Arch. Surg. 33. 225—247. 1936.

— Sequences of experimental infarktion of the femur in rabbits. Arch. Surg. 29. 584—611. 1934.

LACROIX, P.: Sur une prétendue Coxa plana epérimentale. Acta brev. neerl. Physiol. etc. 12. 53—54. 1942.

LAUBER, H., I. E. HILDEBRAND und P. BURGMANN: Experimentelle Untersuchungen über die Veränderungen an den Epiphysen bei Ratten durch Vitamin-A-freie Ernährung. Z. exper. Med. 106. 193—200. 1939.

MENNENGA, Menno: Experimentelle Untersuchungen über die Erzeugung von Knochennekrosen durch Einspritzung von physiologischer Kochsalzlösung, artfremdem Serum und arteigenem Blut in das Knochenmark. Dtsch. Z. Chir. 252. 49—93. 1939.

MILTNER, Leo J., and C. H. HU: Osteochondritis of the head of the femur. An experimental Study. Arch. Surg. 27. 645—657. 1933.

MÜLLER, Walter: Neue Experimente zur Frage des Einflusses der mechanischen Beanspruchung auf Knochen und Wachstumszonen. Bruns' Beitr. 130. 459—475. 1923.

NORDENSON, Nils G.: Über die Kenntnis der Gefäßversorgung des Caput femoris über das Lig. teres femoris. Nord. med. Tsk. 715—718. 1936 (schwed.).

RUTISHAUSER, E., et G. MAJNO: Les lésions osseuses par surcharge dans le squelette normal. Resultats experimentaux. Schweiz. med. Wschr. 79. No. 13. 1949. S. 281.

SCHMID, A.: Experimentelle Gelenkfrakturen. Zur Frage der Osteochondritis dissecans. Bruns' Beitr. 132. 129—149. 1924.

SLADLEY, Frank: Knochenwachstum bei lokalen Epiphysenstörungen. Sborn. lék. 40. 1—44. 1938.

TAMMANN, H.: Über die Ausheilung der Osteochondritis dissecans nach experimentellen und klinischen Untersuchungen. Bruns' Beitr. 158. 39—48. 1933.

Anatomie des Hüftgelenkes

CRAMER, Karl: Über die Stellung der Knorpelfuge des Schenkelhalses. Z. orthop. Chir. 40. 366—367. 1920.

LANGE, Fritz, und Peter PITZEN: Zur Anatomie des oberen Femurendes. Zbl. orthop. Chir. 41. 105—134. 1921.

Blutversorgung des oberen Femurendes

CHANDLER, Simon, and Philip H. KREUSCHER: A study of the blood supply of the ligamentum teres and its relation of the circulation of the head of the femur. J. Bone Surg. 14. 834—846. 1932.

LANG, F. J.: Über Art und Bedeutung der Kreislaufunterbrechung in der Ätiologie und Pathogenese der aseptischen Epiphysennekrose. Bruns' Beitr. 171. 581—637. 1941.

LOGROSCINO, D.: Il ligamento rotondo e le sue arterie nella pathologia dell' epiphisi femorale. Chir. Org. Movim. 22. 111—146. 1936.

NUSSBAUM, A.: Die arteriellen Gefäße der Epiphysen des Oberschenkels und ihre Beziehungen zu normalen und pathologischen Vorgängen. Bruns' Beitr. 130. 3. 495. 1924.

— Über die Gefäße des unteren Femurendes und ihre Beziehung zur Pathologie. Bruns' Beitr. 129. 245—281. 1923.

PHEMISTER, Dallas B.: Changes in bones and joints from interruption of Circulation. 2. Nontraumatic lesions in adults with bone infraction; arthritis deformans. Arch. Surg. 41. 1455 bis 1482. 1940.

SCHWAIGER, Max: Das Ligamentum teres femoris und seine Gefäße. Pathologisch-anatomische Untersuchungen zur Frage der Bedeutung der Ligamentgefäße für die Ernährung des Oberschenkelkopfes. Z. Orthop. 65. 297—317. 1936.

WALDENSTRÖM, Henning: Necrosis of the femoral epiphysis owring to insufficient nutrition from the lig. teres. A clinical study manly based on experiences of the tolatment of epiphysiolysis capitis femoris. Acta chir. scand. Stockh. 75. 185—196. 1934.

Allgemeine Entwicklungsstörungen des oberen Femurendes

BROCHER, J. E. W.: Umbauzonen im Femurkopf infolge statischer Inkongruenzen. Röntgenprax. 12. 433—435. 1940.

HACKENBROCH, M.: Die Bedeutung von Wachstumsstörungen an der Femurkopfepiphyse für die spätere funktionelle Leistungsfähigkeit des Hüftgelenkes. Z. Orthop. 68. 178—187. 1938.

— Zur Behandlung der Wachstumsstörungen des oberen Femurendes. Z. Orthop. 72. Beil.-H. 222—228. 1941.

HERZOG, A.: Zur Pathologie des Hüftgelenkes im Röntgenbild. Z. orthop. Chir. 61. H. 2. 1934.

SPRINGER, C.: Knochenspanung bei den Malazien des oberen Femurendes. Z. Orthop. 71. 1. S. 67. 1940.

Osteochondritis dissecans der Hüfte

AIMES, A.: L'ostéochondrite disséquante de la hanche (Maladie de KÖNIG). Rev. d'orthop. etc. 27. 316—321. 1941.

BALENSWEIG, Irome: Femoral osteochondritis of adolescents and sequelae. Epiphyseal separation of the hip. Surg. gynecol. a obstetr. 43. 604—614.

BECK, H.: Epiphysennekrosen des Hüftgelenkes und ihre Beziehungen zum Unfall. Med. Welt. 1933. 1423—1426.

CALVÉ, Jaques: Osteochondritis of the upperextremity of the femur. J. orthop. surg. 3. 489 bis 493. 1921.

DUSSAUT, Alejandro: Osteochondritis dissecans, Arthritis deformans. Arthrodesis durch Rippentransplatation. Semana med. 1938. I. 663—665 (span.).

FAHRI, Arel: Spontannekrose des Schenkelkopfes bei Jugendlichen. Zbl. Chir. 1936. 617—619.

FECI, Lorenzo: Epifisite acuta e osteochondrite dell' anca. Chir. Org. Movim. 20. 541—544. 1934.

FRANCILLON, M. R.: Ischiometrische Untersuchungen bei Osteochondritis dissecans coxae. Z. orthop. Chir. 57. 392—408. 1932.

FREUND, Ernst: Osteochondritis dissecans of the head of the femur. Partial idiopathic aseptic necrosis of the femural head. Arch. Surg. 39. 323—352. 1939.

HAASE, W.: Seltene partielle Hüftkopfnekrose nach Trauma. Zbl. Chir. 1935. 1997—1999.

HILGENREINER, H.: Zur Spontannekrose des Schenkelkopfes bei Jugendlichen. Zbl. Chir. 1936. 1266—1269.

LIPSCOMB, P. R., and C. C. CHATTERTON: Osteochondritis juvenilis of the acetabulum. J. Bone Surg. 24. 372. 1942.

MICOTTI, Rinaldo: Sull' osteocondrosi dell' anca e suoi eriti. Orthop. e traumatol appar mot. 4. 292—349. 1932.

MILLER, F.: Ein Fall von Bruch der Spongiosa des Schenkelhalses mit dem Verlauf einer Osteochondropathie. Sovet. Chir. 6. 1079—1081. 1936 (russ.).

MOULONGUET, P.: Ostéochondrite disséquante de la hanche (Maladie de KÖNIG de la tête fémorale). Bull. Soc. nat. Chir. Paris 58. 1471—1484. 1932.

MÜLLER, Walter: Ein Beitrag zur Osteochondritis dissecans des Hüftgelenkes (Das Bild des intraartikulären Dekubitis der knöchernen Epiphyse). Zbl. Chir. 1939. 486—489.

NARDONE, Benedetto: Osteocondrite giovanile dell' anca nel corso di un affezione tubercolare. Policlinico Sez. prat. 1941. 1347—1353.

NICOLE, R.: Osteochondritis dissecans des Hüftgelenkes und Unfall. Z. Unfallmed. u. Berufskrankh. Bern 32. 212—223. 1938.

PIERGROSSI, Aldo: Sulle lesioni del collo femorale nella osteocondrite infantile dell' anca. Radiol. med. 27. 81—108. 1940.

REBAUDI, Federico: Osteocondromatosi dell' anca. Arch. med. e Chir. 2. No. 6. 45—59. 1933.

REY, Josef: Osteochondritis dissecans der Hüftgelenkpfanne. Z. orthop. Chir. 58. 559—561. 1933.

SCHÖRCHER: Osteochondritis dissecans des Hüftgelenkes und Unfall. Arch. orthop. Chir. 38. 362—366. 1937.

STEINSLEGER, M., u. J. SLULLIEL. Septische Nekrose des Oberschenkelkopfes. Buenos Aires. Rev. orthop. 9. 37—48. 1939 (span.).

STÖREN, H.: Osteochondritis dissecans in den Hüftgelenken als konstitutionelles Leiden sowie ein Fall eines tardiven Demarkationsprozesses nach Fraktura colli femoris. Acta chir. Scand. 74. 491—512. 1934 (schwed.).

VALLS, José, und Carlos E. OTTOLENGHI: Osteocondritis dissecans des Femurkopfes. Rev. orthop. 2. 465—472. 1933 (span.).

VOLKMANN, Joh.: Über sog. Oberschenkelkopfnekrosen. Arch. orthop. Chir. 38. 260—262. 1937.

Kongenitale Hüftluxationen

BAJ, Luigi: Alterazione ossee precoci e tardive nella Lussazione dell' anca ridotto. Arch. d. ortop. 49. 405—417. 1933.

BIRCH-HIRSCHFELD, Andreas: Die Schenkelkopfnekrose des Jugendlichen nach traumatischer Hüftluxation und ihre Bedeutung für die Begutachtung. Wschr. Unfallheilk. 46. 241—245. 1939.

CHRIST, Andreas: Über Caisson-Krankheit mit besonderer Berücksichtigung einer typischen Erkrankung des Hüftgelenkes. Dtsch. Z. Chir. 243. 132—146. 1934.

DE LUCCHI, Guglielmo: Sulla patogenesi delle deformita e delle malattie dell' anca dipendenti da displasia congenita. Chir. Org. Movim. 25. 359—375. 1940.

FREUND, Ernst: Zur Frage der Femurkopfverunstaltung nach unblutig eingerenkten angeborenen Hüftgelenkluxationen. Fortschr. Röntgenstr. 43. 131—168. 1931.

GAUGELE: Spätresultate unblutig eingerenkter Hüften. Z. orthop. Chir. 62. Beil. H. 297—309. 1935.

GOLDENBERG, Raphael: Traumatic dislocation of the hip followed by PERTHES' disease. J. Bone Surg. 20. 770—774. 1938.

HABERLER, Gerhard: Oberschenkelkopfkappenlösung Jugendlicher und Unfall. Münch. med. Wschr. 1937. I. 664—666.

HILGENREINER, H.: Zum angeborenen Charakter der „sog." angeborenen Hüftverrenkung. Z. Orthop. 65. 58—78. 1936.

HORWITZ, Thomas: Degenerative Osteoarthritis of the hip joint. Arch. Surg. 58. 251—272. 1949.

KLEINBERG, S.: Aseptic necrosis of the femoral head following traumatic dislocation. Report of two cases. Arch. Surg. 39. 637—646. 1939.

KNUST, Franz: Spätveränderungen unblutig eingerenkter Hüftverrenkungen und deren Beziehungen zum Repositionsakt. Diss. 1938. Münster i. W.

LEVEUF, Jacques: Les lésions graves de la tête fémorale à la suite de tentatives infructueuses de réduction orthopédique dans les luxations congénitale de la hanche. Mém. acad. chir. 68. 400—403. 1942.

MAROTTOLI, Oskar R.: Zusammenhang der Osteochondritis deformans mit der angeborenen Hüftgelenk-Subluxation. Rev. med. del. Rosario 25. 391—414. 1935 (span.).

MUTSCHLER, H. H.: Sek. Oberschenkelkopfnekrose nach traumat. Ausrenkung des Hüftgelenkes bei einem Vierzehnjährigen. Münch. med. Wschr. 1939. Nr. 7.

NAGURA, Shigeo: Drei neue, für die richtige Beurteilung der Skelettveränderungen bei angeborener Hüftverrenkung grundlegende Punkte. Z. Orthop. 71. 295—303. 1941.

— Über die Entstehung und das Wesen der Femurkopfdeformität nach Einrenkung der kongenitalen Hüftverrenkung (klinische Beiträge zur Entstehung der PERTHES'schen Krankheit). Z. Orthop. 68. 187—195. 1938.

POTTS, Frank, and Ben E. OBLETZ: Aseptic necrosis of head of femur fellowing traumatic dislocation. J. Bone Surg. 21. 1939. 101—110.

SAGA, Julius: Über aseptische Hüftkopfnekrosen nach Luxationen. Diss. Münster i. W. 1936.

SCHANZ, A.: Späterkrankungen der Hüfte nach unblutig eingerenkter angeborener Luxation. Münch. med. Wschr. 70. 1360—1361. 1923.

SCHRICK, VAN: Die Entwicklung des Femurkopfes nach Einrenkung mit Extension. Z. orthop. Chir. 62. Beil.-H. 309—311. 1935.

SOVA, P.: Einige Spätveränderungen des Oberschenkelkopfes und der Hüftpfanne nach Einrenkung angeborener Hüftgelenkverrenkungen. Orthop. i travmat. 9. No. 6. 106—111. 1935 (russ.).

Luxatio coxae cong. Dysplasie der Hüfte, Subluxation

CALOT, F., et H. COLLEU: L'ostéochondrite de la hanche (ou coxa plana) est une subluxation congénitale mécommue. Press. med. 30. 35—38. 1922.

CALOT, F.: L'équation «osteochondrite-subluxation congenitale» prouvée sur une radio pour laquelle nous avons été consulté par une Université allemande qui a adopté notre conclusion. Procès verb. 41. Congr. franç. Chir. 372—387. 1932.

— La preuve faite au congrès de Chirurgie que toutes les radios (2 mille) étiquetés «ostéochondrite ou coxa plana» sont des Radios de mal formations congénitales méconnues. J. de radiol. 11. 357—365. 1922.

— La vrai nature de ce qu'on apelle ostéochondrite ou «coxa plana». J. med. Paris 42. 592 bis 593. 1923.

— La maladie-Protée ou les formes changeantes de la tête femorale dans la subluxation congénitale. L'«ostéochondrite» n'est qune de ces formes. J. des praticiens 35. 354—360. 1921.

— Oue reste-t-il des 2 ostéochondrites de la hanche? (de l'ostéochondrite juvénile et de l'ostéochondrite dissequante). Procèsverb. 43. Congr. franç. Chir. 1001—1006. 1934.

FORRESTER-BROWN: The diagnosis of abnormal hips conditions in children Lancet 1935. I, 1377, 1381.

JANSEN, Murk: Platte Hüftpfanne und ihre Folgen. Nederl. Geneesk. 11. 627—676. 1923.

— Platte Hüftpfanne und ihre Folgen. Coxa plana, valga, vara und Malum coxae. Z. orthop. Chir. 46. 234—273. 1924.

— Der große Hirnumfang, der weite Beckenring und die Häufigkeit der Hüfterkrankungen beim Menschen (Coxa vara, Coxa fracta, Coxa plana, Coxa valga. Epiphysiolyse. Malum cocae). Nederländsch. Maandschs v. Geneesk. 14. 99—200. 1927.

— The large brain, the wide pelvic girdle and the outstanding number of hips anomalies in man (Coxa vara, Coxa fracta, Coxa plana, Coxa valga, Slipping epiphysis, Malum coxae). J. Bone Surg. 11. 461—531. 1929.

KIENBÖCK, Robert: Zur Differentialdiagnose der chronischen Hüftleiden. Med. Klin. 1936. I. 308—311.

KLEINE, H. O.: Ein neues röntgenologisches Symptom zur Unterscheidung von Epiphysenlösungen und Hüftgelenkluxationen im Säuglingsalter. Klin. Wschr. 1933. I. 629—630.

SILHOL, Jaques: Ostéoarthrite juvénile pseudo coxalgie droite, pseudo, Luxation congénitale gauche. Büll de l'acad. de méd. Paris 1922. 3206.

SIMONS, B.: Die Subluxationen des Hüftgelenkes infolge Entwicklungshemmung der Pfanne. Bruns' Beitr. 1933. 157. 505—526.

SPITZY, Hans: Hüftgelenkluxation und Osteochondritis. Z. orthop. Chir. 45. 576—591. 1924.

WALTER, H., und O. SUNDER-PLASSMANN: Zur Ätiologie der angeborenen Hüftverrenkung und deren Beziehungen zu anderen Erkrankungen des koxalen Femurendes. Arch. orthop. Chir. 31. 336—348. 1932.

Sek. Schenkelkopfnekrosen nach Frakturen oder Luxationen

ARCE, José, und Anibal S. INTROZZI: Ischämische Nekrose des proximalen Fragmentes bei den intraartikulären Schenkelhalsfrakturen. Bol. Inst. clin. quis Univ. Buenos Aires 9. 101—120. 1933 (span.).

BICKEL, W., und BABB: Vitalium BECHER — Arthroplastik der Hüfte. J. Bone Surg. 30 A. 647. 1948.

BLUMENSAAT, C.: Über sekundäre Schenkelkopfnekrosen nach traumatischer Hüftgelenkverrenkung. Arch. klin. Chir. 185. 720—752. 1936.

BORNEBUSCH, Karl: Die aseptische Caputnekrose nach Schenkelhalsfraktur bei Jugendlichen und ihre Beziehung zum PERTHES'schen Krankheitsbild. Dtsch. Z. Chir. 253. 458—471. 1940.

DEUTSCHLÄNDER, Karl: Das Spätverhalten der unblutig eingerenkten Hüftgelenke bei Erwachsenen. Z. Orthop. 70. 38—58. 1934.

DYES, Otto: Hüftkopfnekrosen nach traumatischer Hüftgelenkluxation. Arch. klin. Chir. 172. 339—359. 1932.

EURÉN, Rolf: Ein Fall von Epiphysennekrose bei geheilter Kollumfraktur. Acta scand. chir. (Stockh.) 69. 8—19. 1931.

FAHRI, Arel: Spontannekrose des Schenkelkopfes bei Jugendlichen. Zbl. Chir. 1936. 616.

HACKENBROCH, M.: Die Bedeutung von Wachstumsstörungen an der Femurkopfepiphyse für die spätere funktionelle Leistungsfähigkeit des Hüftgelenkes. Zbl. orthop. Chir. 68. 178/187. 1938.

— Zbl. Chir. 1940. 49. 2327.

KAYSER, Rolf: Über sekundäre Schenkelkopfnekrosen nach traumatischer Hüftgelenksverrenkung, zugleich einige Bemerkungen zur gleichnamigen Arbeit von C. BLUMENSAAT in diesem Archiv. 185. 720. Arch. klin. Chir. 187. 661—667. 1936.

LAARMANN: Traumatische Schenkelkopfnekrosen. Arch. orthop. Chir. 40. 219—221. 1939.

LANGE, Max: Die Gefahr der Pseudarthrosenbildung und Femurkopfnekrose nach Schenkelhals-Schenkelkopfbrüchen Jugendlicher. Z. orthop. Chir. 57. 531—543. 1932.

MATHIAS, Ernst: Über aseptische Epiphysennekrosen nach lateraler Schenkelhalsfraktur bei Jugendlichen. Königsberg. Diss. 1935.

NAERAA, Asger: On secondary epiphyseal necrosis after collum femoris frakture in young persons. Report of 2 cases. Acta chir. scand. (Stockh.) 80. 238—250. 1937.

PAUWELS, Fr.: Eine neue Methode zur operativen Behandlung der Schenkelhalspseudarthrose. Z. orthop. Chir. 51. 125. 1929.

STENPORT, Kurt: Necrosis capitis fem. Acta orthop. scand. København. 6. 127—136. 1935.

STEWART, William J.: Aseptic necrosis of the head of the femur, following traumatic dislocation of the hip joint. Case report and experimental studies. J. Bone Surg. 15. 413—438. 1933.

TIMM, Harald: Das Schicksal der Schenkelkopfdeformitäten nach der Einrenkung der Hüftluxationen. Z. Orthop. 70. 68—77. 1939.

VALLS, José: Über die Heilungsvorgänge beim subchondralen Bruch des Femurkopfes. Arch. orthop. Chir. 39. 586—596. 1939.

ZUR VERTH, Max: Sekundäre Nekrose des Schenkelkopfes nach Schenkelhalsbrüchen Jugendlicher. Zbl. Chir. 1935. 2549—2557.

— Sekundäre Schenkelkopfnekrose bei geheilten Schenkelhalsbrüchen Jugendlicher. 57. Tagung Dtsch. Ges. Chir. Berlin 1933.

WIDENBORN, Hans: Beckenfraktur und Schenkelkopfnekrose. Dtsch. Z. Chir. 242. 362—365. 1939.

WILSON, John C.: Fraktures of the neck of the femur in childhood. J. Bone Surg. 22. 531—546. 1940.

Epiphysiolyse

ABRAHAMSSEN, Harald: Epiphysenlösungen des Femurkopfes mit besonderer Berücksichtigung der Coxa vara. Acta chir. scand. 53. 230—260 (engl.).

ARS, Nicolaysen: Über Epiphysiolysis capitis femoris und deren Behandlung. Nord. med. (Stockh.) 1940. 733—741.

BENTZON, P. K. G.: Epiphysiolysis capitis femoris. Acta orthop. scand. (København.) 10. 278 bis 285. 1939.

BERNTSEN, Aage: Über die Technik bei Inforatio colli et capitis femoris. Ngeskr. Laeg. 1936. 622—626 (dän.).

BLUM, R.: Über Epiphysenlösungen am Femurkopf und ihre Frühdiagnose. Diss. 1939.

BRAGARD: Über die Frühdiagnose der jugendlichen Epiphysenlösungen am Oberschenkel, ihre rechtliche Bedeutung und ihre Behandlung. Z. Orthop. 72. Beil.-H. 174—187. 1941. 34. Tagung d. dtsch. orthop. Ges. 1940 in Berlin.

BRAILSFORD, James F.: Slipping of the epiphysis of the head of the femur, its relation to renal richets. (Renale Rachitis) Lancet. 1933, I. 16—19.

BROGDEN, W. E.: Review of the end results of fifty-seven cases of slipped upper femoral epiphyses. J. Bone Surg. 17. 179—183.

CAMERA, Ugo: Sul distacco epifisaria dell' estremità superiore del femore nell' adoescenza. Boll. Soc. piemont. Chir. 9. 255—290. 1939.

CHAPEHAL, G., et W. VAN DE KERKHOVE: Le traitement opératoire de l'epiphyseolyse des adolescents. Presse méd. 1943. I. 164—165.

CORSI, Giuseppe: Il distacchi epifisari dell' estremità prossimale del femore. Chir. Org. Movim. 27. 208—230. 1942.

EGGER, Josef: Über Epiphysiolysis capitis femoris und Coxa vara adolescentium. Balgrist. Krüppelführer 9. 211—235. 1936.

EIHENBARY, C. F., and John F. LE COCG: Seperation of the upper femoral epiphysis. Summary of fourteen cases. West J. Surg. 40. 433—437.

FELSENREICH, F.: Osteosynthese frischer und veralterter Epiphysenlösungen der Hüfte. Chirurg 8. 247—251. 1936.

— Die operative Behandlung frischer und veralteter Epiphysenlösungen der Hüfte. Arch. Kinderheilk. 114. 227—236.

FERGUSON, Albert B., and M. Beckett HOWORTH: Slipping of the upper femoral epiphysis. A study of seventy cases. J. amer. med. Assoc. 97. 1867—1872. 1931.

FORRESTER, Brown M.: Slipping of the upper femoral epiphysis. J. Bone Surg. 23. 256—262. 1941.

FREUND, Ernst: Some considerations on subtrochanteric osteotomy and intraarticulare Arthrodesis of the hip joint. J. Bone Surg. 18. 654—658. 1936.

GHORMLEY, Ralph R., and Robert W. FAIRCHILD: The diagnosis and treatement of slipped epiphysis. J. amer. med. Assoc. 114. 229—235. 1940.

GÜTIG, C., und HERZOG: Die genuine Epiphysenlösung im Schenkelhals bei Jugendlichen. Med. Klin. 1938. I. 649—651.

— Die Epiphysenlösung im Schenkelhals bei Jugendlichen. Bruns' Beitr. 166. 85—95. 1937.

HABERLER, Gerhard: Beitrag zur Pathologie der Epiphysiolysis capitis femoris. Wien. klin. Wschr. 1934. I. 490—492.

HACKENBROCH: Die Bedeutung der Epiphysenwanderung am Schenkelkopf. Zbl. Chir. 1936. 1616—1619.

HOWORTH, M. Beckett: Slipping of the upper femoral epiphysis. Surg. etc. 73. 723—732. 1941.

JAHSS, S. A.: Slipping of the upper femoral epiphysis, treatement in the preslipping stage. J. Bone Surg. 1933. 15. 477—482.

KIENBÖCK, Robert: Über juvenile Schenkelhalsmalazie hypophysären Ursprungs. Z. orthop. Chir. 57. 408—429. 1932.

KLEINBERG, Samuel: Ablösung der Epiphyse des Oberschenkelkopfes. Chir. orthop. y Traumatol. (Madrid) 6. 105—120. 1938.

KLEMME ,H. O.: Zur röntgenologischen Differentialdiagnose zu Hüftgelenkluxationen und traumatischen Epiphysenlösungen beim Neugeborenen. Arch. Gynäk. 153. 213—223. 1933.

KLIEM, Gerhard: Über traumatische Epiphysenlösungen am oberen Femurende und deren Folgeerscheinungen. Leipzig. Diss. 1936.

KOMZA, Jozef: Beitrag zur Erweichung des Schenkelhalskopfes bei Kindern (KIENBÖCK). Chir. Narz. Ruclu. 8. 181—186. 1935 (poln).

KRATZERT, Günter: Die Ursache und Behandlung von Schenkelkopfepiphysenlösungen. Diss. 1937. Königsberg.

LAUBER, H. J., und A. REIN: Beitrag zur Pathogenese der Epiphysiolysis capitis femoris. Dtsch. Z. Chir. 257. 396—405. 1943.

LICHTENAUER, K.: Die Lösung des Femurkopfes in der Epiphysenlinie und ihre Behandlung. Zbl. Chir. 1931. 28. 1306.

LICHTENAUER, R.: Die Lösung des Femurkopfes in der Epiphysenlinie und ihre Behandlung. Zbl. Chir. 1941. 130. 6—13.

LOGROSCINO, Demenico: Inflammatory localized lesions of the juxta epiphyseal zone of the neck of the femur. J. Bone Surg. 18. 671—684. 1936.

LÜTKEN, O.: Epiphysiolysis capitis femoris (Coxa vara epiphysaria) with special reference to bloodless reposition treatement. Acta orthop. scand. 10. H. 1/2. 1939.

MACAUSLAND, Andrew R.: Separation of the capital femoral epiphysis. J. Bone Surg. 17. 353—369. 1935.

MANZONI, Alksandar: Beitrag zur Behandlung der Epiphyseolyse des Oberschenkelkopfes im Adoleszentenalter. Med. Pregl. 14. 54—56. 1939 (serbo-kroatisch).

MAU, C.: Die Frühdiagnose der Epiphysenwanderung am Oberschenkelkopf im Adoleszentenalter. Med. Klin. 1936. II. 1160—1171.

— Frühbehandlung der beginnenden Epiphysenwanderung am Oberschenkelkopf im Adoleszentenalter. Dtsch. Z. Chir. 248. 214—223. 1936.

MAYER, Leo: The importance of early diagnosis in the treatement of slipping femoral epiphysis. J. Bone Surg. 19. 1046—1051. 1937.

MILCH, Henry: Epiphysiolysis or epiphyseal coxa anteverta. J. Bone Surg. 19. 97—116. 1937.

— Internal-Rotation-Brace treatement of epiphyseal coxa anteverta (early epiphyiolysis). J. Bone Surg. 21. 1939. 752—760.

— Epiphyseal Pseudarthrosis. J. Bone Surg. 24. 653. 1942.

MORVILLE, P.: Epiphysiolysis capitis femoris (Entstehung, Entwicklung, Spätschäden, Behandlung). Zbl. Chir. 1940. 1646—1648.

MÜLLER, A.: Zur Therapie der Epiphysiolysis capitis femoris. Schweiz. med. Wschr. 1938. I. 346—350.

MÜLLER, Walter: Generalisierte Epiphysiolysis adolescentium und doppelseitige Fälle von Coxa vara adolescentium. Arch. orthop. Chir. 40. 1. 1. 1939.

NICOLAYSEN, N. Aars: Epiphysiolysis capitis femoris und Coxa vara. Med. Rev. 49. 97—110. 1932.

PACINI, Danilo: Sulla patogenesi dell' epifisiolisi essentiale de collo femorale. Chir. Org. Movim. 25. 245—268. 1939.

PAVLANSKY, Rudolf: Lysis des Schenkelkopfes im Mannesalter. Skorn. lek 43. 377—386. 1941 (tschech.).

PELLEGRINI, Olivio: Sulla patogenesi del distacco dell' epifisi superior del femore. Arch. di Ortop. 48. 713—744. 1932.

POMERANZ, Maurice M.: Epiphysiolysis or separation of the capital epiphysis of the femur in adolescence. Amer. J. Roentgenol. 40. 580—597. 1938.

RABINOWITZ, M. S.: Slipping of the upper femoral epiphysis. J. Bone Surg. 22. 992—998. 1940.

RENDEL, Nadeschka: Zur Pathogenese der Epiphysenlösung des Schenkelkopfes. Fortschr. Röntgenstr. 54. 517—519. 1936.

ROEGHOLT, M. N.: Epiphyseolyse mit Epiphysenfraktur der Spina il ant. Ned. Maandschr. Geneesk. 13. 288—291. 1925 (holl.).

RUSCHENBURG, F.: Die geburtstraumatische Epiphysenlösung am oberen Femurschaft. Z. Orthop. 71. 1. 1940. S. 81.

SCHAPIRA, Carlo: Distacco epifisario dell' anca e coxa vara adolescentium. Arch. di ortop. 49. 419—453. 1932.

SCHRAMM: Ein Beitrag zur sog. traumatischen Coxa vara. Z. Orthop. 67. Beil.-H. 142—149. 1938.

SCHWARZ, E.: Zur Frage der spontanen Epiphysenlösung (intrakapsulären Schenkelhalsfraktur?) im Kindesalter. Beitr. klin. Chir. 87. 3. H. 1913. 709.

SCOTT, Walter: Epiphysiolysis of the upper femur. A report of thirty-eight cases. J. Bone Surg. 18. 743—750. 1936.

STEN, Friberg: Blutige Reposition der Epiphysiolysis femoris. Acta orthop. Scand. 17. 189. 1948.

SUTRO, Chales J.: Slipping of the capital epiphysis of the femur in adolescence. Arch. Surg. 31. 345—360. 1935.

TAYLOR, V. J. Morcam: Displacement of the upper femoral epiphysis. Report on twenty-three cases. Brit. med. J. Nr. 3752. 1003—1006. 1932.

THRAP-MEYER, H.: Epiphysiolysis capitis femoris in two generations. Casuistic report. Acta orthop. scand. (København.) 11. 1—10. 1940.

VOSS, G.: Nagelung der Epiphysenlösungen am Schenkelhals. Ther. Gegenw. 81. 201—205. 1940.

WALDENSTRÖM, H.: Epiphysiolysis capitis femoris (Entstehung, Entwicklung, Spätstadium und Behandlung). 22. Sitzung d. nord. Chirurgenvereinigung in Oslo 29. 6. bis 1. 7. 1939.

— Epiphysiolysis capitis femoris (Entstehung, Entwicklung, Spätstadien und Behandlung). Zbl. Chir. 1940. 1646—1648.

— Slipping of the upper femoral epiphysis. Surg. 71. 198—210. 1940.

WARDLE, E. N.: Etiology and treatement of sliped epiphysis of the head of the femur. Brit. J. Surg. 21. 313—328. 1933.

WIBERG, Gunnar: Behandlung der Epiphysiolysis capitis femoris mittels „Nagelung". Acta orthop. scand. (København.) 12. 179—213. 1941.

WILSON, Philipp D.: The treatement of slipping of the upper femoral epiphysis with minimal displacement. J. Bone Surg. 20. 379—399. 1938.

— Conclusions regarding the treatment of slipping of the upper femoral epiphysis. Surg. clin. Amer. 16. 733—752. 1936.

WOLF, P.: Le Diagnostic précoce de l'épiphysiolyse de la tête fémorale. Rev. med. de la Suisse romande 67. 821. 1947.

ZURRIA, G.: Esiti di distacchi epifisari. Boll. Soc. med. chir. Catania 4. 54—59. 1936.

ZUR VERTH, M.: Hüftepiphysenlösungen im Entwicklungsalter (Coxa vara adolescentium) und ihre Beziehungen zum Unfall. J. Kurs. ärztl. Fortbildg. 28. 28—30. 1937.

Coxa vara

ARMSTRONG, J. Rowan: A case of infantile coxa vara with notes on the aetiology. Lancet I. 1935. 1498—1500.

BADE, Arnt: Zur Abgrenzung der verschiedenen Formen von Coxa vara. Z. orthop. Chir. 59. H. 1. 53. 1933.

BAUER, K. H.: Zbl. Chir. 48. 1941.

BENEKE, R.: Coxa vara traumatica (eine Reminiszenz). Arch. orthop. u. Unfallchir. 43. 50. 1944.

BIRCHER, E.: Zur operativen Therapie der Coxa vara statica. Zbl. Chir. 43. 1583. 1922.

BOCCHI, Luigi, und Enzo MARCER: Sulla meta-epifisite superiore del femore e la coxa vara cosidetta congenita. Anteneo parm. II. 13. 329—358. 1941.

BURCKHARDT, E.: Zur Klinik und pathologischen Anatomie der Coxa vara infantum. Helv. chir. acta 13. 28. 1946.

BRAEUNIG, K.: Coxa vara im Kindesalter. Zbl. Chir. 1935. 25. 1475.

BRANDES, M.: Zur Behandlung der Coxa vara. Z. orthop. Chir. 44. 266—269. 1923.

— Vorschlag zu einer physiologischen Behandlung der Coxa vara. Arch. orthop. Chir. 22. 409—417. 1924.

— Zur Behandlung der Coxa vara. Arch. orthop. Chir. 28. 179—181. 1930.

CAMERA, Ugo: Sopra un nuovo trattemento chirurgico della Coxa vara. R. acc. d. med. di Torino 23. XI. 1923.

— A propos du traitement chirugical de la «Coxa vara» d. l'enfance. Arch. franco belg. 33. 268—272 1932.

CAMITZ, H.: Étude comparée sur la Coxa vara dite congenitale et l'ostéochondrite coxae juvenile (coxa plana). Acta chir. scand. (Stockh.) 73. 521—575. 1934.

COMPERE, E., G. MONROE, J. FAHEY: Deformities of the femur resulting from arrestement oft growth of the capital and greater trochanteric epiphysis. J. Bone Surg. 22. 909—915. 1940.

DAUBENSPECH, R.: Zur Coxa vara adolescent. Münch. med. Wschr. 1941. II. 866—869.

DIEULAFÉ: Coxa vara congenitale. Soc. de chir. de Toulouse. 25. Mai 1928.

DREHMANN, G.: Die Coxa vara und ihre Behandlung. Zbl. Chir. 1925. 378.

DREYFUSS, Jules R.: Sur quelques données nouvelles du traitement opératoire de la coxa vara. Rev. de chir. 56. 378—389. 1937.

— Bolzung oder Bohrung des Schenkelhalses bei Coxa vara Jugendlicher. Schweiz. med. Wschr. 1937. I. 473—474.

DUNCAN, George A.: Congenital and developmental coxa vara surgery 3. 741—765. 1938.

ELLIS, V. H.: Adolescent coxa vara. Lancet 1935. I. 1440—1441.

FREYKA, B.: Ursachen der Coxa vara adolescentium. 1939. Tschechisch/Lijen. Vjesn 61. 534 bis 536.

FURLONG, R. J.: The treatement of adolescent coxa vara. Thom Hosp. Rps. II. S. 1. 173—177. 1936.

GARDEMIN: Coxa vara adolescentium und innere Sekretion. Z. orthop. Chir. 62. Beil.-H. 114 bis 117. 1935.

GÜTIG, C., u. A. HERZOG: Der Beginn der sogenannten „Coxa vara congenita", aseptische Schenkelhalsnekrose. Bruns' Beitr. 156. 551—554. 1932.

— Die aseptische Schenkelhalsnekrose bei Jugendlichen. Osteochondritis juvenilis des Schenkelhalses. Röntgenprax. 4. 504—513. 1932.

HABERLER, V.: Über eine Verknöcherungsstörung der y-Fuge. Z. Orthop. 72. Beil.-H. 238 bis 243. 1941.

HASS: Die konstitutionelle Disposition zur sog. Coxa vara adolescentium. Hundertjahrfeier dtsch. Naturforscher u. Ärzte in Leipzig vom 17. bis 24. 9. 1922. Verhandlungsbericht. Zbl. Chir. 1923. 7. 283.

HEEP, R.: Beitrag zur Coxa vara congenita. Münch. med. Wschr. 1935. II. 1728—1729.

JANEK, Jaromir: Operative Behandlung der Coxa vara infantilis. Zbl. Chir. 1937. 277—279.

— Operative Behandlung der Coxa vara infantilis. Čas. Lék. česk. 1936. 1468—1472 (tschech.).

— Coxa vara adolescentium. Bratislav. lék. Listy 17. 442—450. 1937.

JOHANNESSEN, Chr.: Ein Fall von Coxa vara infantium. Norsk. Mag. Laegevidensk. 96. 493 bis 496. 1935 (norwg.).

KEY, John Abert: Epiphyseal Coxa vara or displacement of the captal epiphysis of the femur in adolescentium. J. Bone Surg. 8. 53—117. 1926.

KOMZA, J.: Coxa vara und ihre Behandlung. Chir. Narz. Ruchu. 11. 107—129. 1938 (poln.).

LANGE, F.: Die Diagnose der Coxa vara und Coxa valga. Z. orthop. Chir. 41. 135—146.

LANGE, Max: Die verschiedenen Formen und die Behandlung der Coxa vara. Zbl. Chir. 1937. 1898—1899.

— Die Coxa vara, ihr klinisches Bild und ihre heutige Behandlung. Münch. med. Wschr. 1938. II. 1637—1641 (eine klin. Vorlesung).

— Eine neue Form der subtrochanteren Osteotomie zur Behandlung der schweren Coxa vara. Z. orthop. Chir. 61. 355—364. 1934.

LASSERRE, Ch.: Coxa vara adolescentium. Arch. franco-belg. Chir. 35. 108—109. 1936.

LEEMANS, M.: Contribution à l'étude de la Coxa vara essentielle. Rev. d'orthop. 23. 33—44. 1936.

LINDEMANN, Kurt: Erbliches Vorkommen der angeborenen Coxa vara. 34. Tagung der dtsch. orthop. Gesellsch. 1940. Berlin.

— Zur Frühdiagnose der Coxa vara adolescentium. Zbl. Chir. 1934. 887—896.

LÜTKEN, Paul: Epiphysiolysis capitis femoris (Coxa vara epiphysarea) with special reference to bloodless reposition treatement. Acta orthop. scand. (København.) 10. 119—154.

MANZONI, Aleksandar: Coxa vara adolescentium. Lijecu Vjesn. 58. 193—196. 1936.

MARTIN, Hubert: Coxa vara congenita bei eineiigen Zwillingen. Arch. orthop. u. Unfallchir. 42. 2. 230. 1942.

MAUCLAIRE: Les inflexions de la tête et du col femorale avec ou sans ostéoporose. Les Coxa hyperflecta. Mém. Acad. Chir. 64. 470—480. 1938.

MAYR, Otto: Die Coxa vara epiphysarea und die unblutige Aufrichtung. Z. orthop. Chir. 61. 365—371. 1934.

MEYER, Hermann: Das Verhalten der Epiphysenlinie bei der Coxa vara. Arch. orthop. u. Unfallchir. 18. 403—418. 1920.

MEYER-BURGDORF: Frühdiagnose der Coxa vara. Zbl. Chir. 1935. 2806—2808.

MIKULA, M.: Coxa vara im Kindesalter. Sborn. lék 43. 308—317. 1941.

MÜLLER, W.: Die Epiphysenstörungen. BRAGARD: Zur Frühdiagnose bei jugendlichen Epiphysenlösungen. SCHÄFER: Zur Genese der subchondralen Nekrosen. STRACKER, H.: Coxa vara adolescentium. LINDEMANN: Erbliches Vorkommen der angeborenen Coxa vara. MARQUARD: Angeborene Epiphysenwachstumsstörungen. Zbl. Chir. 1941. 1. S. 22—24. 34. Tagung d. dtsch. orthop. Gesellsch. vom 16. bis 18. 9. 1940 in Berlin.

MUTSCHLER, Hans Heinz: Coxa vara epiphysaria und Unfallbegutachtung. Mit einigen Bemerkungen zur Ätiologie. Mschr. Unfallheilk. 49. 15—28 1939.

NAGURA, S.: Zur Ätiologie der Coxa vara, zugleich Beitrag zur Kenntnis der Transformation des Knochens. Arch. klin. Chir. 199. 533—549. 1940.

NILLE, W.: Zur Frage der Coxa vara adolescentium. Z. orthop. Chir. 61. 2. 1934. S. 169.

NOLTE, Hubert: Ergebnisse der unblutigen Behandlung der Coxa vara. München. Diss. 1940.

NOVÉ-JOSSERAND et VIGNARD (Lyon): Sur un cas d'ostéite deformante du col femorale. Rev. d'orthop. 31. Jahrg. 3. Serie. Bd. 90. S. 213—219. 1924.

OCKUR, J.: Über Coxa vara congenita. Ortop. i Travmat. 9. H. 1. 25—35. 1935 (russ.).

PAUWELS: Zur Therapie der kindlichen Coxa vara. Z. Orthop. 64. Beil.-H. 372—388. 1936.

— Zur Frage der den Schenkelhals aufrichtenden Kräfte. Z. Orthop. 64. Beil.-H. 361—371. 1936.

PIERGROSSI, Aldo: Sulla metafisite femorale di Bertolotti (Coxa vara infantile). Arch. di Radiol. 15. 636—646. 1939.

PITZEN, P.: Coxa vara, ihre Ursachen und ihre Behandlung. Med. Klin. 1940. I. 344—347.

POUZET: L'évolution anatomique des aplasies du col femorale (Coxa vara congenitales à fissure vérticale). Lyon chir. 31. 712—724. 1934.

— Les formes frustes de la coxa vara des adolescentes. Presse méd. 1932. II. 1352—1355.

RICCIARDI, Mario: Contributo alla conoscenza della fissura verticale nella Coxa vara (Umbauzone di LOOSER). Ortop. e Traumat. Appar. mot. 11. 254—267. 1939.

RICHTER, Werner: Ein Beitrag zur Behandlung der Coxa vara durch Abmeißelung des Trochanter major. Zbl. Chir. 1937. 23. 1347.

RIEDEL, Gustav: Zur Frage der Coxa vara statica. Zbl. Chir. 1923. 312—313.

ROCHER, H. L., et Robert GUERIN: Coxa vara de l'enfance. Traitement par greffe osseuse. Arch. franco-belg. Chir. 35. 103—107. 1936.

ROEDERER, Carle, et Philippe GRAFFIN: Traitement de la Coxa vara. Arch. franco-belge. Chir. 35. 360—368. 1936.

— La Coxa vara dite congenitale. Son traitement rationnel. J. de Chir. 51. 696—711. 1938.

— Notion sur le traitement de la Coxa vara. Techn. Chir. 28. 25—46. 1936.

SAEGESSER, Max: Kyphosis und Coxa vara adolescentium. Münch. med. Wschr. 1940. II. 1141 bis 1142.

SAVALA, A.: Coxa vara. Bratislav. Lék. Listy 17. 11. 296—300. 326—329. 1937.

SCHANZ: Zur Behandlung der Coxa vara. Münch. med. Wschr. 1923. Nr. 40. S. 1247.

SCHMID, A.: Zur Ätiologie der Coxa vara und der PERTHES'schen Krankheit. Z. orthop. Chir. 48. Bd. 2 S. 229. 1927.

SCHMUCK, Josef Antoine: Spätergebnisse der opert. Behandlung der Coxa vara. Köln. Diss. 1934.

SCHWARZ, E.: Über Coxa vara congen ta. Beiträge zur klin. Chir. 87. 3. 1913. S. 685.

SELMER, Bernhard: Die Spätfolgen bei 10 Fällen von Coxa vara epiphysaria adolescentium auf Grund von Nachuntersuchungen. Hamburg. Diss. 1941.

SIMONS, B.: Die sog. Coxa vara congenita. Bruns' Beitr. 161. 205—215. 1935.

SORREL, Guichard, et LONGUET: De la reduction des luxations congénitales de la hanche et du traitement des épiphysiolyses de la coxa vara par la traction au fil de KIRSCHNER. Mém. Acad. Chir. 1936. 62. 1280—1291.

SORREL, E.: Coxa vara congénitale. Resection cunéiforme de l'angle cervico-diaphysaire, remise en place après retournement du coin reseque. Excéllent résultat.

STRACKER, O.: Behandlung der Coxa vara adolescentium mittels Epiphysensprengung. Z. Orthop. 69. 327—339. 1939. 34. Tagung d. Dtsch. orthop. Gesellsch. Berlin 1940.

UES, C. P. VAN: Die Behandlung von Coxa vara adolescentium. Nederl. Tijdschr. Geneesk. 1939. 635—645.

VIGANO, A.: Sulla coxa vara cosiditta congenita. Arch. di Orthop. 51. 503—561. 1936.

VOSS, O.: Zur Behandlung der Coxa vara epiphysaria (adolescentium). Dtsch. Z. Chir. 252. 511—528. 1939.

WALTER, H.: Sog. angeborene Coxa vara durch Umlagerung der Pseudarthrosenzone geheilt. Zbl. Chir. 1933. 2359—2361.

— Umlagerung der Aufhellungszone des Schenkelhalses nach Osteotomie bei sog. kongenitaler Coxa vara. Zbl. Chir. 1933. 1322—1323.

WILHELM: Zur Behandlung der sog. kongenitalen Coxa vara. Z. Orthop. 64. Beil.-H. 435—438. 1936.

ZADEK, Isadore: Congenital coxa vara. Arch. Surg. 30. 62—102. 1935.

ZALEWSKI, Antoni: Coxa vara congenit. bilateralis. Chir. Narz. Ruchu 7. 215—228. 1934 (poln.).

ZAREMBA, Juliusz: Über Formen der Coxa vara infolge der Geburt. Abreißung der primären oberen Epiphyse während der Geburt. Chir. Narz. Ruchu 11. 267—270. 1938 (poln.).

ZIMMERMANN, M.: Untersuchungen über Krankheitsbild und Ätiologie der sog. „Coxa vara congenita" oder Coxa vara infantum. Z. Orthop. 68. 389—415. 1938.

Coxa valga

BLOCK, Werner: Über Coxa valga luxans mit wechselnder Kopfstellung. Die „schlotternde Hüfte". Arch. klin. Chir. 123. 704—715. 1923.

BRANDES: Über Coxa valga und coxa vara. Zbl. Chir. 1930. 2320—2322.

HACKENBROCH: Coxa valga luxans, PERTHES'sche Krankheit und Arthritis deformans. Z. orthop. Chir. 47. 96—101.

— Zur Entstehung der Coxa valga. Zbl. Chir. 53. 2411—2413.

LANDRES, Z.: Zur Frage der Coxa valga. Ortop. i Travmat. 9. H. 4. 82. 96. 1935 (russ.).

LINDEMANN, Kurt: Das Wachstum des Schenkelhalses bei der sog. Entlastungs-Coxa valga. Dtsch. Z. Chir. 228. 249—260. 1930.
— Die Coxa valga bei der kongenitalen Muskelatonie. Z. Orthop. 64. Beil.-H. 401—412. 1936.
— Zur Pathogenese der Coxa valga. Z. orthop. Chir. 60. Beil.-H. 329—336. 1934.
MÜLLER, Walter: Latent verlaufende angeborene Coxa valga luxans als Ursache einer typischen Späterkrankung des Hüftgelenkes. Bruns' Beitr. 139. 464—483. 1927.
— Die Entstehung von Coxa valga durch Epiphysenverschiebung. Bruns' Beitr. 137. 148—164. 1927.
NOVÉ-JOSSERAND: Coxa valga héréditaire compliquée d'arthrite. Zbl. Chir. 1925. S. 378.
PITZEN: Coxa valga adolescentium. Z. Orthop. 64. Beil.-H. 389—401. 1936.
SCHEUERMANN, H.: Coxa valga caused by a separation of the epiphysis. Acta orthop. scand. (København.) 1. 178—182. 1930.
SIMONS, B.: Untersuchungen zur Entstehung der Coxa valga, insbesondere der Entlastungs- und Adduktoren-Coxa valga. Arch. orthop. Chir. 32. 32—60. 1932.
SIMONS (Jena): Zur Entstehung der Coxa valga. 56. Tag. d. Dtsch. Gesellsch. f. Chir. Berlin 1932.
STORK, Hans: Coxa valga, ein Beitrag zur Frage der den Knochen formenden Kräfte. Arch. orthop. Chir. 32. 133—224. 1932.
— Coxa valga. Z. Orthop. 64. Beil.-H. 345—361. 1936.
STUDEMEISTER, A.: Coxa valga luxans. Bruns' Beitr. 164. 370—394. 1936.

PERTHES'sche Krankheit

BERTONE, Carlo: La coxa plana; S. DANIELE-FRIULE; Giuseppe TABACCO 1929.
BIEZINS, A.: Über die Osteochondritis subepiphysarea. Ducdecim. B. 27. H. 1/2. Nr. 22. 1—13. 1939.
BITTER, Karl: PERTHES'sche Erkrankung und ihre Behandlung. Behandlungserfolge der P. K. während der letzten 15 Jahre in der orthop. Abt. der Chir. Universitätsklinik Münster i. W. Diss. 1940.
BLUMENSAAT, C.: Beitrag zur Ätiologie der PERTHES'schen Erkrankung. Bemerkungen zu der Arbeit von LAUBER und KOCH im Zbl. Chir. 1941. Nr. 16. Z. Zbl. Chir. 1942. 1234—1237.
BOUGUIER, Clénet J., et H. LEVEAN,: A propos de 21 cas d'ostéochondrite de l'epiphyse fémorale superieur «Coxa plana». Rev. d'orthop. etc. 27. 285—312. 1941.
BOZETTI, Giuseppe: Malattia di PERTHES consecutiva a reduzione di lussazione congenita dell' anca. Rev. radiol. e fisica med. 4. 340—364. 1932.
BOZSAN, E. J.: A new treatement of intracapsular fracturs of the neck of the femur and LEGG-CALVÉ-PERTHES diseases. Technique. J. Bone Surg. 16. 75—87. 1934.
BRANDES, M.: Nachuntersuchungen und weitere Beobachtungen zum Krankheitsbild der Osteochondritis deformans juvenilis coxae. Dtsch. Z. Chir. 155. 216—266. 1920.
— Über Fälle von einseitiger luxatio Coxae congenita mit Osteochondritis deformans juvenilis des nicht luxierten Hüftgelenkes; zugleich ein Beitrag zur Ätiologie der Osteochondritis deformans juvenilis (CALVÉ-PERTHES). Arch. orthop. Chir. 17. 527—546. 1920.
CALOT: La malacie de PERTHES (ou de LEGG) n'existe pas. Les centaines de cas cité sont autant de subluxation congénitale larvées et méconues (d'après 150 observations personnelles. J. de pract. 35. 51—56. 1921.
— et FOUCHET: L'ostéochondrite ou coxa plana est une subluxation congénitale meconnue. Proces Verb. 45. Congr. franç. chir. 865—875. 1936.
CALVÉ, Jacques: Coxa plana. Presse med. 29. 383—385. 1921.
CAVANANGH, Lymann A. E., Kost SHELTON and Ross SUTHERLAND: Meta bolic studies in Osteochondritis of the capital femoral epiphysis. J. Bone Surg. 18. 957—968. 1936.
COMTOIS, A., et I. C. FAVREAU: Ostéochondrite déformante juvénile. M. med. Canada 65. 37 bis 41. 1936.
CONFALONIERI, Dario: Le malattie di PERTHES e di OSGOOD-SCHLATTER dal punto di vista della ditagnosi differenziale con la tbc articolare. Policlinico sez. prat. 1934. 1211—1216.
DANFORTH, Muray S.: The traetement of LEGG-CALVÉ PERTHES disease without weight-bearing. J. Bone Surg. 16. 516—534. 1934.

DELITALA, P.: Considerazione etio-pathogenetiche della coxa plana. Studi sassar. 13. 377—392. 1935.

— Il fattere congenito nella etiologica della coxa plana. Studi sassar 15. 330—333. 1937.

DREHMANN, G.: PERTHES'sche Krankheit. Bericht Breslauer chir. Ges. Sitzg. vom 15. 1. 1923. Zbl. Chir. 1923. 20. 813.

DREYFUSS, Jules B.: Die Epiphysitis acetabuli im Kindesalter. Zbl. Chir. 1937. 1162—1163.

DYES: Über Epiphyseonekrosen mit Vorweisung von Röntgenbildern. Zbl. Chir. 1933. 91—92.

— Morbus PERTHES und Osteochondritis dissecans (KÖNIG). Zbl. Chir. 1933. 434—441.

ELTERS, Stephan: Zur Klinik der PERTHES'schen Krankheit. Münch. med. Wschr. 1940. I. 535—537.

EYRE-BROOK, Arthur L.: Osteochondritis deformans coxae juvenilis or PERTHES' disease: The results of treatement by traction in recumbency. Brit. J. Surg. 24. 166—182. 1936.

FERGUSON, Albert B., and M. Becket HOWORTH: Coxa plana and relatet conditions at the hip. J. Bone Surg. 16. 781—803. 1934.

— — Coxa magna. A condition of the hips relatet to coxa plana. J. americ. med. Assoc. 104. 808—812. 1935.

— Coxa magna, ein der Coxa plana verwandter Hüftzustand. J. americ. med. Assoc. 104. Nr. 10. 1935.

FISCHL, E.: Beobachtungen über die Osteochondritis deformans coxae juvenilis. Zugleich ein Beitrag zur Pathogenese der Epiphysenlösung am koxalen Femurende. Arch. orthop. Chir. 33. 456—463. 1933.

FREUND, Ernst: Bilateral aseptic necrosis of the femoral head. Problems arising in a compensation case. Ann. Surg. 104. 100—106. 1936.

— Zur Deutung der Röntgenbilder der PERTHES'schen Krankheit. Fortschr. Röntgenstr. 42. 435—464. 1930.

— A case of atypical PERTHES' disease. Amer. J. Röntgenol. 32. 353—357. 1934.

GAMLOA, Marcelo, und Augustin A. SALVATI: Über die deformierende Osteochondritis des Hüftgelenkes. Arch. argent. Pediatr. 7. 365—373. 1936 (span.).

GAUGELE, K.: Der Pfannen-Perthes. Zbl. Chir. 1931. 66—72.

GICKLER, H.: Frühfälle der PERTHES'schen Erkrankung. Fortschr. Röntgenstr. 55. 491—550. 1937.

GILL, A. B.: LEGG-PERTHES' disease of the hip: Its early roentgenographic manifestations and its cyclical course. J. Bone Surg. 22. 1013—1047. 1940.

GORALEWSKY, Godehard, u. Elsbeth ENGEL: Ein Beitrag zur Frage der Ätiologie der Osteochondritis coxae juvenilis PERTHES. Fortschr. Röntgenprax. 4. 745—747. 1932.

GRIGNOU, C. E.: Ostéochondrite fémorale juvénile et troubles endocriniens. Un. méd. Canada 67. 144—145. 1938.

HAAS, A.: Umbau von PERTHES'scher Krankheit in Osteochondritis dissecans. Zbl. Chir. 1937. 2873—2875.

HAGEN, W. H.: Coxa plana. Report of two bilateral cases in brothers. J. Bone Surg. 21. 1939. 1028—1030.

HARRENSTEIN, R. J.: Einige Bemerkungen über die PERTHES'sche Krankheit in Verbindung mit der Behandlung. Nederl. Tijdschr. Geneesk. 1938. 4962—4969 (holl.).

HILGENREINER, H.: Beitrag zur Ätiologie der Osteochondritis coxae juvenilis. Med. Klin. 1933. I. 494—498.

— Beitrag zur Ätiologie der PERTHES'schen Erkrankung. Zbl. Chir. 1941. 3. 1434.

HOFFMANN, Raoul: Pseudotuberculosis epiphysaires (Osteochondritis juvéniles). Rev. méd. Suisse rom. 55. 321—338. 1935.

HOWORTH, B.: Coxa plana. J. Bone Surg. 30 A. 601. 1948.

JANSEN, Murk.: On coxa plana and its causation. A theory. J. Bone Surg. 5. 265—277. 1923.

KARGUS, Hannes: Über die Pfannenveränderungen bei der PERTHES'schen Krankheit. Z. orthop. Chir. 59. 99—115. 1933.

KASTENSTEIN, M.: Über subchondrale Knochenmarktransplatationen bei den nach PERTHES, KÖHLER u. a. genannten Knochenerkrankungen. Zbl. Chir. 55. 1872—1874. 1928.

KONIETZKO, H.: PERTHES'sche Krankheit und endokrine Störung. Diss. 1938. Königsberg.

KONJETZNY, G. E.: Zur Pathologie und pathologischen Anatomie der PERTHES-CALVÉ'schen Krankheit (Osteochondritis coxae deformans juvenilis). Acta chir. scand. (Stockh.) 74. 361 bis 373. 1934.

— Zur Kenntnis der PERTHES'schen und KÖHLER'schen Krankheit. 50. Tag. dtsch. chir. Ges. 1936.

KORVIN, Hellmuth: Zur Frage der prämorbiden Veränderungen bei PERTHES'scher Krankheit. Z. orthop. Chir. 59. 76—115. 1933.

KRABBEL: Zur Kenntnis der Osteochondritis coxae juvenilis (PERTHES'scher Krankheit). Z. ärztl. Fortbildung 1922. Nr. 7.

KROH: Osteochondritis dissecans der Hüftpfanne. Kölner Chirurgenvereinigung 15. 6. 1927.

KSIENIEWICZ, Waclaw: Die PERTHES'sche Krankheit. Lek. wojsk. 27. 353—359 (poln.).

LAUBER, H. J., u. G. KOCH: Beitrag zur Ätiologie der PERTHES'schen Erkrankung. Zbl. Chir. 1941. 737—741.

LEGG, Arthur F.: The end results of coxa plana. J. Bone Surg. 9. 26—36. 1927.

LEHMANN: Zur Frühdiagnose der PERTHES'schen Krankheit. Zbl. Chir. 1939. 2437—2438.

— Der Ablauf der Epiphysennekrosen im Röntgenbild. Zugleich ein Beitrag zur Frühdiagnose der PERTHES'schen Krankheit. Dtsch. Z. Chir. 253. 132—144. 1940.

LEVY, L. J., and GIRARD: LEGG-PERTHES' disease. A comperative study of various methodes of traitement. J. Bone Surg. 24. 663. 1942.

LINDEMANN, K., u. W. SIEMENS: Betrachtungen über das Wesen der PERTHES'schen Krankheit mit besonderer Berücksichtigung der Pfannenveränderungen. Z. orthop. Chir. 60. 65 bis 97. 1933.

MAGYARY, Gerö: Beiträge zur Ätiologie der Osteochondritis deformans juvenilis coxae. Orvoskepszer 23 Bakay-Sonderheft 384—389. 1933 (ungar.).

MARELLI, V.: Dell' osteochondrite giovanile diformante dell' anca. Chir. Org. Movim. 19. 13—50. 1934.

MAROTTOLI, O.: Malattia di PERTHES e sublussazione congenita dell' anca. Chir. Org. Movim. 20. 161—169. 1934.

MARTRO-MARINO, A.: Alterazione dell' acetabolo nel morbo di CALVÉ-LEGG-PERTHES (Contributo clinico-radiografico). Ann. Radiol. e Fis. med. 11. 29—50. 1937.

MOUCHET, A., et G. ILL: Ostéochondrite deformante infantile de l'épiphyse superieure du femur. Rev. d'orthop. 2. 1921.

MÜLLER, Walter: Beobachtungen über die Rolle der Pfannenveränderungen bei der PERTHESschen Krankheit. Fortschr. Röntgenstr. 59. 386—391. 1939.

— u. W. LOEPP: Die Natur der umschriebenen Schenkelhalsaufhellungen bei der PERTHES'schen Krankheit. Fortschr. Röntgenstr. 60. Nr. 4.

— Beobachtungen zur Frage des Verlaufes, der Endausgänge sowie des familiären Auftretens der Osteochondritis deformans coxae juvenilis. Arch. orthop. u. Unfallchir. 1922. 327—344.

— Die PERTHES'sche Krankheit als Erscheinungsform der Ermüdungs- und Abnützungsreaktionen des Skelettes und ihre Abgrenzung gegenüber den verschiedenen Epiphysenstörungen. Fortschr. Röntgenstr. 63. 247—267. 1941.

NAGASAKA, K.: Clinical studies on osteochondritis deformans coxae juvenilis (CALVÉ-LEGG-PERTHES disease). Fukuoka-Ikwadaigaku-Zasshi 22. 1929 (japan.).

— Histological study of 8 cases of osteochondritis deformans coxae juvenilis (CALVÉ-LEGG-PERTHES). Fukuoka-Ikwadaigaku-Zasshi. 1930 (japan.).

— On the pathogenesis and etiology of the osteochondritis deformans coxae juvenilis (CALVÉ-LEGG-PERTHES). Fukuoka-Ikwadaigaku-Zasshi. 1930 (japan.).

NAGURA, Shigeo: PERTHES'sche Krankheit und Coxa vara. Arch. klin. Chir. 199. 613—618. 1940.

NICOLAYSEN, Knud: Pathogenese des Malum coxae CALVÉ-LEGG-PERTHES, auf Grund einer Beobachtung. Norsk. Mag. Laegevidensk. 92. 985—989. 131 (norweg.).

NIELSON, Borge: Über die CALVÉ-PERTHES'sche Krankheit nach Schenkelhalsbrüchen bei Jugendlichen und ihre Bedeutung für das Verständnis der Pathogenese der aseptischen Epiphyseonekrosen. Hosp. tid. 1938. 773—788 (dän.).

ODEN, H. G.: Differentialdiagnose der Hüftgelenktuberkulose und der PERTHES'schen Krankheit. Dtsch. Tbc. Clin. 8. 81—88. 1934.

ONTLAND, Tom. A., and James M. FLOOD: Osteochondritis dissecans acetabuli. Amer. J. Surg. 33. 276—281. 1936.

PENALVER, Rafael: Meine Erfahrungen über die deformierende juvenile Osteochondritis. Cir. ortop. y Traumat. 2. 195—199. 1934 (span.).

PERTHES, Georg, u. Gustav WELSCH: Über Entwicklung und Endausgang der Osteochondritis deformans des Hüftgelenkes (CALVÉ-LEGG-PERTHES) sowie über das Verhältnis der Krankheit zur Arthritis deformans. Bruns' Beitr. 127. 477—525. 1922.

— Osteochondritis deformans oder LEGG's disease? Zbl. Chir. 47. 123—125. 1920.

— Über Osteochondritis deformans coxae. Klin. Wschr. 3. 513—516. 1924.

— Über Osteochondritis deformans juvenilis. Dtsch. Ges. f. chir. Kongreß 1913. Berlin.

PICH, Gertraude: Histopathologic study in a case of PERTHES' disease of traumatic origin. Arch. Surg. 33. 609—629. 1936.

PITZEN, P.: Über einen Frühfall von Osteochondritis deformans coxae juvenilis. Z. orthop. Chir. 46. 533. 1923.

POLI, Antonio: Osteochondrite di PERTHES et osteite tubercolare dell collo femorale. Arch. di orthop. 49. 1173—1181.

— La trepanazione ossea nel trattemento del morbo di PERTHES. Arch. di ortop. 53. 215—230. 1937.

POUZET, F.: Sur la fragmentation de l'épiphyse femoral de l'enfant. Arch. franco-belg. Chir. 33. 535—541. 1932.

QUERVAIN, F. de: Über das Wesen der sog. Osteochondritis juvenilis des Hüftgelenkes. Schweiz. med. Wschr. 58. 163—164. 1928.

RIEDEL, G.: Beitrag zur pathologischen Anatomie der Osteochondritis deformans coxae juvenilis. Zbl. Chir. 1922. 39. 1447.

ROSENZWIT, A.: Osteochondropathia coxae juvenilis (LEGG-CALVÉ-PERTHES'sche Krankheit). Sovet. Chir. 11. 52—58. 1925 (russ.).

SACHATSCHIEFF, R.: Über Röntgendiagnose von Osteochondritis deformans coxae juvenilis. Fortschr. Röntgenstr. 48. 54—61. 1933.

SAINZ DE LOS TERREROS, Carlos, und Enrique LACCALLE: PERTHES'sche oder MORQUIO'sche Krankheit. Osteoartikulare Heredodystrophia coxo femoralis. An. Hosp. S. José y S. Adela 5, 117—128. 1934 (span.).

— PERTHES'sche oder MORQUIO'sche Krankheit? Osteoartikulare hereditäre Dystrophie im Hüftgelenk Coxo femoralis. Arch. españ. Pediatr. 18. 412—423. 1934.

SCHÄR, Werner: PERTHES'sche Krankheit und Unfall. Z. Unfallmed. u. Berufskrankheiten. Bern 32. 193—202. 1938.

SCHAPIRA, Carlo: I concetti moderni sul problem della coxa plana. Contributo clinico radiologico. Ortop. e Traumat. Appar. mot. 5. 585—654. 1933.

SCHICK, Hellmuth: Eine PERTHES-ähnliche Deformität beider Hüftgelenke in Verbindung mit Aplasie der Fingergelenke. Tübingen. Diss. 1938.

SCHMIDT, Werner: Die Endausgänge der Osteochondritis coxae juvenilis (PERTHES). Bruns' Beitr. 160. 247—267. 1934.

SCHWARZ, Erwin: Eine eigenartige Deformierung des kindlichen Hüftgelenkes. Arb. Geb. path. Anat. u. Bacteriol. 9. 42—54. 1914.

SEVERIN, Erik: Über die Entwicklung von Coxa plana. Acta chir. scand. (Stockh.) 87. 317—330, 1942.

SJÖVALL, Helge: Über die PERTHES'sche Erkrankung, ihre Diagnose und Behandlung. So. Läkartidn 1943. 214—222 (schwed.).

SLOJANOVITCH: Coxa plana et luxation congénitale de la hanche. J. belge Radiol. 26. 330. 1937.

SNODGRASS, L. E.: PERTHES' disease. J. Bone Surg. 14. 314—324. 1932.

SORREL, Etienne: 6 cas ostéo-chondrite deformante infantile de l'epiphyse femorale superieure. Rev. d'orthop. 28. 31—48. 1921.

STÉRIN, Raymond: La coxa plana. Bull. méd. 1937. 667—674.

STOLL, Dominikus: Ein Beitrag zur Behandlung der PERTHES'schen Krankheit. Freiburg i. Br. Diss. 1937.

STURM, W.: Zur Lehre von den pathologisch-anatomischen Veränderungen bei der LEGG-CALVÉ-PERTHES'schen Erkrankung. Sovet. Chir. 11. 45—51 (russ.).

SUNDT, H.: Undersökelser over malum coxae CALVÉ-LEGG-PERTHES. Kristiania Jakob Dybwad 1920.

— Malum coxae CALVÉ-LEGG-PERTHES. Zbl. Chir. 47. 538—539. 1920.

SUTRO, Charles J., and M. M. POMERANZ: PERTHES' disease. Arch. Surg. 34. 360—376. 1937.

SZABO, Istvan: Zur Frage der Ätiologie der Osteochondritis juvenilis coxae. Magy. Röntgen Rözl. 8. 69—75. 1935 (ungar.).

TAKAO, Hideichi: Über die PERTHES'sche Krankheit (Osteochondritis deformans coxae juvenilis). Okayama Igakkai-Zasshi. 48. 1735—1752. 1936 (japan.).

TAPAVICZA, Th. v.: Zur Pathogenese und pathologischen Anatomie der PERTHES'schen Krankheit. Arch. klin. Chir. 198. 410—437. 1940.

WALDENSTRÖM, Henning: On coxa plana. Acta chir. scand. 55. 577—590. 1923.

— Coxa plana, LEGG's disease, Maladie de SOURDAT-CALVÉ, Maladie de PERTHES, Osteochondritis deformans coxae juvenilis. Lyon chir. 18. 7—13. 1921.

— The first stages of coxa plana. Acta ortop. scand. København. 5. 1—32. 1934.

— The first stages of coxa plana. J. Bone Surg. 20. 559—566. 1938.

— Coxa plana, Osteochondritis deformans coxae CALVÉ-PERTHES'sche Krankheit. LEGG's disease. Zbl. Chir. 47. 539—542.

WEDEKIND: PERTHES'sche Krankheit. Berl. Gesellsch. f. Chir. 1927.

ZAAIJER, I. H.: Osteochondropathia juvenilis parosteogenetica. Dtsch. Z. Chir. 163. 229—256. 1921.

ZANOLI, Raffaele: Tentative di cura chirurgica nel morbo di PERTHES. Atti e mem. soc. lomb. Chir. 3. 1934/1935.

— Traitement de l'ostéochondrite de la hanche par auto-greffe osseuse. Arch. franco-belges chir. 35. 354—359. 1936.

Osteochondritis des Kniegelenks

ALBANESE, A.: Sulla patogenese del ginocchio valgo dell' adolescenza. Arch. di ortop. 50. 443 bis 493. 1934.

ASTOLFI, R.: Su tiecasi di osteochondrolisi circoscritta del ginocchio. Considerazioni cliniche radiolog. etio-pathogenetiche et infortunistiche. Radiol. e. Fis. med. II. u. S. 4. 46—58. 1937.

AXHAUSEN, G.: Zur Histologie und Pathogenese der Gelenkmausbildung im Kniegelenk. Bruns' Beitr. 133. S. 89—119. 1925.

— Zur Entstehung der freien Solitarkörper des Kniegelenkes. Dtsch. med. Wschr. 46. 825—826.

BADELON, B., F. MORVAN et G. DAYDÉ: Blocage permenent du genou au cours d'une osteochondrite dissequante.

BALENSWEIG, Irvin: Osteochondritis dissecans involving the active articulating surface of the distal end of the femur. Amer. J. Surg. 39. 648—651. 1938.

BURCKHARDT, Hans: Über Entstehung der freien Gelenkkörper und über Mechanik des Kniegelenkes. Bruns' Beitr. 130. 163—214. 1923.

CONWAY, Francis M.: Osteochondritis dissecans. Intraarticular osteocartilaginous loose bodies. A clinical study based upon ten personally observed cases. Ann. Surg. 99. 410—431. 1934.

DARRACH, William: Chondritis of knee. Ann. Surg. 110. 948—950. 1939.

DECKER, P.: Guérison d'une ostéochondrite dissequante bilateral du genou. Schweiz. med. Wschr. 1938. I. 221—223.

DRAGONETTI, M.: Osteochondrite dissecante bilaterale del gionocchio. Arch. di ortop. 55. 533—544. 1939.

DZIGIT, S.: Ein Fall von Osteochondritis dissecans des Kniegelenkes als Berufskrankheit. Sovet. Chir. 8. 318—321. 1936 (russ.).

EFSKIND, Leif.: Über Meniscuszysten. Acta orthop. scand. 9. 317—330. 1938.

EQÜES, Antonio: Dissezierende Osteochondritis und Gelenkkörper des Knies. Bol. Inst. Clin. quir. Univ. Buenos Aires. 13. 208—219. 1937.

GICKLER, H.: Wachstumsstörungen der Tibiaepiphyse. Arch. orthop. Chir. 32. 20—26. 1932.

GRABER-DUVARNAY, Jaques: Considérations cliniques et therapeutiques sur l'ostéochondromatose du genou. Bull. méd. 1937. 223—225.

KRÖKER, P.: Ein Beitrag zur Osteochondritis dissecans. Röntgenprax. 7. 455—460. 1935.

LA CROIX, P.: L'ostéochondrite dissecante. Rev. belge Soc. med. 13. 78—86. 1941.

LAGOMARSINO, Enrique H.: Ein seltener Fall von KÖNIG'scher Osteochondritis dissecans. Rev. orthop. 6. 203—206. 1936 (span.).

— Zur traumatischen Ursache der dissezierenden Osteochondritis nach KÖNIG. Rev. ortop. 5. 369—380. 1936.

MASELLI, O.: Contributo allo studio dell' epifisite deformante tibiale giovanile in ginocchio valga. Chir. Org. Movim. 7. 267—280. 1932.

OEDELBERG-JOHANSON, G.: Eigth cases of "pseudarthrose extra-articulaire". Acta orthop. scand. (København.). 10. 296—311. 1939.

PAITRE: Aprops de quinze obescervation nouvelles d'ostéochondrite disséquante du genou. Bull. soc. nat. Chir. Paris. 59. 695—703. 1933.

PATERSON, Toledo R.: Osteochondritis dissecans des Knies. Argent. Ges. f. Orthop. Rev. orthop. 6. 48—57. 1936 (span.).

ROESNER, E.: Die Entstehungsmechanik der sog. Osteochondritis dissecans am Kniegelenk. Bruns' Beitr. 127. 537—561. 1922.

ROSENTHAL, F. W., u. W. G. GÜNZBURG: Osteochondritis juvenilis deformans condyli externi femoris. Nowaja chir. 1926. 500—507.

ROSTOCK, Paul: Indikation zur Eröffnung des Kniegelenkes. Kongr. Chir. Dtsch. 1940.

SCHÄFER, Viktor: Der Zusammenhang zwischen Osteochondritis (subchondrale Knochennekrose) und Unfall. Mschr. Unfallheilk. 43. 21—29. 1936.

SCHEUERMANN, H.: Eine seltene Kniedeformität. Röntgenprax. 8. 364—365. 1936.

SGROSSO, José A.: Beitrag zum Thema: Über den traumatischen Ursprung der Osteochondritis dissecans des Knies. Bull. Soc. chir. Rosario. 6. 366—368. 1939.

SMITH, Alan de F., and Byron B. KING: Injuri to the femoral articular cartilage by the medial meniscus. Surg. 71. 679—683. 1940.

TRENKER, M.: Ein besonderer Fall von Osteochondritis genu traumatica. Chir. Narz Rukku 8. 201—207. 1937.

TRUCCO, Erneste P.: Epiphysenlösung des unteren Oberschenkelendes. Rev. med. Chile 66. 682—686. 1913.

VALDONI, Pietro: Osteochondrite traumatica del ginocchio. Ortop. e Traumat. Appar. mot. 7. 235—252. 1935.

VIDAL, Jean: Corps étranger ostéo-cartilagineux du genou. Extraction Synovectomie. Bull. Soc. nat. chir. Praxis 59. 714—716. 1934.

WIIG, Uic.: Sieben Fälle von Osteochondritis dissecans. Med. Rev. 53. 1—18. 1936.

WILBERG, Gunnar: Spontanheilung von Osteochondritis dissecans im Kniegelenk. Acta chir. scand. (Stockh.) 85. 421—431. 1941.

Patella

AGATI, Dino: Sulle cosidette patellati da crescenza e traumatiche. Quad. radiol. 6. 161—174 1935.

BERLA, Ernesto: Contributo allo studio della malattia di Sven JOHANNSON-SINDING-LARSEN (Osteochondrite rotulla). Arch. di chir. infant. 1. 553—567. 1935.

BILLING, Lars: Der Wert der Röntgenuntersuchung für die Diagnose der Chondromalacia patellae. Acta radiol. (Stockh.) 23. 317—325. 1942.

CHRISTMANN, Federico E., u. Fernando d'AMELIO: Osteochondritis dissecans nach KÖNIG. Rev. orthop. 2. 457—464. 1933 (span.).

ERB, Karl H.: Spätresultate der Knorpelresektion bei fissuraler Degeneration des Kniescheibenknorpels. Dtsch. Z. Chir. 239. 332—351. 1933.

FASSANO, Mario: Condromalacia della rotula. Boll. soc. piemont. Chir. 2. 1149—1155. 1932.

GELLMANN, Moses: Osteochondritis of the patella. Including a case with multiple epiphyseal involvement. J. Bone Surg. 16. 95—104. 1934.

GLANZMANN, E.: LARSEN-JOHANNSONS Patellarleiden und SCHLATTER'sche Krankheit. Schweiz. med. Wschr. 1938. 1. 494—497.

HERZMARK, Maurice: Traumatic degenerative fibrillation of the patella. J. Bone Surg. 19. 1089—1092. 1937.

HILZENSAUER, Bruno: Zur Chondropathie der Patella. Arch. orthop. Chir. 36. 614—618. 1936.

HINRICSSON, H.: Studies on patellar chondromalacia. An attempt to elucidate its etiology. Acta orthop. scand. 10. 312—322. 1939.

JOHANNSON, Sven: Eine bisher nicht beschriebene Patella-Erkrankung. Hygieia 84. 161—166. 1922 (schwed.).

KARLSON, Stig: Chondromalacia patellae. Acta chir. scand. (Stockh.) 83. 347—381. 1939.

KREMSER, Curt: Über eine seltene Lokalisation der KÖHLER'schen Krankheit. Röntgenprax. 4. 394—402. 1932.

KUH, Rudolf: Osteopathia patellae juvenilis. Z. orthop. Chir. 57. 604—606. 1932.

KULOWSKI, Jakob: Chondromalacia of the patella. Fissural cartilage degeneration. Traumatic chondropathy: Report of three cases. J. amer. med. Assoc. 100. 1837—1840. 1933.

LÄWEN, A.: Knorpelresektion bei fissuraler Knorpeldegeneration der Patella, eine Frühoperation der Arthritis deformans. Bruns' Beitr. 134. 265—307. 1925.

MAU: Osteopathia petallae. Verh. dtsch. orthop. Ges. 334—337 u. 339. 1931.

OWRE, Axel: Chondromalacia patellae. Acta chir. scand. (Stockh.) Bd. 77. Suppl. 41. 1936. 159 S.

PASSARGE, Edgar: Familiäre aseptische Nekrose der Patella bei gleichzeitiger doppelseitiger Ellbogengelenkmißbildung. Mschr. Unfallheilk. 47. 193—200. 1940.

RÖPKE: Osteochondritis der Patella unter dem Bild der SCHLATTER'schen Krankheit. Zbl. Chir. 1932. 2538—2539.

ROMBOLD, Charl.: Osteochondritis dissecans of the patella. A case report. J. Bone Surg. 18. 230—231. 1936.

ROSTOCK, Paul: Aseptische Knochennekrose in der Patella. Bruns' Beitr. 164. 177—181. 1936.

— Osteopathia patellae. Dtsch. Z. Chir. 217. 406—414. 1929.

RUBANYI, P.: Sulla necrosi asettica della rotula. Arch. ital. Chir. 54. Donati Festschr. 5. 364 bis 371. 1938.

SILFVERSKIÖLD, Nils.: Chondromalacia of the patella. Acta ortop. scand. (København.) 9. 214 bis 229. 1938.

— Über die Häufigkeit von Chondromalazie der Kniescheibe und über photographische Aufnahmen bei Gelenkoperationen. Vestn. Chir. 35. H. 101/102. 83—85. 1935 (russ.).

— Über die Frequenz der Chondromalazie der Patella und die photographischen Aufnahmen bei Gelenkoperationen. Zbl. Chir. 1939. 413.

SINDING-LARSEN, Chr. M. F.: A hitherto unknown affection of the patella in children. Acta radiol. 1. 171—173. 1921.

SMETS, Willy: L'ostéopathie juvenile de la rotule (variété dite maladie de Sven JOHANNSON-SINDING-LARSEN). Rev. d'orthop. 24. 479—501. 1937.

TESTA, Gianfranco: Malattia di SINDING-LARSEN-JOHANNSON. Radiol. med. 25. 1081—1100. 1938.

UES, C. P. VAN: La maladie de LARSEN-JOHANNSON (Apophysite rotulienne). Arch. franco-belg. Chir. 32. 664—667. 1930.

ZOHLEN, Eberhard: Chondropatia patellae, über ihre Bedeutung und ihr Wesen. Bruns' Beitr. 174. 69—88. 1942.

Patella partita

BAUDET, Georges: Un cas de «patella tripartita». Bull. soc. nat. chir. Paris. 58. 1358—1361. 1932.

BLUMENSAAT: Gibt es eine traumatische Patella partita? Zbl. Chir. 1932. Nr. 42. S. 2539.

— Patella partita. Traumatische Spaltpatella. Patellarfraktur. Arch. orthop. Chir. 32. 263—282. 1932.

COUREAUD, L. H.: Petallite posttraumatique. Bull. soc. nat. chir. Paris. 57. 1424—1428. 1931.

— et CIRCAU: Anomalie rotulienne: Un cas de patella pluripartita unilatérale. Bull. soc. nat. chir. Paris. 59. 434—437. 1933.

DRENKHAHN, R.: Patella partita. Med. Welt 1934. 693.

FIORENTINI, Aldo: Sulla rotula partita. Arch. di ortop. 49. 789—842. 1933.

GEORGE-RUGGLER: Bilaterale bipartite patellae. Brit. J. Surg. 22. 555—560. 1935.

GORZAWSKI, Heinz: Beitrag zur Ätiologie und Pathogenese der Patella partita, insbesondere ihre Beziehungen zu den aseptischen Nekrosen. Arch. klin. Chir. 188. 538—556. 1937.

KOHLENBERG, M.: Patella multipartita non traumatica. Med. Welt 1933. 766.

LAGOS, Garcia Alberto, u. Ramiro F. GESER: Die Apophysitis der Patella partita. Semana méd. 1938. II. 886—891 (span.).

LAVACA, José L., u. Elias RAMBALLI: Dreigeteilte Kniescheibe. Semana méd. 1935. II. 1150 bis 1153 (spanisch, Buenos Aires).

LINK, R. H.: Nichttraumatische Längsteilung der Kniescheibe. Dtsch. Z. Chir. 237. 768—774. 1932.

PAAL, Erwin: Beiträge zur nichttraumatischen Teilung der Kniescheibe (Patella partita). Dtsch. Z. Chir. 237. 626—631. 32.

PAAS, H., u. R.: Traumatische oder nichttraumatische Schrägteilung der Kniescheibe? Ein Beitrag zur Frage: Patella partita und Unfall. Arch. klin. Chir. 171. 605—617. 1932.

PYTEL, A.: Patella partita. Nov. Chir. Arch. 32. 206—216. 1934 (russ.).

— Über eine seltene Form der Kniescheibenteilung (in sagittaler Richtung verdoppelte Patella). Arch. klin. Chir. 172. 718—723. 1933.

SCHAER, Hans: Die Patella partita. Erg. Chir. 27. 1—53. 1934.

SIEMENS, W.: Zur Histologie der Spaltlinie der Patella partita. Dtsch. Z. Chir. 239. 715—732. 1933.

SOMMER, René: Über die Patella partita. Tung Chir. 10. 134—140. 1935.

OSGOOD-SCHLATTER

BARBER, C. Glem: Osteochondritis deformans tibiae. Amer. J. Roentgenology. 42. 498—502. 1939.

BERETEROIDE, Enrique A., u. José REBOIRAS: Zu einer Beobachtung von OSGOOD-SCHLATTER'scher Krankheit mit 2 Lokalisationen. Arch. Argent. Pediatr. 9. 26. 32. 1938 (span.).

BOSWORTH, David M.: Autogenoies bone pegging for epiphysitis of the tibial tubercle (Autoplastische Knochenspanbolzung bei SCHLATTER'scher Erkrankung). J. Bone Surg. 16. 829 bis 838. 1934.

BOZSAN, F. J., and Thomas J. O. KANE: Treatement of OSGOOD-SCHLATTER disease with drill channels. J. Bone Surg. 16. 290—297. 1934.

BRANDES, Hans Joachim: Zur Frage der SCHLATTER'schen Krankheit. Z. orthop. Chir. 48. 239. 1927.

BRANDES, M.: Der SCHLATTER'sche Symptomenkomplex beim Erwachsenen. Münch. med. Wschr. 74. 1830—1832. 1927.

BROCHERS, J. E.W.: Les manifestations tardives de la maladie d'OSGOOD-SCHLATTER. Schweiz. med. Wschr. 1949. 890.

— Apophysite tibiale anterieure «guérie». Paris méd. 1933. II. 214—216.

CHAKIR, Akif: A propos d'une apophysite tibiale anterieur chez un malade de 59 ans. Rev. d'orthop. 22. 123—128. 1935.

COLE, James P.: A study of OSGOOD-SCHLATTER disease. Surg. 65. 55—67. 1937.

DESENFANS: Osteochondrose et maladie de SCHLATTER-OSGOOD. Rev. Path. et Physiol. Trav. 13. 18—21. 1936.

DUSSANT, Alejandro: OSGOOD-SCHLATTER'sche Krankheit. Semana méd. 1934. II. 498 bis 502 (span.).

ELWARD, Josef F.: Bilateral OSGOOD-SCHLATTER's disease. Radiology 26. 630—632. 1936.

GAURILENKO, B.: Über die OSGOOD-SCHLATTER'sche Krankheit. Ortop. i Travmat. 6. 37—47. 1932 (russ.).

HÖRBST: Mikroskopische Befunde bei der sog. SCHLATTER-OSGOOD'schen Erkrankung (Apophysites tibiae) und bei Osteochondritis des Mondbeins (nebst vergleichenden Mitteilungen einschlägiger Befunde in Wachstumsfugen Jugendlicher). Arch. Orthop. 33. 229—247. 1933.

IGNATOSOSKI: Osteochondritis juvenilis der Ossifikationspunkte der Epiphysen. Zwei Fälle von SCHLATTER'scher Krankheit. Shurn. Sowremennoi Chir. Bd. I. 345 (russ.).

JENTZER, Albert, et Adolphe PERROT: Remarques sur la maladie d'OSGOOD-SCHLATTER. Rev. d'orthop. 27. 176—191. 1941.

JOHANNSEN, Karl: Nachuntersuchung an Fällen SCHLATTER'scher Erkrankungen. Göttingen. Diss. 1940.

KING, E. S. J.: OSGOOD-SCHLATTER disease and patella partita. J. Bone Surg. 17. 88—90. 1935.

KOCH, Alfred: Ist die SCHLATTER'sche Krankheit eine Sportverletzung bzw. eine Sportschädigung? Ein Beitrag zur Ätiologie der SCHLATTER'schen Erkrankung. Münster i. W. Diss. 1931.

MARSELLI, Campagna Vincenzo: Ulteriore contributo allo studio del morbo di SCHLATTER-OSGOOD. Studio clinico istopatologico. Ru. Chir. 1. 473—488. 1935.

MORGANTI, Renato: Sul distacco traumatico della tuberositá anteriore della tibia. Bull. Sci. méd. 111. 370—383. 1939.

NAGURA, Shigeo: Die Pathologie und das Wesen der SCHLATTER'schen Krankheit. Arch. klin. Chir. 198. 650—673. 1940.

NIERSTRASZ, J. G.: Apophysiolysis der Tuberositas tibiae. Nederl. Tijdschr. Geneesk. 1939. 4834—4838 (niederländ.).

PALUGYAY, Josef: Zur Ätiologie und Röntgendiagnose der unter „SCHLATTER-OSGOOD'scher Erkrankung" zusammengefaßten Veränderungen der Tuberositas tibiae. Fortschr. Röntgenstr. 35. 595—618. 1926.

PERROT, Adolphe: De l'ossification normale et des manifestations pathologiques de la tubérosité antérieure du tibia. Rev. d'orthop. 20. 497—517. 1933.

POLI, Antonio: Contributo al trattamento del morbo di OSGOOD-SCHLATTER. Atti e Mem. Soc. lomb. Chir. 3. 2608—2615. 1935.

ROEDERER, Carle: L'apophysite tibiale anterieure. Bull. méd. 1933. 172—174.

SCHULE, Friedrich: Beiderseitige Aplasie der Tuberositas tibiae. Z. Orthop. 66. 413—415. 1937.

STÄNDEL, B.: Über einige Formen von juveniler Osteochondritis (SCHLATTER'sche Krankheit). Veröff. d. III. klin. Krankenhauses Krasnodar 2. 247—251. 1935 (russ.).

STRACKER, O.: Zur operativen Behandlung und Histologie der SCHLATTER'schen Erkrankung. Zbl. Chir. 1932. 2167—2170.

— Zur Histologie der SCHLATTER'schen Erkrankung. Z. orthop. Chir. 58. 242 bis 256. 1932.

— Zur operativen Behandlung der SCHLATTER'schen Erkrankung. Zbl. Chir. 1932. 2167—2170.

SUTRO, Charles J., and M. M. POMERANZ: OSGOOD-SCHLATTER's disease. Arch. Surg. 31. 807—812. 1935.

SUZUKI, Motoharu: Roentgenological appearance of tibia tubercles from the physiological standpoint and some discussion regarding OSGOOD-SCHLATTER's disease. Transact. of the 6. Congr. of the Far Eastern assoc. of trop. med. Tokyo 1925. 1. 1151—1162. 1926.

VISCHIA, Quintino: Il morbe di OSGOOD-SCHLATTER in raporto alla patogenese. Arch. Radiol. 10. 415—420. 1934.

WERTHEIM, A., u. ZAMENHOF: Über die OSGOOD-SCHLATTER'sche Krankheit. Polski Przegl. chir. 14. 145—165. 1935 (poln.).

Lunatum

ADAMS, Carroll O.: Multiple epiphyseal anomalies in the hands of a patient with LEGG-PERTHES disease. J. Bone Surg. 19. 814—816. 1937.

AXHAUSEN, G.: Nicht Malazie, sondern Nekrose des Os lunatum carpi. Arch. Chir. 129. 26—44. 1924.

BAK, Jakob: Osteochondritis dissecans mit Mausbildung im Os lunatum. Hosp. tid. 1937. 556—560 (dän.).

BELOCERKOOSKY, V., u. B. LJUBARSKY: Über die Nekrose des Os lunatum der Handwurzel. Věstn. Chir. 73/74. 70—75. 1932 (russ.).

BRAYO y Diaz CANEDO: Erweichung traumatischer Entstehung beim Skaphoid des Carpus (Lunatum). Act. soc. Cir. Madrid 3. 7—28. 1933 (span.).

CAVE, Edwin, FRENCH: KIENBÖCK's disease of the lunatum. J. Bone Surg. 21. 858—866. 1939.

CHRISTENSEN, L. Ostergaard: 40 Fälle von «Malacia ossis lunati». Hosp. tid. 1931. I. 673—682 u. 685—701 (dän.).

— Malacia ossis lunati (Fortsetzung der Untersuchungen). Hosp. tid. 1936. 537—552 (dän.).

CIEZA, Rodriguez: Malacie des Os semi-lunare. Semana méd. 1939. I. 1195—1199 (span.).

CORDES, E.: Über die Entstehung der subchondralen Osteonekrosen. A. Die Lunatumnekrose. Bruns' Beitr. 149. 28—94. 1930.

— Über die Entstehung der subchondralen Osteonekrose. B. Die PERTHES'sche Erkrankung (Epiphyseonecrosis coxae). Bruns' Beitr. 149. 248—296. 1930.

DORIGO, Gianluigi: Il morbo di KIENBÖCK e la sua valutazione medico-legale. Giorn. Med. mil. 90. 681—692. 1942.

DUBAN, R.: Malacie du semi-lunaire. Deux cas d'ablation de l'os avec bons résultats. Mém. Acad. Chir. 63. 641—645. 1937.

ERLER, Fritz: Zur Frage der Behandlung der KIENBÖCK'schen Krankheit. Z. Orthop. 70. 357—360. 1940.

ETCHEVERRY, A.: Betrachtungen über zwei Fälle von KIENBÖCK'scher Krankheit. Med. españ. 3. 220—225. 1940 (span.).

FISCHER, Hans Heinz: Doppelseitige Lunatummalazie bei ovariellen Störungen. Zbl. Chir. 1940. 1773—1777.

FOUCAULT: Lunarite condensante (ostéite condensante du semi-lunaire). Bull. Soc. nat. Chir. Paris. 59. 360—366.

FRANK, Paul: Die Pathogenese der Lunatumnekrose und ihre Beziehung zur funktionellen Belastung des Handgelenkes. Bruns' Beitr. 164. 200—226. 1936.

GEISENDORF, Ferdinand: Über Lunatummalazie. Königsberg. Diss. 1935.

GILLIES, Carl L.: KIENBÖCK disease of the semilunarbone of the wrist. Amer. J. Roentgenolog. 30. 1—7 u. 49—50. 1933.

GRASHEY, R.: Echte und scheinbare Mondbeinfraktur. Röntgenprax. 8. 243—245. 1936.

GUILLEMINET et MALLET-GUY: Trois cas d'ostéomalacie du semilunaire droit etc. Mém. Acad. Chir. 65. 10—22. 1939.

HONKAMEN, Pentti: Über die sog. KIENBÖCK'sche Krankheit und ihre Beziehung zum Unfall. Duodecim (Helsinki) 53. 766—795. 1937 (finnisch).

HULTÉN, O.: Über die Entstehung und Behandlung der Lunatummalazie (Morbus KIENBÖCK). Acta chir. scand. (Stockh.) 76. 121—135. 1935.

JAROSCHI, Wilh.: Zur Technik der Exstirpation des nekrotischen oder frakturierten Mondbeines. Bruns' Beitr. 102. 601—608. 1935.

KATSURAGI, Raijiro: Über sog. traumatische Malazie des Handkahnbeins. Okayama-Igakkai-Zasshi 47. 3049—3071. 1935 (jap.).

KLUTCHARWA, T. V.: Die aseptische Nekrose des Mondbeins und des Kahnbeins (KIENBÖCK-sche und PREISER'sche Krankheit). Ortop. i Travmat. No. 3. 52—62. 1938 (russ.).

KÖNIG, Ernst: Ätiologie und Begutachtung der Lunatumnekrose. Kiel. Diss. 1938.

KÖSTLER, Josef: Anatomische Beobachtungen zur Frage der Entstehung des Mondbeintodes. Arch. orthop. Chir. 36. 34—40. 1935.

KOETZLE: Zur Unfallbegutachtung der Mondbeinnekrose. Mschr. Unfallheilk. 40. 605—613. 1933.

KONJETZNY, G. E.: Welche Stellung nimmt die Lunatumnekrose in der Unfallchirurgie ein? Bemerkung zu dem gleichnamigen Aufsatz von TILLMANN. Jg. 1931. S. 815 d. Z. Chir. 3. 929—931. 1931.

LANG, F.: Schweiz. Z. Unfallmed. 38. 1. 1944.

— Beitr. klin. Chir. 171. 581. 1941.

LAUBER, H. J., u. H. J. LÖBER: Zur Therapie einiger aseptischer Nekrosen (Lunatummalazie. KÖHLER, 1 u. 2). Dtsch. Z. Chir. 246. 366—376. 1936.

LERICHE, R., et R. FONTAINE: Contribution à l'etude de la maladie de KIENBÖCK, son traitement par la sympathektomie perihumérale. Strasbourg méd. 89. 581—585. 1929.

LUGONES, C., u. F. Martinez CORDOBA: Umschriebene Knochenerweichungen (Lunatummalazie) Dorsalkyphose des Erwachsenen, PERTHES'sche, OSGOOD-SCHLATTER'sche, KÖHLER'sche Krankheit. Semana méd. 1937. II. 649—663 (span.).

MADIER et SÉGAL: Maladie de KIENBÖCK bilaterale du Semilunaire carpien. Mém. Acad. Chir. 63. 191—197.

MARCER, E.: Malacia del semilunare. Ricerche cliniche e indagéni istopatologiche in tre cası di malattia di KIENBÖCK. Chir. Org. Movim. 25. 275—286. 1939.

MÉLEBEC, Marc.: Lunarite des deux poignets chez un homme de vingt ans. Bull. Soc. nat. Chir. Paris. 60. 1087—1090. 1934.

MOLLO, Luigi: La necrosi dell osso semilunare del carpo. Morbo di KIENBÖCK. Chir. Org. Movim. 19. 343—358. 1934.

MOUAT, T. B., John WILKIE and H. E. HARDING: Isolated fracture of the carpal semi-lunar and KIENBÖCK's disease. Brit. J. Surg. 19. 577—592. 1932.

MÜLLER, Walter: Über die Erweichung und Verdichtung des Os lunatum, eine typische Erkrankung des Handgelenkes. Bruns' Beitr. 119. 664—682. 1920.

NAGURA, Shigeo: Die Pathologie und Pathogenese der sogenannten Lunatummalazie. Arch. klin. Chir. 197. 405—427. 1939.

NORDMANN, O.: Die Behandlung der Lunatumnekrose und ähnlicher Erkrankungen mit der Gipsplombe. Zbl. Chir. 1939. 834—839.

OLTRAMARE, John-Henri: La Maladie de KIENBÖCK. Rev. méd. Suisse rom. 53. 425—440. 1933.

PADULA, Andrea: Su due case di frattura dell' osso semilunare. Chir. Org. Movim. 19. 69—76. 1934.

PFAB, Bruno, u. Fritz ZÖLLNER: Zur Pathologie der Handgelenkverletzungen. Navikularefrakturen bzw. Pseudarthrosen mit Zystenbildung. Lunatumluxationen. Lunatummalazien. Dtsch. Z. Chir. 233. 355—386. 1931.

POKORNY, Lilly: Die KIENBÖCK'sche Erkrankung des Mondbeins und ihre Stellung im Rahmen der entschädigungspflichtigen Berufskrankheiten. Fortschr. Röntgenstr. 49. 566—587. 1934.

— Ein Beitrag zur Behandlung der KIENBÖCK'schen Mondbeinerkrankung der Hand. Med. Klin. 1934. II. 1464—1468.

POLCHAU, Karl: Ergebnisse nach konservativer und operativer Behandlung der Mondbeinerweichung. Göttingen. Diss. 1937.

RINGSTED, Axel: Vierzehn mit Mondbeinentfernung behandelte Fälle KIENBÖCK'scher Krankheit. Hosp. tid. 1934. 57—78 (dän.).

— Über zwei Brüder mit doppelseitiger KIENBÖCK'scher Krankheit. Ugeskr. Laeg. 1931. I. 480—484 (dän.).

— Doppelseitiger Morbus KIENBÖCK bei zwei Brüdern. Acta chir. scand. (Stockh.) 69. 185 bis 195. 1932.

ROSENTAL: Beobachtungen über die Regenerationsfähigkeit des Mondbeins bei der Behandlung der Lunatumnekrose. Zbl. Chir. 1940. 269—270.

ROSTOCK, Paul: Ergebnisse operativer und konservativer Behandlung der Mondbeinnekrose. Arch. orthop. Chir. 31. 439—450. 1932.

ROUBAL, Jean: Malacia ossis lunati in Beziehung zur Beschäftigung. Čas. lék. česk. 1938. 770—774.

ROUSSET, Jean: La Fractura du semi-lunaire au cours des traumatismes du poignet. Mém. Acad. Chir. 62. 740—741. 1936.

RÜBSAM, Hans: Ergebnisse nach operativer Behandlung der Lunatummalazie. Gießen. Diss. 1933.

SCHIPPOREIT: Die operative Behandlung der Lunatummalazie. Zbl. Chir. 1936. 2085—2086.

SCHNEIDER, Erich: Zur Pathogenese und Begutachtung der Lunatummalazie. Arch. klin. Chir. 187. 617—635. 1936.

SCHNEIDER, F.: Zur Pathogenese und Begutachtung der Lunatummalazie. Zbl. Chir. 1936. 2569.

STANDEL, B.: Über die KIENBÖCK'sche Krankheit. Veröff. d. III. klin. Krankenh. Krasnodar 2. 252—256 (russ.).

TAFT, A.: Zur Entstehung und Behandlung der KIENBÖCK'schen Krankheit. Ortop. i Travmat. 9. No. 5. 134—150. 1935 (russ.).

TAVERNIER et P. Mallet GUY: Maladie de KIENBÖCK. Gueri par infiltration stellaire. Soc. de Chir. Lyon. 10. 11. 38. Lyon. Chir. 36. 86—90. 1939.

TRABUCCO, Antonio: Contributo alla conoscenza della malacia dell' osso semi lunare del carpo o morbo di KIENBÖCK. Infortun e traumat. Lav. 3. 79—87. 1937.

WETTE, W.: Die Bedeutung der «Minus variante» (HULTÉN) für die Ätiologie der Lunatumnekrose. Arch. orthop. Chir. 36. 41—46. 1935.

WIEDHOPF, O.: Die Lunatumnekrose und ihre Behandlung. Med. Welt. 1933. 1327—1328.

WODARZ, W.: Mondbeintod und Unfall. Mschr. Unfallheilk. 43. 425—428. 1936.

Navikulare

ANDREESEN, Remmer: Aseptische Nekrose des Os naviculare ulnare manus. Zbl. Chir. 1937. 393—395.

BADE, H.: Traumatische aseptische Nekrose des Os naviculare der rechten Hand. Röntgenprax. 11. 573—579. 1939.

BAYER, Fritz: Os naviculare bipartitum. Z. Anatomie 103. 634—644. 1934.

BOYD, G. J.: Bipartite carpal navicular bone. Brit. J. Surg. 20. 455—458. 1933.

HAEHNER: Doppelseitige, nicht traumatische Zweiteilung des Kahnbeines? Mschr. Unfallheilk. 39. 210—221. 1932.

HALLMANN, Charlotte: Naviculare bipartitum manus. Gießen. Diss. 1938.

OLTRAMARE, J. H.: La malacie du scaphoide carpien (Pathogénei et traitement) (Os naviculare der Hand). Schweiz. med. Wschr. 1933. II. 956—957.

RASPALL, J. Trueta, et M. Corachan LLORT: Une Lésion rare du scaphoid carpien (Handkahnbein). Rev. d'orthop. 22. 53—57. 1935.

REICH, B.: Ein Fall von doppelseitiger Spaltung des Navikulare der Hand durch Berufsschädigung (aseptische Nekrose?). Arch. orthop. Chir. 32. 247—253. 1932.

ROSTOCK, Paul: Die Navikulare-Pseudarthrose. Arch. orthop. Chir. 35. 193—223. 1935.

— Über die Navikulare-Pseudarthrose. Arch. orthop. Chir. 34. 318—320. 1933.

Osteochondritis des Carpus, des Radiusendes, des Proc. Styl. ulnae

AGATI, Dino: Malacie post traumatiche di ossa del carpo. Arch. di radiol. 9. 205—246. 1933.

BRAINARD, C. W.: Traumatic malazia of carpal bones. A case reported. J. Bone Surg. 20. 486 bis 487.

BUCHMANN, Josef: Traumatic osteoporosis of the carpal bones. Ann. of Surg. Bd. 87. No. 6. S. 892—910. 1928.

BURNS, B. H.: Osteochondritis juvenilis of the lower ulnar epiphysis. Proc. roy. Soc. med. 24. 912—914. 1931.

CANIGIANI, Thomas: Multiple infantile Epiphysenstörungen mit symmetrischen Handwurzelknochenveränderungen. Röntgenprax. 12. 439—441. 1940.

FONTHEIM, Hans Kurt: Über Nekrosen der Handwurzelknochen. Hamburg. Diss. 1936.

GOLLASCH, W.: Osteochondritis dissecans des Handgelenkes. Röntgenprax. 14. 468—469. 1942.

JACQUET, N., J. H. OLTRAMARE: Les malacies du carpe. Schweiz. Z. Unfallmed. 27. 173 bis 192. 1933.

JONSSON, Gunnar: Aseptic bone necrosis of the os capitatum (os magnum). Acta radiol. (Stockh.) 23. 562—564. 1942.

MALONE, L. A.: Post traumatic cystic disease of the carpal bones. Amer. J. Roentgenol. 29. 612—616. 1933.

MÜLLER, J. H.: Die Styloidosis ulnae aseptica necroticans. Z. Unfallmed. u. Berufskrankheiten (Bern) 34. 82—86. 1940.

— Die Styloidosis ulnae aseptica necroticans. Radiol. chir. (Basel) 10. 17—22. 1941.

SCHMIER, Adolph A., and Maurice P. MEYERS: Bilateral Osteochondritis of the pisiform. Report of a case. J. Bone Surg. 21. 789—791. 1931.

WAGNER, Lewis Clark: Osteosklerosis (traumatic) of carpal bones. A Suggestion as to treatment. Amer. J. Surg. 34. 357—364. 1936.

Metacarpalia

DIETERICH, Hans: Die subchondrale Herderkrankung am Metakarpale III. Arch. klin. Chir. 171. 555—567. 1932.

FRIEDRICH, H.: Über ein noch nicht beschriebenes, der PERTHES'schen Erkrankung analoges Krankheitsbild des sternalen Klavikulaendes. Dtsch. Z. Chir. 187. 385—398. 1924.

GROSSEKETTLER, Fr.: KÖHLER'sche Erkrankung am 2. und 3. Metakarpale. Röntgenprax. 7. 606—607. 1935.

HELLSTRÖM, John, und Karl OESTLING: Ein klinischer Beitrag zur Kenntnis der Osteochondritis dissecans. Acta chir. scand. (Stockh.) 75. 273—318. 1934.

HORN, K.: Beobachtung eines Überlastungsschadens der Schulterblattgräte und des Processus coracoideus. Mschr. Unfallheilk. 49. 53—59. 1942.

SCHÄFER, Hans: Über das Auftreten von Erweichungsherden im Schlüsselbeinkopf. Chirurg. 2. 71—72. 1930.

Finger

BECKER, J.: Phalangeale Pseudoepiphysen. Röntgenprax. 2. 559—563. 1930.

ENDTER, Hans: Über Epiphysennekrosen der Fingerphalangen. Hamburg. Diss. 1935.

ESAU: Juvenile Epiphysenstörung an den Fingern. (Nachtrag zu der Mitteilung in H. 8. 2. Jahrg.) Röntgenprax. 4. 544. 1932.

— Juvenile Epiphysenstörungen an den Fingern. Röntgenprax. 2. 374. 1930.

FRANK, Sigurd: Aseptic necroses in the epiphysis of digital phalanges and metarcarpal bones. (THIEMANN's disease, DIETRICH's disease.) Acta radiol. (Stockh.) 23. 449—454. 1942.

HETZAR: Multiple Epiphysenstörungen an den Phalangen. Zbl. Chir. 1937. 2712—2713.

REINBERG, S. A., and W. P. GRAZIANSKY: Multiple osteochondropathy of the phalanges of the fingers. Amer. J. Roentgenol. 34. 617—628. 1935.

— Multiple Osteochondropathien an den Epiphysen der Phalangen der Hände. Beitr. zur allg. u. spez. Röntgenol. (Leningrad). 155—170. 1935 (russ.).

RYFFEL, H.: Zur THIEMANN'schen Epiphysenerkrankung. Röntgenprax. 5. 423—432. 1933.

SUNDT, Halfdan: Über Osteochondritis phalangum manus. Ein Beitrag zur Erforschung der nichtspezifischen phalangealen und metakarpophalangealen Gelenkleiden. Acta. orthop. scand. (København.) 7. 1—85. 1936.

THIES, O.: Osteochondritis deformans juvenilis der Fingergelenke bei Brachyphalangie. Chirurg. 8. 807—813. 1936.

Capitulum humeri und Ellbogengelenk

BUSCH, E.: PANNER'sche Krankheit. Ngeskr. Laeg. 1930. II. 720—721 (dän.).

CANIGIANI, Thomas, u. Herbert PIRKER: Das Gelenkchondrom des Ellbogens als typische Sportschädigung bei Stemmern. Arch. orthop. Chir. 36. 192—197. 1936.

ELWARD, Josef F.: Epiphysitis of the capitulum of the humerus. J. amer. med. Assoc. 112. 705—708. 1939.

GEBELE, H.: Zur Frage Unfall und Osteochondritis dissecans. Zbl. Chir. 1936. 2293—2299.

HAGEN, J. F., u. P. BISCHOP: Osteochondropathia juvenilis des Ellbogenendes des Humerus. Nederl. Tijdschr. Geneesk. 1933. 4977—4981 (holl.).

KROH: Entwicklungsgang eines osteochondritischen Herdes der Eminentia capitata humeri. Zbl. Chir. 1935. 2217—2218.

MEYER-WILDISEN Robert: Osteochondritis dissecans und freie Körper des Ellbogengelenkes. Schweiz. med. Wschr. 1932. I. 579—582.

MILLER, Leo Freder.: Osteochondritis dissecans of the capitulum of the humerus. Radiol. 27. 237—239. 1936.

MURPHY, Frank G.: Osteochondritis dissecans of the elbow joint. J. Bone Surg. 21. 464—466. 1939.

NIELSEN, N. Aage: Osteochondritis dissecans capituli humeri. Untersuchungen an 168 Fällen. Acta orthop. scand. (København.) 4. 307—457. 1933.

— Osteochondritis dissecans capituli humeri. I. Tl. Pathogenese undologie. Chirurg. 6. 438 Äti bis 444. 1934.

— Osteochondritis dissecans capituli humeri. II. Tl. Verlauf und Prognose. Chirurg. 6. 479 bis 481. 1934.

— Osteochondritis dissecans capituli radii. Hosp.tid. 1931. I. 701—706 (dän.).

NIJST, Ph. M. E. E.: Morbus Panner. Nederl. Tijdschr. Geneesk. 1937. 1243—1244.

O'CONNOR, Denis: Osteochondritis deformans juvenilis of the olecranon. Amer. J. Surg. 21. 227—229. 1933.

PEZCOLLER, A.: Contributo allo studio dell' osteochondrite dissecante dell gomito. Arch. ital. Chir. 43. 257—282. 1938.

RAHM, H.: Zur Frage der Disposition bei der Osteochondritis dissecans capituli humeri. Zbl. Chir. 1934. 2263—2271.

SKRYGIN, V.: Epiphysiolyse des Speichenköpfchens. Ortop. i Travmat. 9. No. 5. 78—83. 1935 (russ.).

STOREN, K.: Über einzelne freie Körper im Ellbogengelenk. Norsk Mag. Laegevidensk. 96. 1167—1180. 1935.

— Freie Körper im Ellbogengelenk. Verh. chir. Ges. 1934. 95—96.

UHRMACHER, Frank: Über Osteochondritis deformans juvenilis des Ellbogengelenkes. Z. orthop. Chir. 59. 398—411. 1933.

WINTERSTEIN, O.: Über die Osteochondritis deformans juvenilis cubiti. Bruns' Beitr. 157. 527—535. 1933.

Schulter

CHRYSOPATHES: Humerus varus idiopathicus. Z. Orthop. 64. Beil.-H. 412—416. 1936.

FRÖHLICH, Ewald: Über Humerus varus, insbesondere bei Schulterkontrakturen. Versuch einer Erklärung seiner Entstehung. Z. Orthop. 68. 16—33. 1938.

GROSS, W.: Osteochondritis an beiden Schultern. Zbl. Chir. 1934. 451—454.

LEWIN, Philip: Osteochondritis deformans juvenilis of the shoulderjoint. J. Bone Surg. 9. 456 bis 457. 1927.

MARIAN, Jon: Betrachtung über einen Fall von Osteochondritis des Schultergelenkes. Spital 52. 394—396. 1932.

— Bemerkungen zu einem Fall von Osteochondritis der Schulter. Zbl. Chir. 1933. S. 668. 63.

MARIAN, M. L.: Un cas d'ostéochondrite de l'épaule. Rev. d'orthop. 22. 36—40. 1935.

MERLINI, Antonio: Contributo allo studio dell' acondroplasia l'omero varo negli acondroplasici. Radiol. med. 9. 265—283. 1922.

MIAMI, A.: La cura chururgica dell' omero varo degli adolescenti. Arch. ital. Chir. 53. Donati Festschr. 4. 68—79. 1938.

PERACINA, Mario: Contributo allo studio dell' omero varo degli adolescenti. Ortop. e Traumat. Appar. mot. 8. 17. 31. 1936.

RIOSALIDO, J.: Osteochondritis des oberen Humerusendes. Arch. españ. pediatr. 16. 557—565. 1932 (span.).

SATTA, F.: Omero varo. Chir. Org. Movim. 11. 57—64.

SORREL, Etienne, et Paul BUFNOIR: Trois cas d'ostéochondrites del' épaule. Rev. d'orthop. 18. 56—63. 1931.

THOMANN: CALVÉ-PERTHES-like changes en the head of the humerus in Swine. Acta orthop. scand. (København.) 10. 331—337. 1939.

WOLF, Erhard: Beitrag zum Studium des Humerusvarus cretinosus. Untersuchung der Schulterdiagramme von 500 Kropfoperierten des Kantonsspitals Aarau. Schweiz. med. Wschr. 1934. II. 792—794.

Köhler I und II

Aimes, A.: Epiphysite metatarsienne. Rev. d'orthop. 20. 42—45.

Axhausen, G.: Der Krankheitsvorgang bei der Köhler'schen Krankheit der Metatarsalköpfchen und bei der Perthes'schen Krankheit des Hüftkopfes. Zbl. Chir. 1923. 553 bis 558.

— Der anatomische Krankheitsablauf bei der Köhler'schen Krankheit des Metatarsalköpfchens und der Perthes'schen Krankheit des Hüftkopfes. Arch. klin. Chir. 124. 511—542. 1923.

— Die Köhler'sche Erkrankung der Metatarsophalangealgelenke. Med. Klin. 19. 561—565. 1923.

Belot, M.: Traumatismes carpiens successifs. Malacie et fractures secondaires du scaphoide (Maladie de Köhler-Mouchet). Rev. d'orthop. 39. 553—557. 1932.

Brailsford, James F.: Osteochondritis of the adult tarsal navicular. J. Bone Surg. 21. 111 bis 120. 1939.

Brandes, M., u. E. Ruschenburg: Eine operative Behandlung der II. Köhler'schen Krankheit am Köpfchen des Os metatarsale. Z. Orthop. 69. 353—361. 1939.

Calvi, Pier Giuseppe: Su di un caso di morbo di Köhler post scarlatinaso. Bull. Soc. piemont Chir. 7. 355—362. 1937.

Camerer, J. W.: Zur Ätiologie der Köhler'schen Erkrankung des Os naviculare pedis. Dtsch. med. Wschr. 1935. I. 713.

Chandrykoff, G. O.: Zur Frage über die Ursache der Köhler'schen Krankheit der Köpfchen der Mittelfußknochen. Orthop. i Travment. No. 3. 65—72. 1938 (russ.).

Coenen, Freia, u. H. J. J. Blauwkuip: Die Alban-Köhler'sche-Krankheit. Nederl. Tijdschr. Geneesk. 64. 2131. 2138. 1920.

Colale, Gaetano: Un caso di sindroma scafoidea del Köhler e sua probabile interpretazione patogenetica. Radiol. med. 23. 540—545. 1936.

Contargyris, Abh.: Die Köhler'sche Krankheit und Tuberkulose. Z. orthop. Chir. 62. 330 bis 332. 1934.

Dietrich, H.: Endstadien der Köhler'schen Affektion des kindlichen Naviculare pedis. Arch. klin. Chir. 175. 340—343. 1933.

Dürig: Beitrag zur Ätiologie der Köhler'schen Krankheit. Münch. med. Wschr. 70. 362. 1923.

Faberi, Mario: Sulla terapia della malattia scarfoidea di Köhler (Nav. pedis). Policl. Sg. prat. 1932. 612—614.

Fell, B.: Zwei Fälle der zweiten Köhler'schen Krankheit. Polska Gaz. lek. 1937. 598—601 (poln.).

Fernbomberg, H.: Drei Fälle von Köhler'scher Navikulare-Erkrankung des Fußes in Analogie zur Köhler'schen Metatarsalerkrankung, zur Perthes'schen und zur Schlatterschen Krankheit. Diss. 1939.

Gaitskell, C. E.: Bilaberal Köhler's desease. Brit. J. Radiol. 5. 813. 1932.

Gardemin, Herbert: Die Epiphysennekrose der Mittelfußknochenköpfchen (II. Köhler'sche Erkrankung). Arch. orthop. Chir. 31. 125—146. 1932.

Garibdzanjan, G.: Operative Behandlung der Köhler'schen Krankheit. Sovet. Chir. 9. 182—186. 1935 (russ.).

Gefferth, Karoly: Frühfall der Köhler'schen „zweiten Krankheit". Orv. Hetil. 1937. 58—59 (ungar.).

Georgiou, Thomas: La maladie de Köhler. J. de Radiol. 18. 230—233. 1934.

Giuliani, Giovanni: Malattie scheletiche della crescenza (Morbo del II. metatarsio di Köhler, morbo di Osgood-Schlatter). Chir. Org. Movim. 17. 105—127. 1932.

Glanzmann, E.: Über die Köhler'sche Krankheit des Os navic. pedis. Schweiz. med. Wschr. 1932. I. 205—207.

Graziansky, O.: Osteochondropathie des Kahnbeines am Fuße. Die 1. Krankheit Alban Köhler's. Deren Histologie. Sovet. Chir. 3. 223—230. 1932 (russ.).

Graziansky, W. B.: Ein histologisch verfolgter Fall des Morbus A. Köhler I mit einer postoperativen Komplikation. Fortschr. Röntgenstr. 46. 76—84. 1932.

Hermodsson, J.: Zur Ätiologie der Köhler'schen Krankheit des Os naviculare tarsi. Acta radiclica (Stockh.) 17. 68—73. 1936.

HORSTENEGG, W., u. R. v. ABERLE: Frühstadium von KÖHLER'scher Erkrankung des Metatarsalköpfchens. Z. Orthop. 72. Beil.-H. 11. 230—232. 1941.

KARP, Meier G.: KÖHLERS disease of the tarsal scaphoid. J. Bone Surg. 19. 84—96. 1937.

KÖHLER, Alban: Typical disease of the second metatarso phalangeal joint. Amer. J. Roentgenol. 10. 705—710. 1923.

— Über die ersten Veröffentlichungen der typischen Erkrankung des zweiten Metatarsophalangealgelenkes. Münch. med. Wschr. 71. 109—124. 1924.

— Das KÖHLER'sche Knochenbild des Os naviculare pedis bei Kindern — keine Fraktur! Arch. klin. Chir. 101. 560—563. 1913.

— Eine typische Erkrankung des II. Metatarsophalangealgelenkes. Münch. med. Wschr. 67. 1289—1290. 1920.

KÖNIG, Ernst, u. Hans RAUCH: Zur Histologie und Ätiologie der KÖHLER'schen Metatarsalerkrankung. Arch. klin. Chir. 128. 369—381. 1924.

MACHACEK, Josef: Operative Behandlung bei altem Morbus KÖHLER. Zbl. Chir. 1940. 1825 bis 1828.

MARIAN, J.: Entzündung des Fußkahnbeines oder KÖHLER'sche Krankheit. Rev. Chir. 37. 395—403. 1934 (rumän.).

MAUCLAIRE: Epiphysite de la tête du deuxième metatarsien (Metatarsus planus). Bull. med. 1934. 672—676.

MEERSON, M.: Zur Frage der 1. KÖHLER'schen Krankheit. Ortop. i Travmat. 9. H. 2. 75—79. 1936 (russ.).

MOUCHET, Albert: Metatarsal epiphysitis. J. Bone Surg. 11. 87—93. 1922.

— et Carlo ROEDERER: La scaphoidite tarsienne des jeunes enfants. Rev. d'orthop. 7. 289 bis 308. 1920.

NAGURA, S.: Die Pathologie der PERTHES'schen und der KÖHLER'schen Krankheit am Metatarsalköpfchen. Zbl. Chir. 1938. 417—423.

— u. Shimioli KOSUGE: Die Entstehung und das Wesen der KÖHLER'schen Krankheit des Navikulare. Zbl. Chir. 1939. 1186—1190.

NOVAK, Carlo: Contributo allo studio del morbo metatarsale di KÖHLER. Arch. med. e Chir. 11. 169—177. 1942.

NOVOTNY, Otto: Die Arterien der Mittelfußknochen und ihre Beziehungen zur KÖHLER'schen Krankheit. Arch. klin. Chir. 190. 604—614. 1937.

ODESSKIJ, J. M., u. F. B. BABKIN: Die Krankheit Alban KÖHLER I. Nov. chir. Arch. 45. 305—309. 1940 (russ.).

PANNER, H. J.: Apeculiar charakteristic metatarsal disease. Acta radiol. 1. 319—333. 1922.

POLI, Antonio: Contributo al trattamento del morbo scafoideo di KÖHLER. Atti e Mem. Soc. lomb. Chir. 5. 1741—1748. 1937.

POZNIAKOV, L.: Traitement chirurgical de la maladie metatarsienne de KÖHLER. J. Chir. 43. 667—676. 1934.

PYTEL, A. J.: KÖHLER-PELLEGRINI-STIEDA'sche Krankheit. Čas Lék. česk. 1936. 1439—1446 (tschech.).

ROUX, J., et URECH: KÖHLER II. Rev. méd. Suisse rom. 61. 89—92. 1941.

RUCHENSTEINER, E.: Das KÖHLER'sche Bild am Kahnbein des Fußes als Erkrankung und als Erkrankungszeichen. Fortschr. Röntgenther. 56. 202—208. 1937.

SANCHEZ, C. J.: Die KÖHLER'sche Krankheit des II. Metatarsus. Med. españ. Z. 97—108. 1939 (span.).

SUAREZ: Die Tuberkulose in der Ätiologie der KÖHLER'schen Krankheit. Pediatr. españ. 22. 393—406. 1933.

SUSAN, B., u. N. GREGORESCU: Epiphysites des Kopfes des Mittelfußknochens (KÖHLER'sche Krankheit) Nr. II. Chir. med. 18. 315—322. 1937 (rumän.).

THIELE: Ungewöhnlicher Verlauf einer KÖHLER'schen Erkrankung des Metatarsale II. Röntgenprax. 7. 776—777. 1935.

VENDENOSE, A., A. GÉRARD et R. HYRONIMUS: Un cas de scaphoidite tarsienne des jeunes enfants (KÖHLER'sche Erkrankung eines Kahnbeines eines Fußes). Rev. d'orthop. 25. 568 bis 572. 1938.

VIGANO, Aldo: Malattia da insufficienza delle ossa metatarsali. Arch. di ortop. 47. 651—677. 1931.

ZEITLIN, A.: Some reflections on the etiology of KÖHLER's disease. Radiology 24. 360–363. 1935.

Fußgelenk

ARONSSON, Hugo: Über Osteochondritis dissecans im Fußgelenk. Zbl. Chir. 1942. 312—323.

CORDES: Osteochondritis dissecans im Sprunggelenk. Breslauer Chir. Gesellschaft 14. 2. 1927.

ERLER, Fritz: Über ein Osteochondrom an der Talusrolle. Zbl. Chir. 1932. 1360—1364.

GARCIA, Diaz.: Un cas d'ostéochondrite juvénile de l'astragale (Talus). Bull. et Mém. de Soc. de Chir. 54. 986—988. 1928.

HARMS: Osteochondritis dissecans an der Talusrolle. Mittelrheinische Chirurgenvereinigung 1927.

LÄWEN, A.: Über Osteochondritis dissecans am Talokruralgelenk und ihre operative Behandlung. Zbl. Chir. 1929. 2498—2503.

LERCH, A.: Typische „Sportschaden" der Sprunggelenke bei Fußballspielern. Med. Klin. 1935. II. 1643—1644.

MYHRE, Helge: On Osteochondritis dissecans trochleae tali. Acta radiol. (Stockh.) 20. 272—275. 1939.

NIEDERWIESER, O., u. O. GRAUER: Osteochondrolysis traumatica. Ungewöhnliche Lokalisation im Talus nach Redressement wegen angeborenem Klumpfuß. Spontane Ausheilung. Röntgenprax. 12. 152—156. 1940.

PUHL u. LINDEMANN: Osteochondritis tali: Zbl. Chir. 1936. 1075.

SCHLOSSERER, W. v.: Zur Frage der freien Gelenkkörper im oberen Sprunggelenk. Arch. orthop. Chir. 41. 331—333. 1941.

SCHNABERTH, Karl: Osteochondritis dissecans im untern Sprunggelenk. Z. Orthop. 69. 180 bis 191. 1939.

VOGEL, K.: Ein Fall von Knochenerweichung (KÖHLER, KIENBÖCK u. a.) im Sprungbeinhals. Zbl. Chir. 54. 2510—2512.

WOSNESSENSKY, B. U.: Un cas d'ostéochondritis dissecans de KÖNIG de l'articulation tibotarséenne. Vestn. Rentgenol. 23. 46—49. 1939 (russ.).

Osteonekrose des Kalkaneum

ARONOV, M., u. ZUBKOVA: Ein Fall beidseitiger Osteochondropathie des Fersenbeinhökers Chirurgija 7. 139—141. 1937 (russ.).

BENTZON, P. R. G.: Ein Fall von Morbus Haglundi calcanei mit monströsen röntgenologischen Veränderungen. Acta chir. scand. (Stockh.) 67. 48—59. 1930.

BERGMANN, Ernst: Die Kalkaneusepiphyse. Arch. klin. Chir. 141. 463—471.

CARNEVALI, S. L.: Sulla cosidetta «apophysite calcaneare» degli adolescente. Arch. di ortop. 51. 737—761. 1935.

FRANCILLON, M. R.: Zur Anatomie und Klinik des Processus trochlearis calcanei. Epiphysenbildung am Processus trochlearis. Z. orthop. Chir. 57. 544—562. 1932.

HEIM, Emil: Die Ossifikationsstörungen des Kalkaneus als eigenes Krankheitsbild. Zbl. Chir. 1923. 698—701.

KAUTIN, A.: Die Osteochondropathie des Fußkahnbeins. Vestn. Rentgenol. 15. 32—40. 1935 (russ.).

LEINALI, Fausto: La distrofia apofisaria calcaneari. Chir. Org. Movim. 22. 403—423. 1937.

MOONEY, Voigt: Avulsion of the epiphysis of the Os calcis (Ablösung der Fersenbeinapophyse). J. Bone Surg. 17. 1056—1057. 1935.

POLI, Antonio: Contributo al trattamento del morbo apofisario calcaneare di Haglund. Atti e Mem. Soc. lomb. Chir. 5. 1733—1740. 1937.

RUIZ, Moreno M.: Apophysitis des Calcaneus. Spätere Entwicklung. Rev. orthop. 2. 349—353. 1935 (span.).

SIMON, Harold E., and Byrn WILLIAMSON: Epiphysitis of the os calcis. J. Bone Surg. 21. 1015—1019. 1939.

SNELLMANN, Arno: Über eine Epiphysenerkrankung des jugendlichen Alters. Duodecim. 43. 577—591. 1927.

TOBIASEK, Stanislaw: Apophysitis calcanei: Sloo sborn. ortop. 6. 273—285. 1931 (tschech.).

VINCENZINA, Valle: Sopra un casa di distrofia apofisaria calcaneare. Policlinico sez. prat. 1939. 433—434.

WILTZER, Hubert: L'apophysite calcanéene de croissance Calcaneopathia posterior adolescentium. Arch. franco-belg. Chir. 33. 860—895. 1932.

Cuneiformia

BUCHMAN, Josef: Osteochondritis of the internal cuneiforme. J. Bone Surg. 15. 225—232. 1933.

BUSCHKE, Franz: Morbus KÖHLER-ähnliche Ossifikationsstörungen am Cuneiforme I bei Zwillingen. Ein Beitrag zur Genese der juvenilen Osteochondropathie. Acta radiol. (Stockh.) 15. 502—507. 1934.

CALCHI, Novati Giulio: Su di un raro caso di osteodistrofia giovanile del primo cuneiforme bis. Quad. radiol. 5. 34—40. 1934.

HERTZ, John: A case of osteochondritis dissecans in a locality hitherto unknown. Acta chir. scand. (Stockh.) 81. 213—220. 1938.

HABOUSH, Eduard J.: Bilateral disease of the internal cuneiform bone with an associated disease of the right scaphoid bone (KÖHLER's). J. amer. med. Assoc. 100. 41—42. 1933.

KNUTSCHER, Gerhard: Malazie des Cuneiforme II. Röntgenprax. 11. 94—99. 1939.

WILLICH, C. Th.: Metatarsus adductes congenitus duplex mit Malazie am Os cuneiforme I bipartitum. Arch. orthop. Chir. 23. 576—581. 1925.

Osteonekrose der Metatarsalia

BREITENFELDER, Heinrich: Gibt es eine dem Morbus KÖHLER II analoge Affektion auch am Köpfchen des Os metatarsale I? Z. Orthop. 66. 181—186. 1937.

BURMAN, R. S.: Epiphysitis of the proximal or pseudo metatarsal epiphysis of the foot. Report of a case. J. Bone Surg. 15. 538—540. 1933.

— and M. POMERANZ: Epiphysitis of the proximal epiphysis of the first metatarsal and of the first phalanx of the big toe. Coincidental presence of proximal or pseudo metatarsal epiphysis. Report of a case J. Bone Surg. 14. 177—180. 1932.

DEUTSCHLÄNDER, Karl: Über eine eigenartige Mittelfußerkrankung. Zbl. Chir. 48. 1422—1426. 1921.

DUBROVSKAJA, L.: Eine seltene Lokalisation der Osteochondropathie. Vestn. Rentgenol. 9. 436—438. 1931 (russ.).

FAVERGIOTTI, Reynaldo L., u. Valentine C. GIRARDI: Betrachtungen über die DEUTSCHLÄNDER'sche Krankheit. Semana méd. 1938. I. 442—447 (span.).

FRIEDLÄNDER, C.: Über eine Spaltbildung am Metatarsus V im Sinne einer aseptischen Nekrose. Z. orthop. Chir. 55. 277—282. 1931.

GRADO, Giuseppe: Epifisite metatarso-falanga di KÖHLER del terzo raggio. Arch. di Radiol. 7. 557—569. 1931.

MILLER, L. F., and A. JULIAN: Deformity of first metatarsal head due to faulty foot mechanics. J. Bone Surg. 22. 349—353. 1940.

NIEDNER, Franz: Über Ossifikationsstörungen am Fußskelett. Arch. klin. Chir. 191. 685—702. 1938.

WAGNER, Aage: Isolated aseptic nekrosis in the epiphysis of the first metatarsal bone. Acta radiol. (Stockh.) 11. 80—87. 1930.

Osteonekrose der Sesambeine

BETOCCHI, Giorgio: Le Lesione dei sesamoidi dell alluce. Arch. di ortop. Bd. 44. No. 1. S. 58 bis 88. 1928.

INGE, George A. L., and Allert B. FERGUSON: Surgery of the Sesamoid bones of the great toe. An anatomic and chimical study, with a report of forty-one cases. Arch. Surg. 27. 466—489. 1933.

KIMMELSTIEL, Paul, Kurt KREMSER u. Hermann RICHTER: Osteochondrosis necroticans findens (findo = spalten, zerteilen) der Sesambeine des 1. Metatarsale. Arch. klin. Chir. 172. 403 bis 449. 1932.

MANEOIL, A.: Osteochondropathie des Sesambeins am I. Tarsophalangealgelenk. Die RENNANDER-MÜLLER'sche Krankheit. Sovet. Chir. 1. 464—469. 1932 (russ.).

MÜLLER, Walter: Malazie der Sesambeinknochen des 1. Metatarsale, ein typisches Krankheitsbild. Bruns' Beitr. 134. 308—318.

POWERS, John N.: Traumatic and developmental abnormalitis of the sesamoid bones of the gread toe. Amer. J. Surg. 23 315—321. 1934.

RENANDER, Axel: Two cases of typical osteochondropathy of the mediar sesamoid bone of the metatarsal. Acta radiol. 3. 521—527. 1925.

RIBBING, S.: Besteht ein Zusammenhang zwischen Hallux rigidus und den ossalen aseptischen Nekrosen? Acta orthop. scand. (København.) 6. 138—149. 1935.

ROKHLIN, D. G.: The so colled osteochondropathy of the ossa sesamoidea of the 1 metatarsalphalanx joint. Vestn. Rentgenol. 22. 122—126. 1940 (russ.).

SAGEL, Jakob: Fracture of sesamoid bones a report of two cases. Amer. J. Surg. 18. 507—509. 1932.

SAUPE, E.: Malazieartige Veränderungen am schmerzhaften Os tibiale externum. Röntgenprax. 11. 533—536. 1939.

SIDLER, A.: Beitrag zur Osteochondritis dissecans der Sesambeine des 1. Mittelfußknochens Dtsch. Z. Chir. 246. 143—150. 1936.

STANKIOWIES, Zygemunt: A propos d'un cas d'ostéochondrite de l'os sesamoide du grosorteil. J. de Radiol. 16. 65—67. 1932.

WIEDHOPF, O., u. A. GREIFENSTEIN: Die histologischen Veränderungen bei dem Krankheitsbild der sogenannten typischen Sesambeinerkrankung des 1. Metatarsale: 1. subchondrale Knochennekrose, 2. schleichende Spaltbildung, 3. echte Frakturen, 4. Gicht des Sesambeines. Dtsch. Z. Chir. 234. 740—759. 1931.

WISBRUN, Walter: Os sesamoideum partitum. Arch. orthop. Chir. 34. 79—99. 1933.

— Ein Beitrag zur Pathologie u. Therapie der Sesambeinerkrankungen. Arch. orthop. Chir. 29. 473—490. 1931.

Osteonekrose der Syndrochondrosis Ischio-pubica

CAMERER, J. W.: Zur Differentialdiagnose der isolierten Erkrankungen des Schambeines Kinderärztl. Praxis 13. 186—190. 1942.

CORPER, Franklin J.: Osteochondritis ischio-pubica in childhood. Amer. J. Dis. child. 56. 957 bis 964. 1938.

DAINELLI, M.: Su di un caso di osteochondrite della branca ischio-pubica. Ann. fac. med. Perugia 31. Pt. 3. 165—182. 1932.

DURHAM, Herbert: Ischio-pubic osteochondritis. (An der Symphyse zwischen Schambein und Sitzbein.) J. Bone Surg. 19. 937—944. 1937.

ELIASEN, P. U. B.: Bemerkungen über die sogenannte Osteochondritis ischio-pubica. Nord. med. (Stockh.) 1941. 2312—2321 (dän.).

FORGERSEN, Johan: Osteochondritis ischio-pubica. Norsk. Mag. Laegevidensk. 97. 951—959. 1936 (norweg.).

HABERLER, Gerhard: Die gutartig verlaufende unspezifische metastatische Synchondritis ischio-pubica im Kindesalter als typisches Krankheitsbild. Arch. klin. Chir. 175. 625—637. 1933.

HEEREN, J.: Über röntgenologisch nachweisbare Veränderungen der Scham-Sitzbeinepiphyse und ihre klinische Bedeutung. Röntgenprax. 5. 12—16. 1933.

HIRSCH, Albert: Über Osteochondritis ischio-pubica. Kinderärztl. Praxis 4. 458—461. 1933.

JUCEAN, A.: Osteochondrose des Ramus ischio-pubicus der Hüftbeine. Cir. ortop. y Traumat. 7. 94—109 (span.).

KROH: Osteochondritis ischio-pubica. Zbl. Chir. 1934. 2392—2393.

LONGHI, Luigi: Sulla osteochondrite ischio-pubica. Arch. di ortop. 57. 119—145. 1942.

MANFREDI, M.: Considerazione su alcuni casi di osteochondrite ischio-pubica. Arch. di ortop 49. 781—787. 1933.

ODELBERG, Axel: Some cases of destruction in the ischium of doubtful etiology. Acta chir. scand. 56. 273—284. 1923.

PETERSEN, Knud Elleback: Osteochondritis ischio-pubica. Nord. med. (Stockh.) 1942. 17 bis 19 (dän.).

POLLAK, Rudolf: Osteochondritis ischio-pubica. Wien. med. Wschr. 1934. II. 777.

WILKEN, Wilhelm: Über die Osteochondritis ischio-pubica. Z. Kinderheilk. 61. 127—129. 1939.

WÜLFING, M.: Über Osteochondritis ischio-pubica. Dtsch. Z. Chir. 1926. 413.

— Über Osteochondritis ischio-pubica. Dtsch. Z. Chir. 199. 413—414.

ZEITLIN, A. A.: Osteochondrosis-Osteochondritis ischio-pubica. Radiology 27. 722—731. 1936.

Weitere Lokalisationen am Becken

BURMANN, Michael, Isaac Newton WEINKLE and Maurice J. LANGSAM: Adolescent osteochondritis of the Symphysis pubis. With a consideration of the normal roentgenographic Changes in the Symphysis pubis. J. Bone Surg. 16. 649—657. 1934.

DUPAS, J.: Apophysite de l'épine iliaque antero superieure. Bull. Soc. nat. Chir. Paris. 61. 1155 1163. 1935.

KIENBÖCK, R.: Über die trophostatische Osteoarthrosis des Sacroiliacalgelenkes. Z. orthop. Chir. 52. 614—621. 1930.

LAPIDUS, Paul W.: Epiphyseal separation of the lesser femural trochanter. J. Bone Surg. 12. 548—554. 1930.

MOUCHET, A. E., SORREL et STEFANI: Scoliose par contracture douloureuse des muscles lombaires au Cours d'une epiphysite du rebord iliaque. Mém. Acad. Chir. 65. 160—162. 1939.

PAUL, E., MCMASTER: Epiphysitis of the ischial Tuberosity. J. of Bone Surg. July 1945.

RASPE, Rudolf: Über eine seltene Veränderung am Tuber ischi durch Sport. Röntgenprax. 9. 124—126. 1937.

SONNENSCHEIN, Harry D.: Separation of the epiphysis of the lesser trochanter of the femur. Report of case. Amer. J. Surg. 1. 104—105. 1926.

SORREL, E. Derieux, et BOELLE: A propos d'une épiphysite de la crête iliaque et de quel ques centres dystrophies osseuses de l'adolescence. Mém. Acad. Chir. 61. 1455—1461. 1935.

WIBERG, Gunnar: Zwei Fälle von Epiphysenlösung der Crista iliaca. Acta chir. scand. (Stockh.) 78. 329—334. 1936.

Kyphoskoliosis juvenilis SCHEUERMANN

ALBANERO, Andrea: Le cifosi dell' adolescenza. Arch. di ortop. 52. 189—268. 1936.

ARREN, J. van: Kyphosis adolescentium (SCHEUERMANN'sche Krankheit). Nederl. Tijdschr. Geneesk. 1943. 247—252.

BAKKE, Sigo: Mißbildungen und Entwicklungsstörungen an der Wirbelsäule. Skr. Klaus-Hansens Fond. No. 13. Bergen.

BEADLE, Ormond A.: The intervertebraldiscs. Observations on their normal and morbid anatomy in relation to certain spinal deformities. London 1933.

BLUM, Walter: Rückenmarksläsion bei SCHEUERMANN'scher Krankheit (Kyphosis dorsalis adolescentium). Schweiz. med. Wschr. 1936. I. 283—285.

BÖHMIG: Makroskopische und mikroskopische Veränderungen der Wirbelbandscheiben. Z. Orthop. 67. Beil.-H. 240—247. 1938.

BÜHLER, Bernhard: Über die Behandlungsergebnisse der Kyphosis juvenilis. Köln. Diss. 1937.

BURREM, Walter: Differentialdiagnostische Schwierigkeiten zwischen Spondylitis tuberkulosa und unspezifischer Erkrankung der Zwischenwirbelscheibe. Dtsch. Z. Chir. 240—464. 649. 1933.

CALVÉ, Jaques: The treatement of adolescenten kyphosis. Brit. med. J. No. 3856. 983—985. 1934.

CAMERA, Ugo: Escursione attraverso la pathologia del disco intervertebrale. Boll. Soc. piemont. Chir. 4. 142—185. 1934.

CAMITZ, H.: Vertebral insufficiency. Acta orthop. scand. (København.) 8. 366—380. 1937.

DELAHAYE, A.: L'épiphysite vertébrale de l'adolescent. Signes, diagnostic et traitement. Bull. méd. 1936. 73—77.

— Signes radiologiques de l'épiphysite vertébrale douloureuse des adolescents. J. de Radiol. 15. 665—670. 1931.

DELLEPIANE, Rawson Julio: Die Epiphysitis vertebralis. Rev. ortop. 1. 7. 24. 1931 (span.).

DIETRICH, Hans: Klinische Beobachtungen über Knorpelknötchen der W. S. Mitt. Grenzgeb. Med. u. Chir. 42. 578—585. 1935.

DYES, Otto: Die Randleistenfraktur des Wirbels. Arch. orthop. Chir. 32. 297—323. 1932.

EDELSTEIN, J. M.: Adolescent Kyphosis. Brit. J. Surg. 22. 119—133. 1934.

EICHELBAUM, Kurt: Ergänzende Bemerkungen zur Arbeit SCHILDBACH: Die Entwicklung der juvenilen Kyphose (Zbl. Chir. 1937. Nr. 36). Zbl. Chir. 1937. 2894—2895.

FABER, Alexander: Adolescentenkyphose und Verkehrsunfall. 62. Tagung d. Dtsch. Ges. f. Chir. Berlin. Sitzg. v. 21.—24. 4. 1938.

FEDERAU, Werner: Zur Differentialdiagnose von Brücken- und Verknöcherungsstörungen der W.- K.- Randleisten. Diss. 1939.

FREJKA, B.: Cyphose infantile. Rev. d'orthop. 25. 110—124. 1938.

— Kyphosis adolescentium. J. Bone Surg. 14. 545—554. 1932.

FREUDENTAL, Paul: Über die SCHEUERMANN'sche Kyphose. Nord. med. (Stockh.) 1939. 2075—2076 (dän.).

GALEAZZI, Riccardo: Sulla struttura dei dischi intervertebrali e loro patologia. Ist. Lombardo Rened II. 68. 777—791. 1935.

GOURDON: Épiphysite vertébrale chez une malade ageé de 38 ans ayant une hypertrophie thyreoidienne. Arch. franco-belg. Chir. 33. 792—794. 1932.

MAC GOWAN, P. J. B. A.: Ossification of the vertebral body. Lancet. 1939. I. 258—259 und 261.

GRAZIANSKI, O.: Vordere und hintere Ossifikationspunkte der Randleisten („Epiphysen") an den Wirbelkörpern im Röntgenbild. Ortop. i Travmat. 6. No. 5/6. 57—63. 1932 (russ.).

GRUB, Hans: Entwicklungsstörungen der Wirbelsäule. Leipzig. Diss. 1936.

— Entwicklungsstörungen der Wirbelsäule. Z. Orthop. 66. 44—47. 1937.

GÜNTZ, Eduard: Abnorme Geradehaltung der Brustwirbelsäule bei Veränderungen der Zwischenwirbelscheibe. Z. orthop. Chir. 8. 66—76. 1932.

HADLEY, Lee A.: Pathologic conditions of the spine. Painful disturbances of the intervertebral-foramina. J. amer. med. Assoc. 110. 275—278. 1938.

HAMMERBECK, W.: Der äußerlich sichtbare Bandscheibengewebsprolaps der Wirbelsäule. Virchows Arch. 294. 8—26. 1934.

HARBITZ, Hans Friedrich: Aktuelle Probleme in der Pathologie der Wirbelsäule. Norsk. Mag. Laegevidensk. 96. 282—297. 1935 (norweg.).

HEIDSIECK: Jugendkyphose mit Wirbelverschmelzung. Z. Orthop. 69. Beil.-H. 369—372. 1939.

HELLMER, Hans: Röntgenologische Beobachtungen über Ossifikationsstörungen im Limbus vertebrale (die sog. persistierenden Wirbelkörperepiphysen). Acta radiol. (Stockh.) 13. 483—517. 1932.

HETZAR, Walter: Die vertebralen Wirbelkantenfrakturen (Randleistenabsprengung) und ihre Beziehungen zur Adoleszentenkyphose. Bruns' Beitr. 166. 345—359. 1937.

— Die Randleistenabsprengung des Wirbelkörpers. Zbl. Chir. 1937. 2711.

— Adoleszentenkyphose. Bericht über 38 Fälle. Königsberg. Diss. 1933.

— Untersuchungen über Kyphosis adolescentium. Bruns' Beitr. 160. 13—29. 1934.

HILDEBRAND, Alwin: Über Osteochondrosis im Bereiche der Wirbelsäule. Fortschr. Röntgenstr. 47. 551—579. 1933.

HOETS, John: Osteochondritis. Austr. a. N. Zeald J. Surg. 5. 275—282. 1936.

IHLENFELD, G.: Beitrag zur SCHEUERMANN'schen Erkrankung. Ein Fall mit besonders schwerer, röntgenologisch nachweisbarer Schädigung der Brustwirbelsäule. Dtsch. Z. Chir. 254. 48—52. 1940.

JANSEN, Murk: Quelques notes sur la scoliose et le dos rond. Leure cause et leur traitement. Rev. d'orthop. 21. 565—586. 1934.

JUNGHANNS, Herbert: Gibt es „persistierende Wirbelkörperepiphysen"? Pathologisch anatomische Bemerkungen zu den Arbeiten von HANSON, JANKES, MICHAJLOW u. TSCHEREPUIA). Fortschr. Röntgenstr. 42. 704—714. 1930.

— Anatomische Grundlagen und Röntgenbilder der Adoleszenten-, Alters- und osteoporotischen Kyphosen. Röntgenprax. 4. 97—105. 1932.

— Die Randleisten der Wirbelkörper („Wirbelkörperepiphysen"). Fortschr. Röntgenstr. 42. 333—342. 1930.

— Die klinische Bedeutung der Zwischenwirbelscheiben und ihrer Veränderungen. Tung- Chi. 15. 251—259. 1940.

KEYES, Donat C., and Edward L. COMPERE: The normal and pathological physiology of the nucleus pulposus of the intevertebral disc. An anatomical clinical and experimental study. J. Bone Surg. 14. 897—938. 1932.

KIENBÖCK, Robert: Über degenerative Wirbelsäulenkrankheiten. Wien. klin. Wschr. 1935. I. 671—673.

— Zur Röntgendiagnose der Wirbelsäulenerkrankungen. Röntgenprax. 6. 221—224. 1934.

KLEINBERG, Samuel: Lumbar vertebral epiphysites. Arch. Surg. 30. 991—996. 1935.

KOHLE, Hubert: Zur Genese der Adoleszentenkyphose. Münster. Diss. 1931.

KÜMMEL, J. P.: Kyphose bei Adoleszenten. Nederl. Tijdschr. Geneesk. 1932. 5434—5444.

LAGUERRIERRE: Ce qu'il faut connaître de l'épiphysite vertébral pour ne pas la confondre avec un mal de Pott. Un méd. Canada 64. 614—629. 1935.

LAMBRINUDI, C.: Adolescent and senile Kyphosis. Brit. med. J. No. 3852. 800—804. 1934.

LENI, Elio: La distrofia meta-epifisaria vertebrale. Arch. di ortop. 49. 1109—1126. 1933.

LEROY, P.: Cyphose chez un adolescent avec ossification des disques intervertébraux. Rev. d'orthop. 21. 53—59. 1934.

LINDEMANN, Kurt: Die lumbale Kyphose im Adoleszentenalter. Zbl. Chir. 1933. 832—833.

— Die lumbale Kyphose im Adoleszentenalter. Z. orthop. Chir. 58. 54—65. 1932.

— Bandscheibenverknöcherung bei juvenilen Kyphosen. Z. Orthop. 64. Beil.-H. 143—150. 1936.

— Entstehung der Adoleszentenskoliose. Z. orthop. Chir. 62. Beil.-H. 141—144. 1935.

LOTZE, Konrad: Die SCHEUERMANN'sche Erkrankung. Untersuchungen über Diagnose, Verlauf und Therapie an Hand der in den letzten Jahren in der Chir. Univ.-Klinik zu Freiburg i. Br. zur Beobachtung gelangten Fälle. Diss. 1939.

LYOM, Ernst, u. Gottlieb MARUM: Krankheiten der Wirbelkörperepiphysen. Fortschr. Röntgenstahlen 44. 498—507. 1931.

MADERSTEIG, Klaus: Zur Frage der persistierenden Wirbelkörperapophysen. Fortschr. Röntgenstrahlen 46. 441—449. 1932.

MARKER, Enzo: Su alcumi quadri radiografici di cifere dorsale degli adolescenti. Ateneo parm. 14. 447—463. 1942.

MARTENS, Günther: Das Verhalten der Zwischenwirbelscheiben bei Skoliose. Arch. orthop. Chir. 34. 429—449. 1934.

MAU, C.: Beitrag zur Frage: Gibt es persistierende Wirbelkörperepiphysen. Röntgenprax. 4. 649—659. 1932.

— Die Kyphosis dorsalis adolescentium im Rahmen der Epiphysen- und Epiphysenlinienerkrankungen des Wachstumsalters. Z. orthop. Chir. 46. 145—209. 1924.

— Tierexperimentelle Untersuchungen zur Adoleszentenkyphose. Zbl. Chir. 1928. 2847—2848.

MEYER, Marcel: La cyphose douloureuse des adolescents. son substratum anatomique. Rev. franç. Pédiatr. 8. 285—311. 1932.

— et Paul RODIER: Essai de classification des affections de l'épiphyse vertébra. Par. med. 1933. II. 545—550.

MÜLLER, Walter: Pathologische Physiologie der Wirbelsäule. Angeborene konstitutionelle und funktionelle Veränderung. Leipzig: Joh. Ambr. Barth. 1932.

— Pathologisch-anatomische Grundlagen zur Insuffizienza vertebrale. Z. orthop. Chir. 60. Beil.-H. 108—111. 1934.

NAO, Y.: Untersuchungen über die Ossifikationslücke in der Entwicklungszone des Wirbelkörpers. Fukuoka-Ikwadaigaku-Zasshi 23. 1930 (japan.).

— Untersuchungen über die Entwicklung des Epiphysenkerns des Wirbelkörpers. Fukuoka Ikwadaigaku-Zasshi 23. 1930 (japan.).

NES, C. P. van: Angeborene Skoliose. Nederl. Tijdschr. Geneesk. 1936. 2904—2909.

NESCHKES, Alfons: Über die Adoleszentenkyphose unter besonderer Berücksichtigung ihres Unfallzusammenhanges. Hamburg. Diss. 1935/1936.

NIEDNER, Franz: Zur Kenntnis der normalen und pathologischen Anatomie der Wirbelkörperrandleisten. Fortschr. Röntgenstr. 46. 628—662. 1932.

OVERGAARD, Kristian: Die SCHMORL'schen Knorpelknötchen. Hosp. tid. 1938. 102—111 (dän.).

— Beobachtungen und Betrachtungen über Prolapse des Nucleus pulposus und SCHEUERMANN'sche Krankheit. Nord. med. (Stockh.) 1940. 593—603.

PFLEIDERER, Hans Richard: Bau- und Altersveränderungen der Zwischenwirbelscheiben. Tübingen. Diss. 1936.

RASPE, Rudolf: Zur Frage der persistierenden „Apophysen" der Wirbelkörper. Dtsch. med. Wschr. 1937. II. 1762—1764.

ROEDERER, Carl: Les méfaits de l'épiphysite vertebrale. Bull. méd. 1935. 118—121.

ROSENTAL: Beobachtungen zur Frage der Wirbelkantenbrüche und der persistierenden Randleisten. Zbl. Chir. 1938. 2389—2391.

RUNGE, Kurt: Über die Nebenknochenkerne der Wirbelkörper. Fortschr. Röntgenstr. 60. 323 bis 360. 1939.

SAVÉS et BARGE: Sur un cas d'épiphysite vertebrale. Arch. Méd. nav. 126. 174—183. 1936.

SCHEUERMANN, H.: Die Röntgendiagnose von Wirbelerkrankungen (insbesondere die Differentialdiagnose bei keilförmigen Wirbeln. Ugeskrift f. Laeger 89. 663—670. 1927 (dän.).

— Roentgenologie studies of the origin and development of juvenile Kyphosis together with some investigations concerning the vertebral epiphysis in man and in animals. Acta orthop. scand. (København.) 5. 161—216. 1934.

— Die Intervertebralscheiben. Hosp. tid. 1933. 1—17.

— Zur Röntgensymptomatologie der juvenilen Osteochondritis dorsi. Fortschr. Röntgenstr. 44. 233—234. 1931.

— Kyphosis dorsalis juvenilis. Ugeskrift f. Laeger. 82. 385—393. 1920.

— Kyphosis dorsalis juvenilis. Z. orthop. Chir. 41. 305—317. 1921.

— 1. Röntgenologische Untersuchungen über die Entstehung und den Verlauf jugendlicher Kyphosen. 2. Einige Untersuchungen über Wirbelepiphysen bei Mensch und Tier. Hosp. tid. 1934. 85—127 (dän.).

— Kyphosis juvenilis (SCHEUERMANN'sche Krankheit). Fortschr. Röntgenstr. 53. 1—16. 1936.

SCHEUERMANN, Johannson, Sven (Dänemark): Proceeding of the northern orthopedic association of its. 2. meeting in Kopenhagen. 24—25. May 1920. Kyphosis dorsalis.

SCHILDBACH, Johannes: Die Entwicklung der juvenilen Kyphose. Zbl. Chir. 1937. 2080—2104.

SCHINZ, H. R., u. G. TÖNDURY: Zur Entwicklung der menschlichen Wirbelsäule. Die Frühossifikation der Wirbelkörper. Fortschr. Röntgenstr. 66. 253—289. 1942.

SCHMORL, Georg: Über Knorpelknötchen an den Wirbelbandscheiben. Fortschr. Röntgenstr. 38. 265—274. 1928.

— Die Pathogenese der juvenilen Kyphose. Fortschr. Röntgenstr. 41. 359—383. 1930.

— Beiträge zur pathol. Anatomie der Wirbelbandscheiben und ihre Beziehung zu den Wirbelkörpern. Arch. orthop. Chir. 29. 389—416. 1931.

— Bemerkungen zu der in Bd. 272, Nr. 1, erschienenen Arbeit von BRACK über Wirbelbandscheiben. Virchows Arch. 274. 50—59. 1929.

— Über die gesunde und kranke Wirbelsäule unter besonderer Berücksichtigung der Bandscheiben. Geneesk. Bl. 30. 181—210. 1932.

— Die gesunde und kranke Wirbelsäule im Röntgenbild. Pathologisch-anatomische Untersuchungen für die Röntgenkunde bearbeitet von Herbert JUNGHANNS. Leipzig. Georg Thieme 1932.

— Über Knorpelknoten an der Hinterfläche der Wirbelbandscheiben. Fortschr. Röntgenstr. 40. 629—634. 1929.

SCHRICK, van: Rachitische Veränderungen an den Körperbogenepiphysen bei entstehender Skoliose. Z. orthop. Chir. 58. Beil.-H. 187—188. 1933.

SCHULZE, Konrad: Ein Beitrag zur Frage der Verlagerung von Bandscheibengewebe. Röntgenpraxis 9. 461—465. 1937.

SLULLITEL, Isidoro: Erkrankungen der Epiphysen der Wirbelknochen. Rev. méd. Rosario 28. 445—472. 1938 (span.).

SNOKE, Paul: Vertebral epiphysitis and osteochondritis. J. Bone Surg. 15. 963—968. 1933.

STOLZES, G.: Pathologie der Zwischenwirbelknorpel (SCHMORL'sche Knoten) als Fehlerquelle in der chirurgischen Diagnostik. Sovet Chir. 9. 504—513. 1936 (russ.).

STRANG, Heinrich: Die klinische und röntgenologische Bedeutung der SCHMORL'schen Knorpelknötchen im Wirbel. Köln. Diss. 1931.

TAMMANN, H.: Über die Wundheilung im Bereich der Zwischenwirbelscheibe. Arch. orthop. Chir. 34. 356—358. 1934.

TUTTI, V.: Aspetti clinici della degenerazione del disco intervertebrale. Chir. Org. Movim. 18. 1—21. 1933.

VOLKOVA, R.: Über Ruptur der Zwischenwirbelscheiben und Entstehung der sogenannten SCHMORL'schen Knötchen. Sovet Chir. 3. 230—235. 1932 (russ.).

WÖLFER, Hellmut: Kyphosis dorsalis adolescentium (Osteochondritis deformens juvenilis). Bruns' Beitr. 154. 233—236. 1931.

WUNDERLICH, Heiny: Zur Behandlung der kyphotischen Haltung und Kyphosen Jugendlicher. Z. orthop. Chir. 63. 50—53. 1935.

WRETBLAD, Gunnar: Spätschädigungen des Rückenmarks bei Wirbelsäulenverkrümmungen, besonders solchen vom Typus der juvenilen Kyphose SCHEUERMANN. Acta psychiatr. (Københ.) 14. 617—647. 1939.

ZANOLI, Raffaele: Cifosi congenite. Arch. Med. e Chir. 5. 3—15. 1936.

Platyspondylie. Vertebra plana CALVÉ

BARBIER, L., et H. TEMERSON: Maladie de Lobstein et Platyspondylie generaliseé. Considération pathogénique. Bull. méd. 1938. 825—828.

BONOMINI, Bruno: Un caso di «Vertebrae planae» multiple. Atti Soc. med.-chir. Padova 15. 157—167. 1937.

BUCHMANN, Josef: Platyspondylie. Arch. Surg. 34. 23—81. 1937.

BÜHRING, Rudolf: Beitrag zur erworbenen, nicht infektiösen Plattwirbelbildung des Kindesalters (Vertebra plana CALVÉ). Gießen. Diss. 1934.

CAHUSAC et P. MARQUES: Platybrachyspondylie generalisée congenitale. Rev. d'orthop. etc. 26. 325—341. 1939.

CALVÉ, Jaques: Sur une Affection particulière de la colonne vertébrale chez l'enfant simulent le mal de Pot. Ostéo-chondrite vertébrale infantil? J. Radiol. i Electrol. 9. 22—27. 1925.

CHAVELIN, Ch.: Platyspondylie congénitale et fracture du rachis. Bull. Mém. Soc. Nat. Chir. Bd. 54. No. 17. 723—724. 1928.

DALE, Alex: Osteochondritis of the vertebral body (CALVÉ's disease). Brit. J. Surg. 25. 457 bis 459. 1937.

DENKS, Hermann: Über den Grad des Wiederaufbaues bei der Vertebra plana CALVÉ. Zbl. Chir. 1938. 338—349.

— Vertebra plana CALVÉ. Zbl. Chir. 1936. 2684—2685.

DREYFUSS, Jules R.: Über ein neues, mit allgemeiner wahrer oder scheinbarer Breitwirbligkeit (Platyspondylia vera aut spuria generalisata) einhergehendes Syndrom. Jb. Kinderheilk. 150. 42—53. 1937.

FEDERSCHMIDT: Das Röntgenbild der Vertebra plana CALVÉ und seine Deutung. Röntgenpraxis 5. 801—805. 1932.

GUÉRIN, R., et A. P. LACHAPÈLE: Chondrodystrophie avec élargissement et diminution de hauteur des vertèbres (Platybrachyspondylie). Rev. d'orthop. 25. 23—34. 1938.

HANSON, Robert: Ein Fall von Vertebra plana, der verschiedene Entwicklungsphasen dieses Leidens beleuchtet. Acta chir. scand. (Stockh.) 67. 461—475. 1930.

HECKER, H. von, u. R. THEWS: Ein weiterer Fall von Vertebra plana (CALVÉ). Röntgenprax. 11. 300—303. 1939.

HERSEL, G.: Die Vertebra plana (CALVÉ). Jena. Diss. 1938.

JANBERT DE BEAUJEU, A., et M. MATERI: Un cas de platybrachyspondylie chez un jeune musulman tunesien. J. Radiol. 24. 207—212. 1941.

JUNHIO, Luis: Platyspondylie. Rev. méd. Rosario 29. 589—595. 1939 (span.).

KÜHLMANN, F.: Vertebra plana (CALVÉ). Report of two cases. Amer. J. Roentgenol. 46. 203—206. 1941.

LUDSTRÖM, Nils: Vertebra plana CALVÉ. Acta orthop. scand. (København.) 6. 208—221. 1935.

LÖHR, W.: Die Vertebra plana osteonecrotica (CALVÉ). Chirurg 5. 569—574. 1933.

MARQUARD, W.: Ein Beitrag zum Krankheitsbild der Vertebra plana CALVÉ. Z. Orthop. 66. 343—352. 1937.

MARZIANI, Rosario: Über die sogenannte Platyspondylie. Z. orthop. Chir. 56. 446—473. 1932.

MEZZARI, A.: Über die CALVÉ'sche Vertebra plana (infantile Pseudospondylitis). Fortschr. Röntgenstr. 57. 275—286. 1938.

— Sulla malattia del rachide infantile descritta da CALVÉ. Boll. Assoc. med. triest. 26. 1935. 657—662.

MITCHELL, Josef: Vertebralosteochondritis. Arch. Surg. 25. 544—549. 1932.

NAGURA, S.: Die Ätiologie und das Wesen der sogenannten Vertebra plana. Z. Orthop. 71. 213—224. 1940.

PANNER, H. J.: A case of vertebra plana (CALVÉ). Acta radiol. Bd. 8. 547—554 u. 615—617. 1927.

— A case of vertebra plana (CALVÉ). Internat. Clin. Bd. 1. S. 38. 21—27. 1928.

— Ein Fall von Vertebra plana (CALVÉ). Hosp.tid. 1928. II. 1359—1365 (dän.).

PASSEBOIS, P., et P. BÉTOULIÈRES: Ostéochondrite vertébrale infantile (vertebra plana CALVÉ). J. Radiol. 23. 397—400. 1939.

POLGAR, Franz: Über Plattwirbel (Platyspondylie, Praesenile Osteoporose). Röntgenprax. 3. 346—357. 1931.

RASZEJA, Franciszek: Einige kritische Bemerkungen über das Wesen der „Osteochondritis vertebrales infantilis“ (CALVÉ). Polski Przegl. chir. 1926 (poln.).

ROCHER, H. L.: Deux cas d'ostéochondrite vertebrale infantile dont un traité par greffe d'Albeé. Rev. d'orthop. 21. 663—669. 1934.

ROST, H.: Platyspondylie und Vertebra brevis. Mit Mitteilungen von 4 Fällen. Z. Orthop. 72. 14—35. 1941.

SAUERWALD, Käthe: Ein Beitrag zum Krankheitsbild der Vertebra plana CALVÉ unter Berücksichtigung der bisher beschriebenen Fälle. Göttingen. Diss. 1937.

SCHRADER, R.: Osteochondritis der Wirbel. Zbl. Chir. 335—339. 1931.

SCHÜLLER, J.: Über die sog. Vertebra plana. Dtsch. med. Wschr. 1938. I. 264—266.

STURM, V.: Über Platyspondylie und begleitende neurotrophische Erscheinungen. Ortop. i Traumat 8. Nr. 5. 56—61. 1934 (russ.).

SUNDT, Halfdan: Vertebra plana CALVÉ. Eine Übersicht und zwei kasuistische Mitteilungen. Acta chir. scand. (Stockh.) 76. 501—550. 1935.

TAVERNIER et MARRIAS: Le diagnostique entre la platyspondylie congénitale et le tassement traumatique des corps vertebraux Rev. d'orthop. 17. 25—36. 1930.

TEILMANN, F.: Ein Fall von Vertebra plana. 22. Sitzg. d. nord. Chirurgenvereins Oslo 1939.

TÖRSTE, H.: Beobachtungen der Ausheilungsvorgänge bei einem Fall von Vertebra plana osteonecrotica (CALVÉ). Zbl. Chir. 1939. 635—641.

WEIL: Generalisierte Platyspondylie. Z. orthop. Chir. 51. Beil.-H. 195—199. 1929.

YAROCHEVSKI, V.: Vertebra plana (Maladie de CALVÉ). Chirurgija 12. 98—100. 1939 (russ.).

YVIN, M.: Platyspondylie généralisé avec osteopoecilie localiseé. Rev. d'orthop. 22. 683—686. 1935.

Spondylolisthesis

ABRAHAM, Hans Alfred: Über Wirbelgleiten (Spondylolisthesis) unter Zugrundelegung von 23 Beobachtungen der Röntgenabteilung der Chir. Universitätsklinik zu Frankfurt am Main. Diss. 1934.

BENASSI, Giorgio: Rachischisi e Spondylolistesi. Radiol. e Fisica med. I N s 1. 275—282. 1935.

BRAILSFORD, James: Spondylolisthesis. Brit. J. Radiol. 6. 660—684. 1933.

BURCKHARDT, E.: Spondylolisthesis. Schweiz. med. Wschr. 1940. II. 1093—1101.

BURUS, B. H.: Prespondylolisthesis. Proc. roy. Soc. Med. (London) 28. 1033—1034. 1935.
— An operation for Spondylolisthesis Lancet 1933. I. 1233.
CONGDON, Russell F.: Spondylolisthesis and vertebral anomalies in Skeletons of American aborigines with clinical notes on Spondylolisthesis. J. Bone Surg. 14. 511—524. 1932.
DITTRICH, Klaus v., u. Siegfried TAPFER: Über Spondylolisthesis. Zbl. Gynäk. 1935. 850—859.
EICHLAM, Karl: Zur Kenntnis der Spondylolisthesis. Zbl. Chir. 1934. 555—558.
EINDORFF, B.: Ein Beitrag zur Entstehung des Wirbelgleitens (Spondylolisthesis im Gefolge hochgradiger Wirbelsäulenverbiegung). Zbl. Chir. 1938. 1461—1462.
FRIBERG, Sten: Studies on Spondylolisthesis. Acta chir. scand. (Stockh.) Bd. 82. Suppl. H. 55. 1939.
— Spondylolisthesis und Verletzung. Sv. Läkartidn. 1939. 1379—1382.
GAJZAGO, Eugen: Über eine Spondylolisthesis traumatischen Ursprungs. Mschr. Geburtsh. 95. 54—55. 1933.
GEORGE, Everet Moire: Spondylolisthesis. Surg. etc. 68. 774—781. 1939.
GLORIEUX, Pierre, et Carlo ROEDERER: La Spondylolyse et ses conséquences – Spondylolisthesis – Scoliose listhétique. Étude radiologique-clinique-medico legale. Paris. Masson u. Co. 1937.
GUILLEMINET: Greffe para-epineuse pour Spondylolisthesis chez un enfant de 11 ans. Rev. d'orthop. 22. 778—781. 1935.
HALLGRIMSSON, Suorri: A case of pseudospondylolisthesis with affections of spinal roots. Acta orthop. scand. (Københ.) 12. 309—318. 1941.
HARBITZ, H. Fr.: Das Vorkommen von Spondylolyse in einem Skelettmaterial. Nord. med. (Stockh.) 1940. 392—394.
HELLSTRÖM, John: Zur Kenntnis der operativen Behandlung von Spondylolisthesis. Acta orthop. scand. (Københ.) 7. 143—175. 1936.
HENSCHEN, C.: Operation der Spondylolisthesis durch transabdominale, lumbosakrale Verschraubung und zusätzliche transplantive Spanversteifung. Helv. med. Acta 9. 25—28. 1942.
HERMODSON, Iwan: Über Spondylolisthesis und traumatische Wirbelverschiebung. Nord. med. (Stockh.) 1941. 2901—2904.
HITCHCOCK, Harold H.: Spondylolisthesis. Observation on its developement, progression and genesis. J. Bone Surg. 22. 1—16. 1940.
IHM, Karl: Zur Spondylolisthesisfrage. Zbl. Gynäk. 1942. 1026—1031.
JÄGER, W.: Spondylolisthesis und Unfall. Erläutert an einem Gutachten. Z. Unfallmed. 31. 178—188. 1937.
— Über die Spondylolisthesis. Fortschr. Röntgenstr. 52. 107—114. 1935.
JANAS, A., et Cesar POPESCO: Un cas de spondylolisthésis. Rev. Chir. 43. 556—564. 1940.
JANSSEN, Karl: Beitrag zur Kasuistik und Ätiologie der Spondylolisthesis. Röntgenprax. 5. 742—746. 1933.
JENKINS, James: Spondylolisthesis. Brit. J. Surg. 24. 80—85. 1936.
JOHNSTONE, R. W., and Alta THOMPSON: Spondylolisthesis with record of spontaneus delivery in severe case. Edinbourgh med. J. N. s. 42. Transact. Edenburge olstebs. Soc. 29—41. 1935.
JONKHEESE, Frans, et Robert LEDBERG: La Spondylolyse. Étiologie méconnue de sciatalgie rebelle. J. Chir. Ann. Soc. Belge No. 8/9. 557. 1935.
JUNGHANNS, Herbert: Spondylolisthese, Pseudospondylolisthese und Wirbelverschiebung nach hinten. Bruns' Beitr. 151. 376—385 u. 394. 1931.
— Die Spondylolisthese im Röntgenbild. Fortschr. Röntgenstr. 41. 239—245. 1930.
— Spondylolisthese (30 pathologisch-anatomisch untersuchte Fälle). Bruns' Beitr. 148. 554—573. 1930.
— Zusammenvorkommen von angeborenen Spaltbildungen im Zwischengelenkstück u. im Dornfortsatz des gleichen Wirbels. Arch. orthop. Chir. 37. 123—127. 1936.
KELLER, E.: Spondylolisthesis des 1. Kreuzbeinwirbels. Chirurg 9. 216—220. 1937.
KLAR: Spondylolisthesis und Praespondylolisthesis. Verh. dtsch. orthop. Ges. 310—322. 1931.
KLEINBERG, Samuel: Spondylolisthesis and Praespondylolisthesis. Arch. Surg. 27. 565—587. 1933.
— Spondylolisthesis in an infant. J. Bone Surg. 16. 441—444. 1934.
— Spondylosisthesis. Intern. Clin. 3. Ser. 43. 216—222. 1933.
— Praespondylolisthesis. Its roentgenographic appearance and clinical significanc. J. Bone Surg. 15. 872—881. 1933.

KLOSE-GERLICH, Joachim: Die angeborenen seitlichen Wirbelspalten in der Lendenkreuzbeinregion. Z. orthop. Chir. 63. 31—42. 1935.

KOPITZ, Imre: Ein sehr schwerer Fall von Spondylolisthesis. Arch. orthop. Chir. 34. 609—614. 1934.

— Ein schwerer Fall von Spondylolisthesis. Orv. Hetil. 1934. 1085—1087 (ungar.).

KRISTIE, Nikola, u. Milos SINIOVIĆ: Spondylolisthesis. Srpski Arh. Lekarst. 36. 881—891 (serbo-kroat.).

LIPPENS, Adrien: Hiérolisthésis et Spondylolisthésis traumatiques. Presse méd. 1934. I. 622 bis 624.

LITTEN, Fritz: Über Spaltbildungen an den Gelenkfortsätzen der Wirbelsäule. Röntgenprax. 4. 1039—1043. 1932.

MATHIEU, Paul, et DEMIRLEAN: Traitement chirurgical du Spondylolisthesis douloureux. Rev. d'orthop. 23. 352—363. 1936.

MEYER-BURGDORFF, H.: Über die Veränderungen der Bandscheiben beim Wirbelgleiten. Z. orthop. Chir. 62. Beil.-H. 120—122. 1935.

— u. H. SANDMANN: Die Bedeutung der praesakralen Bandscheibe für Spondylolisthesis. Dtsch. Z. Chir. 245. 173—183. 1935.

— Untersuchungen über das Wirbelgleiten. Leipzig: Georg Thieme 1931.

— u. Joachim KLOSE-GERLICH: Hemmungsbildungen im Ablauf der Wirbelsäulenverknöcherung. Arch. klin. Chir. 182. 220—230. 1935.

— Neuere Ergebnisse der Ursachenforschung des Wirbelgleitens. Verh. 4. internat. Kongr. Radiol. 2. 185—187. 1934.

MEYERDING, Henry W.: Spondylolisthesis. Surg. 54. 371—377. 1932.

— Diagnosis and roentgenologic evidence in spondylolisthesis. Radiol. 20. 108—120. 1933.

MERCER, Walter: Spondylolisthesis with a description of a new method of operative treatement and notes of ten cases. Edinburg med. J. U. S. 43. 545—572. 1936.

MITCHELL, G. A.: The radiographic appearances in Spondylolisthesis. Brit. J. Radiol. 6. 513—529. 1933.

MOCQUOT, Pierre, et J. J. HERBERT: Spondylolisthésis latent chez un homme atteint d'arthrite déformante de la hanche et d'autres déformations articulaires. Rev. d'orthop. 21. 518—530. 1934.

MOOSBERG, Gertrud: Beiträge zur Spondylolisthesis. Mschr. Kindergeneesk. 4. 187—196. 1936 (holl.).

MOUCHET, Albert: Le sacrolisthésis. Rev. d'orthop. 22. 97—104. 1935.

MÜLLER, Walter: Über Wirbelgleiten. Zbl. Chir. 1932. 2248—2249.

NAGURA, S.: Spondylolisthesis im Lichte der Knorpelkallusbildung. Bruns' Beitr. 171. 346 bis 353. 1940.

PANNHORST, R.: Rückenschmerzen und Spondylolisthesis im Wehrdienst. Dtsch. med. Wschr. 1942. I. 506—508.

PAOLIK, Arnold: Ursachen und Behandlung der Wirbelverschiebung. Slov. Sborn. ortop. 11. 1—12. 1936 (tschech.).

PEGORARO, Clemente: Contributo clinico allo studio della spondilostesi. Rio. clin. med. 35. 696—719. 1934.

PFAHLER, George E., and Jacob H. VASTINE: The interpration of lower spine injuries; with special reference to spondylolisthesis and spondyloschisis. Surg. 67. 600—607. 1938.

RATHKE, Ludwig: Unsere heutigen Kenntnisse von der Spondylolisthesis. Dtsch. med. Wschr. 1937. II. 1228—1232.

REGENSBURGER: Über die Ursachen der Spaltbildung an den Lendenwirbelbögen. Zbl. Chir. 1938. 2788—2789 u. 2790—2791.

— Beitrag zur Erkennung u. Krankheitsäußerung der seitlichen Spaltbildung (Spondylolyse) in den Lendenwirbelbögen. Zbl. Chir. 1935. 2819—2821.

REISCHAUER, F.: Zur Frage der Spondylolysis. Bruns' Beitr. 162. 64—82. 1935.

ROEDERER, Carl, et Pierre GLORIEUX: La Spondylolyse etc. Presse méd. 1933, II. 1530—1533.

SALMON, Michel, et X. J. CONTIADES: Traitement chirurgical du spondylolisthésis. Étude critique. Résultats. Rev. d'orthop. 20. 193—239. 1933.

DE SAPIA, F. Saverio: Terapia della spondilolistesi. Esita a distanza di un caso trattato con l'operatione di Albee. Riforma med. 1943. 261—264.

SCHANZ, Fritz Ernst: Wirbelgleiten und Unfall. Arch. Chir. 188. 279—299. 1937.

SCHERB, R.: Spondylolisthesis (Spondylolisthesis imminens). Sacrum acutum, Sacrum arquatum, Regio lumbo sacralis fixa als häufige Ursachen von Kreuzschmerzen. Z. orthop. Chir. 50. 304—320. 1928.

SCHLAADT, J.: Beitrag zur Frage der Spondylolisthesis. Köln. Diss. 1938.

SCHMORL, Georg †: Beitrag zur Kenntnis der Spondylolisthesis. Dtsch. Z. Chir. 237. 422—428. 1932.

SISEFSKI, M.: Spondylolisthesis and conditions resembling it. Acta orthop. scand. (Københ.) 4. 234—287. 1933.

SMARJEVIC, U.: Zur Frage der Spondylolysis. Ortop. i Travmat. 5/6. 106—110. 1931 (russ.).

SPEED, Kellogg: Spondylolisthesis. Treatement by anterior bone graft. Arch. Surg. 37. 175 bis 189. 1938.

STEWART, T. D.: Spondylolisthesis without separate neural arch. (pseudospondylolisthesis of JUNGHANNS). J. Bone Surg. 17. 640—648. 1935.

STREIGNAST, E.: A propos d'un cas de Spondylolisthésis. Rev. d'orthop. 22. 233—244. 1935.

SUERMONT, W. F.: Über Spondylolisthesis. Nederl. Tijdschr. Geneesk. 1931. II. 5858—5869.

TURNER, H., u. N. MARHELLOW: Die Röntgendiagnostik der Spondylolysis im Licht experimenteller Forschung am Kadaver. Acta chir. scand. (Stockh.) 67. 914—926. 1930.

WALLGREN, G.: Über die Spondylolisthesis. Acta orthop. scand. (Københ.) 4. 23—43. 1933.

WILLIS, Theodore A.: The separate neural arch. (Spaltbildung 1. Wirbelbogen). J. Bone Surg. 13. 709—721. 1931.

WOLFF, Gerhard: Spondylolisthesis und Unfall. Z. orthop. Chir. 61. 132—156. 1934.

Preßluftschäden

ANDREESEN, Remer: Ermüdungserscheinungen (Nekrose Pseudarthrosen) des Kahnbeines durch chronisches Trauma (Preßluftwerkzeugarbeiten). Fortschr. Röntgenstr. 60. 253—263. 1939.

DENGLER, Siegfried: Überlastungsschäden an der oberen Extremität. Zbl. Chir. 1938. 2531 bis 2536.

FREUDENBERG, Rudolf: Arthrose des Ellbogengelenkes bei einem Lokomotivheizer. Arch. orthop. Chir. 34. 585—587. 1934.

GRÜNIG, Paul: Die Verteilung der „Erkrankungen der Muskeln, Knochen und Gelenke durch Arbeit mit Preßluftwerkzeugen" hinsichtlich ihrer Lokalisation. Münster i. W. Diss. 1940.

LIECHTI, Adolf, u. E. FEISTMANN: Untersuchungen bei Preßluftarbeitern. Radiol. clin. (Basel) 8. 321—331. 1939.

LINDE, Fritz: Über Schädigung der Ellbogengelenke durch Arbeit mit Preßluftwerkzeugen, eine besonders bei Bergleuten häufige Erkrankung. Münch. med. Wschr. 1932. II. 2009—2011.

LINOW, Fritz: Berufskrankheiten durch Preßluftwerkzeuge in der Steinbruchindustrie. Kasuistischer Beitrag zu den entschädigungspflichtigen Berufskrankheiten. Mschr. Unfallheilk. 41. 81—84. 1934.

MAUCLAIRE et MINET: Artrite traumatique et professionelle du coude par trépidation chez un Marbrier. Ann. Méd. lég. 13. 404—405. 1933.

ROSTOCK: Gelenkschädigungen durch Arbeit mit Preßluftwerkzeugen. Fortschr. Röntgenstr. 55. Kongr. H. 21—23. 1937.

— Gelenkschäden durch chronische Erschütterungen. Zbl. Chir. 1934. 630—634. 1934.

— Formveränderungen des menschlichen Ellbogengelenkes durch abnorm starke Arbeitsbeanspruchung. Röntgenprax. 8. 303—306. 1936.

— Die Zunahme einer Ellbogengelenkschädigung durch Arbeit mit Preßluftwerkzeugen bei der Fortsetzung dieser Arbeit. Mschr. Unfallheilk. 41. 73—75. 1934.

— Reaktion des Ellbogengelenkes auf abnorm starke Arbeitsbeanspruchung. Arch. orthop. Chir. 36. 502—504. 1936.

— Osteochondritis dissecans des Ellbogens und Preßluftwerkzeugarbeit. Arch. orthop. Chir. 33. 449—455. 1933.

— Gelenkschäden durch Arbeit mit Preßluftwerkzeugen und andere schwere körperliche Arbeit. Med. Klin. 1936. I. 341—343.

SOMMER, René: Eine größere Anzahl von Preßluftschäden im Bereiche des Ellbogengelenkes. Zbl. Chir. 1934. 2158—2159.
— Durch Preßluft gesetzte Knochenschädigungen des Ellbogengelenkes und ihre Entstehung. Bruns' Beitr. 161. 37—46. 1935.
WIESE, Erich: Über einen Fall von Berufskrankheit infolge Arbeiten mit Preßluftwerkzeugen. Zbl. Gewerbehyg. 28. 259—260. 1941.

Historisch wichtige Arbeiten

AXHAUSEN: Experimentelle Beiträge zur Genese der Arthritis deformans. Dtsch. Z. Chir. Bd. 110 1911.
— Über einfache aseptische Knochen-Knorpelnekrose, Chondritis dissecans und Arthritis deformans. Arch. klin. Chir. 99. 1912.
— Über das Wesen der Arthritis deformans. Berl. klin. Wschr. 1913. Nr. 7.
— Die aseptische Knochennekrose und ihre Bedeutung für die Gelenkpathologie. Verhandl. d. dtsch. pathol. Ges. 1913.
— Knochennekrose und Sequesterbildung. Dtsch. med. Wschr. 1914. Nr. 3.
— Neue Untersuchungen über die Rolle der Knorpelnekrose in der Pathogenese der Arthritis deformans. Arch. klin. Chir. 104. 1914.
— Die deformierende Gelenkentzündung (Arthritis deformans) im Lichte neuer Forschung. Berl. klin. Wschr. 1915. Nr. 47.
— Die Entstehung der freien Gelenkkörper und ihre Beziehung zur Arthritis deformans. Arch. klin. Chir. 194. 1914.
— Die umschriebenen Knorpel-Knochenläsionen des Kniegelenkes. Berl. klin. Wschr. 1919. Nr. 12.
— Bemerkungen und Beiträge zur Entstehung der freien Gelenkkörper. Arch. klin. Chir. 114. Nr. 1.
— Zur Entstehung der freien Solitärkörper des Kniegelenkes. Dtsch. med. Wschr. 1920. Nr. 30.
— Zur Pathogenese der Arthritis deformans. Arch. orthop. und Unfallchir. 20. 1921.
— Die Ätiologie der KÖHLER'schen Erkrankung der Metatarsalköpfchen. Bruns' Beitr. 126. 1922.
— Die Nekrose des proximalen Bruchstückes bei der Schenkelhalsfraktur und ihre Bedeutung für das Hüftgelenk. Arch. klin. Chir. 120. 1922.
— Über Vorkommen und Bedeutung epiphysärer Ernährungsunterbrechungen beim Menschen. Münch. med. Wschr. 1922. Nr. 24.
— Der Krankheitsvorgang bei der KÖHLER'schen Krankheit des Metatarsalköpfchens und bei der PERTHES'schen Krankheit des Hüftkopfes. Zbl. Chir. 1923. Nr. 11.
— Die KÖHLER'sche Krankheit des Metatarsophalangealgelenkes. Med. Klin. 1923. Nr. 17.
— Gelenkausbrüche und Gelenkeinbrüche im Tierexperiment. Arch. klin. Chir. 124. 1923.
— Die Arthritis deformans und ihre Abarten. Arch. klin. Chir. Kongreßband 126. 1923.
— Nicht Malazie, sondern Nekrose des Os lunatum carpi. Arch. klin. Chir. 129. 1924. S. 26.
— Epiphysennekrose und Arthritis deformans. Arch. klin. Chir. 129. 1924. S. 341.
— Ist die embolische Genese der freien Gelenkkörper denkbar? Beiträge klin. Chir. 131. 1924.
— Über die Osteochondritis dissecans KÖNIG's. Klin. Wschr. 1924. Nr. 24.
— Der Abgrenzungsvorgang am epiphysären Knochen. Osteochondritis dissecans KÖNIG. Virchows Arch. 252. 1924.
— Zur Histologie der Gelenkmausbildung im Kniegelenk. Bruns' Beitr. 133. 1925.
— Die Entstehung der Randwülste bei der Arthritis deformans. Virchows Arch. 255. 1925.
— Die aseptische Knochennekrose und ihre Bedeutung für die Gelenkpathologie. Acta scand. 60. 1926.
BARTH, A.: Die Entstehung und das Wachstum der freien Gelenkkörper. Arch. klin. Chir. 1898. 56.
— Über die Entstehung der freien Gelenkkörper mit besonderer Berücksichtigung der arthritischen Gelenkkörper. Arch. klin. Chir. 1919. 112.
— Ziegler's Beitr. XVII.
— Zbl. Chir. 1895. Nr. 43.
— Verh. Ges. Chir. 1896.
— Arch. klin. Chir. 1903.

BURCKHARDT, H.: Über Entstehung der freien Gelenkkörper und über Mechanik des Kniegelenks. Beitr. klin. Chir. 1923.
FREIBERG: J. Bone Surg. 1923.
FROMME: Arch. klin. Chir. 116.
KAPPIS, M.: Zur Lehre von den Gelenkmäusen. Dtsch. med. Wschr. 1920.
— Über Bau, Wachstum und Ursprung der Gelenkmäuse. Dtsch. Z. Chir. 1920. 214—242.
— Osteochondritis dissecans und traumatische Gelenkmäuse. Dtsch. Z. Chir. 1920. S. 187.
— Die anatomische Bedeutung des Wachstums der Gelenkmäuse. Dtsch. Z. Chir. 1922. 367—383.
— Weitere Beiträge zur traumatisch-mechanischen Entstehung der „spontanen" Knorpelablösungen (sog. Osteochondritis dissecans). Dtsch. Z. Chir. 1922. 13—29.
— Tatsachen und Hypothesen in der Erklärung der „spontanen" Entstehung der Gelenkmäuse. Münch. med. Wschr. 1922.
KÖNIG: Berl. klin. Wschr. 1879. Nr. 47.
— Über freie Körper in den Gelenken. Dtsch. Z. Chir. 1888.
— Zur Geschichte der Fremdkörper in den Gelenken. Arch. klin. Chir. 1899.
— Lehrbuch der speziellen Chirurgie. Berlin 1900.
— Binnenverletzungen des Kniegelenks. Therapie d. Gegenwart. 1922.
KONJETZNY und AXHAUSEN: Über Osteochondritis dissecans. Zbl. Chir. 1924.
KRAGELUND: Studien über die Patholog. Anatomie und Pathogenese der Gelenkmäuse. Zbl. Chir. 1887. 412.
LINDE: Zbl. Chir. 1922.
LUDLOFF: Osteochondritis dissecans des Kniegelenks. Verh. dtsch. Ges. Chir. 1908.
PAITRE: Arch. méd. 1927.
POLICARD et LERICHE: Presse méd. 1923.
POULET et VAILLARD: Arch. Physiol. 1885.
ROESNER, T.: Die Entstehungsmechanik der sogenannten Osteochondritis dissecans am Kniegelenk. Beitr. klin. Chir. 1922.
— Münch. med. Wschr. 1922.
SCHMIDT, A.: Recherches expérimentales sur le sort des fragments ostéocartilagineux détachés des surfaces articulaires du genou. Bruns' Beitr. 130. 1923.
— Zur Entstehung der freien Gelenkkörper. Ein Beitrag zur Mechanik des Kniegelenks. Beitr. klin. Chir. 1924. 131.

Vor 1928 wurden in der Literatur außer den im Verzeichnis aufgeführten Publikationen 550 weniger wichtige Arbeiten durchgesehen, welche das gesamte Gebiet der aseptischen Osteonekrosen betrafen. Es muß darauf verzichtet werden, alle diese Publikationen einzeln aufzuführen.

Vitalliumkappe nach Smith Petersen

Die Resektionsplastik nach Judet

AIMES, A.: Traitement chirurgical des coxarthries. Revue du rhumatisme, Paris 1947 14/10 (289—295).
ALEXANDER, LAW W.: Postoperative study of Vitallium mould arthroplasty of the hip joint. Journal of Bone and Joint Surgery. London 1948 30/31 (76—83).
AMELINE, A. et HUGUIER, J.: Arthroplastie sur prothèse d'acrylic. Mémoires de l'académie de Chirurgie. Paris 1949 75/15—16 (425—426).
BARANGER, J. et BUREAU, R.: La cup-arthroplastie de la hanche selon la technique de SMITH-PETERSEN. Gazette Médicale de France. Paris 1947. 54/18 (579—581).
BREMEN, A.: Vue d'ensemble sur le traitement de l'arthrite deformante de la hanche. Acta chirurgica Belgica. Brüssel 1947 46/7 (543—553).
CHARRY, R.: Quelques considérations sur la résection arthroplastique dans la coxarthrie. Revue du rhumatisme. Paris 1947. 14/10 (295—296).
CHARRY, R.: Le traitement chirurgical des arthrites deformantes de la hanche. Gazette médicale de France. Paris 1948 55/7 (221—225).
CHEYNEL, J.: Place actuelle de la Cup-arthroplastie dans la chirurgie de la hanche. Le Concours Médical. Paris 1949 71/19 (1055—1057).

CREYSSEL, M. J.: Sur le traitement chirurgical de la Coxarthritis. Acta chirurgica Belgica. Brüssel 1949 48/4 (163—168).

DE LORME, T. L. and WATKINS, A. L.: Progressive resistance exercises in cup arthroplasties of the hip. Archives of Physical Medicine. Chicago 1949 30/6 (367—374).

ENDLER, F. und STADLER, W.: Über die Verwendungsmöglichkeiten der Polymethacrylsäureesther zu künstlichen Gelenkprothesen. Wien med. Wschr. 1950. 100/3—4 (96—98).

HERNANDEZ, ROS y. CODORNIN, A.: Arthroplastias aloplasticas de la cadera con cabezas de fémur de resina acrilica. Cirurgia del aparato locomotor. Madrid 1949 6/1 (11—44).

HOETS, J.: Osteoarthritis of the hip: Surgical treatement. The Medical Journal of Australia. Sydney 1949 1/10 (303—306).

JUDET, R. et JUDET, J.: Essais de reconstruction prothétique de la hanche après résection de la tête femorale. Journal de Chirurgie. Paris 1949 65/12 (17—24).

JUDET, J. et JUDET, R.: La reconstruction prothétique de la hanche dans le traitement des pseudarthroses du col du fémur. Mémoires de l'Académie de Chirurgie. Paris 1949 75/25 (631—635).

JUDET, J.: La résection arthroplastique de la hanche. Acta orthopaedica Belgica, Brüssel 1949 15/7 (265—270).

LAGOS, M.: Resultados de la artroplastica de cadera con plexiglas. Actualidad Médica. Granada 1948 24 (281—292).

LAW, W. A.: Hip joint reconstruction by vitallium mould arthroplasty. Rheumatism. London 1948 3/8 (157—161).

LIÉVRE, J. A.: Le traitement chirurgical de la coxarthrie. La presse médical. Paris 1948 56/36 (427—429).

MARIQUE, P.: Arthroplastie de la hanche avec interposition d'une coupe metallique. Acta orthopaedica Belgica. Brüssel 1947 13/7 (312—315).

MATHIEU, P.: Resections arthroplastiques avec emploi de coups en vitallium. Mémoires de l'académie de Chirurgie. Paris 1948 74/13—14 (352).

MC KEE, G. K.: Cup Arthroplasty of the hip. with film. Proceedings of the Royal Society of Medicine. London 1948 41/6 (394).

MEINS, G.: Zur chirurgischen Behandlung der Arthrosis deformans des Hüftgelenkes. Zbl. f. Chir. 1948 73/2 (181—185).

MERLE D'AUBIGNÉ, R.: Traitement chirurgical de la coxarthrie. La semaine des Hôpitaux de Paris 1947 23/10 (624—629).

METZNER, J. G. J.: Die statische Knochenchirurgie, vor allem des Schenkelhalsbruches mit Plexiglas in Theorie und Praxis. Zbl. f. Chir. 1950 75/16 (1090—1108).

MICHOTTE, L. J.: L'acetabuloplastie ou arthroplastie métallique dans la coxarthrie. Acta Orthopaedica Belgica. Brüssel 1948 14/2 (58—63).

NADEN, J. R.: Cup arthroplasty of the hip-joint. The journal of Bone and Joint Surgery. Boston 1948 303/1 (220—221).

RIEUNAN, G.: Arthroplastie de la hanche de SMITH-PETERSEN par cupule en vitallium. Toulouse Medical 1948 49/8 (619—621).

SANCHIS, OLMOS: La Arthroplastia de cadera con vitalio. Consejo General de Colegios medicos de España. Madrid 1949 6/26 (24—34).

SPEED, KELLOG: Hip arthroplasty, with vitallium cap. J. surg 48 101—105 (1940).

SMITH-PETERSEN, M. N. AUFRANC, O. E. and LARSON, C. B.: Principle of mould arthroplasty as applied to the hip. The surgical Clinics of North America. Philadelphia 1947 27/5.

SMITH-PETERSEN, M. N.: Evolution of mould Arthroplasty of the hip joint. The journal of Bone and Joint surgery. London 1948 30/B/1 (59—75).

SMITH-PETERSEN, M. N.: Arthroplasty of the hip. A new Methode. J. Bone Surg. 21. 269—288 (1939).

STINCHFIELD, F. D. and CARROL, R. E.: Vitallium cup arthroplasty of the hip joint. An end-result study. The Journal of Bone and Joint Surgery. Boston 1949 31 A (628—638).

VERBRÜGGE, J.: De Judet-operatie. Belgische Tijdschrift voor Geneeskunde. Brüssel 1950 6/1 (2—20).

VIDAL-NAGUET, G.: Etat actuel du traitement chirurgical des coxarthries. Bulletins et Mémoires de la Société des Chirurgiens de Paris 1948 38/2—3 (44—56).

Sachregister

Zeitfracht Medien GmbH
Ferdinand-Jühlke-Straße 7
99095 Erfurt, Deutschland
produktsicherheit@kolibri360.de